呼吸机临床工程技术管理

杨　林　陆　阳　编著

吉林大学出版社

·长春·

图书在版编目（CIP）数据

呼吸机临床工程技术管理 / 杨林, 陆阳编著. -- 长春 : 吉林大学出版社, 2023.9
ISBN 978-7-5768-2147-5

Ⅰ.①呼… Ⅱ.①杨… ②陆… Ⅲ.①呼吸器－操作 Ⅳ.①R459.6

中国国家版本馆CIP数据核字(2023)第188299号

书　　名：呼吸机临床工程技术管理
HUXIJI LINCHUANG GONGCHENG JISHU GUANLI

作　　者：杨　林　陆　阳
策划编辑：李承章
责任编辑：路明衢
责任校对：李承章
装帧设计：刘　丹
出版发行：吉林大学出版社
社　　址：长春市人民大街4059号
邮政编码：130021
发行电话：0431-89580028/29/21
网　　址：http://www.jlup.com.cn
电子邮箱：jldxcbs@sina.com
印　　刷：湖南省众鑫印务有限公司
开　　本：787mm×1092mm　　1/16
印　　张：32.5
字　　数：830千字
版　　次：2023年9月　第1版
印　　次：2024年3月　第1次
书　　号：ISBN 978-7-5768-2147-5
定　　价：146.00元

《呼吸机临床工程技术管理》

主　编：杨　林　苏州大学附属第一医院
　　　　陆　阳　苏州大学附属第一医院

副主编：顾加雨　江苏省计量科学研究院
　　　　钱正瑛　无锡市人民医院
　　　　成定胜　江苏省苏北人民医院

编　委：（按姓氏笔画排序）
　　　　丁　蓉　盐城市第一人民医院
　　　　马靖武　江苏省中医院
　　　　王　华　宿迁市计量测试所
　　　　王祖铭　江苏省中医院
　　　　王晓莉　江苏省计量科学研究院
　　　　王菁菁　苏州大学附属第一医院
　　　　方　帅　江苏省计量科学研究院
　　　　刘少波　蚌埠医学院第一附属医院
　　　　刘麒麟　四川大学附属华西医院
　　　　李国强　郑州市中心医院
　　　　李明明　江苏省计量科学研究院
　　　　杨荣远　迈柯唯（上海）医疗设备有限公司
　　　　陈贝贝　郑州市中心医院
　　　　陈珍珠　无锡市人民医院
　　　　季如宁　苏州市立医院
　　　　胡海洋　苏州大学附属第一医院
　　　　唐　局　江苏省苏北人民医院
　　　　徐　暑　无锡市人民医院
　　　　栾承龙　德尔格医疗设备（上海）有限公司
　　　　殷格漫　江苏省计量科学研究院

序

　　作为临床诊疗技术重要物质基础以及现代医院经济投入重要方面的医疗设备,其科学配置与高质量管理对于保障医院的医疗安全、提升临床诊疗水平、规范运营管理和助力高质量发展都至关重要。

　　呼吸机作为急救、生命支持类医疗设备被广泛应用于现代医院的急救、重症等多个科室,起着支持和维持患者呼吸功能的重要作用。因此,对于呼吸机在临床使用中的安全性、有效性和配置的适宜性都有着更高的要求。随着医学科技的飞速发展和创新研究的不断深入,呼吸机功能更加复杂多样。因此,对其规范操作、科学管理、质量控制等都提出了更高要求。呼吸机的工程技术管理是医疗器械质量控制工作的重中之重,努力将呼吸机学好、用好、管理好已是当前医疗从业人员特别是临床工程技术人员的重要任务和必备技能。

　　苏州大学附属第一医院杨林、陆阳等一线临床工程师从工作实践出发,编写了适合临床工程师及医疗设备相关从业人员学习呼吸机的《呼吸机临床工程技术管理》一书供大家学习交流用。他们在扎实的理论知识基础上,结合现代医院的发展趋势和管理要求,将丰富的临床一线工作经验加以归纳总结,从临床工程技术管理的角度探析呼吸机管理的核心要点。我本人有机会先睹此书,读后感到收获颇丰。此书兼具知识性、实用性及前瞻性的特点,通过九个章节的内容介绍,以简明扼要的方式系统全面地解释了复杂的技术概念和实用知识。从呼吸机的基本概念和结构,到采购管理、安全管理、临床使用管理,再到故障分析维修案例、预防性维护和质量控制,最后探讨了呼吸治疗技术的最新进展和研究方向。此书每个章节都以系统、全面的方式呈现相关的理论知识和实践经验,同时,还有大量数据、案例作为支撑,供读者参考学习。

　　此书贴近临床医学工程实践,出版适时,适应了广大医务工作者特别是临床工程技术人员的学习呼吸机的需要,相信此书可为呼吸机的学习使用、科学管理和创新技术研究等提供参考借鉴。

中华医学会医学工程学分会主任委员　　钱英

前　言

　　呼吸机作为重要的急救、生命支持类医疗设备,被广泛应用于急救复苏、重症监护病房、手术麻醉等多种场合。呼吸机的主要功能是呼吸支持和呼吸治疗,帮助患者增加肺通气量,使肺间歇性膨胀、增进氧合、降低二氧化碳潴留、改善呼吸功能。作为急救、生命支持类设备,临床上为保障其安全性、有效性,对其有更严格的管理规范和要求。随着时代的发展,呼吸机的设计、构造、功能也日新月异,尤其是结合电子技术、传感技术和计算机技术的创新后,使呼吸机的功能更全,价格也更高昂。

　　随着现代医学的发展,医疗设备作为临床诊疗的重要工具也是现代医院经济投入的重要方面,其质量控制和应用管理水平与医疗质量、医疗安全紧密相连。如何选配并应用好质量可靠、性能优越、经济适宜的呼吸机,对于提高临床救治成效、提升经济社会效益,成为医院管理者、临床一线医务人员及临床工程技术人员一直在思考的问题。目前市面上关于呼吸机临床应用的书籍较多,但是大多适用于临床医师,对于在呼吸机管理中承担重要角色的临床工程师却缺少更合适的专业书籍,不利于临床工程师在呼吸机临床应用中更好的开展工作,《呼吸机临床工程技术管理》一书正是在此背景下编写完成的。

　　全书分为九章。第一章呼吸机概述主要介绍了呼吸生理、呼吸机的基本概念、历史演变、应用领域和发展概况。第二章呼吸机基本结构系统全面介绍了呼吸机的物理组件,如电源系统、控制系统、传感器、执行机构等,并对它们的功能实现和工作原理进行了全面阐释。第三章介绍了当前市场上主流的机型,通过详细解析每种机型的结构和工作原理,比较它们的优缺点,以及在不同临床情况下的适用性。第四章呼吸机采购管理部分介绍了呼吸机采购基本原则、方法及采购要点,结合具体案例对采购的全流程进行了系统梳理,并对其中存在的风险点进行了剖析,以指导如何采购到符合临床需要的性能可靠、功能齐全、经济适宜的呼吸机。第五章安全管理部分重点关注呼吸机的在临床使用中的安全管理和风险控制问题,运用现代化的风险分析方法,介绍紧急情况下的处理原则和应对措施。第六章介绍了呼吸机的在临床使用中的详细操作流程和操作技巧,通过规范操作流程和细化维护环节,帮助提高治疗效果、降低并发症以减少呼吸机相关医疗风险。第七章通过实际案例,介绍呼吸机常见故障、机器报警及维修方法,为临床工程师及时处置机器使用中的异常状况提供参考。第八章介绍了呼吸机管理中的预防性维护、质控检测及计量管理。第九章主要介绍当前市场上出现的一些新型呼吸机,包括一些新技术在呼吸机上的有效利用,是对呼吸机未来发展方向的一些展望。木书以工程技术管理的视角从呼吸机的购置论证、安装验收、规范使用到报废处置等以理论与案例相结合的方式对呼吸机的全生命周期管理作了全面系统的分析与论述。我们编写此书希望能更好地服务于呼吸机的规范使用、高效利用和科学管理,同时也希望为扩展相关领域读者的视野助力创新技术研究提供有益帮助。本书的编写历时两年余,在此,对所有参与本书编写的作者表示衷心的感谢,也感谢部分厂家提供的技术资料和对本书出版的支持。

由于笔者理论和实践水平所限,加之时间仓促,不足及错误之处难免,尚祈各位读者、专家不吝赐教为盼。

编 者

2023 年 9 月

目 录

第一章　呼吸机概述

第一节　呼吸生理

一、肺的通气功能

肺与外部环境进行气体交换的过程称为肺通气。肺部的气体进出取决于促进气体流动的动力与阻止气体流动的阻力之间的相互作用。动力克服阻力,建立肺泡与外界环境之间的压力差,肺的通气功能才能实现。

(一)与呼吸运动相关的压力

肺是一种具有弹性的组织,一旦没有外力维持它的扩张,它就会像瘪气球一样塌陷,并且把里面的气体通过气管排出体外。在平静的呼吸过程中,吸气是主动的,而呼气是被动的,这意味着吸气动作是由吸气肌肉的收缩引起的,而呼气动作主要是由吸气肌肉的舒张、肺部和胸部的弹性收缩引起的,而不是由呼气肌肉的收缩所造成的。当用力呼吸时,吸气和呼气都是主动的。与呼吸运动相关的压力如图1-1所示。

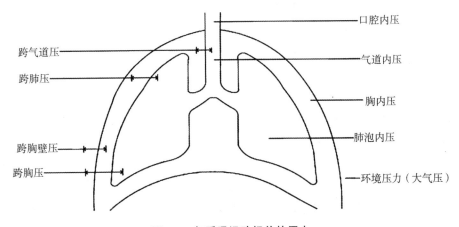

图1-1　与呼吸运动相关的压力

1.胸内压

胸内压又称胸膜内压或胸膜腔内压,是指脏层胸膜与壁层胸膜之间的潜在腔(即胸膜腔)内的压力,一般为负压。壁胸膜由于受到胸廓的骨骼等组织的支持和保护,外界的大气压不能通过胸壁作用于胸膜腔。

肺泡内的气体通过呼吸道与外界空气相连,大气压可以通过薄的肺泡壁压迫脏层胸膜,使胸膜腔受到两组相反方向的力,即大气压(向外的力)和肺回缩力(向内的力)。当平静地呼吸时,无论是吸气还是呼气,胸膜腔内的压力总是负值。吸气末:$(-5\sim-10)$mmHg$(1\text{ mmHg}=133.32\text{ Pa})$,呼气末:$(-3\sim-5)$mmHg。

2.肺泡内压

肺泡内压是指肺泡中的压力,它取决于胸压力和肺部的弹性回缩压之差。当呼吸暂停、声带开放或呼吸道通畅时,肺泡内压等于大气压。吸气开始时,肺容量增加,肺泡内压逐渐降低,小于大气压产生压差,使空气进入肺泡。随着肺部气体逐渐增加,肺泡内压也逐渐增加。吸气结束时,肺泡内压升高至等于大气压,气流停止。相反,在呼气开始时,肺容量减少,肺泡内压升高,大于大气压产生的压差,使肺内气体流出,肺内压力逐渐降低。呼气结束时,肺内压力再次下降直至与大气压相等。

3.气道内压

在吸气或呼气末,气流停止时,从肺泡到鼻、口腔、气道各处的压力相等。吸气时从口、鼻腔到肺泡的压力递减,呼气时则递增。在呼吸运动中,气道内任意两点间的压力差,取决于其间气道阻力的大小、气流速度、气流形态。

4.气道开口处的压力

气道开口处的压力一般为大气压(零),在测定呼吸阻力和顺应性时常通过阻断气流的形式来反映肺泡内压。

5.跨肺压

跨肺压是肺泡内压与胸膜腔内压或肺间质内压之差,是扩张或收缩肺的压力。经肺压的大小,主要与肺顺应性有关,肺顺应性减低时经肺压增大。

6.跨胸壁压

跨胸壁压是胸膜腔内压与胸廓外大气压之差,是扩张或压缩胸的压力,其大小决定于胸壁的顺应性。

7.跨胸压

肺泡与胸廓外大气压的差,是扩张或压缩胸廓、肺脏的总压力。控制性机械通气时的经胸压,即为呼吸机驱动呼吸的总压力。

8.跨气道压

跨气道压是指气道内外压力之差,由于静息状态下肺间质负压与胸腔负压相同,胸腔内气道的经气道压也等于胸膜腔内压与气道内压之差。机械通气时,可通过增加呼气末压力的方法来增加呼气时的气道内压,减少经气道压,防止气道陷闭。

(二)肺通气的动力

呼吸运动时,胸膜腔、肺泡及呼吸道中发生周期性的压力变化,成为肺通气的动力。

如图 1-2 所示。肺通气取决于气体流动动力和阻力两个因素的相互影响,只有当气体流动的动力超过阻力时,才能实现肺通气。

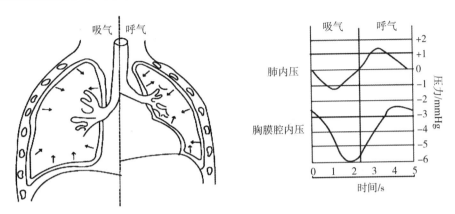

图 1-2　肺通气动力原理示意图

1.呼吸肌

呼吸肌与呼吸运动息息相关,分为吸气肌、呼气肌和辅助呼吸肌。吸气肌产生吸气动作,包括膈肌和肋间外肌,当平静地呼气时,肺部利用自身的弹性来完成呼气过程,无须呼气肌参与。呼气肌产生呼气动作,主要包括肋间内肌和腹壁肌。此外,还有一些辅助呼吸肌只有在用力呼吸时才会参与呼吸动作,如斜角肌、胸锁乳突肌和胸背部的其他肌肉等。

2.吸气运动

吸气肌收缩产生吸气动作。当横膈膜收缩时,穹隆下降,胸腔上下直径增加,肺部扩张产生吸气。膈肌舒缩引起的呼吸运动伴有腹壁的起伏称腹式呼吸。肋间肌舒缩产生的呼吸运动伴有胸部的起伏称为胸式呼吸。正常成年人的呼吸多为混合呼吸,主要以腹式呼吸为主。

3.呼气运动

当平静地呼气时,呼气运动依靠其自身的回缩力返回位置,并牵引胸部收缩,恢复到吸气开始前的位置,产生呼气。当用力呼吸时,呼气肌参与收缩,进一步缩小胸部轮廓,完成主动呼气。肋间内肌走向与肋间外肌相反,收缩时,肋骨和胸骨向下移动,肋骨向内旋转,缩小胸腔产生呼气;腹壁肌肉的收缩压缩腹部器官,向上推动横膈膜,同时向下和向内拉动下部肋骨,缩小胸腔从而协助呼气。

综上所述,呼吸肌的舒缩引起肺部舒缩和胸膜腔内压的周期性变化,肺泡内压和外界大气压产生压差,直接驱动气体进出肺泡。

(三)肺通气的阻力

肺通气的阻力包括弹性阻力和非弹性阻力,其中,弹性阻力占 70%,具体构成见图 1-3。

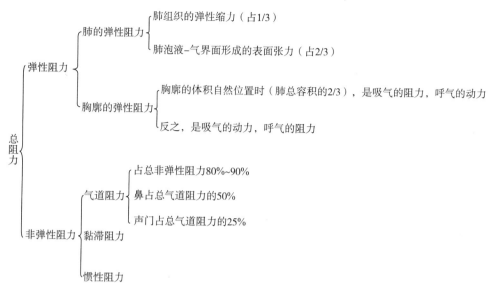

图 1-3　肺通气的阻力构成

1.肺的弹性阻力和顺应性

肺每扩张一个单位,跨肺压所增加的程度就是肺的顺应性。图 1-4 是反应肺容积的变化与跨肺压的变化之间的关系的曲线,说明了在吸气和呼气过程中两者的关系是不同的。

肺顺应性曲线的特征是由肺的弹性阻力决定的。这种力可以分成两个部分。

(1)肺组织自身的弹性回缩力。肺组织自身的弹性阻力与肺自身组织内的弹力纤维和胶原纤维有关。肺弹性成分还包括网状纤维、组织细胞、上皮细胞、血管和小气道等。因为肺弹性成分主要存在于肺间质,所以,肺弹性阻力主要来自肺间质。

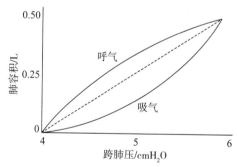

图 1-4　肺的顺应性曲线

(2)肺泡内表面的液体层与肺泡内气体之间的液-气表面形成的表面张力。肺泡表面覆盖着薄层液体,与肺泡内气体形成液-气界面。由于液体分子间的吸引力远大于液体与气体分子之间的吸引力,因而使液体表面有尽量缩小的倾向,称表面张力。表面张力在肺容积较小时,其作用大约占总肺弹性阻力的三分之二。随着肺容积的增大,肺弹性成分的作用逐步加大,表面张力作用的比重减小。

2.胸廓的弹性阻力和顺应性

胸廓和肺一样也具有弹性。当胸廓处于自然位置时,其肺活量约相当于总肺容量的67％。此时,胸廓没有变形,也没有表现出弹性回缩力。肺容量小于总肺容量的67％,胸廓的弹性回缩力向外,这是吸气的动力和呼气的阻力;肺容量大于总肺容量的67％,胸廓的弹性回缩力向内,这是吸气的阻力和呼气的动力。因此,胸廓弹性回缩力的作用会随着胸廓的位置而变化,而肺部的弹性总是吸气的阻力和呼气的动力。

3.惯性阻力

气流进出肺内时,在起动、变速、换向时因气流和胸肺组织惯性所产生的阻止气体流动的力,是气道、肺组织、胸廓三部分的惯性阻力之和。物体惯性阻力的大小主要取决于单位容积的重量(密度)和变化的程度(位移)。正常情况下,气道接近于"刚性管道",吸呼气时的变化不大,几乎不产生惯性阻力;在平静呼吸时,惯性阻力可以忽略不计。在肺组织或胸廓病变时,肺组织密度显著增高,惯性阻力也明显增大,但对呼吸的影响常常被忽视。

4.黏滞阻力和气道阻力

气道阻力又称呼吸道阻力,是气体流经呼吸道时,气体分子之间以及气体分子与气道壁之间的摩擦阻力,或是呼吸过程中组织相对位移引起的摩擦阻力。它是非弹性阻力的主要组成部分,占80％～90％。虽然气道阻力在平时只占总呼吸阻力的1/3左右,但气道阻力增加却是临床上肺通气障碍最常见的原因。胸廓和肺组织黏滞阻力不大但发生病变,如急性呼吸窘迫综合征(acute respiratory distress syndrome,ARDS)、肺水肿、肺间质纤维化时,肺组织的摩擦力显著增大;胸廓异常,如肥胖胸腔积液,其黏滞阻力也增大,但与气道阻力相比,其对通气功能的影响仍相对较低。

与黏性阻力有关的阻力包括:

(1)气道阻力(airway resistance,R_{aw}):气道的摩擦阻力。

(2)肺阻力(R_L):气道和肺组织的黏性阻力之和。

(3)肺组织黏性阻力(R_{lt}):肺组织之间的摩擦阻力,$R_{lt}＝R_L－R_{aw}$。

(4)胸的黏性阻力(R_{cw}):胸廓组织之间的摩阻力。

(5)呼吸阻力(R_{rs}):气道、肺组织、胸廓总的黏性阻力之和。

(6)呼吸总阻抗(Z_{rs}):气道、肺组织和胸廓的黏性阻力与"电抗"之和。

(四)肺的通气量

根据人体的不同状态和实际参与肺泡气体交换的通气量不同,肺通气可分为分钟通气量、肺泡通气量和无效腔量。

(1)分钟通气量(minute ventilation volume),指每分钟进入或离开肺部的气体总量,等于潮气量乘以每分钟呼吸次数(呼吸频率)。正常成年人在平静呼吸期间每分钟呼吸12～18次,平均每次呼吸潮气量为500 mL,每分钟通气量为6 000～9 000 mL。

（2）肺泡通气量（alveolar ventilation volume），吸气时，解剖腔内的气体首先进入肺泡，然后再从外部吸入新鲜空气。呼气时，同样也是首先呼出解剖腔中的气体，然后呼出肺泡中的气体。因此，真正有效的通气量应该以肺泡的通气量为基础。

（3）解剖无效腔量（anatomical dead space），也称解剖死腔。在正常成年人中，从鼻至终末细支气管的呼吸道体积约为 150 mL。这部分气体基本上不能与血液进行气体交换，因此被称为无效腔量。

二、肺的容量

（一）基本肺容量

基本肺容量是指相互不重叠、全部相加后等于肺总量的指标，包括：潮气量、补吸气量、补呼气量和残气量。

（1）潮气量（tidal volume，V_t 或 VT）：在平静呼吸时，正常成年人每次呼吸时吸入或呼出的气量，一般以 500 mL 进行计算。

（2）补吸气量或吸气贮备量（inspiratory reserve volume，IRV）：平静吸气后能继续吸入的最大气量。

（3）补呼气量或呼气贮备量（expiratory reserve volume，ERV）：平静呼气后能继续呼出的最大气量。

（4）残气量或余气量（residual volume，RV）：保留在肺部且无法呼出的最大气量。

（二）肺容量

肺容量指肺容积中两项或两项以上的联合气量。包括：深吸气量、功能残气量、肺活量、肺总量，其组成关系如图 1-5 所示。

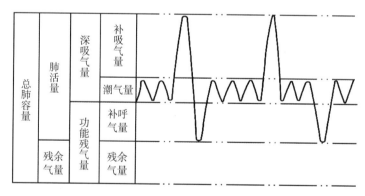

图 1-5　肺容量曲线图

（1）深吸气量（inspiratory capacity，IC）：平静呼气后能吸入的最大气量。

（2）功能残气量（functional residual capacity，FRC）：平静呼气结束时留于肺内的气量，是残气和补呼气量的总和（FRC＝ERV＋RV）。

（3）肺活量（vital capacity，VC）：最大吸气后，所能呼出的最大气量是潮气量、补吸气量和补呼气量的总和。肺活量反映了一次通气的最大能力,在一定程度上可作为肺通气功能的指标(VC=IRV+VT+ERV 或 VC=IC+ERV)。

(4)肺总量(total lung capacity,TLC):肺所能容纳的最大气量,是肺活量和残气量之和(TLC=VC+RV 或 TCL=IC+FRC 或 TLC=IRV+VT+ERV+RV)。

(三)动态肺容量

动态肺容量受时间限制,它不但具有一定解剖学意义,而且在一定程度上反映了肺的力学变化,如呼吸肌强度、肺泡弹性回缩力及气道阻力等。

动态肺容量是指在最大程度用力情况下,一次呼气过程中肺的容量的变化。它主要反映一次用力呼气过程中,不同肺容量水平呼气的流速变化。

影响呼气流量的主要因素有三个:

(1)呼气肌的力量(muscular pressure,P_{mus});

(2)肺的弹性回缩力(elastic recoilpressure,P_{el});

(3)气道阻力(airway resistance,R_{aw})。

这三个因素中任何一个因素的异常均会导致呼气流量受限(limitation of the expiratory flow),如图 1-6 所示。

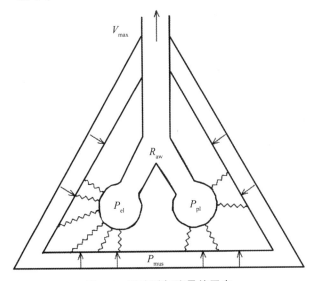

图 1-6　影响呼气流量的因素

动态肺容量的主要参数(所有动态肺容量均以呼气流速为主要测试目的):

(1)时间肺活量(time vital capacity,TVC)与用力肺活量(forced vital capacity,FVC);

(2)200~1 200 mLVC 水平的最大呼气流速(maximal expiratory flowrate,MEFR200~1 200);

(3)最大呼气中段流速(maximal mid-expiratory flowrate,MMEF25%~75%、MMEF 50%~75%);

(4)流量-容积(flow-volume,F-V);

(5)最大吸气流速(maximal inspiratory flow rate,MIFR)

（6）呼吸肌力量（P_{mus}）或强度；

（7）最大吸气压力（maximal inspiratory pressure，MIP）和最大呼气压力（maximal expiratory pressure，MEP）。

第二节　呼吸机的基本功能和临床应用

一、呼吸机的基本功能

人体和外部环境之间交换气体的过程称为呼吸，这是人类为维持生命活动提供氧气和消除二氧化碳的重要代谢手段。然而，对于一些无法正常呼吸的患者，必须及时提供氧气，以维持生命活动，并通过设备支持救援和治疗。呼吸机是一种人工机械通气装置，用于帮助或控制患者的自发呼吸运动，实现肺的气体交换功能，减少人体消耗，促进呼吸功能恢复。

患者使用呼吸机进行吸气时，呼吸机可以通过将空气、氧气或混合气体送入气管、支气管和肺部从而产生或协助肺部间歇性扩张；患者使用呼吸机进行呼气时，一方面可以直接利用肺和胸部轮廓的弹性回缩等待肺和肺泡自动萎陷从而排出气体，另一方面也可以利用呼吸机排出气体。在人工装置的帮助和控制下，呼吸机可以辅助肺间歇性扩张和收缩，从而维持或改善肺泡通气，维持呼吸功能。

严格来说，呼吸应分为外呼吸和内呼吸两种。所谓外呼吸就是我们日常所熟知的肺部呼吸，即通过肺泡和肺毛细血管实现气体交换；内部呼吸则指的是组织呼吸，也就是组织和毛细血管之间的气体交换。呼吸机之所以不能完全替代呼吸功能，是因为呼吸机的主要作用是替代和改善因肺部通气功能障碍导致的呼吸障碍，却不能实现组织呼吸或内呼吸。鉴于上述原因，临床上习惯将机械通气（人工通气）和机械通气机（人工通气机）称为机械呼吸（人工呼吸）和机械呼吸机（人工呼吸机）的说法，并非十分准确。但鉴于人们长期的习惯及机械通气机的不断改进完善，本书所提及的呼吸机皆指代机械通气机。

呼吸机在临床中的具体工作环节包含以下几个方面。

1. 人为地产生呼吸动作

呼吸机能人为地、主动地产生呼吸动作。它可以不依赖病人的呼吸中枢，产生、控制和调节呼吸动作，也可以完全替代呼吸中枢，产生、控制和调节呼吸动作，还可以替代神经、肌肉等产生呼吸动作。

2. 改善通气

呼吸机的正压气流不但可以使呼吸道畅通的病人得到足够的潮气量和分钟通气量，对有气道阻力增加和肺顺应性下降的病人也能通过不同的方式或途径，在一定程度或一定范围内克服气道阻力增加和肺顺应性降低引起的潮气量和分钟通气量下降，故同样能改善这类病人的通气。

3.改善换气功能

呼吸机可以通过提高吸入氧浓度(fraction of inspiration O_2,FiO_2),增加氧的弥散,也可以利用特殊的通气模式或功能,如吸气末屏气、呼气延长、呼气末正压等改善肺内的气体分布,增加氧的弥散、促进 CO_2 的排出、减少肺内分流,在一定程度上改善肺的换气功能。

4.降低呼吸做功

呼吸机可以不依赖神经、肌肉而产生呼吸动作,故而能减少呼吸肌负荷,减少呼吸做功,降低氧耗,有助于呼吸肌疲劳的恢复。

5.纠正病理性呼吸动作

机械通气的气道内正压能纠正病理性呼吸动作,如多发肋骨骨折所致连枷胸引起的反常呼吸运动,纠正连枷胸反常呼吸运动引起的缺氧或 CO_2 的潴留。

二、呼吸机的临床应用

呼吸机作为生命支持类的医疗器械,在医院急诊、麻醉科、ICU、呼吸科广泛使用,主要用于各种原因所致的呼吸衰竭、大手术期间的麻醉呼吸管理、呼吸支持治疗和急救复苏。

(一)呼吸机临床应用的主要目的

(1)维持适当的通气量,使肺泡通气量满足机体的需要;

(2)改善气体交换功能,维持有效的气体交换,纠正低氧血症及急性呼吸性酸中毒等;

(3)减少呼吸肌的做功,恢复呼吸肌疲劳,减轻呼吸窘迫,降低呼吸氧耗;

(4)改变压力容积关系,防止或逆转肺不张,改善肺的顺应性,防止肺的进一步损伤;

(5)肺内雾化吸入治疗;

(6)促进肺或气道的愈合;

(7)预防性机械通气用于开胸术后或败血症、休克、严重创伤情况下的呼吸衰竭预防性治疗。

(二)呼吸机具体临床适应证

1.急性呼吸窘迫综合征

急性呼吸窘迫综合征(ARDS)是以急性呼吸为特征的综合征,机体原来并不存在能够导致呼吸衰竭的心肺疾病,由于受到意外伤害或病因侵袭后,在数小时或数十小时内引发急性的进行性的呼吸困难,并发顽固的低氧血症。早期积极使用呼吸机可以提高 ARDS 的治愈率和生存率。

2.气道阻塞性疾病

气道阻塞性疾病如慢性阻塞性肺疾病、重症支气管哮喘、阻塞性睡眠呼吸暂停综合征等。

(1)慢性阻塞性肺疾病。慢性阻塞性肺疾病(chronic obstructive pulmonary disease,COPD)的概念是 Wiliam 于 1963 年提出的,他将临床主要症状表现为持续性呼吸困难、肺功能检查表现为气流持续阻塞的疾病称为 COPD。之后,对 COPD 的概念和所包括的病进行了许多补充和更正。我国的 COPD 诊治规范中,COPD 被界定为具有气流阻塞特征的慢性支气管炎和肺气肿,部分支气管哮喘疾病,如果发展为不可逆的气流阻塞,与慢性支气管炎和肺气肿难以区别时,也可归为 COPD。

各种呼吸系统疾病引起死亡最常见的直接原因就是呼吸衰竭,而呼吸衰竭的最主要病因就是 COPD。COPD 的发生与吸烟、大气污染、工作环境中的粉尘和烟雾及有害气体(如二氧化硫、氯气)、遗传等因素有关。

(2)重症支气管哮喘。支气管哮喘简称哮喘,哮喘急性发作后,在使用支气管扩张剂、激素治疗及氧疗后,没有取得明显的改善,则应考虑使用呼吸机治疗。对于病情很危险的患者,则应一开始就上呼吸机治疗,以免延误治疗时间。

(3)睡眠呼吸暂停低通气综合征。睡眠呼吸暂停低通气综合征(sleep apnea syndrome,SAS)是一组发生于睡眠期间的反复发作的呼吸变浅或停止,导致反复发作的低氧、高碳酸血症,甚至可能引起心、肺、脑等多器官功能损害的临床综合征。它的诊断指征为每晚 7 h 睡眠中,呼吸暂停发作 30 次以上,每次呼吸暂停 10 s 以上。

SAS 通常可以分为三种:阻塞性呼吸暂停低通气综合征(OSAS)、中枢性呼吸暂停低通气综合征(CSAS)、混合性睡眠呼吸暂停低通气综合征(MSAS)。其中,OSAS 最常见,约占 80%～90%,其特点是胸腹呼吸仍然存在,但口鼻无气流。CSAS 是指胸呼吸和口鼻气流同时暂停,呼吸道未见狭窄,发病机理可能与中枢功能降低有关,临床表现常常不典型。MSAS 是指一次呼吸暂停过程中,开始时出现 CSAS,继而出现 OSAS,兼有两种的临床表现,既有呼吸中枢功能障碍,又有上呼吸道的狭窄或阻塞。CSAS 和 MSAS 的发生率较低,一般为 5%～10%。

3.急性肺水肿

急性肺水肿分为心源性肺水肿和非心源性肺水肿两类。心源性肺水肿是由于心功能衰竭或心脏负荷过重引起的,非心源性肺水肿一般是由于肺毛细血管通透性增加、静脉压增加、血浆胶体渗透压降低、肺淋巴循环障碍、肺组织间隙负压增高、强烈的神经反射等多种因素所导致的。

4.急救和复苏患者

临床上一般认为,对于伤患者抢救的最好时间是严重伤后 30 min 以内。在患者受伤后尽可能早期地给予通气治疗是非常重要的,可以明显改善治疗的效果。创伤患者由于深度休克和呼吸骤停,失去了自主呼吸的能力,使肺充气不良,发展为严重的肺内分流,导致循环血液中的氧量极度减少。如果能够进行早期的气管插管,及时进行机械通气,就能够维持红细胞的适当氧合,从而为患者进行外科手术争取必要的存活时间,可大大提高治疗的存活率。

5.胸心手术患者

心肺手术期间,由于麻醉药物、肌肉松弛剂的影响,加上手术的损伤可使膈神经麻痹,患者可能发生呼吸控制失调。在胸廓结构发生改变、肺水肿、肺栓塞、肺不张、肺灌注等情况下,肺的顺应性下降,使呼吸功大幅度增加,呼吸做功的氧耗可能达到全身氧耗的一半。如果不能及时纠正,可能形成恶性循环。

6.术后呼吸功能不全患者等

对于术前已有轻度的呼吸功能不全、开胸手术、上腹部手术的患者,术后可能产生呼吸功能不全的并发症。术后呼吸功能不全可在术后立即发生,在术后1～2天内最为严重,经过积极治疗,可在数日之内恢复正常。对于术后可能并发呼吸功能不全的患者,术前、术中、术后都应采取相应的措施。术后的主要治疗方法就是机械通气。

简而言之,呼吸支持是挽救危重症患者生命的关键手段之一。因此,呼吸机作为一种辅助、支持甚至取代人类呼吸功能的医疗器械,在急救、术后恢复、重症监护等临床一线工作中发挥着非常重要的作用。随着近年来科研人员对呼吸生理的逐渐深入和全面了解,以及电子和机械技术水平的不断提高,呼吸机的性能也在不断提高,使用范围也在不断扩大和普及。

第三节　呼吸机的工作原理

一、机械通气的基本原理

机械通风的工作原理在于气体的压差。如果以大气压为基线,那么在正常情况下,人会在负压下吸气,在正压下呼气。

了解呼吸机工作原理首先要了解肺的呼吸过程:当呼吸肌收缩时,胸部容积增加,肺泡扩张形成负压,从外部吸入空气;呼气时,呼吸肌肉放松,肺泡由于弹性而收缩,增加了肺部的压力,并向外呼出气体。呼吸机使用机械手段来实现这种压差,从而实现强制人工呼吸过程。如图1-7所示,"1"表示呼气单向阀(橡胶阀),"2"表示进气单向阀,"3"表示吸气单向阀。呼吸机为患者控制的呼吸过程如下:风箱压缩—风箱内气压升高—单向阀"1"关闭(橡胶阀向外凸出)—单向阀"2"关闭—单向阀"3"打开—吸气通道打开—空气通过面罩进入患者呼吸道,到达肺部。呼气过程如下:风箱伸出—风箱内气压下降(橡胶阀复位)—单向阀"1"打开(呼气通道打开)—单向阀门"3"关闭(吸气通道堵塞)—肺部气体通过呼吸道、面罩和阀门"1"向外排出;同时,单向阀"2"打开,空气进入波纹管,为下一次抽吸过程做准备。呼吸机以这种循环的方式工作,建立了人工模拟的肺呼吸功能。

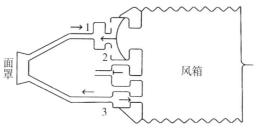

图 1-7　呼吸机的基本原理

二、呼吸机的类型

(一)按通气方式分类

按通气方式可以分为负压呼吸机和正压呼吸机。

1. 负压呼吸机

在胸部周围产生负压,从而降低胸膜和肺泡压力并促进空气流入患者肺部。具体操作方法是将患者的胸腔或整个身体都放置在特制的密闭容器中,使得患者的呼吸道与外界大气相连通。当外界大气压高于密闭容器中的压力时,胸肺部就会被牵引从而得到扩张,这时因为肺内压低于大气压,所以外界的新鲜空气就会很顺利地进入患者肺泡,这就是吸气阶段。但当密闭容器内部压力变换成正压时,胸肺部受到的压迫就会减小,肺泡内的压力也随着逐渐升高直到大于大气压,肺泡内废气被自动排出到体外,这就是呼气阶段。铁肺和罐式呼吸机是过去最常见的负压呼吸机类型,这类呼吸机体积庞大且耐受性差,不适用在现代重症监护病房中使用。

2. 正压呼吸机

通过在呼吸机的气道上设置正压来快速增加气体的压力,然后使用呼吸机的管道插管并将其与患者的呼吸道连接。新鲜的外部气体通过气道和支气管,最终流入患者的肺泡,这个过程被称为吸气阶段。当达到呼气阶段时,呼吸机的通气管道自动与外部大气连接。此时,由于肺泡内的压力大于大气压,肺泡内的脏气体会自动排入体内。呼气阶段将立即结束,直到肺泡内的压力与大气压力平衡。

(二)按使用对象分类

按适用对象可以分为成人呼吸机、婴幼儿呼吸机和成人与婴幼儿通用型呼吸机三类。

1. 成人呼吸机

满足成人日常呼吸使用需求,不能实施较小的通气量或在小通气量范围内流量精准度低。

2. 婴幼儿呼吸机

通气范围适用于婴幼儿的专用呼吸机。由于婴幼儿呼吸系统的各个器官尚未发育成熟,其呼吸生理与解剖结构也与成人大相径庭,具有胸廓顺应性大而肺顺应性小,气道阻力大而肺总量小,呼吸调节机制不全,呼吸肌力量薄弱,气道阻力变化大,吸气流速慢,呼吸频率快,功能残气量低,呼气末肺泡弹性差等特点,因此对婴幼儿呼吸机提出了小而精的特殊要求。主要差异体现在:婴幼儿呼吸机传感器触发灵敏度和准确度远高于成人呼吸机;婴幼儿呼吸机加湿器和管路与成人呼吸机不通用;婴幼儿呼吸机鼻塞与成人呼吸机不通用。此外近些年来婴幼儿呼吸机整体技术的进展主要体现在高频呼吸机上,它是应用高频率、高呼气终末正压(positive end-expiratory pressure,PEEP)、小平均气道压的原理,大大提高了对婴幼儿呼吸疾病的治疗效果,在主动排除 CO_2 这点上最为明显。

3. 成人与婴幼儿通用型呼吸机

通气范围大,可同时满足成人和婴幼儿的使用需求。

(三)按工作原理分类

按工作原理可以分为气动气控呼吸机、气动电控呼吸机和电动电控呼吸机三类。

1. 气动气控呼吸机

主要用于一些没有电源的场合或者限制其他电源使用,对电磁干扰要求比较严格的场合。气动气控呼吸机是以气体为动力源,高压气体通过气动阀门后供给患者合适的潮气量和呼吸频率。气动气控呼吸机只需要接通气源,通过气动呼吸机本身的减压阀以及控制阀进行通气,控制阀可以调节潮气量和呼吸频率。

2. 气动电控呼吸机

外部提供压缩空气和氧气气源电源或后备电池,气路简单,控制部分复杂,采用先进电子技术,由具有高精度流量、压力的传感器和耐用控制阀等组成,适用于急救、麻醉、术后恢复、呼吸衰竭治疗等,应用场合和适用患者范围相对广泛,具有完善的监测报警功能。

3. 电动电控呼吸机

单靠电力来驱动并控制通气的呼吸机。电动电控呼吸机也需要应用压缩氧气,但只是为了调节吸入气的氧浓度,而不是作为动力来源。电可以通过带动活塞往返运动的方式来产生机械通气,或通过电泵产生压缩气体,压缩气体再推动风箱运动而产生通气。

(四)按功能用途分类

按功能用途可以分为治疗型呼吸机、转运呼吸机和麻醉呼吸机等。

1. 治疗型呼吸机

在专业医疗机构内部的重症监护环境中,对患者进行通气辅导或呼吸支持,用于医院患者的呼吸管理和治疗。

2. 转运呼吸机

一体化气路设计,使用简单快捷,常应用在急救场所或转运过程中,用于转运时对患者的机械通气以及对呼吸衰竭患者进行紧急通气抢救。

3. 麻醉呼吸机

用于麻醉过程中辅助或控制病人呼吸及全面检测病人的呼吸状况。

（五）按辅助程度分类

按辅助程度可以分为控制型呼吸机和辅助型呼吸机等。

1. 控制型呼吸机

采用控制性机械性通气（controlled mechanical ventilation，CMV），患者在自主呼吸减弱或消失的情况下，完全由机械通气机产生、控制和调节患者的呼吸。通常适用于因疾病造成患者的自主呼吸消失或减弱；自主呼吸不规则或频率过快，机械通气无法与病人协调时，用人为的方法将自主呼吸抑制或减弱。

2. 辅助型呼吸机

采用辅助性机械通气（assist mechanical ventilation，AMV），在患者呼吸存在的情况下，由呼吸机辅助或增强患者的自主呼吸。机械通气主要由病人的吸气负压或吸气气流所触发。通常适用于自主呼吸存在且较规则的患者，但不适用于因自主呼吸减弱而通气不足的患者。

（六）按与患者连接方式分类

按与患者的连接方式可以分为有创呼吸机和无创呼吸机两类。

1. 有创呼吸机

有创即有创伤，通过鼻气管插管或者经口气管插管，连接大的呼吸机，其原理是用压力将含氧的空气压入肺内，促进氧气在肺内和血液的融合，转化效率较高。有创呼吸机通常在医院使用，由专业的医护人员操作，是挽救病人生命的重要方式。

2. 无创呼吸机

不经过创伤性的插管来辅助呼吸，主要有口鼻面罩和鼻罩，多用于睡眠呼吸暂停综合征、慢性阻塞性肺疾病及其他心肺功能障碍所引起的呼吸衰竭，需要用呼吸机辅助通气。无创呼吸机多数需要在医院中由医护人员辅助使用，但呼吸睡眠暂停综合征的患者可以在家庭使用无创呼吸机，晚上睡觉时戴上，早上摘下，不影响生活和工作，是否需要使用家用无创呼吸机，需要由专业医务人员决定。

（七）按通气频率分类

按通气频率可以分为常规频率呼吸机和高频呼吸机。

1. 常规频率呼吸机

呼吸频率设置为小于 60 次/min，通常正常成人潮气量设定为 5～15 mL/kg，呼吸频率为 15～20 次/min。

2. 高频呼吸机

高频呼吸机特点是每次输出气体容积低于正常的潮气量，而工作频率高于患者正常的呼吸次数。较为常见的有三类。

（1）高频正压呼吸机，其工作频率为正常呼吸次数的 2 倍至 6 倍，一般小于 100 次/min。

（2）高频喷射呼吸机（1～20 Hz）：一种开放式喷射呼吸机，通常以 60～200 次/min 的频率经细口径导管向患者气道输送喷射气流,以压缩氧为动力,是定压型呼吸机。是当呼吸道内压力达到机械调整的一定压力时就停止吸气改为呼气的人工呼吸机器。

(3)高频振荡呼吸机,其工作频率可达 3 000 次/min,输送气体容积低于解剖死腔容积。它通过增强气体分子弥散、轴流、对流等多种机制,促进气体交换。

第四节　通气参数和通气模式

一、通气参数

呼吸机的设置参数有潮气量、分钟通气量、呼吸频率、吸呼比、氧浓度、气道峰压、呼气末正压、报警参数等。

(一)常见的通气参数

(1)潮气量:在呼吸机上显示为 tidal volume(V_t)。是指呼吸机每次向患者输送的气体量,成年人一般为 5~15 mL/kg,常用范围是 8~12 mL/kg。潮气量的具体数值要根据患者自身情况,需要考虑患者气道阻力、氧合状态、通气功能等因素,综合判断患者适应的潮气量。一般呼吸机上使用 V_{ti} 表示吸入潮气量,V_{te} 表示呼出潮气量。单位为毫升或升(mL 或 L)。

(2)分钟通气量:在呼吸机上显示为 minute volume (V_m 或 MV),是指呼吸机每分钟向患者输送的气体量,一般设置在 40~100 L/min。单位为毫升每分钟或升每分钟(mL/min 或 L/min)。

$$分钟通气量=呼吸频率×潮气量(V_m=RR(respiratory\ rate)×V_t)$$

(3)呼吸频率:每分钟以控制、辅助或自主方式向患者送气的次数,也就是周期的倒数。单位为次/min,常规范围为 12~30 次/min。在辅助通气过程中一定要设置最低通气频率以防止患者呼吸停止,造成危险。

(4)吸呼比:吸气时间与呼气时间之比,用 I(inhalation)：E(exhalation)表示。一般情况下吸呼比设定为 1：2~1：1.5,吸呼比的具体设定要综合考虑机械通气对患者的影响,包括血流动力学、氧合状态等。

(5)吸入氧浓度:患者吸入空气、氧气或其他混合气中,氧气所占的容积百分比。用 FiO_2 表示。呼吸机吸氧浓度要根据动脉氧分压水平和患者血流动力学状态等因素决定,其范围一般为 21%~100%。

(6)气道峰压:气道压力的峰值,指常规的呼吸机设置的气道可承受的最大压强值,用 P_{peak} 表示。呼吸机上常见单位为千帕或厘米水柱(kPa 或 cmH_2O)。这个值依靠呼吸机内置的特殊控制阀调节,如果气道压力大于阈值时,气阀会打开开始排气。常规范围为 40~60 cmH_2O。

(7)呼气末正压:呼气末气道压力值,指呼吸机在实施控制呼吸或辅助呼吸时,呼吸道在呼吸末期依然保持有一定的正压值,用 PEEP 表示(如图 1-8 所示)。呼吸机上常见单位为千帕或厘米水柱(kPa 或 cmH_2O)。有一定的呼吸末正压可以有效规避患者肺泡早期闭合,促使人体肺泡扩张,并尽可能使功能残气量得到增加,最终达到提高通气质量和改善氧合的目的。常规范围为 0~20 cmH_2O。

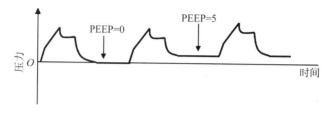

图 1-8 呼气末正压示意图

(8)触发灵敏度:呼吸机不同,选择的触发灵敏度也不同,其目的都是监测肺泡内压力。压力触发的一般设置在 -1.5~-0.5 cmH_2O;流量触发的呼吸机设置在 1~3 L/min。

(二)通气参数的报警设置

报警参数的设置值一般可以参考以下值。

(1)高压报警:以峰压 +10 cmH_2O 为限,为了预防气压伤。

(2)低压报警:以呼气末压力 +5 cmH_2O 为限,为了预防管道脱落或呼吸回路有泄漏。

(3)低潮气量报警:解剖无效腔量为 150 mL,故应设置为 250 mL 为宜。

(4)低每分钟通气量报警:以 4 L/min 为宜,否则会发生通气不足,导致 CO_2 蓄积。

(5)高呼吸频率报警:以 35 次/min 为宜,大于 35 次/min 宜用镇静剂。

(6)高潮气量报警:以 800 mL/min 为宜,预防高容积伤。

(7)低 PEEP 报警:以最低 PEEP 要求设置。

二、通气过程

通气模式可以通俗地理解为对呼吸的辅助和控制,可以看作触发、吸气控制、呼吸切换和呼气相这四个过程的周期变化过程,见图 1-9。

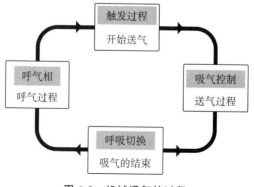

图 1-9 机械通气的过程

（一）通气环节的控制

呼吸机的控制功能主要是实现起动（initiating）、限定（limited）、切换（cycling）。机械通气吸、呼切换状态分析如图 1-10 所示。

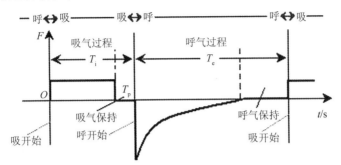

图 1-10 机械通气吸、呼切换状态分析

1.起动

起动是指使呼吸机开始送气的驱动方式。也是呼吸机的触发过程，从触发信号的来源上可以将触发分为患者触发和机械触发。从起动方式上可以分为三种方式：时间起动、压力起动和流量起动。

（1）时间起动。时间起动用于控制通气，它是指呼吸机按固定频率进行通气。当呼气期达到预定的时间后，呼吸机开始送气，即进入吸气期，不受病人吸气的影响。

这种方式通常是属于机械触发，通过设置呼吸机呼吸频率来启动触发，其最大缺点是机械触发与患者生理吸气不同步，可能发生人机抗拒的情况，所以机械触发通常适合完全失去自主呼吸的患者。

（2）压力起动。压力起动用于辅助呼吸，是指当病人存在微弱的自主呼吸时，吸气时气道内压降低为负压，触发（trigger）呼吸机送气，而完成同步吸气。呼吸机的负压触发范围（灵敏度，sensitivity）为 $-5 \sim -1$ cmH$_2$O，一般成人设置在 -1 cmH$_2$O 以上，小儿在 -0.5 cmH$_2$O 以上。辅助呼吸使用压力触发时，能保持呼吸机工作与病人吸气同步，以利于撤离呼吸机，但当病人吸气用力强弱不等时，传感器装置的灵敏度调节困难，易发生过度通气或通气不足。此外，由于同步装置的限制，病人开始吸气时，呼吸机要迟 20 ms 左右才能同步，这称为呼吸滞后（lag time）。病人呼吸频率越快，呼吸机滞后时间越长，病人呼吸做功越多。

（3）流量起动。流量起动也是用于辅助呼吸的，是指在病人吸气开始前，呼吸机输送慢而恒定的持续气流，并在呼吸回路入口和出口装有流速传感器，由系统测量两端的流速差值。若差值达到预定水平，即触发呼吸机送气。持续气流流速一般设定为 10 L/min，预定触发流速为 3 L/min。流量触发较压力触发灵敏度高，病人呼吸做功较小。

理想的呼吸机触发机制应十分灵敏，可通过两个参数来评价，即灵敏度和反应时间（response time）。灵敏度反映了病人自主吸气触发呼吸机的做功大小。衡量灵敏度的一个指标为敏感百分比：

$$敏感百分比＝触发吸气量/自主潮气量×100\%$$

理想的敏感百分比应小于 1%，一般成人呼吸机的触发吸气量为 $0.5\ \mathrm{mL}$。婴幼儿呼吸机则更低。

2. 限定

限定是指正压通气时，为避免对病人和机器回路产生损害作用，应限定呼吸机输送气体的量。也是对吸气的控制，通常有三种方式。

(1)容量限定：预设潮气量，通过改变流量、压力和时间三个变量来输送潮气量。通过设置呼吸机分钟通气量、潮气量、频率，在容量控制方式下流速的理想波形为方波，且吸气期间流速保持恒定不变。其主要缺点是呼吸机气道压力可以随时变化，因此当呼吸机气道阻力增加或患者肺顺应性降低时，容易导致气道压力过高，给患者带来不适。

(2)压力限定：预设气道压力，通过改变流量、容量和时间三个变量来维持回路内压力。这种方式下人机关系和谐，其缺点是通常无法达到所需要的潮气量，需要人工不断调整压力水平。

(3)流速限定：预设流速。通过改变压力、容量和时间三个变量来达到预设的流速。

3. 切换

切换是指呼吸机由吸气期转换成呼气期的方式。通常有四种切换方式。

(1)时间切换：达到预设的吸气时间，即停止送气，转回呼气。

时间切换是呼吸机给患者送气，同时预设吸气时间，当机器达到设定值时，呼吸机停止送气，进入吸气末平台期 或直接转为呼气相。呼吸道压力、气体流速、吸入气量等都不恒定。潮气量由吸气时间和吸气流速来决定。时间切换模式目前已经不再单独使用。

(2)容量切换：当预设的潮气量送入肺后，即转向呼气。

容量切换也称为定容切换。需要预先设定潮气量值，当呼吸机给患者送气时，不管患者肺和气道阻力的大小，送气量达到预设的潮气量，也即机器将预设的吸气量(潮气量)送入肺内，呼吸机就立即停止送气，进入吸气末平台期或直接转为呼气相。呼气时，呼吸道压力下降与大气相通，肺泡内气体排出体外。容量切换的特点是潮气量稳定，可保证有足够的通气量，但呼吸道压力、流速等不恒定，设置不当会造成通气不足或通气过度。由于潮气量已经设定，气道压力随着呼吸频率、吸气时间、流速波形、肺的顺应性和气道阻力等而变化。容量切换型呼吸机必须有压力报警装置，要通过设定压力上限来防止气道压力过高、肺泡破裂、产生气胸等严重并发症。容量切换型呼吸机可保证需要的通气量，因此常用于存在肺部病变的患者。

(3)流速切换：当吸气流速降低到一定程度后，即转向呼气。

流速切换的机器内部设有流速(流量)传感器，能监测呼吸道的实时气体流速，需要设定切换时的流量。刚开始送气时，气道内的气体流量比较高，然后逐步降低，当呼吸道的气体流速降低到小于预设值(如 $1{\sim}4\ \mathrm{V/L}$ 或峰值流速的 25%)时，就停止送气，转为呼气相。在此切换方式，吸气时间、肺内压力、吸入气量等都不恒定，取决于预设流速值和胸肺的顺应性。

（4）压力切换：当吸气压力达到预定值后，即转向呼气。

压力切换也称为定压切换，机器内部设有压力传感器，能监测呼吸道的实时压力。呼吸机给患者送气时，须预先设定压力值，当呼吸机产生正压，气流进入呼吸道，使肺泡扩张，气道压力不断升高，当压力达到预设值时就停止送气，吸气相结束，进入吸气末平台期或直接转为呼气相，压力切换的特点是气道的最大压力是限定的，但吸气时间、流速、吸入气量（潮气量）等取决于预设压力值以及胸肺的顺应性。如果气流速度快，预设压力低，则吸气时间短；而气流速度慢，预定压力高，则吸气时间长。潮气量受肺的顺应性影响，在相同的预定压力下，肺的顺应性好，潮气量大，而肺的顺应性差，潮气量明显降低。因此在临床应用中，压力切换型呼吸机比较容易产生通气过度或通气不足。压力切换型呼吸机由于通气量不能保持稳定，因此不适用于肺部病变严重的患者。

（二）流速形态

呼吸机的波形形态有方波、递减波、递增波、正弦波等，各种形态的波形如图 1-11 所示。吸气时，方波维持恒定高流量，故吸气时间短，峰压高，平均气道压低，更适合用于循环功能障碍或低血压的患者。递减波时，吸气时间延长，平均气道压增高，吸气峰压降低，更适合于有气压伤的患者。对呼吸较强、初始吸气流速较大的患者，与方波相比，递减波不仅容易满足患者吸气初期的高流量需求，也适合患者呼气的转换，配合呼吸形式的变化，故应用增多。

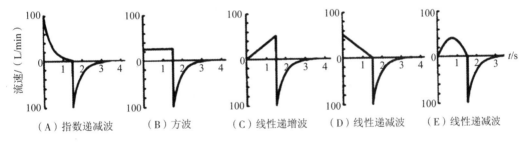

图 1-11　呼吸机流速波形图

1. 吸气流量波形

恒定的吸气流速是指在整个吸气时间内呼吸机输出的气体流量恒定不变，故流速波形呈方波，横轴下虚线部分代表呼气流速（如图 1-12 所示）。

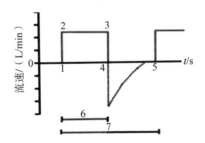

图 1-12　吸气流量恒定的曲线形态图

图 1-12 中各部分含义如下。

1 代表呼吸机输送气体的开始,取决于:①预设呼吸周期的时间已达到,呼气转换为吸气(时间切换)如控制呼吸(CMV);②患者吸气努力达到了触发阀,呼吸机开始输送气体,如辅助呼吸(AMV)。

2 代表吸气峰流量(PIF 或 PF):在容量控制通气(VCV)时 PIF 是预设的,直接决定了 T_i 或 $I:E$;在 PCV 和 PSV 时,PIF 的大小决定了潮气量大小、吸气时间长短和压力上升时间快慢。

3 代表吸气结束,呼吸机停止输送气体,此时已完成预设的潮气量(VCV)或压力已达标(PCV),输送的流量已完成(流速切换),或吸气时间已达标(时间切换)。

4→5 代表整个呼气时间:包括从呼气开始到下一次吸气开始前的这一段时间。

6 代表 1→4 为吸气时间:在 VCV 中其长短由预设的潮气量、峰流速和流速波型所决定,它包含了吸气后的屏气时间(VCV 时屏气时间内无气体流量输送到肺,PCV 时无吸气后屏气时间)。

7 代表一个呼吸周期的时间(TCT):TCT=60 s/频率。

吸气流量的形态有方波、递减波、递增波、正弦波等,在定容型通气(control mechanical ventilation,VCV)中需预设频率、潮气量和峰流量,并选择不同形态的吸气流量波。正弦波是自主呼吸的波形,其在呼吸机上的疗效难以证明(指在选择流速波形时),目前已很少使用。雾化吸入或欲使吸气时间相对短时多数用方波。

方波是呼吸机在整个吸气时间内所输送的气体流量均按设置值恒定不变,故吸气开始即达到峰流速,且恒定不变持续到吸气结束才降为 0,故形态呈方形。递减波是呼吸机在整个吸气时间内,起始时输送的气体流量立即达到峰流速(设置值),然后逐渐递减至 0(吸气结束),以压力为目标的如定压型通气(PCV)和压力支持(PSV=ASB)均采用递减波。正弦波是自主呼吸的波形,吸气时吸气流速逐渐达到峰流速而吸气末递减至 0。

2.呼气流速波形

呼气流速波形其形态基本是相似的,其差别在呼气波形的振幅和呼气流速持续时间时的长短,它取决于肺顺应性,气道阻力(由病变情况而定)和病人是主动或被动地呼气,如图 1-13 所示。

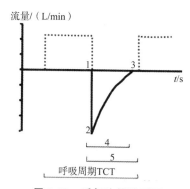

图 1-13 呼气流量波形图

图 1-13 中各部分含义如下。

1 代表呼气开始。

2 为呼气峰流速:正压呼气峰流速比自主呼吸的稍大一点。

3 为代表呼气的结束时间(即流速回复到 0)。

4 即 1 到 3 的呼气时间。

5 包含有效呼气时间 4,至下一次吸气流速的开始即为整个呼气时间,结合吸气时间可算出 $I : E$。

TCT 代表一个呼吸周期＝吸气时间＋呼气时间。

三、通气模式

(一)通气模式的分类

现在医用呼吸机的模式种类有很多种,但根据呼吸机切换同其过程的方式,触发通气的方式,总体可以大致归纳为五类:控制、辅助、支持、自主和混合呼吸。各种通气模式的分类依据和呼吸机常见模式见表 1-1。

表 1-1　通气模式分类

通气模式	触　发	限　制	切　换	举　例
控制	机器	机器	机器	CMV 模式
辅助	患者	机器	机器	A/C 模式
支持	患者	机器	患者	PSV 模式
自主	患者	患者	患者	CPAP 模式
混合	患者/机器	患者/机器	患者/机器	SIMV 模式

(二)常见通气模式

1. 控制通气模式

控制通气模式(CMV)是最基本的通气方式,就是人们通常所说的间歇正压通气(intermittent positive pressure ventilation,IPPV),若 PEEP＞0,则称为持续正压通气(continuous positive pressure ventilation,CPPV),是临床出现最早、应用最普遍的通气模式,也是目前机械通气最基本的通气模式。通过预置呼吸机的潮气量、频率、吸呼比、气道压力、呼气末正压等参数,由呼吸机吸气时产生正压,将气体压入肺内,靠身体自身压力呼出气体。

2. 容量控制-辅助通气模式(V-A/C)

容量控制-辅助通气模式(volume assisted/control ventilation,V-A/C)功能是实现在一定送气时间内输送一定体积的潮气量到病人肺中。V-A/C 模式在呼气阶段,支持同步触发即当呼吸机检测到病人吸气时,可以提前输送下次机械通气。V-A/C 模式需要设置的通气参数有氧浓度、潮气量、吸气时间或吸呼比、呼吸频率、呼气末正压、流速触发或压力触发、吸气上升时间(％/s)等。V-A/C 模式控制典型波形如图 1-14 所示。

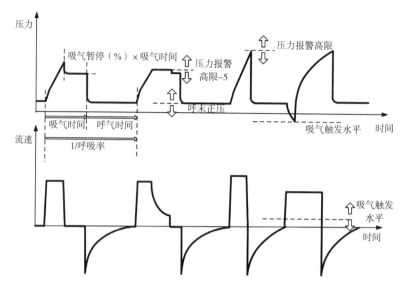

图 1-14　V-A/C 模式控制典型波形图

3. 压力控制-辅助通气模式（P-A/C）

压力控制-辅助通气模式（pressure assisted/control ventilation，P-A/C）功能是实现在吸气阶段使病人气道压力按设定的压力上升时间上升到设定的压力水平，并保持到吸气时间，结束后转为呼气。压力保持阶段，送气流速的变化随着病人肺的阻力和顺应性变化而变化。在吸气阶段，当送气量超过潮气量报警高限时，系统会立即转为呼气阶段。在呼气阶段，支持同步触发，即当呼吸机检测到病人吸气时，可以提前输送下次机械通气。P-A/C 模式需要设置的通气参数有氧浓度、吸气压力、吸气时间或吸呼比、呼吸频率、呼气末正压、流速触发或压力触发、压力上升时间等。P-A/C 模式控制典型波形如图 1-15 所示。

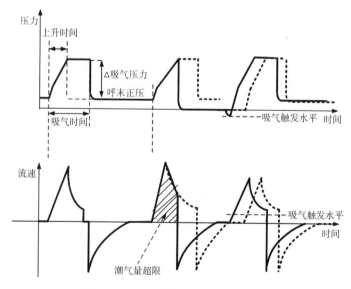

图 1-15　P-A/C 模式控制典型波形图

4.压力-同步间歇指令通气模式(P-SIMV)

压力-同步间歇指令通气模式(pressure synchronized intermittent mandatory ventilation,P-SIMV)是一种保证最低预设通气频率的通气方式,它根据设定间歇指令频率提供最基本的通气数目,提供的机械通气模式是容量模式(P-A/C 模式)。SIMV 在触发窗内发生触发,输送一次压力控制通气。如果某触发窗结束时,该触发窗一直未发生触发,也输送一次压力控制通气,触发窗外进行自主呼吸或压力支持呼吸。成人的触发窗长度为5 s,小儿或者新生儿的触发窗长度为 1.5 s。如果呼气时间小于触发窗长度,整个呼气阶段均是触发窗。P-SIMV 模式需要设置的通气参数有氧浓度、吸气压力、吸气时间、SIMV频率、支持压力、呼气末正压、流速触发或压力触发、呼气触发、压力上升时间、窒息潮气量、窒息频率、窒息通气的吸气时间等。

5.压力支持通气(PSV)

压力支持通气模式(pressure support ventilation,PSV)是指系统在探测到病人吸气努力达到预设的吸气触发水平时,系统就启动一次压力支持通气,压力上升时间和压力支持水平都是由操作人员设置的,吸气开始系统会使病人气道压力按设定的压力上升时间上升到设定的压力水平,之后保持这个压力水平,直到探测到病人吸气流速到达呼气触发水平时结束。PSV 压力保持阶段送气流速的变化因病人肺的阻力和顺应性进行变化,典型波形如图 1-16 所示。

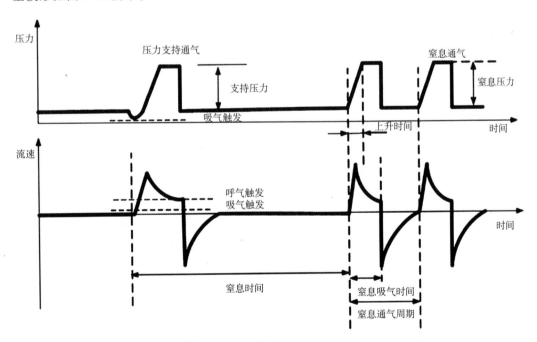

图 1-16　PSV 模式控制典型波形图

6.持续气道内正压通气(CPAP)

持续气道正压通气模式(continuous positive airway pressure,CPAP)指系统在整个

通气期将气道压维持在一个用户预设的正压水平,病人的呼吸完全自主,包括呼吸频率、呼吸时机及呼吸量都是由病人自己决定的。当系统探测到病人持续没有有效自主呼吸的时间超过预定窒息时间,系统将启用窒息通气模式继续通气。CPAP/PSV 模式需要设置的通气参数有氧浓度、支持压力、呼气末正压、流速触发或压力触发、呼气触发、压力上升时间、窒息潮气量或窒息压力、窒息频率、窒息通气的吸气时间等。CPAP 正常值一般为 $4\sim12$ cmH$_2$O,特殊情况下可达 15 cmH$_2$O(呼气压为 4 cmH$_2$O),如图 1-17 所示。

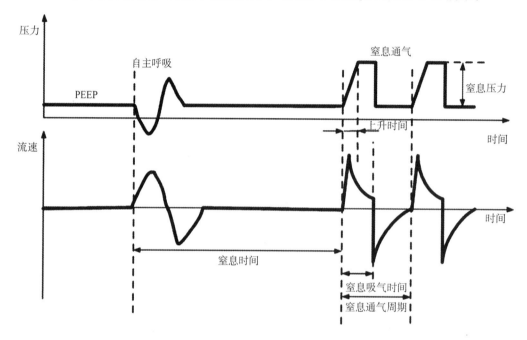

图 1-17　CPAP 模式控制典型波形图

7. 双水平气道内正压(BiPAP)

双水平气道正压通气模式(bi-level positive airway pressure,BiPAP)是指机械通气或者自主呼吸时,呼吸机交替给予两个不同水平的气道正压,病人在这两个压力水平上都可以进行自主呼吸,其中,低压阶段可以设置压力支持,在高低压阶段都具有触发窗,低压阶段触发窗为低压时间的后 5 s,高压阶段触发窗是高压时间的后四分之一段,在低压阶段的触发窗内吸气触发将转为高压送气,在高压阶段的触发窗内呼气触发将转为低压送气。成人的触发窗长度为 5 s,小儿的触发窗长度为 1.5 s。如果呼气时间小于触发窗长度,整个呼气阶段均是触发窗。BiPAP 模式需要设置的通气参数有氧浓度、高压水平、高压时间或呼吸频率、低压水平、低压时间、支持压力、流速触发或压力触发、呼气触发、压力上升时间、窒息潮气量或窒息压力、窒息频率、窒息通气的吸气时间等。如图 1-18 所示是 BiPAP 模式典型的压力波形图。

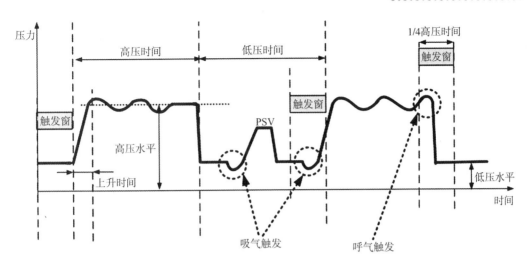

图 1-18　BiPAP 模式典型的压力波形图

8. 自主通气（SPONT）

自主通气（SPONT）下，呼吸机的工作都由病人自主呼吸来控制。

9. 指令性分钟通气（MMV）

分钟指令通气（mandatory minute volume ventilation，MMV）最早由 Hewlett 于 1977 年首先介绍。如果 SPONT 的每分钟通气量低于限定量，不足的气量由呼吸机供给。SPONT 的每分钟通气量大于限定量，呼吸机则自动停止供气。

10. 气道压力释放通气（APRV）

气道压力释放通气（airway pressure release ventilation，APRV）是在 CPAP 基础上，通过间歇释放（降低）气道内压力来实现肺泡通气的一种新的通气模式。也就是说，在给予一个较高水平的持续气道内正压（高水平 CPAP）的基础上，按照一定的时间节律降低 CPAP 的水平（低水平 CPAP），在高水平 CPAP 和低水平 CPAP 的转换过程中产生通气效果。APRV 保留了患者的自主呼吸功能，并保持大部分时间的气道内高水平的正压和辅助通气的功能。APRV 具有改善氧合效果好、气道内压力低、对血流动力学影响小和气压伤发生率低的优点。

11. 压力调节容量控制通气（PRVC）

压力调节容量控制通气（pressure-regulated volume control ventilation，PRVC）模式以压力切换方式通气，计算机连续测定肺胸顺应性，根据容积压力关系，计算下一次通气要达到预设潮气量所需的吸气压力，自动调整预设吸气压力水平（常调至计算值的 75%）。通过每次呼吸的连续测算和调整，使实际潮气量与预设潮气量相符。几种常见的机械通气模式之间的优缺点比较见表 1-2。

表1-2　呼吸机的机械通气模式比较

机械通气模式	优点	缺点
间歇正压通气(IPPV)	控制性强制通气,潮气量能够得到保证	易与患者自主呼吸发生对抗
辅助控制通气(SCMV)	可以由患者的自主呼吸触发通气	自主呼吸微弱时可能不易触发通气;呼吸频率过快可能会导致过度通气
持续气道内正压通气(CPAP)	促进肺部进行扩张,减少了患者的呼吸功	压力过高时,可能会引起肺部过度扩张
同步间歇正压通气(SIPPV)	促进肺部进行扩张,减少患者的呼吸功	可能会引起肺部过度扩张;自主呼吸频率过快时,可能会导致过度通气
呼气末正压通气(PEEP)	避免肺部发生收缩,减少了患者的呼吸功	可能会引起肺部过度扩张
同步间歇指令通气(SIMV)	可以和患者的自主呼吸相协调,减少了患者的呼吸功	自主呼吸微弱时,可能会导致过度通气或通气不足
压力支持通气(PSV)	呼吸频率、呼吸比由患者的自主呼吸决定,在压力的支持下,减少了患者的呼吸功	呼吸频率、呼吸比发生改变可能导致通气不足或过度
压力控制通气(PCV)	降低了气道的压力峰值,减少了气道高压发生危险的风险;气体的输送更加均匀	肺顺应性或气道阻力发生改变时,潮气量也会改变
辅助-控制通气(A/C)	可以和患者的自主呼吸相协调,自主呼吸微弱时又可以根据设定值进行通气,较为安全	如果设定不当,可能会导致通气过量

第五节　呼吸机的发展趋势

在罗马帝国时期,著名医生盖伦(Galen)写道,如果一个人在已死动物咽部利用芦苇向气管中吹气,可以使动物的肺扩张到最大。1543年,在活体解剖的过程中,维萨利乌斯使用了一种类似盖伦的方法,让开胸后肺部萎陷的动物肺部重新扩张。1774年,托萨克首次使用口对口呼吸成功地使一名患者苏醒,同时还建议在口对口呼吸不能提供足够的气体时,可以使用风箱来替代吹气。在英国皇家慈善协会(royal humanne society)的支持下,这种基于风箱技术的急救方法被推荐应用于溺水患者的复苏,同时在欧洲也被广泛认可接受。早期这个阶段的利用风箱技术进行机械通气其实也就是正压通气,但受限于当时的认识水平和技术条件,此后一段时间发展相对缓慢,直到 20 世纪。

一、铁肺

铁肺的功能与原理——负压通气。肌肉规律且充分地收缩是空气能规律进入肺里的前提条件。如果有时病人的肌肉因疾病麻痹失去了收缩功能而停止呼吸,就必须通过维持病人的胸廓有节律地运动来维持呼吸。铁肺就是利用这个原理设想而研制出来的。

苏格兰人达尔齐尔(Dalziel)于 1832 年首次发明了负压呼吸机:患者坐在一密闭的铁箱子里,头部和颈部暴露在箱子外面。通过操纵置于铁箱子中的风箱产生负压来帮助患者辅助通气。1864 年,美国人琼斯(Jones)申请了负压呼吸机的第一项专利,该呼吸机的设计与达尔齐尔的呼吸机类似。之后,各种设计更精致、更紧凑小巧的负压呼吸机层出不穷,让患者的治疗使用和后续护理变得更加方便容易。但进入临床实践的真正成功并广泛应用的负压呼吸机是 1928 年德里克(Drike)研发成功的“铁肺”(见图 1-19)。

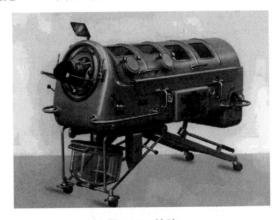

图 1-19　铁肺

德里克将患者完全放置在一个密封的隔间中,只有上颈部暴露在空气中。可调节的塑料环连接颈部和铁肺内。“铁肺”的底部有一个电动机,它用皮带驱动转轮,并通过联动装置连接到铁肺背面的可移动隔膜板上,使隔膜板以固定的方式上下移动。当横膈膜上下移动时,胸腔内的气体被抽取出来,从而使胸腔进行必要且有规律地扩张。使用泵使铁肺内的空气压力有规律地变化,从而辅助患者的胸部有节奏地收缩和扩张,实现肺泡内的压力增加和减少。由于肺泡通过气管、喉咙、鼻子和嘴与外界相连,这种压力变化将导致外部空气进出肺部。在这种情况下,每当铁肺中的空气被吸出时,空气系统就会导致铁肺箱内的压力低于外部压力,在铁肺内形成负压,导致胸部扩张,肺泡产生负压。大气压力会迫使空气进入胸腔。当铁肺的压力增加时,肺内的空气就会被压缩出来。这种呼吸机的使用大大降低了当时脊髓灰质炎的死亡率。由于当时脊髓灰质炎大肆流行,在客观上也促进了铁肺的广泛使用和负压通气的快速发展。

二、正压通气呼吸机

在 20 世纪 50 年代之前,正压通气技术,特别是人工气道技术取得了重大进展,但仅限于麻醉和外科手术患者。20 世纪三四十年代"铁肺"在欧美发生的脊髓灰质炎的大流行中发挥着巨大的作用,这也间接为正压通气的再次崛起提供了契机。1952 年夏天,在哥本哈根,第一批感染脊髓灰质炎引起呼吸肌麻痹治疗的 31 例患者仅仅 3 天死亡 27 例,麻醉科医生卜易生在会诊时提出建议放弃负压通气,改为切开气管,利用麻醉用压缩气囊进行间隙正压通气。这种方法被证明是非常成功的,以至于许多医学生和技术人员不得不到医院操作麻醉气囊来完成手动正压通气。哥本哈根成功经验极大地促进了正压通气的发展。随后,正压通气方法不断增加并改进,正压通气呼吸机由此诞生,而负压通气的方法则渐渐被淘汰。

早期出现的正压通气呼吸机,多为气动气控呼吸机,以气体为动力源,由于控制的精度较低,逐步发展为电控呼吸机,目前气动气控呼吸机主要用于一些没有电源的场合或者限制其他电源使用的场景,如图 1-20 所示。

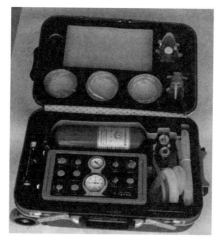

图 1-20 气动气控呼吸机

从 20 世纪六七十年代开始,电子控制技术引入机械通风设备,电子控制容量限制型呼吸机出现,这标志着呼吸机从早期简单的机械运动时代进入了精密准确的电子时代。主要产品包括 Bennett MA-1、Elema Schonander Servo 900 等系列,已广泛应用于临床。同时,在广泛的临床经验积累和研究的基础上,出现了呼气正压(PEEP)、间歇强制通气(IMV)、同步间歇性强制通气(SIMV)、持续气道正压(CPAP)和 T 型管技术等技术。

自 20 世纪 90 年代以来,设计师们将呼吸生理学和流体控制等新的设计理念与电子计算机技术相结合,开发了第三代新型呼吸机。与此同时,出现了各种通气模式,提高呼吸机的性能,使其使用更加智能。

2020 年新型冠状病毒感染的爆发,使世界各国都看到了呼吸机的重要性,重视呼吸机的自主研发和制造,特别是流量传感器、鼓风机(泵)、比例阀等关键部件的设计和开发,加快了系统设计和集成技术技术水平的提高,并将进一步快速推动呼吸机行业的发展。

三、特殊呼吸机

(一)防磁呼吸机(MRI核磁兼容转运呼吸机)

随着核磁临床诊断技术的不断发展,其重要性和有效性得到不断的认可,对一些机械通气的危重病人,愈来愈多的临床实践要求在不能让病人脱离机械通气的情况下,对此类病人做核磁诊断。旧的手动通气(捏皮囊)的方式因其简陋性有诸多不便,故不能广泛使用,普通治疗呼吸机又无法满足强磁场环境中的应用。

防磁呼吸机不仅可以适应各类ICU对机械通气危重病人的治疗应用要求,又可以满足在不同特殊环境下不间断机械通气的应用,如核磁室、CT室、X光室、超声室等,特别是在核磁室内强磁场环境中,可很好地完成对危重病人的机械通气,精确地监测病人各种呼吸生理参数,帮助医生在对危重病人不间断机械通气的条件下,完成对病人须做的核磁影像扫描诊断,对该病人在ICU中治疗与恢复的结果做更完善的评估,如图1-21所示。

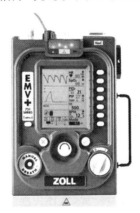

图1-21　某多功能MRI转运呼吸机

(二)高频呼吸机

高频通气(high frequency venlilation,HFV)是指同期频率超过正常呼吸频率4倍以上(>60次/min),潮气量接近或低于解剖无效腔量,在较低的气道压力下进行通气的一种特殊通气方法。与传统常频机械通气比较,高频通气既克服了呼气末肺泡萎缩和吸气末肺泡过度膨胀的问题,又保证了肺有足够的弥散和氧交换,有效改善氧合,提高血氧饱和度,纠正低氧血症。同时对循环功能影响较小,不会像普频呼吸方式对回心血量造成较大影响,且避免了心脏由于肺脏运动压迫而导致顺应性降低。同时高频呼吸方式还能在纤支镜检查及气管手术时在保持较好的通气效果的同时提供较好的视野。

目前,HFV按照通气方法分为高频正压通气(HFPPV)、高频喷射通气(HFJV)、高频振荡通气(HFOV)、双向高频通气、高频气流中断(HFFI)、高频叩击通气(HFPV)等6

种模式,其中,前 3 种通气效果较好,临床应用也最多。

高频呼吸机临床上适用于 RDS 或其他弥漫性肺泡病变、气漏综合征、胎粪吸入综合征、肺发育不全、持续性肺动脉高压、先天性膈疝、重症呼吸衰竭,如图 1-22 所示。

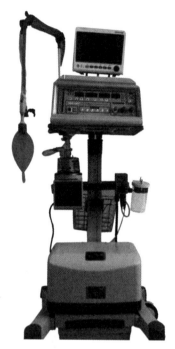

图 1-22 高频呼吸机

四、发展趋势

(一)可穿戴式呼吸机

可穿戴式呼吸器主要由面罩、捆绑装置、气体传输装置和控制单元组成。面罩上装有鼻罩,鼻罩内装有吸气阀和呼气阀;绷带装置可以在使用过程中将口罩固定在患者的头部;气体输送装置主要包括鼓风机和气体管道,气体管道与面罩相连,内部有单向阀;控制单元连接到鼓风机,并根据设置的参数控制其操作以产生相应的气流。鼓风机产生的气流通过气道、面罩和鼻罩输送到患者的上呼吸道,并施加恒定的正压,以确保患者的气道通畅。

目前,这项技术仍处于研究和实验阶段,可穿戴呼吸机在传统呼吸机和便携式呼吸机的基础上实现了小型化。患者可以直接佩戴使用,在不影响患者日常生活的情况下实现对患者的有效治疗。

(二)制氧、呼吸一体机

氧气浓缩器和呼吸机都与我们的呼吸有关,呼吸机主要帮助患者呼吸。氧气浓缩器通过分子筛的吸附产生氧气。对于肺部病变和氧合困难的患者,通常使用氧气浓缩器和呼吸机来帮助患者吸入足够浓度的氧气用于氧气治疗和医疗保健,同时也帮助患者从肺部呼出二氧化碳。

目前市场上有产氧呼吸一体机,克服了以往配套使用的繁琐操作,便于患者操作使用。然而,它们还不成熟,而且设备的总体积很大,不利于携带和使用。此外,这些产品都是家用的,离临床应用还有很长的距离。

(三)呼吸机云平台

呼吸机云平台主要将患者数据远程上传到云服务器,通过服务器自动分析数据,然后将结果反馈给医生。医生可以通过远程操作及时改变呼吸机的通气模式和设置参数,确保呼吸机在最适合患者的状态下运行,减少不适。

云平台相关产品尚未成熟,但在未来有很大的发展潜力。

(四)人工智能技术的应用

随着人工智能和大数据技术的高水平发展,未来呼吸机的设计将呈现新趋势。首先,专为新生儿通气、成人通气、无创通气和转运等特定任务设计的专用设备的时代将消失,未来的设备将能够更好地完成所有这些任务。其次,未来的智能呼吸机还可以通过选择各种生理变量并使用模糊逻辑实时确定患者的状态,与所有其他床边技术进行电子集成。这些信息将被输入神经网络,以根据患者的情况选择最佳治疗方案。神经网络可以访问包含大量信息的数据库,包括专家规则和不同患者不同通气策略的实际治疗。因此,智能设备不仅可以从与当前患者的互动中学习,还可以读取数据库中的可用数据并为其做出贡献。

第二章 呼吸机的基本结构

第一节 呼吸机的结构和性能

目前,市场上在用呼吸机的种类和型号繁多,使用方法各异。但呼吸机的产品种类和型号改进或更新的原理和结构大致相同,一般采用正压通气原理。了解呼吸机的基本结构有助于合理使用呼吸机,并及时发现使用中出现的问题,以便及时处理,降低机器故障给患者带来的危害。

一、呼吸机的整体结构

呼吸机的整体结构主要包括主机、设置面板、显示屏、机械臂、空压机及外部连接管路、湿化器等部分,外部结构如图 2-1 所示。主机一般又分为电路部分和气路部分。

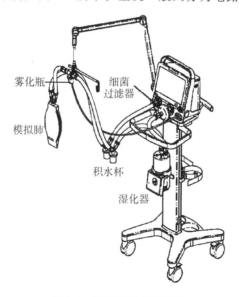

图 2-1 呼吸机的外部结构

(一)主机结构

主机是呼吸机最主要的部分,由控制电路、机械运动部件和气路组成,呼吸机将空气和纯氧进行混合,然后根据已经设定的参数为患者提供供气服务。此外,呼吸机主机部分一般会配有压力检测装置、流量检测装置及氧浓度检测装置。

电路部分的中央控制单元(主板)是整个电路的核心部分,通过总线对马达控制板、氧浓度监测板、操作面板、流量传感器、压力传感器、电磁阀、雾化及各种报警等实施通信和控制;气路部分由两大支路组成,吸气支路(主要包括细菌过滤器、空氧混合器、氧传感器、吸气流量传感器、压力传感器、安全阀及湿化器等)和呼气支路(主要包括压力传感器、呼吸阀和呼气流量传感器等)。

(二)操作控制面板

操作控制面板主要由显示器、按键、触摸屏和图像控制板组成。设置面板和按键用于设定呼吸机的参数、报警限值,进行通气模式选择等。呼吸机显示器主要用于显示呼吸机通气模式、检测值如潮气量、吸呼比、分钟通气量、氧浓度、气道压、频率等参数,以及波形、报警等信息。现代仪器较多使用触摸屏进行参数的设置和调节。

(三)附件

呼吸机的附件主要包括外部连接管路、湿化器、积水杯、机械支撑臂、空压机等。还包括用于呼吸机测试的模拟肺、测试短管等。

各部分的结构关系如图 2-2 所示。

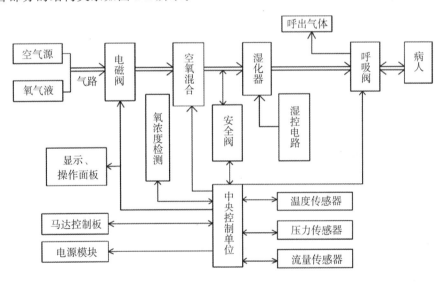

图 2-2　呼吸机的基本结构关系图

二、呼吸机应具备的性能

(一)主要性能

1.调节通气气压或通气容积

定压型呼吸机优先设定压力,通气量决定于通气压力的大小,而定容型呼吸机优先设定通气量,通气压力的大小决定于通气量的大小。现在的多功能呼吸机两种功能兼而有之。

2.调节呼吸频率或呼吸周期

大多数呼吸机可直接设定通气频率,但也有的呼吸机则通过设定通气周期来达到改变通气频率的目的。通气周期指完成一次吸气、呼气加静止期所需要的时间总和,如设定通气周期为 3 s,则每分钟呼吸频率为 20 次。有些高档呼吸机的呼吸频率可以调节得很快,达 $100 \sim 3\,000$ 次/min,远远高于人的正常呼吸频率,这种功能可以应付一些特殊情况,如气管插管困难、做支气管镜检查、人工气道严重漏气、肺叶切除术后及气胸病人等。

3.调节吸/呼比值

机械通气时的吸/呼比值取决于三个因素,即通气频率、通气容积(或压力)、吸气流速,在设定通气频率及通气容积的前提下,可通过调节吸气流速来改变吸/呼比值。比较特殊的例子像反比通气(IRV),即吸气时间长于呼气时间,它适用于肺硬化或纤维化病人。

4.调节辅助通气的灵敏度

敏感度的高低通常取决于吸气时回路中负压的大小,所以设定的负压越大则敏感度越低,反之则越高。成人辅助通气的敏感度应按 $0 \sim -3cmH_2O$ 进行调节。

(二)次要性能

1.调节吸入气体中的氧浓度

用"空气-氧"混合器将 100％的纯氧和压缩空气进行混合可将吸入氧浓度调至21％～100％,该装置所调的氧浓度恒定,多用于间接驱动呼吸机;而直接驱动呼吸机多用文丘里装置,即用纯氧射流的速度,将周围的空气吸入,以降低氧浓度,但所调的氧浓度不恒定,必须有氧浓度的直接监测手段,以防氧中毒。

2.对吸入气体进行加湿、加温

大多数的呼吸机采用热湿化器将水加温后产生蒸汽,混进吸入气体中,同时起到加温加热的作用。一般调节温度为 32～35℃。

(三)辅助性能

1.监测性能

现代呼吸机有较完备的监测功能,除进行呼吸机频率、潮气量、气道压力等呼吸机基本通气功能监测外,还可以进行血氧饱和度、气道阻力、肺顺应性及肺活量等方面的监测。使医务人员能比较及时地掌握呼吸机的工作状况和病人的病情变化。

2.报警性能

多功能呼吸机采用光学与声学相结合的方法进行报警,报警的内容一般包括电源、气源状况,呼吸频率,潮气量以及气道压力,温度、呼/吸比值等。

3.记录性能

现代呼吸机通常都具有记录功能,内置存储设施可以回顾并打印过去一定时间内机械通气的重要参数、波形、趋势图及图表等,并可与计算机系统相连以储存显示并记录临床资料。

(四)特殊性能

1. 呼气末正压(PEEP)

此功能可对小气道及肺泡起到顶托作用,使内压在呼气末仍保持在高于大气压的水平,防止小气道及肺泡的萎陷,并能使功能残气量增加,肺顺应性增加,从而改善了肺的弥漫功能。多用于 ARDS(急性呼吸窘迫综合征)患者及肺不张患者。

2. 叹息功能(SIGH)

此功能仅用于长时间间歇正压通气(IPPV)时,可使肺泡充分扩张,但容易造成气压伤,对有肺大泡的患者应慎用。

3. 通气模式的选择

现在医用呼吸机的模式种类有很多,每种模式有独特的优缺点,有些呼吸机厂家有自身特有的通气模式,可以实现独特的治疗功能。

4. 安全阀保护功能(SVO)

当电源中断或呼吸机发现严重错误时,安全阀自动打开,病人仍可呼吸空气。在气道压力过高时,安全阀打开可以保护患者呼吸道。

第二节　呼吸机的驱动机制

驱动装置的作用是提供通气驱动力,使呼吸机产生吸气压力。呼吸机的动力来源于电力、压缩气体或者二者的结合。

一、电动呼吸机和气动呼吸机

按照动力来源,呼吸机主要分为电动呼吸机和气动呼吸机两种类型。传统的电动呼吸机主要通过运行活塞、汽缸等机械部件直接完成通气过程,而气动装置多由高压氧和高压空气共同驱动完成送气。

气动气控呼吸机一般采用全气动原件实现通气功能,结构简易。气动电控呼吸机通常需要外接空气源及氧气源,由流量、压力传感器和控制阀组件组成,控制部分比较复杂。电动电控呼吸机的驱动和参数调节均由电源控制,其原理是利用内部的电动装置将气体增压送入体内,可以在常压条件下实现对病人的通气,通常只用氧气作气源,不需要压缩空气。

二、间接驱动和直接驱动

按照驱动装置产生的驱动气流进入病人肺内的方式不同,可分为直接驱动和间接驱动。

(一)直接驱动

直接驱动是指根据预设通气模式和通气参数的要求,直接将气体送入患者气道,完成通气的驱动方式。直接驱动主要适用于可调式减压阀和喷射器这两种驱动装置。直接驱动类呼吸机称为单回路呼吸机,是早期呼吸机、双水平气道正压呼吸机、简易急救呼吸机的主要驱动方式。

(二)间接驱动

间接驱动是指高压氧气、空气或空氧混合气进入主机内气路后,压力太高,须通过减压装置减压后,才能按照通气要求进行送气的呼吸机类型。或者从驱动装置产生的驱动气流不直接进入病人肺内,而是作用于另一个风箱、皮囊或气缸,使风箱、皮囊或气缸中的气体进入病人肺内,称为间接驱动,如图 2-3 所示。皮囊多用于非线性驱动活塞的间接驱动机构;风箱多用于减压阀、喷射器、线性驱动活塞、吹风机等的时间驱动机构。间接驱动类呼吸机称为双回路呼吸机。间接驱动型耗气大,一般耗气量大于分钟通气量,最大可达 2 倍的分钟通气量。

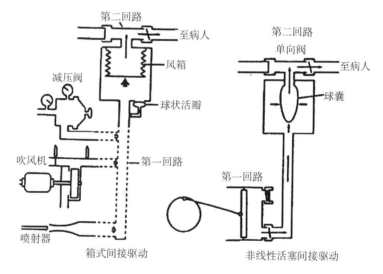

图 2-3　箱式间接驱动形式和非线性活塞间接驱动形式

三、驱动装置

驱动装置的作用是提供通气驱动力,使呼吸机产生吸气压力。在呼吸机发展史上曾有七种驱动装置。

(一)重力风箱

重力风箱驱动装置的工作原理是重力作用到风箱上,当控制开关打开时,气体排出,控制开关闭合,气流停止,如图 2-4 所示。

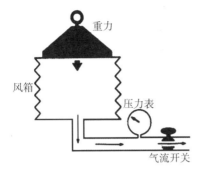

图 2-4　重力风箱驱动装置原理图

(二)负荷弹簧风箱

负荷弹簧风箱驱动原理是弹簧推动风箱运动,如图 2-5 所示。弹簧力越大,产生的气流压力和速度也越大。负荷弹簧风箱与重力风箱的差别在于气体压力和气体流速随着弹簧的松弛逐渐减少,因而压力和流速不恒定。

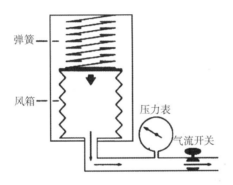

图 2-5　负荷弹簧风箱驱动原理图

(三)线性驱动活塞

线性活塞驱动装置的原理是启动电动马达,齿轮旋转运动,齿条做直线运动,推动活塞腔中的气体排除,产生恒压恒流驱动气流,如图 2-6 所示。主要运用电控电动呼吸机,气体的压力和流速与电动马达的转速成正比。

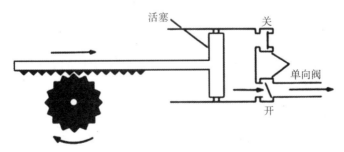

图 2-6　线性活塞驱动装置原理图

(四)非线性驱动装置

非线性活塞驱动装置的工作原理是马达运转,致使转盘旋转,带动连杆运动,进而推动活塞,如图 2-7 所示。其特点是活塞速度不均匀,活塞腔驱动气体的流速和压力是变动的(非线性的)。

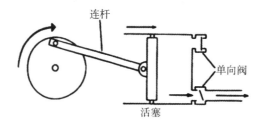

图 2-7 非线性活塞驱动装置原理图

(五)吹风机

吹风机驱动装置的原理是电动马达快速恒定旋转,带动风叶产生恒压气流作为驱动气体,吸气时间通过两个电控开关控制,如图 2-8 所示。吸气时,左关右开,向病人送气;呼气时,左开右关,恒压气流排入大气中。

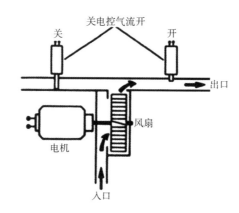

图 2-8 吹风机驱动装置原理图

线性驱动装置、非线性驱动活塞、吹风机均须使用电动机作为动力,采用这些驱动装置的呼吸机常称为电动呼吸机。电动呼吸机的优点是不需要压缩气源作为动力,故一般结构小巧。

(六)喷射器

喷射器驱动装置的原理是恒压气流通过喷射头射出(如图 2-9 所示)。根据文丘里原理,高压氧气通过一个细的喷射头射出,有一部分空气被吸入,因而实际排出气的量大于喷射出的气量。FiO_2 随吸气压力、氧气压力变化而变化,且变化幅度较大。FiO_2 不小于 37%,常为急救型呼吸机采用。

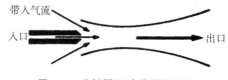

图 2-9 喷射器驱动装置原理图

(七)减压阀

高压气源驱动(减压阀)将储气罐、中心供气或压缩泵的高压气体转化成供呼吸机通气用的压力较低的驱动气(如图 2-10 所示)。减压阀分为可调式减压阀和不可调式减压阀,可调式驱动压是指压力可以调节,非可调式驱动压在出厂时已设定好驱动压。减压后的驱动压力为

$$P_L = \frac{(F_{S1} - F_{S2}) - (P_H \times a)}{A}$$

其中,F_{S1}——调节弹簧作用在减压腔隔膜上的力;

F_{S2}——闭合弹簧作用在减压腔隔膜上的力;

P_H——高压气源压力;

a——减压装置出气口的面积;

A——减压腔隔膜的面积。

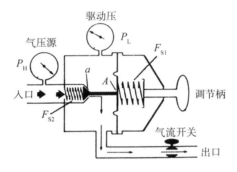

图 2-10 减压阀驱动装置原理图

减压阀是目前呼吸机应用较多的一种驱动方式,使用该驱动装置的呼吸机通常称为气动呼吸机。可调式减压阀驱动装置直接驱动时,常有空氧混合器及吸气伺服阀,或可直接用两个吸气伺服阀,分别伺服压缩空气和伺服氧气,这种类型的装置可以使病人获得不同的吸入氧浓度。伺服阀既可伺服流量,也可伺服压力,阀身小,反应时间快,此种结构的呼吸机,可提供多种通气功能,因此,多功能呼吸机主要以减压阀驱动方式为主。

第三节　呼吸机的控制方式

呼吸机的工作流程为上一次呼气结束后,通过压力切换、时间切换、流量切换等方式进行下一轮的定压供气或定容供气,随后再经过流量切换、压力切换、容量切换、时间切换后,呼吸阀打开,当气道压力低于 PEEP 时,PEEP 阀或呼吸阀关闭,再进入下一轮呼吸。如图 2-11 所示。

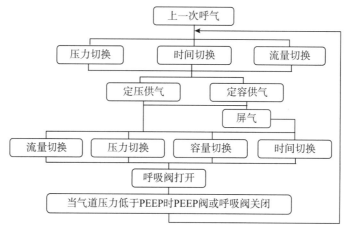

图 2-11　呼吸机工作流程

一、控制方式的分类

呼吸机的关键组成部分是控制部分,控制部分实现呼吸机在吸气相和呼气相两者之间切换。

根据控制所采用的原理不同,可将控制部件分为两种:气控和电控。

气控型呼吸机无须电源,可用于某种特定的环境中,如转运过程中使用的急救呼吸机等。它的特点是精度不够高,难以实现较复杂的功能,一般可做一些简单控制。随着器件的低功耗化以及蓄电池的高性能化,气控型呼吸机除在特殊应用场景之外已逐渐淘汰。

电控型呼吸机是用电子器件构成的控制电路来控制电动机、电磁阀等电子装置的呼吸机。电控型呼吸机控制的参数精度高,可实现多种通气模式以及更加精准的参数控制,例如电控型呼吸频率误差一般为 5%～10%,气控型呼吸机为 15%～20%。

二、呼吸机的电子控制技术

呼吸机通气模式的实现离不开电子控制技术的应用。机械控制主要靠控制电路来实现,控制电路作为中枢系统,负责控制呼吸机的机械运动从而满足使用要求。起初呼吸机控制系统依靠机械部件来完成,随着高性能微处理器的运用,呼吸机的控制系统越来越集成化和精密化,对呼吸系统的控制更加灵活、精确。

(一)开环控制与闭环控制

1. 开环控制

开环控制较简单,但是无法抵抗外界的干扰。最早的喷射式呼吸机使用的控制方式便是开环控制。开环控制工作过程:首先设好驱动压力,然后呼吸机根据设好的驱动压力值,按照一定的固定频率和呼吸比进行开闭气阀作业。受病人呼吸系统阻抗不断变化的影响,实际输出的气体流速和压力的大小会有波动。并且当呼吸机受到了干扰时,开环系统无法实现自行校正。因此,开环控制系统输出的结果精准度较差。

2.闭环控制

由于开环控制受环境影响较大,为了保障呼吸机输出的气体符合标准,如今的呼吸机大多采用闭环的控制方式。通过预设的输入压力值和输出压力值的对比,闭环控制的驱动系统会进行校正,由此得到合适的输出值。闭环控制通过自身驱动系统不断地校正,才可以抵抗外界环境的干扰。

(二)呼吸机的闭环控制技术

闭环控制技术是将系统当前时刻的输入、前一时刻的输出及患者的状态变量通过特定算法计算来获得下一时刻输出的控制技术。简单地说,在闭环系统中,某些状态变量及输出被反馈回路用来控制系统下一时刻的一个(或多个)输出。

闭环控制技术在机械通气中的应用已有数十年之久,从无法实现自主触发通气的简单闭环呼吸机到目前基于患者生理反馈控制技术的生理闭环呼吸机。

1.简单闭环控制

简单闭环呼吸机相比于生理闭环呼吸机,在自动化与人机同步性方面有明显的不足:大部分简单闭环控制技术主要依赖临床医生的经验向患者提供设定体积(或者压力)的气体,但设定值是否满足患者的真实需求还需要呼吸机对吸入气体的实际量进行闭环监测;其次,决定机械通气成功的重要因素之一是患者对该技术的耐受性,这与患者和呼吸机之间的同步性密切相关。

2.生理闭环控制

在实际使用中,患者的自主呼吸活动与呼吸机设定参数两者间可能很难实现最佳组合,从而导致无效通气、气体交换障碍、肺过度扩张、呼吸功增加和患者不适等副作用。因此,现代呼吸机在设计上越来越多地融入生理闭环控制(physiological closed loop control,PCLC)的概念,即呼吸机监测患者的某些生理参数,并根据患者不断变化的需求自动调整输出如潮气量(V_t)、吸气压力或呼吸频率(f)等。呼吸机通过自动控制自行设定符合患者需求的通气方案,减少临床医生的参与度。

(1)PCLC技术原理。呼吸机 PCLC 技术示意如图 2-12 所示,临床医护人员设定"指令量",如潮气量、呼吸频率、吸气压力等呼吸参数;"控制传输单元"为微处理器,用以计算和处理被控制信号;"执行器"接收"控制传输单元"输出并将其转换为激励信号,用以调节施加于"患者传输单元"的被控变量(呼吸参数);"测量传输单元传感器"通过监测患者的实际呼吸参数,并产生反馈信号,这些反馈信号与"指令量"在"比较单元"通过特定算法(比如经典的比例-积分-微分算法、模糊控制算法或者自适应控制算法等)输出误差信号至"控制传输单元"。在图 2-12 中,"测量传输单元传感器"可以检测到的患者的生理变量,如呼气末二氧化碳分压(partial pressure of end-tidal carbon dioxide,$PetCO_2$)、脉搏血氧饱和度(pulse oxygen saturation,SPO_2)等。

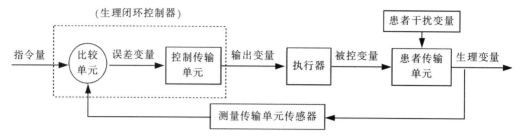

图 2-12　PCLC 技术示意图

（2）PCLC 技术的优势。传统机械通气治疗过程中，临床医生的决策与判断需要依据大量的患者生理变量参数，另外受人员短缺、长时间的工作的影响，因此很难避免决策判断的失误，相比之下，PCLC 技术的优势有如下四点。

①反应快速、诊断精准。通气时，由于患者吸气直接受自身呼吸中枢调控，通过生理信号反馈给呼吸机，从而达到触发送气，在时间反应层面上最大限度地提高了人机同步性。

②有助于减轻医护人员的工作量。

③个性化机械通气。根据不同患者的通气需求制定最优通气方案，减少并发症和镇静药物的使用，提高患者的舒适感。

④在专家缺席、环境偏远的情况下，仍然可以提供适当的护理。

（三）典型呼吸机生理闭环控制技术

1.适应性支持通气技术

（1）技术原理。适应性支持通气（adaptive support ventilation，ASV）技术是瑞士哈美顿医疗公司（Hamilton Medical）推出的一种专利闭环通气模式，在该项技术中，呼吸机依据患者 $PetCO_2$、气道阻力和呼吸系统顺应性等参数，按照逐次呼吸的方式调节 V_t 和 f，该技术的原理图如图 2-13 所示。

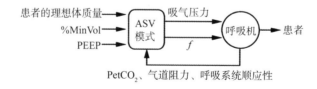

图 2-13　ASV 技术示意图

（2）控制算法。在 ASV 中，临床医生根据患者自身的理想体质量估计通气需求，同时呼吸机根据患者的理想体质量和分钟通气量百分比（percentage of minute ventilation，％MinVol）计算所需的分钟通气量，％MinVol 的设定是通过监测患者的 $PetCO_2$ 水平手动调整。分钟通气量计算公式如下：

对于成年人，分钟通气量＝理想体质量×％MinVol/1 000

对于未成年人，分钟通气量 ＝理想体质量 ×％MinVol/500

ASV算法的优势在于最大限度地减少呼吸功率,为患者提供自然舒适的呼吸,从而刺激自主呼吸,加速脱机。ASV算法使用以下公式来计算最佳呼吸频率:

$$f = \frac{-1 + \sqrt{1 + 4\pi^2 Z\left(\dfrac{MV - fQ_D}{Q_D}\right)}}{1 + 2\pi^2 Z}$$

式中:MV是每分钟通气量(L/min);Q_D是无效腔(L);Z是根据呼气流量-容积曲线的斜率计算的呼气时间常数;f是计算得出的最佳呼吸频率(呼吸次数/分钟)。计算并得到MV和f之后,可获得所需的潮气量$V_t = MV/f$,此外该算法将计算值与已知的安全阈值进行比较来检查计算值的安全性,在必要时对其进行调整并保持在安全范围内。

(3)技术优势。ASV技术的主要优点是依据患者不断变化的呼吸力学定制治疗方案。在实际操作中,临床医生根据患者的理想体质量设置目标每分钟通气量、吸入氧浓度(fraction of inspired oxygen,FiO_2)等通气参数,呼吸机结合目标值及患者的呼气末气道正压(positive end-expiratory pressure,PEEP)、V_t等呼吸力学指标自动选择通气模式,随着患者呼吸程度的变化而改变辅助通气支持水平,达到理想的通气目标值,减少肺损伤。

ASV技术的不足在于分钟通气量无法实时调节,并且PEEP和FiO_2需要手动调节。此外,尽管该系统被设计为引导自然呼吸,但它不具备自动脱机的功能。

2.智能护理技术

(1)技术原理。智能护理(smart care)技术是专为自动脱机而设计的协议驱动系统(protocol-driven systems)控制技术,是德尔格医疗器械有限公司(Dräger Medical)呼吸机Evtia系列使用的技术,该技术的示意图如图2-14所示。

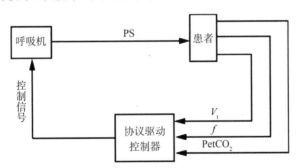

图2-14 smart care 技术示意图

smart care技术使用PS模式作为主要通气模式,同时监测三个呼吸指标作为闭环输入,即$PetCO_2$、V_t、f,并将这三个指标维持在一定范围内,进而使患者处于通气"舒适区"。

(2)控制算法。smart care技术每2~4 min自动调整PS水平,以维持预先设定的f、V_t和$PetCO_2$,针对慢性阻塞性肺疾病(COPD)患者、气管内插管与气管切开插管及主动和被动湿化的患者分别采用不同的算法。上述的三个呼吸指标中,标准模式下患者f应保持在12~28次/min,V_t在250 mL以上(如果患者的体质量超过50 kg,则为300 mL),$PetCO_2$应低于55 mmHg(对于慢性二氧化碳滞留者为65 mmHg)。倘若$PetCO_2$和V_t在规定范围内,f在

28～35 次/min，则 PS 水平增加 0.196 kPa(2 cmH₂O)；f 超过 35 次/min，PS 将增加 0.392 kPa (4 cmH₂O)；倘若 f 低于 12 次/min，PS 水平将减少 0.392 kPa(4 cmH₂O)。当 f 不变，V_t 减少或 PetCO₂ 增加时，PS 水平相应升高。在调整 PS 水平时，该系统还考虑了患者在舒适区的持续时间。如果患者在舒适区的时间更长，系统会在脱机期间更积极地降低 PS 水平。

在协议驱动系统中，PS 水平是根据临床指南和 smart care 技术通气规则逐步调整的，由于规则是固定的且使用 PS 模式，因此无法保证提供足够的机械通气。换言之，如果患者的自主呼吸减弱或气道阻塞恶化，增加 PS 水平也无法为患者提供足够的机械通气。

3. 闭环自动氧控制技术

(1)技术原理。闭环自动氧控制(closed-loop automatic oxygen control，CLAC)技术主要是针对需要氧疗的患者。特别是在早产儿群体中，过量或者长期的氧气补充会造成全身氧化损伤并且易引起肺部、眼睛和中枢神经系统的长期并发症；氧气不足也对大脑、肺血管、动脉导管通畅和其他器官和组织有不良的影响。

目前，FiO₂ 的主流操控方式为手动控制，这是一项十分繁琐的工作。CLAC 技术解决了 FiO₂ 的精准控制，CLAC 由三个基本模块组成，即脉搏血氧饱和度仪、控制算法(FiO₂ 控制器)和气路(气体输送)。

(2)控制算法。脉搏血氧饱和度仪可以无创、连续地测量新生儿血液中的氧含量，提供准确、可靠的 SPO₂ 测量值；模块通过控制算法计算 SPO₂ 水平，预测趋势并实时调节供氧量，这是目前手动控制无法完成的，简单地说，脉搏血氧饱和度仪测量得到 SPO₂ 并将其反馈到控制器，进而调节 FiO₂。开始时，根据患者的情况，所有动脉血氧分压(arterial partial pressure of oxygen，PaO₂)和 FiO₂ 的设定值和阈值都是由医务人员设定的，控制算法根据设定值，再结合所监测患者 SPO₂ 值，逐次呼吸地确定所需 FiO₂ 水平。若突发 SPO₂ 急剧下降，控制算法通过分步控制程序可在几秒钟内纠正低氧血症，以应对迅速下降的 SPO₂ 水平；若 SPO₂ 下降缓慢，采用分步控制程序与比例积分微分算法(proportional-integral-derivative，PID)相互结合的方法，对低氧血症和高氧血症微调，既保证了对低氧血症的快速反应，又避免了 PaO₂ 的大幅波动和高氧血症。FiO₂ 控制器具有内置的伪影检测器和报警电路，可保护其免受 SPO₂ 错误测量的影响。

(3)双闭环控制技术。将 CLAC 技术与 ASV 技术相结合，可以实现一种双闭环控制，该技术的原理图如图 2-15 所示。

"数字处理器"检测和处理通过"二氧化碳浓度监测仪"和"脉搏血氧饱和度仪"测量得到的 PetCO₂ 和 SPO₂ 值，同时结合患者气道阻力和呼吸顺应性数据一起用于计算"时序控制电路及信号发生器"的控制信号；SPO₂ 数据被进一步处理，以计算和生成用于"空氧混合调节器"的控制信号，该控制信号控制患者每次呼吸的吸入气体中的氧气浓度，也就是说，闭环通气控制器获取患者的生理参数，如 SPO₂、PetCO₂、气道阻力和呼吸顺应性，自动调整 f 和 V_t 等，在这个过程中，减小呼吸功率，调节呼吸比(I/E)，允许呼气时肺的有效排空,避免了气体滞留在肺内和发展成为内源性 PEEP,闭环通气控制器所提供 f 和 V_t 可以减少患者呼吸功,缓解呼吸肌负荷,刺激了自然呼吸。

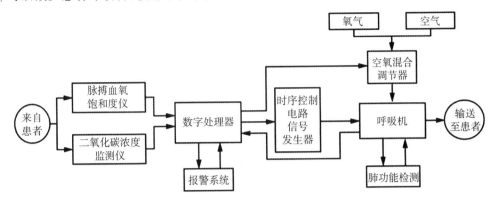

图 2-15 双闭环控制技术原理图

4. 神经调节辅助通气技术

神经调节辅助通气(neurally adjusted ventilator assist,NAVA)技术是 MAQUET 公司专利的一种较新的通气模式,在反馈信号获取方面,与其他闭环控制技术相比有根本的不同,这是因为该技术中的闭环控制器是患者大脑的一部分。也就是说,控制呼吸的电信号通过膈神经从大脑传递到膈肌。本书第九章对该技术进行了详细的介绍。

三、电控呼吸机的典型控制电路

呼吸机的控制功能主要是实现:起动(initiating)、限定(limited)、切换(cycling)。呼吸机的控制电路系统主要包括电源模块、主控模块、监控模块、显示模块等,如图 2-16 所示。

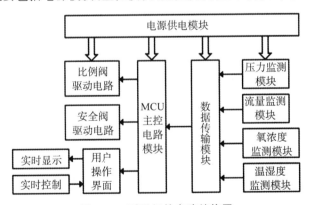

图 2-16 呼吸机的电路结构图

电路部分的中央控制单元(主板)是整个电路的核心部分,提供基本时钟,对流量传感器信号处理,管理键盘和显示处理,处理各种报警信号,进行压力监测等,采样部分主要监测患者与气道压力并送至面板显示,产生压力报警和患者触发信号,监控整机电源情况,在电压异常时报警。面板显示部分主要完成参数设置和数据显示。开关电源部分主要为整个系统提供各部分正常工作所需电源。

呼吸机控制部分由程序时间控制器、基准信号发生器、吸气控制器、呼气控制器、监控报警装置组成。

(一)程序时间控制器

程序时间控制器的作用是根据预置参数产生吸气时间信号和呼气时间信号,并能从监测装置取得流量、压力报警信号,以及时地调整吸气和呼气的时间。该定时控制器还能产生多种时间信号供其他分系统使用,用控制时间的办法改变呼吸机的工作方式,如定容、叹息、同步间歇强制呼吸等。

(二)基准信号发生器

基准信号发生器可以产生方波、加速波及不吸气信号的波形,用来控制吸气流量的变化。三种基准波形如图 2-17 所示。

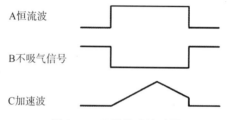

图 2-17　三种基准波形图

在吸气时间内,恒流波为方波,不吸气信号则与其相反。加速波由三条折线组成,第一条折线由吸气时间开始,以一定的效率上升至 2/3 吸气时间处,然后以同样的速率下降至吸气时间结束,第三段为吸气时间结束时,垂直下降到零。三种基准信号波段都是用模拟集成电路实现的。选用不同波形时,呼吸气流和气道压力的相应波形如图 2-18 所示。

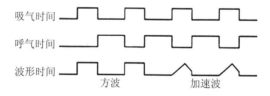

图 2-18　呼吸气流和气道压力波形图

(三)吸气控制器

吸气控制器是一个独立的自动控制系统,它将传感器测出的向患者供气流或气道压力与呼吸机主控制面板设定的流量或压力参数相比较,然后将误差信号放大,再经压控振荡器转换成相应频率的脉冲信号去驱动步进电机,再由步进电机调整吸气阀的开合程度,使供给患者的实际吸入气流量或气道压与设定的参考值一致,从而实现流量或压力的自动控制。吸气流量控制回路方框图和气道压力控制回路方框如图 2-19 和图 2-20 所示。

在吸气期间,主控面板设定的流量或气压参数由基准信号发生器转换化为相应的模拟控制信号。经 PID(比例、积分、微分)、校正、放大看后输到压振荡器 VCO 进行变换,模拟信号变成数字信号,VCO 输出脉冲频率与控制信号的幅度成正比。脉冲信号再经功率放大后去驱动步进电机转动,使吸气阀门打开相应的角度。具有一定氧浓度并经过过滤的洁净气体通过流量传感器、伺服阀、湿化器输到患者呼吸道。系统中的吸气流量传感器,将实时地检测管路中的气体流量并将其转换成电量,经前置放大和线性化处理后,反馈到吸气回路的输入端与给定的预置信号进行比较,即在误差信号计算器里将两种不同极性的信号做加法运算。

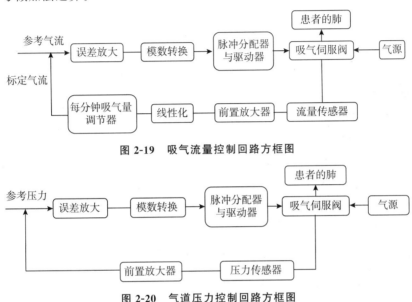

图 2-19　吸气流量控制回路方框图

图 2-20　气道压力控制回路方框图

若计算结果误差信号大于零,说明吸气阀门开度角小,此时患者吸气量偏低,正误差信号将使吸气阀门进一步开大,用反馈量增加到与控制信号相平衡;若是计算结果得到负误差信号,说明吸气阀门开度角偏大,此时患者吸气量过大,则以负误差信号要使阀门开度角减少,使反馈量减小到和控制信号刚好平衡为止。吸气调节过程一结束,基准信号发生器立即输出一个不吸气方波信号,使误差信号计算器产生一个幅度很大的负误差信号。经 V－F 变换后,去驱动步进电机以每秒 500 步的速度将吸气阀门迅速关闭,转入屏气(吸气阀门、呼气阀门关闭)和呼气状态。气道压力的控制过程与此过程相似。

四、案例分析

图 2-21 为 PB 840 系列呼吸机电路系统图。PB 840 系列呼吸机电路系统图包含交流电源分配、直流电源供应、BPS(后备电源)、card cage(母板)、BD CPU PCB、datakey subsystem(数据钥匙系统)、analog interface PCB(接口板)、GUI(图形界面)、inspiration electronics PCB(吸气电路)、exhalation PCB(呼气电路)。交流电源分配用于提供系统的交流供电;直流电源系统为整机提供＋5 V、＋12 V、＋15 V、－15 V 的直流电,为后备电池供电,内含掉电检测电路和 BD CPU 板通信,可在 EST 检测中测试。BD CPU PCB 和 AI PCB 提供整个系统的各个控制信号,并和 GUI 板进行通信。和呼吸机中的各个机械部件

及传感器进行通信,其组成为 24 MHz 微处理器、内置系统控制软件、内置呼吸机初始化程序等。analog interface PCB(接口板)通过总线结构和微处理器电路和模拟系统通信,控制压缩机、电磁阀、报警系统、传感器、直流电压监控,提供 BD 板和 AI 板的通信接口,提供给 AC、DC 及压力传感器+10 V 的参考电压,并为 datakey 提供接口。inspiration e-lectronics PCB(吸气电路)包含吸气和空气压力传感器,为比例阀、安全阀、压力开关、流量传感器等提供控制接口。exhalation PCB(呼气电路)为 AI PCB 板提供电压信号。

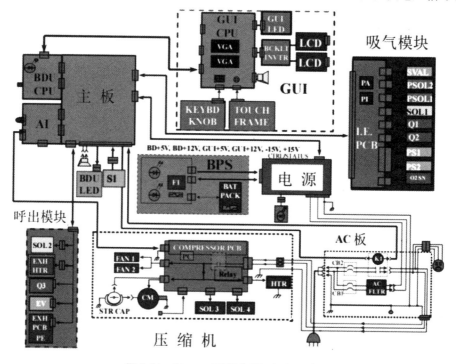

图 2-21　PB 840 系列呼吸机电路系统图

PB 840 系列呼吸机电路部分主要包括电源模块、主控模块、监控模块、显示模块等。系统图如图 2-21 所示。

1.电源模块

电源模块主要包括 AC-DC 板、DC-DC 板、电池转接板。AC-DC 板是将外部的 AC 输入电源转换为较高的 DC 电源(标称值为 18.88 V),供 DC-DC 板使用。DC-DC 板是在开关机电路的控制下,将 AC-DC 输出的 DC 电源、外部 DC 输入或智能电池电源转换为系统所需的各个直流电源,产生 5 V、12 V、24 V 等。

2.主控模块

主控模块是主控模块最小核心系统,实现人机接口、命令下达、报警等功能。通过设定通气模式实现相应的功能,是呼吸机的"大脑",控制各部分有条不紊的工作。

3.监控模块

数据模块部分包含压力监测模块、流量监测模块、温湿度监测模块、氧浓度监测模块,实时监测气路中的压力、流量、温湿度、氧浓度的值,进行反馈并调节。监控模块负责所有阀门的控制及模拟量的 AD 采集、监测压力和流量信号输入,将模拟量转换成数字信号、实现主控板外围的接口电路,如有线、无线网络、USB、VGA、显示接口等。

4.显示模块

显示屏组件由按键控制板、报警灯板、编码器板等组成。按键控制板主要用于处理按键输入及编码器输入、驱动报警灯和指示灯(电池和 AC)、与主控板进行 UART 通信、处理触摸屏输入、提供开关机及静音按键等。报警灯板主要用于支持不同颜色的报警显示。编码器板用于选择和确认显示屏上触摸按键。

第四节　呼吸机的典型气路结构

一、单管路呼吸机和双管路呼吸机

呼吸机可以分为单管路和双管路两种类型,一般来说,单管路呼吸机会比较便宜一些,双管路呼吸机主要用于 ICU 等重症病人。

(一)单管路呼吸机

单管路呼吸机顾名思义就是管路是单根的,这类型的呼吸机没有专门的管路来负责病人的吐气,没有专用呼气回路。单管路呼吸机结构如图 2-22 所示。

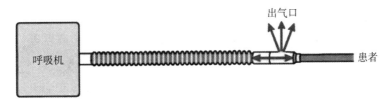

图 2-22　单管路呼吸机示意图

单管路呼吸机一般会采用漏气阀或者是管路自身就带有漏气装置来排出气体,在病人吸气的时候呼吸机主动送气,漏气阀主阀门打开,让气体进入患者肺部,呼气的时候,漏气阀主阀门关闭,让病人的呼气气流从漏气孔排出。有些漏气阀就是开一个小孔,呼吸机压力越大,漏气量也越大。

(二)双管路呼吸机

双管路呼吸机有两个通道,在病人吸气的时候吸气阀打开呼气阀关闭,压力气流流向肺部,呼气的时候吸气阀关闭呼气阀打开,呼出去的气体从呼气管路排出。双管路呼吸机结构如图 2-23 所示。

一般来说双管路呼吸机比单管路呼吸机性能要好一些,目前大多数用于重症患者,而单管路呼吸机相对于双管路呼吸机具有结构简单、使用方便等特点,适合家庭使用。

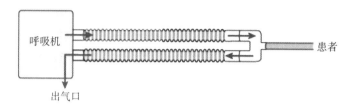

图 2-23 双管路呼吸机示意图

二、双管路呼吸机气路结构

呼吸机的气路系统主要部件有气源连接模块、气体混合模块、吸气模块、呼气模块、安全阀组件等组成,如图 2-24 所示。

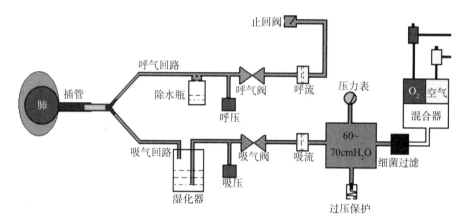

图 2-24 呼吸机气路系统示意图

呼吸机的气路原理是空气和氧气分别通过压力传感器、流量传感器进行压力、流量检测,而后通过空氧混合阀进行混合,混合后的气体由氧气传感器和压力传感器检测氧浓度和压力值,后经过吸气阀进入患者端。当呼吸机出现故障时,打开安全阀,使患者气道与外界大气相通,防止患者窒息;患者在吸气时,呼气阀关闭,吸气阀打开,患者吸入气体;患者在呼气时,呼气阀打开,吸气阀关闭,以便患者呼出气体并维持适当的呼气末正压;呼气端的压力传感器和流量传感器用于检测呼气端的压力和流量。

吸气模块通过患者管路给患者提供氧气,经患者呼出后的气体通过患者管路输送给呼吸机的呼气模块;呼气模块将病人呼出气体通过流量传感器和单向阀排出至大气;安全阀组件主要用于防止呼吸机在通气过程中压力过高,此时电磁阀打开某一通道进行泄压,以保证病人的安全,在紧急情况下提供病人自主吸气通道。

(一)空氧混合器

呼吸机的主要作用是提供吸气压力,让病人吸入一定量的潮气量,并提供不同氧浓度的气体。这一功能是通过驱动装置和空氧混合器来完成的。

空氧混合器是用于控制吸入氧气浓度和流量的部件,调节患者救治时的氧浓度,确保患者获得临床不同救治阶段所需的吸入氧浓度。各种类型的呼吸机在混合器的设计或应用中存在差异，从构造上分为机械气动均衡式、电磁阀组合式、集氧流量调节式、比例电磁控制式和步进电机控制式混合器。这些形式的混合器目前都在广泛使用，如低档机型或便携式呼吸机主要采用机械气动式或集氧流量调节式；中档机型采用机械气动均衡式或比例步进调节控制式；高档机型多使用比例电磁控制式或电磁阀组合式。

1. 机械气动均衡式混合器

机械气动均衡式混合器一般是独立于呼吸机以外或者一体化安装在呼吸机主机上的气动部件。混合器内部气路设计上在高压气源输入后，有一级或二级气体均衡装置，第一级为粗调，第二级为细调。其原理是在两路气源有差别时，压差阀芯推动膜片向低压一路腔体移动，使得压力大的一边开口小，压力小的一边开口大，隔膜的移动使失衡的压力达到均衡。部分混合器专门设计了气源压力偏差太大时启动报警的装置（约 20 psi，1 psi = 6.895 kPa）。面板设置旋钮通过棍杆调节均衡器达到所需要的氧气/空气混合比例。维修方面主要是气路的密闭和隔膜顶针问题，机械气动均衡式结构见图 2-25。

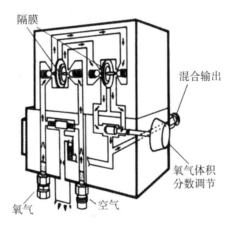

图 2-25　机械气动均衡式结构

机械气动均衡式混合器属于机械气动部件构成，耐用和稳定性较好，精度相较电子阀门控制类型较差，不能自动进行校准，对空气、氧气源质量的要求较高一些，否则湿度大或杂质多易影响混合器精度和内部比例调节杆的控制。应用机型包括纽邦 E150、E200 等。

2. 电磁阀组合控制式

电磁阀组合控制式是由一个或多个电磁阀和气阻节流孔元件，以及空气混合储气装置组合而成，氧气输入为高压气源（一般为 40～60 psi），原理是微处理控制器通过压力、输出流量监测和氧浓度的设定，综合调节控制电磁阀的开启组合和时间，提供到储气组件与空气进行混合，再通过流量控制装置向患者通气。对于另一路空气气源，设计上有高压输入，也有低压输入，如果是空气和氧气都是高压，则空气和氧气各自的电磁阀分别按照时间比例开启，开启过程中由流量传感器监测流量，综合控制出所需的氧浓度。如果空气气源是低压或常压输入，视作空气恒定输入，呼吸机脉冲控制氧气支路的电磁阀组，每个电磁阀配合一个相应的节流孔元件,根据设定的氧浓度,每个电磁阀开启的频率和通过节流孔输出的流量进行组合控制,达到空/氧混合比例要求。图 2-26 为氧气和空气都是高压输入的电磁阀控制形式。

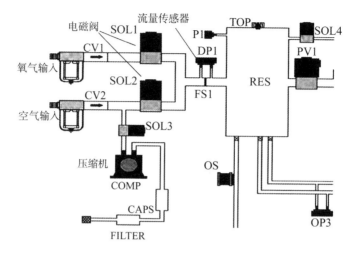

图 2-26 电磁阀组合控制式原理

电磁阀组合式混合器需要利用软件按照程序控制开启时间,调节氧浓度。氧浓度的精度和线性等有赖于电磁阀的精度,高氧浓度时稳定性一般,此类型混合器主要用于中低端机型呼吸机。应用机型包括鸟牌 Vela、德尔格 Savina、美敦力 PB760 等。

3. 集氧流量调节式

集氧流量调节式属于精度相对要求不高的空-氧混合装置,是通过低压氧提供一定流量的氧气进入集氧器,与过滤后的空气进行混合后输送给患者,这种混合形式多用于没有高压气源时的活塞式呼吸机;整体混合功能由氧气收集器、过滤器、氧流量调节器组成,调节按照低压氧流量与不同分钟通气量相应的氧浓度关系曲线图进行(一般此类型的呼吸机厂家中都有提供该关系图),从而达到所需要的氧浓度,集氧流量调节式示意图见图2-27。

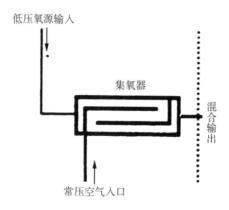

图 2-27 集氧流量调节式示意图

集氧流量调节式混合器以低压氧源作为气源,通过调节氧流量控制进入集氧器的氧流量,由集氧器收储氧气等待活塞带入气路送给患者,属较为粗糙的控制,因此线性一般,实际氧浓度与设置值有一定的偏离度,高氧浓度时更是显著偏低。应用机型包括熊牌BEAR33 等。

4.步进电机控制调节式混合器

步进电机控制调节式通过步进电机调节混合器气路中的比例杆,控制高压氧气和空气的进气比例。因为有电路控制,可以进行零氧流量到最大氧流量的步进计数校正,以便电路进行记忆步进比例。为了提高混合精度,在空氧高压气源过滤输入后,利用减压器稳压至设计压力,作为混合器的输入气源,示意气路图见图 2-28。

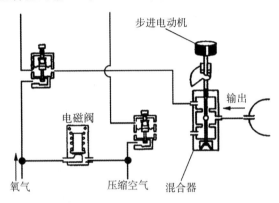

图 2-28 步进电机控制调节式气路示意图

步进电机控制式混合器属于电机控制机械比例杆调节氧浓度,要求步进电机与机械部件安装精度较高,以保障空-氧开启机械位置比例的准确,能够通过软件控制起始零流量和最大流量,开机进行校正,对空-氧输入压力一致性要求较高。因此高氧浓度时机械混合腔体开启较大时的稳定性一般,氧浓度偏高。应用机型包括熊牌 Bear1000 等。

5.比例电磁控制式

比例电磁控制式混合器是目前应用较多的空-氧混合器。比例电磁控制式在形式上一般采用与呼吸机流量阀一体化设计,该组件由高压空-氧气源输入,两个气路分别由流量传感器检测气体流量,根据设置的氧浓度,自动调节氧气支路和空气支路的比例电磁阀,从而达到所需的空-氧混合比例;有混合器作用的两个比例电磁阀分别控制氧气和空气,这种一体化混合器有监测和控制的功能,可以定期校准,结合其他设定的通气参数,能够实时进行响应及反馈控制,所以该组件空氧混合功能只是其作用的一部分,另外的重要作用是控制呼吸机吸气峰流量、频率和潮气量等参数,由于伺服控制,因而反应较为灵敏。其结构及示意图见图 2-29。

空氧混合器根据呼吸机设定的氧气浓度,将空气和氧气进行混合,可以根据患者的实际需求调整,提供氧浓度不同的气体,可将氧气密度控制在 21%~100% 的范围。空氧混合器结构精密、复杂,必须耐受输入压力的波动和输出气流量的大范围变化,以保证原定氧浓度不变。通常组成空氧混合器的主要成分包括配比阀、平衡阀和安全装置。配比阀实际上是同一轴上的两只可变气阻,当一只气阻减小时,另一只气阻增大。来自前级的等压力进入配比阀后由于受到的气阻不同,所以流入贮气罐的流量也不同(流量＝压力/气阻)。如果流入贮气罐的空气流量为 7.5 L/min,流入的氧流量是 2.5 L/min 则混合后的氧浓度＝(2.5＋7.5×20％)/(7.5＋2.5)＝40％。如果调节配比阀在中间位置,则配比阀两边气阻相同,流入贮气囊的两股气流量也相同。若氧气和空气的流入量都是 5 L/min,则混合后得到氧浓度＝(5＋5×20％)/(5＋5)＝60％。在压缩空气和氧气进入到平衡阀之后,经过一级和二级平衡,使得气体压力达到均衡,然后通过配比阀改变含氧浓度,然后输出气体。而安全装置的作用在于,一旦耗尽了两种气体中的任何一种,则可以立即转由另一种气体自动转换,维持呼吸机运作。

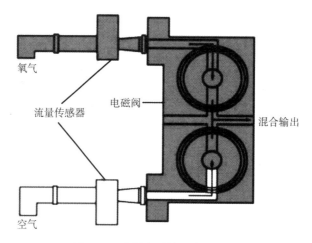

图 2-29　比例电磁控制式示意图

比例阀的驱动方式有很多种,一般采用恒流源电路或 PWM 脉冲宽度调制。恒流源电路主要由基准电压(通常由微型控制器 MCU 的 DA 输出提供)、运算放大器、采样电阻等部分组成;构成了一个负反馈电路,输出电流经过采样电阻,实现 I/V 转化后被重新反馈回运算放大器的输入端,再与基准电压进行比较,运算放大器把误差电压放大后调整电流,维持输出电流恒定。PWM 脉冲宽度调制方式是通过微型控制器(MCU)根据设定的电流信号产生相对应的 PWM 波形,PWM 波形经过功率放大后为比例阀提供合适的工作电流。通过高精度、低温度漂移的采样电阻进行 I/V 转换后,通过 ADC 反馈回微型控制器(MCU)完成对电路中电流的实时检测,通过 PID 算法的调节,最终使得比例阀的工作电流与设定的电流值一致。

由于比例电磁控制式混合器是由比例电磁阀直接控制阀杆带动调节膜片,因此在开机时和通气过程中可自动进行氧气和空气的流量定标校准,此混合器的氧浓度调节控制的稳定性和线性都较好,主要用于高档机型呼吸机。相对其他类型的混合器而言,实际氧浓度与设置值偏离最小。应用机型包括迈柯唯 Servo-i,美敦力 PB840,德尔格 Evita 2、Evita 4、Evita XL 等。

(二) 吸气阀

吸气阀有单向通气结构,以保证呼吸机进入病人的气体是洁净的,病人呼出的气体无法流通到机器内部。传统为机械阀,现多为电子阀或电磁阀。根据功能特点可以分为按需阀和伺服阀。

1. 按需阀

按需阀(demand valve)是根据调节要求,在送气期、屏气期或呼气期完全开放或完全关闭的一种吸气阀或呼气阀形式。其典型特点是送气时呼气阀关闭,吸气阀开放,气体由呼吸机通过连接管路进入肺内。屏气时,呼气阀和吸气阀皆关闭,保持恒定的气道压力,形成平台压。呼气时,呼气阀开放,吸气阀关闭,气体从呼气口排出,而不至于反流入吸气管路。

2. 伺服阀

伺服阀(servo valve)是具有一定调节功能的吸气阀或呼气阀,即吸气阀或呼气阀在整个呼吸过程中皆保持一定程度的开放状态,送气时呼气阀的开放程度非常小,吸气阀充分开放,气道压力升高,气体进入气道。屏气时,呼气阀和吸气阀皆维持较小的开放水平,两者流量相等,保持恒定的气道压。呼气时,呼气阀迅速开大,吸气阀仍维持较小的开放水平,气体呼出体外。

(三)呼气阀

呼气部分是呼吸机的一个重要组成部分,如图 2-30 所示。其主要作用是配合呼吸机做呼吸动作。它在吸气时关闭,使呼吸机提供的气体能全部供给病人;在吸气末,呼气阀仍可以继续关闭,使之屏气;它只在呼气时才打开,使之呼气。当气道压力低于 PEEP 时,呼气部分必须关闭,维持 PEEP。呼气只能从此回路呼出,而不能从此回路吸入。呼气部分主要有三种功能的阀组成:呼气阀、PEEP 阀、呼气单向阀,也可由一个或两个阀完成上述三种功能。

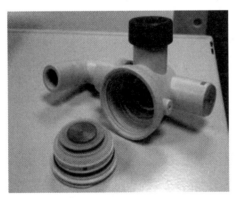

图 2-30　呼气阀

1. 呼气阀的作用

现代呼吸机中,呼气阀通常和呼气末正压(PEEP)阀为同一个阀完成需要的功能,是呼吸机核心部件,常用来对呼气通路进行阻断或开启,从而实现吸气相与呼气相的相互切换。传统机械通气中,呼气阀在吸气相时"关闭",呼气相时"开启",而现代机械通气中,当需要增加 PEEP 和(或)保持人机高度协调性时,呼气阀呈"半开放"第三状态且该状态可动态调整。在第三状态下,呼气阀响应时间越短控制精度越高,越有利于机械通气的"人-机同步"。而在长时间工作中,呼气阀能否保持相对稳定性,直接决定呼吸机的工作可靠性。

呼吸机发展历程中,呼气阀经历了由机械到电子、由"被动工作"到"主动工作"的演变。对有创通气和有创呼吸机而言,呼气阀技术的成熟促使双相气道正压(biphasic positive airway pressure,BiPAP)及压力调节容量控制通气(pressure-regulated volume control,PRVC)等高级别呼吸模式的临床使用。

2.呼气阀技术原理

呼气阀技术原理本质是遵循力的平衡,通过以膜为呼吸机介质,实现其功能。①膜的一侧是工作侧,连接呼气管道,呼吸机呼气端排出的气体由此呼气管道释放到外界,工作侧时刻感应呼吸道的压力;②膜的另一侧是驱动侧,控制膜工作的驱动力由此产生,驱动侧时刻感应驱动压力,当驱动压力大于呼吸道压力时,膜向呼吸道偏移(或行进),增大呼气道阻力,直至关闭呼气道,反之,膜向驱动侧偏移(或行进),打开呼吸道并逐步降低呼气道阻力,直至对呼气影响消失;③呼气阀的第三状态,就是指呼气道已打开,但存在一定阻力,导致呼气道气压高于呼气阀开放状态。简而言之,呼吸阀技术的核心在于"膜的控制技术"。此外,呼气阀的材质(是否可高温消毒)、呼气阀的气密性(是否漏气)、膜的材质(有无毒性)及膜的工艺(膜片均匀性、重心适当和表面光滑)等细节,均对临床使用有一定影响。

呼气阀在呼吸周期的不同时相起不同作用,以治疗呼吸机为例:①辅助控制通气模式,呼气阀在吸气相一般保持闭合状态,并根据设定压力报警上限值实现压力切换功能;②呼气相阶段,当患者端呼气排尽后,呼气阀与吸气阀协同工作,实现流量触发功能;③高级呼吸模式下,如鸟牌的 BiPhasic、德尔格的 BiPAP、美敦力的 Bi-Level、谊安医疗的 Bivent 等,呼气阀在吸气相进入第三状态下,呼吸机能维持设定压力水平,支持患者自主呼吸,降低人机对抗的可能。

3.呼吸机呼气阀分类

呼气阀分静态控制和动态控制两大类,其中,静态控制主要有水压式、球囊式、弹簧式、活瓣式和漏气阀式五种实现方式,是根据"封闭呼气阀力量源"的不同进行划分的,即通过水的压力、球囊充气压力、弹簧力、活瓣阻力和气道阻力实现呼气的机械力控制;相对于呼气阀的静态控制,呼气阀动态控制更加表现出"高灵敏与积极主动"的特征,被业内称呼为"主动呼气阀",根据其驱动力传送介质不同,分为射流式和电磁式两种。

(1)水封瓶式呼气阀。常使用 Bubble 水封瓶,水封瓶式呼气阀(见图 2-31)通过调节呼气端排气管的插入深度,实现固定的 PEEP 值,此方式对器械要求简单,容易操作,价格低廉。目前,有些婴儿无创呼吸机(器)仍使用该方法。

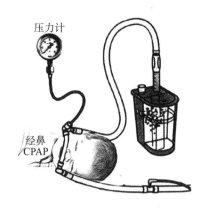

图 2-31 水封瓶式呼气阀示图

（2）球囊式呼气阀。球囊式呼气阀是在呼气活瓣上安装一个可充气球形气囊，当球囊充气膨胀，使其压迫呼气活瓣封闭气道，当释放球囊气体至大气压水平时，球囊恢复原状，与呼气活瓣脱离，这样通过控制球囊充气压力，达到气道开放、关闭状态。该装置简易，造价低廉，对组装有一定要求，可用于自制实验设备，但因可靠性和精度太差，现不被呼吸机采用。

（3）弹簧式呼气阀。弹簧式呼气阀也叫弹力呼气阀，利用弹簧压缩反弹力量，驱动呼气膜片封闭气道（见图 2-32）。当弹簧弹力远低于气道压力时，呼气活瓣打开，使得气道开放，释放呼出气流；反之，呼气膜片封死气道；当气道压力略高时，呼气活瓣不完全封闭，造成呼气排出受限，形成 PEEP。使用者可调节弹簧压力，实现关闭或设置 PEEP 值大小。

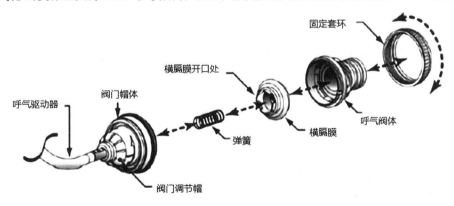

图 2-32 弹簧式呼气阀示图

弹簧式呼气阀构造简单，维护方便，可靠性强，适合便携急救、应急储备等场所，主要存在于急救呼吸机、呼吸球及普及麻醉机等，如美国宝马公司的 LTV900 型呼吸机、美国泰科公司的 LP 系列呼吸机。此呼气阀与急救呼吸球联合使用，用于慢性阻塞性肺疾病急性加重期（acute exacerbations of chronic obstructive pulmonary disease，AECOPD）的患者排痰，效果好、痰量增多且易于排出，排痰后舒适度明显增加，有利于改善症状，提高运动耐量。

(4)活瓣式呼气阀。活瓣式呼气阀是弹簧式呼气阀(见图 2-33)的简易版本,保留了轻质材料制成的圆盘状、飞碟状或鸭嘴状单向活瓣,利用膜两侧的压强差进行控制,仅有开启和闭合两种状态,不能设置 PEEP。

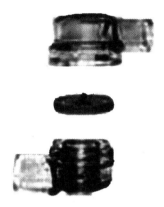

图 2-33　活瓣式呼气阀示图

由于这种呼气阀不需要驱动力(比如驱动气流)就可以工作,使得其成为早期急救呼吸机经典方案,如德尔格 Oxlog1000 型、加拿大 O₂ 系列及谊安医疗的 Shangrila 510 型呼吸机。此外,利用相似原理的呼气阀也常见于家用睡眠呼吸机等普及度高、精度要求低的领域。

(5)漏气阀式呼气阀。漏气阀的作用是利用内置硅胶膜片,控制吸气相和呼气相的气流排出量,保持恒定漏气量,有效减小患者 CO_2 分压,避免重复吸入 CO_2,可使呼吸机计算数据更精准,有利于呼吸节奏跟踪。

漏气阀式呼气阀主要应用于无创呼吸机,以平台呼气阀最常见,如伟康公司的 BiPAP 无创呼吸机,但其仅限于使用于单管路无创呼吸机,而不能用于治疗呼吸机。

相比而言,面罩自带排气孔式在一定程度上也可减少 CO_2 的重复呼吸,但由于存在开放性,即主动漏气,会使患者吸入外界空气,稀释吸入气体氧浓度不利于无创通气的吸入氧浓度控制。

(6)射流式呼气阀。射流式呼气阀利用喷射气流形成的压力,驱动呼气膜片阻止呼出气体的排出。当膜片两边压力达到某种平衡时,呼气阀呈全开放、全封闭和半开放(此状态产生 PEEP)三种状态。呼吸机通过电磁阀等部件调节喷射气流形成的大小,改变PEEP 水平。常见的先导式呼气阀,呼吸机向气路提供恒定正压,使整个呼吸周期内,气道保持在正压水平。

射流式呼气阀的稳定工作,须依靠高压力气源的稳定输出。对于以涡轮系统为内置空气动力源的电动呼吸机,这种射流式的具有弊端。早期的涡轮呼吸机,采用恒转速涡轮,以牺牲涡轮输出效率、体积和寿命为代价,维持呼气阀工作的稳定性。随着可变速涡轮的兴起,可以利用自反馈系统,不断调整涡轮输出功率,使呼吸机在复杂的呼吸节奏下获得精准的 PEEP 控制压力,且控制周期长。如德尔格新款呼吸机、哈美顿 C 系列呼吸机、谊安医疗 VT 系列呼吸机。

（7）电磁式呼气阀。电磁式呼气阀也叫磁力呼气阀，是相对先进的电子装置。其由电磁阀产生机械力，通过联动直杆或联动杠杆直接控制膜片的位移，从而精准且快速地控制膜片与气道的位置关系和压力关系。相对射流式呼气阀，更像"硬体耦合"，对气道的施压大小可通过磁铁与活瓣（由导磁材料制成）之间的距离来实现，调节该距离就可改变 PEEP 值，电磁式呼气阀见图 2-34。

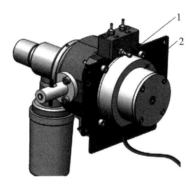

图 2-34　电磁式呼气阀

注：图中 1 为气道压力采样孔；2 为电磁体。

虽然，电磁式呼气阀的阀门的力学原理与其他呼气阀类似，但将驱动膜片的媒介更换为联动杆，将驱动力由形变产生的机械力量换成电磁力，理论上这种装置相应的速度非常快，可达毫秒级，机械行程控制精度高，可达 10 微米级，很适合高速反馈控制，可对气道进行瞬间调整。此呼气阀应用比较超前，目前仅有少数公司掌握，如德尔格公司、谊安公司 VG 系列呼吸机等，有望成为未来智能化呼吸机的重要技术。

（四）PEEP 阀

PEEP 阀是临床上用于治疗急性呼吸窘迫综合征的重要手段，PEEP 阀除了上述可由呼气阀兼有外，还有几种阀可以实施 PEEP 功能。如水封 PEEP 阀，把插入水中的深度作为 PEEP 值，早期的呼吸机是采用此法实施 PEEP 功能的。较多见的利用弹簧 PEEP 阀，是作为单独的 PEEP 阀。磁钢式 PEEP 用磁钢吸引力代替弹簧。重锤 PEEP 阀是利用重锤来限制呼出气的，但改变数值时较麻烦，需要垂直于地面。

弹力 PEEP 阀利用弹簧的力量来抵抗气道的压力，当弹簧的力量低于气道的压力时，呼气活瓣开放，释放呼出气流。当二者平衡时，呼气活瓣关闭，以维持气道正压。调节弹簧的压力就可以改变 PEEP 值的大小。

磁钢式 PEEP 阀将弹簧的力量换成磁铁的吸引力来抵抗气道的压力，磁的大小通过调整磁铁与活瓣（由导磁材料制成）之间的距离来实现，调节这个距离就可以改变 PEEP 值。

（五）止回阀

止回阀是指启闭件为圆形阀瓣并靠自身重量及介质压力产生动作来阻断介质倒流的

一种阀门。属自动阀类，又称逆止阀、单向阀、回流阀或隔离阀。阀瓣运动方式分为升降式和旋启式。升降式止回阀与截止阀结构类似，仅缺少带动阀瓣的阀杆。介质从进口端（下侧）流入，从出口端（上侧）流出。当进口压力大于阀瓣重量及其流动阻力之和时，阀门被开启；反之，介质倒流时阀门则关闭。旋启式止回阀有一个斜置并能绕轴旋转的阀瓣，工作原理与升降式止回阀相似。止回阀常用作抽水装置的底阀，可以阻止水的回流。止回阀与截止阀组合使用，可起到安全隔离的作用。缺点是阻力大，关闭时密封性差。

呼吸机都需要止回阀，止回阀可以由 PEEP 阀和呼气阀兼任，但有时还必须要装一单向阀，以确保实现上述功能。

（六）安全阀

安全阀又称为泄压阀，是呼吸机的一种常用组件。其属于压力控制阀组件，可直接作为患者吸气入口使用，兼具气路系统压力保护的功能。安全阀在呼吸机气路系统中，一般靠近病人吸气端。其上游与吸气流量控制系统相连，下游则直接作为整机的气体输出口（即病人吸气口）与呼吸设备相连，例如呼吸管路，加湿器，细菌过滤器等。同时，安全阀也是一个主动式压力控制阀。它可以接收来自呼吸机主机的控制指令，从而对应地执行安全阀密闭容腔的关闭和导通操作，达到限制呼吸机气路系统实际压力超出呼吸机主机设定压力值的目的。

通常安全阀包括主气道和自主呼吸气道，主气道用于呼吸机正常工作下病人吸入气体，而自主呼吸气道用于自主呼吸模式。在呼吸机待机，或发生故障，或病人出现自主呼吸意识时，安全阀打开，自主呼吸通道与主气道连通，主要是防止病人出现窒息或是人机对抗带来不利影响。

安全阀限定的压力水平一般可调，范围通常为 $0\sim120$ cmH$_2$O。如果气道压力在调定的压力范围内，泄压阀关闭。一旦气道压力超出调定的压力，泄压阀就开启，将过高的压力释放掉。当气道压力回落到正常范围，泄压阀又重新关闭。因此，在正常工作状态下，泄压阀是关闭的。通常泄压阀在机器工作时是关闭的，在机器关机时是打开的。

有些呼吸机还设置有旁路吸入阀，保证患者安全。在正常工作状态下，旁路吸入阀是关闭的。一旦正常供气中断，旁路吸入阀就开启，使环境空气进入呼吸管路，保证患者的供气，避免窒息。当供气恢复正常时，旁路吸入阀又重新关闭。

第五节 呼吸机的监测装置

呼吸机监测系统的作用有两个方面，一是监测病人的呼吸状况，二是监测呼吸机的功能状况，两者对增加呼吸机应用的安全性，均具有相当重要的作用。呼吸机的监测系统包括压力、流量、吸入氧浓度、呼出气 CO$_2$ 浓度、经皮 O$_2$ 分压、CO$_2$ 分压、血氧饱和度等。大部分呼吸机不直接带有呼气 CO_2、血氧饱和度监测装置,而只作为配件装置附带。呼吸机常配有的监测装置有以下几个方面。

一、压力监测

压力监测主要有平均气道压(P_{aw})、吸气峰压(P_{max})、吸气平台压(P_{laten})和 PEEP 上下限压力报警等,还有低压报警。压力监测的方式是通过压力传感器实施的,传感器一般连接在病人 Y 型接口处,称为近端压力监测,也有接在呼吸机的吸气端或呼气端的。呼吸机测压一般用压力传感器和差压传感器,

在呼吸机中压力传感器主要是将气道压力转化为差动信号,并将测量值交给电路 MCU 准确做出吸气和呼气判断。之后由 MCU 发出指令控制进气泵,增大或者减小管道压强。操作期间,带泵的呼吸机可检测到呼吸压力的变化和振动,如打鼾。呼气期间的二氧化碳水平可以使用差压传感器进行计算。

低压报警主要作为通气量不足、管道脱落时压力下降时的报警,有些呼吸机通过低分钟通气量报警来代替,呼吸机一般均设置这两种功能。

高压报警是防止气道压力过高所致的呼吸器官气压伤可能。高压报警有超过压力后报警、兼切换吸气至呼气功能,也有只报警而不切换呼、吸气状态的,使用时应注意。

(一)压力传感器

压力传感器是感受压力信号,并按照一定的规律将压力信号转换成可用的输出电信号的器件或装置。按照在呼吸机中的作用,压力传感器一般分为气源压力传感器和气道压力传感器。气源压力传感器用来检测气源的压力(即空气和氧气的压力),然后将此压力信号提供给控制部分,以便控制部分根据气源压力调整吸气阀开放,从而精确地控制输出的潮气量、氧浓度等。

能够测量压力的传感器可统称为压力传感器。这里,我们所称的压力传感器,就是不能测量压力差,只能测量压力大小的传感器。

压力传感器,一端通测量点,一端通大气或密封真空,只能测量某一压力相对于大气或真空的压力,而不能测量两个不同压力的压力差。如图 2-35 所示。

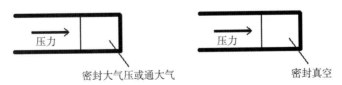

图 2-35　压力传感器

(二)压差传感器

压差传感器是一种用来测量两个压力之间差值的传感器,通常用于测量某一设备或部件前后两端的压差,如图 2-36 所示。

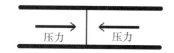

图 2-36 压差传感器

压差传感器的工作原理是被测压力直接作用于传感器的膜片上,使膜片产生与水压成正比的微位移,传感器的电容值发生变化,并且利用电子线路检测这一变化,转换输出一个相对应压力的标准测量信号。

压力传感器和压差传感器主要区别在于:压差传感器,测两点的差值(绝压);压力传感器,测一点的压力值(表压)。

(三)传感器性能的对比

根据传感器的技术原理,通常有金属应变片压力传感器、半导体压力传感器、电容压力传感器、压电式压力传感器,几种传感器的比较如表 2-1 所示。

表 2-1 压力传感器对比

分类	技术特点	影响因素	优缺点	应用机型
金属应变片压力传感器	由弹性元件、金属应变片及其他附件组成,当弹性元件变形时,粘贴其上的电阻应变片随之变形,将变形转化为电阻值的变化	温度、应变片的灵敏系数	成本低、响应速度较慢	BEAR、纽邦呼吸机
半导体压力传感器	半导体材料在机械应力的作用下,使得材料本身的物理特性发生变化,从而将非电量转换成电学量的变化	温度	体积小、精度高、频响范围大	PB、纽邦呼吸机
电容压力传感器	将被测非电量的变化转换为电容变换	温度	结构简单、灵敏度高、动态响应特性好、抗过载能力大	
压电式压力传感器	利用材料的压电效应,将力、加速度等参数转换成电荷或电压变化	压电材料的特性	体积小、重量轻、灵敏度高、具有很好的高频响应特性	Drager 高频呼吸机、婴儿呼吸机

二、流量监测

多功能呼吸机一般在呼气端装有流量传感器,以监测呼出气的潮气量,并比较吸入气的潮气量,以判断机器的使用状态、机械的连接情况和病人的情况。也有的呼吸机应用呼气流量的监测数据来反馈控制呼吸机,呼出气潮气量可监测病人实际得到的潮气量。在环路泄漏的定容量通气,特别是定压通气中,有一定的价值。有的呼吸机甚至用此数据馈控吸气压力,还可提供给微电脑计算其顺应性。出气分钟通气量可通过流量的滤波(即把呼气流量平均,可得到呼出的分钟通气量)或由潮气量、呼吸时间来计算。前者反应慢,后者反应快;前者可由分立元件实现,后者必须采用微电脑计算。由于每次呼出气的潮气量与呼吸时间均可能有变化,每次计算出的数据变化较大,一般是将 3~6 次呼吸平均后的数据作为呼出气的分钟通气量。该数据可作为控制分钟的指令通气的关键数据,也可作过度通气与通气不足报警,还可作管道导管接头脱落或窒息等报警监测。流量传感器可以安装在病人的 Y 型接管处,缺点是增加了一定量的无效腔量,优点是可用一个传感器同时监测吸入与呼出气的流量。目前,呼吸机的种类和型号很多,采用的流量传感器也各不相同,主要有热丝式、晶体热膜式、超声式、压力感应式、压差式。

(一)热丝式流量传感器

其基本原理是将一根细的金属丝(在不同的温度下金属丝的电阻不同)放在被测气流中,通过电流加热金属丝,使其温度高于流体的温度,当被测气体流过热丝时,将带走热丝的一部分热量,使热丝温度下降,热丝在气体中的散热量与流速有关,散热量导致热丝温度变化,从而引起电阻变化,流速信号即转变成电信号,经适当的信号变换和处理后测量出气体流量的大小。测量原理图见图 2-37 所示。

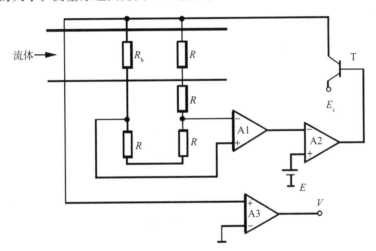

图 2-37　热丝式流量传感器原理图

在图 2-41 中,放置于测量通道中的热丝 R_h 作为惠斯通电桥的一个桥臂,由运算放大器 A1 差分放大电桥输出的电压信号;运算放大器 A2 提供三极管 T 工作所需要的偏置电压,并使 A1 输出的信号能够叠加在三极管 T 的偏置电位上,并被三极管 T 放大给电桥供电。由电桥电路、A1、A2 和三极管 T 构成的反馈回路,能够使热线工作在恒温状态下。

在接通电源瞬间,热线电阻很快被电流加热,并且其阻值随即升高,使电桥很快达到平衡状态。当流体流过流量计时,由于热交换的原因,热丝的温度、阻抗将发生变化,使桥路失去平衡,根据输出的反馈电压信号即可测量出流体的流量。

德尔格(Dräger)公司的 Savina 和 Evita 系列的呼吸机采用的是热丝式流量传感器,结构示意图见图 2-38 所示。

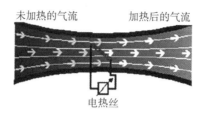

图 2-38　热丝式流量传感器

单位截面积中,流速越大,电热丝温度降得越快,电热丝就需要更大的电量维持稳定的温度(180 ℃),使热丝保持在 180 ℃所需的能量代表流过传感器并使热丝冷却的气流的流量。

热丝式流量传感器使用时,安装在远端的最好使用细菌过滤器,可以保证检测精度并延长热丝使用的寿命,耐用型设计的可将气体、液体高温消毒,即采用浸泡、熏蒸、高温的方式消毒。但液体清洁和消毒要轻轻浸泡,不要在液体中大力摇晃,以免损坏热丝。

(二)热膜式流量传感器

热膜式流量传感器的工作原理与热丝式流量传感器基本相同,二者都是基于热平衡原理和惠斯登电桥进行检测的。美敦力 PB840 呼吸机的流量传感器采用的是晶体热膜式流量传感器,示意图见图 2-39 所示。

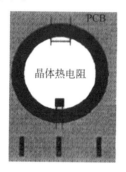

图 2-39　热膜式流量传感器

输出与气体流量大小成比例的电信号,温度感应器对气体流量进行校正,使测量更精确。

晶体热膜流量传感器在强制气流的冷却作用下,发热元件在单位时间内的散热量 H 和发热元件的温度 T_H 与气流温度 T_G 之差成正比,其散热量 H 与气流质量流量 Q_M 之间的函数关系如下:

$$H = K\lambda^{1-m}\mu^{m-n}C_p{}^m(T_H - T_G)Q_M{}^n \tag{2-1}$$

式中:K 为常数;λ 为空气热导率;μ 为空气黏性系数;C_p 为空气比热容;m 和 n 的值与流体的性质及雷诺数有关。

设发热元件的加热电流为 I、电阻值为 R_H,在热平衡状态下,散热量等于发热量,即

$$H = I^2R_H \tag{2-2}$$

由式(2-1)和式(2-2)可得气流质量流量 Q_M 与加热电流 I 之间的函数关系式如下:

$$Q_M = (R_H K_T / T_H - T_G) \times I^2 \tag{2-3}$$

式中：$K_T = K^{-1} \lambda^{m-1} \mu^{n-m} C_p^{-m}$，$K_T$ 值与空气温度 T_G 有关，其温度系数为（0.15％～0.18％）/℃；发热元件的电阻值 R_H 与自身温度 T_G 有关，温度升高，阻值增大。

电桥是恒流供电，四臂的阻抗相同，热膜作为电桥的一条臂，无气流的时候电桥是平衡的。当有气流流过时，RX 热膜温度、热膜阻抗均降低，电桥输出平衡被打破，随气流流速的增加，V_{out} 增大。

（三）超声流量传感器

所谓超声波，是指频率高于 20 kHz，人耳听不到的机械波。它的方向性好、穿透力强，遇到杂质或物体分界面会产生显著的反射。超声波在流动的流体中传播时就载上流体流速的信息，利用超声波的这些物理性质可计算出流体的流速。

超声波传感器分为超声波发射器和超声波接收器。超声波发射器是利用压电材料的逆压电效应，即当对其通以超声电信号时，它会产生超声波；超声波接收器是利用压电材料的压电效应，即当外力作用在该材料上时，它会产生电荷输出。即超声波发射器将电能转换为超声波能量，并将其发射到被测流体中，超声波接收器接收超声波信号，并转换为电信号输出。

根据检测的方式，可分为传播速度声时差法、多普勒法、波束偏移法、噪声法等不同类型的超声波传感器。目前，在呼吸机中使用的超声流量传感器主要有声时差法和多普勒法。下面主要介绍声时差法的原理和应用。

声时差法的原理是超声波在流体中传播速度与在静止媒介中传播速度不同，其变化值与媒介流速有关，通过测量流动气体中超声传播速度的变化来测定流速和流量，通过逆流和顺流声时来计算（或附加压力温度传感器和过零检测电路进行修正），使用过程中进行 2 000 次/min 的采集，保证实时的检测结果。

迈柯唯（Maquet）Servo 系列呼吸机的呼气流量传感器采用超声式流量传感器，其结构示意图见图 2-40 所示。

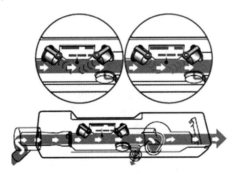

图 2-40　超声式流量传感器

左边的转换器（作为发射器）发射超声信号，在呼出盒内部传播反射，右面的转换器（作为接收器）接收超声信号，载有流量信息的超声信号从发射到接受的时间被测量，记为

T_1(为顺流方向的传播时间),见图 2-41 所示。

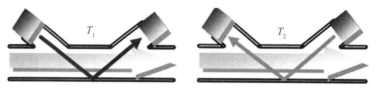

图 2-41　超声顺流和逆流传播示意图

右边的转换器(作为发射器,先前的接收器)发射超声信号,在呼出盒内部传播反射,左面的转换器(作为接受器,先前的发射器)接受超声信号,载有流量信息的超声信号从发射到接受的时间被测量,记为 T_2(为逆流方向的传播时间),见图 2-41。

$T_2-T_1=T_{diff}$(时间差),逆流和顺流的时间差和气体流量成对应比例关系,同时内置温度探头进行温差校正。

(四)压差式流量传感器

压差式流量传感器(如图 2-42 所示)利用的是节流器(孔板)前后压力不同来测量流体流量的一种方法,即文丘里原理,它利用的传感器是压力计,在一定流量范围内,通过孔板的流速与孔板前后的压差呈线性关系,因此通过检测压差就可得到流体的流量。

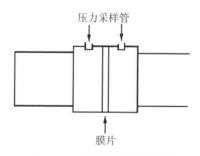

压力采样管

膜片

图 2-42　压差式流量传感器

BEAR1000 呼吸机的流量传感器采用的是压差式流量传感器,中间有网眼式金属网,在吸气和呼气过程中形成压力差以致流速发生改变,结构示意图见图 2-43。其测量管道内有一垂直的金属膜片,当气流吹开金属膜片时,在膜片两端产生压差,通过测量膜片两端的压力,再把压差换算成流量,通过流量和时间计算出潮气量。

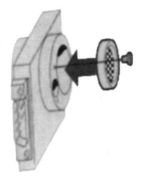

图 2-43　近端型压差流量传感器

压差式流量传感器按安装位置可分为近端型和远端型两种形式。近端型通常由有机材料制成，主要供一次性使用，制作工艺简单，该传感器被放置在靠近患者插管或气管插管的地方，容易被患者分泌物影响准确性（如图 2-43）。远端型安装在呼气回路的末端，可配置过滤保护器，通常由耐用的铝合金或有机材料制成（如图 2-44）。

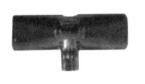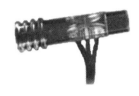

图 2-44 远端型压差流量传感器

（五）压力感应式流量传感器

压力感应式流量传感器由电阻应变片、弹性体（弹性元件、敏感梁）和检测电路组成。工作原理是：弹性体（弹性元件、敏感梁）在外部气流作用下产生弹性变形，使粘贴在他表面的电阻应变片（转换元件）也随同产生变形，电阻应变片变形后，其阻值将发生变化（增大或减小），再经相应的测量电路把这一电阻变化转换为电信号（电压或电流），从而完成了将气流变换为电信号的过程。利用应变片（转换元件）在压力作用下电阻值随压力变化而变化的原理，然后通过检测电路把电阻应变片的电阻变化转换成对应的电压输出。

Maquet 的 Servo 系列呼吸机，其吸气和呼气流量传感器采用的是压力感应式，如图 2-45 所示。

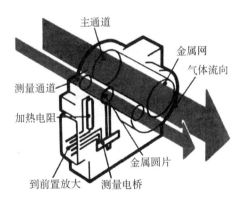

图 2-45 压力感应式流量传感器

流量传感器有两个通道：大的为主通道，其上有一个金属网，用于产生阻力使一定比例的气量进入测量通道；小的为测量通道，在通道可看到一个金属圆片，它通过金属细杆安装在电桥上，当气流通过时产生压力金属片移动使电桥阻值变化，设备根据阻值变化计算气流大小，得到潮气量和分钟量。传感器内有给呼气流量传感器加热的电阻，工作时热量达到 60% 左右，可以防止水汽的凝结。吸气流量传感器内也有一个同样的电阻，但由于不加工作电压，此电阻无加热作用。

呼吸机流量传感器还有其他形式和种类,每种流量传感器各有其优势和不足,根据呼吸机类别、性能和应用范围的不同,每种型号的呼吸机会从原理和结构选择最适合的流量传感器类型。同时,各个生产厂家也在不断进行改进,以解决在耐用、精度、成本和容易清洁消毒上各类型传感器的不足。

三、氧气浓度监测

FiO_2 监测一般安装在供气部分,监测呼吸机输出的氧浓度,以保证吸入所需浓度的新鲜空-氧混合气体。监测氧浓度的传感器有两种,一是氧电极,二为氧电池。一旦呼吸机的氧电池失效,呼吸机将总是报警,以致呼吸机不能正常使用。

(一) 化学氧电池

氧电池,又称氧气传感器(Oxygen sensor)、氧气单元、氧探头等(如图 2-46 所示),采用电化学原理,主要功能是用于测量混合气体的氧浓度,测量范围为 $0\%\sim100\%$ 氧浓度,在恒定工作压力和恒定温度条件下,氧电池产生的电压值与氧浓度成正比关系,每个氧电池的输出电压在整个寿命期内基本上是稳定的。当测量到的氧浓度值与设置的氧浓度值偏差较大时,机器将发出报警提示,这时可以对其进行定标校准,若仍然偏差较大,一般都是氧电池耗尽,需更换氧电池。

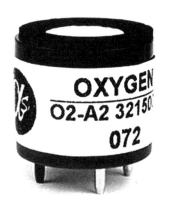

图 2-46 氧电池实物图

氧电池位置一般都在病人吸气端与空氧混合器之间。如 MAQUET 的 Servo 系列呼吸机的气路系统:空气、氧气分别进入两个气体模块,根据设置的潮气量、压力水平和氧浓度计算精确后送气至混合腔,混合腔内有混合瓣搅动气流,空气、氧气充分混合,经氧电池监测实际氧浓度后送出。氧电池在呼吸机里仅做终末监测,本身和氧浓度控制无关。

1. 化学原理

所有的氧气传感器都是自身供电,有限扩散,其金属-空气型电池由空气阴极、阳极和电解液组成的。氧气传感器简单来说是一个密封容器(金属的或塑料的容器),它里面包含有两个电极:阴极是涂有活性催化剂的一片聚四氟乙烯(PTFE),阳极是一个铅块。这个密封容器只在顶部有一个毛细微孔,允许氧气通过从而进入工作电极。两个电极通过集电器被连接到传感器表面突出的两个引脚上,而传感器通过这两个引角被连接到所应用的设备上。传感器内充满电解质溶液,使不同种离子得以在电极之间交换(参见图2-47)。

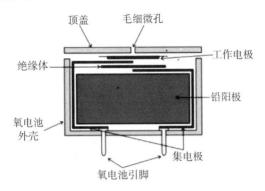

图 2-47　氧气传感器结构示意图

进入传感器的氧气的流速取决于传感器顶部的毛细微孔的大小。当氧气到达工作电极时,它立刻被还原释放出氢氧根离子:

$$O_2 + 2H_2O + 4e^- \longrightarrow 4OH^-$$

这些氢氧根离子通过电解质到达阳极(铅),与铅发生氧化反应,生成对应的金属氧化物:

$$2Pb + 4OH^- \longrightarrow 2PbO + 2H_2O + 4e^-$$

上述两个反应发生可以生成电流,电流大小相应地取决于氧气反应速度(法拉第定律),可外接一只已知电阻来测量产生的电势差,这样就可以准确测量出氧气的浓度。

电化学反应中,铅极参与到氧化反应中,使得这些传感器具有一定的使用期限,一旦所有可利用的铅完全被氧化,传感器将停止运作。通常氧气传感器的使用寿命为1~2年,但也可以通过增加阳极铅的含量或限制接触阳极的氧气量来延长传感器的使用寿命。

2.毛细微孔氧传感器和氧分压传感器

氧气传感器根据进入传感器的氧气的扩散方式的不同分为两种:一种是在传感器顶部设有一毛细微孔,而另一种设有一层固体薄膜允许气体通过。细孔传感器测量的是氧气浓度,而固体薄膜传感器测量的是氧气的分压。

细孔传感器产生的电流反映的是被测氧气的体积百分比浓度,与气体总压力无关。但当氧气压力瞬间发生变化时,传感器会产生一个瞬间电流,如果没有控制好就会出现问题。同样的问题在传感器受到重复压力脉冲时也会出现,例如进入传感器的气体是抽取式的。对这个现象的解释如下所示。

当细孔氧气传感器遇到急剧增压或减压,气体将被迫通过细孔栅板(大流量)。气体的增加(或减少)产生了一个瞬变电流信号,一旦情况重新稳定,不再有压力脉冲,瞬变即告结束。所有细孔氧气传感器都采用了抗大流量机制,见图2-48。从根本上来说,可以增加一个 PTFE 抗大流量薄膜来减弱压力变化带来的瞬变影响。这层薄膜用一个金属盖或塑料盖紧紧固定在细孔上,这个设计可以很大程度上减少信号的瞬间变化影响。

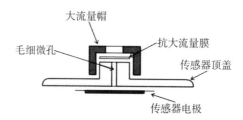

图 2-48　传感器毛细管上的流速膜

但某些压力变化产生的瞬变力量超过了这种设计允许的范围,特别是使用抽取式仪器对传感器输送气体的设备。某些泵产生的气体对氧传感器造成持续的压力脉冲,人为地增强了信号。在这种情况下,有必要在传感器外设计一个气体膨胀室减小对传感器的压力脉冲。

3.部分分压型氧传感器

毛细微孔控制气体扩散并不是控制氧气进入传感器的唯一方法,我们还可以使用一个非常薄的塑料薄膜覆盖在传感器顶部,使氧气分子分散之后再进入传感器(见图 2-49)。

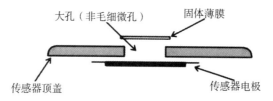

图 2-49　固态膜(分压)氧气传感器

氧气进入工作电极的流量由通过薄膜的氧气的分压决定的。这意味着,传感器的输出信号与混合气体中氧气的分压是成比例的。大气压的变化将导致传感器输出电流的相应变化。如果使用抽取式气体输送,在设备的设计阶段就必须确保脉冲作用力不会对传感器造成影响。

4.线性关系

从细孔氧气传感器传出的信号是非线性的,与氧浓度(C)有如下关系:

$$\text{Signal} = \text{constant} \cdot \ln[1/(1-C)]$$

实际上,传感器的输出呈线性上升,直至氧气浓度超过 30% 时才出现偏差,给测量带来困难。而分压传感器的线性输出可以达到 100% 氧气(或 1.0 氧气浓度百分比)。

5.温度

细孔和薄膜氧气传感器对温度的变动都是敏感的,但敏感程度不同。

温度对细孔氧气传感器的影响相对较小,通常温度从 +20 ℃ 到 -20 ℃ 会导致输出信号损失 10%。相对地,温度对薄膜氧气传感器的影响要大得多,气体扩散通过薄膜是一个活动的过程,通常 10℃ 的温度变化就会导致传感器信号输出加倍。薄膜氧气传感器要求温度的相对稳定,因而许多氧气传感器产品带有内置热敏电阻。

6.活性储备

设计任何电化学传感器时都应通过栅板(薄膜或细孔)来限制气体通过速率,而其他各阶段速率都明显地快得多。所以,为保证电化学反应速度,必须使用具有高催化活性的电极材料。

所有氧气传感器都使用高活性电极,使传感器具有高活性储备,保证了传感器的长期稳定性和低漂移性。

(二)顺磁氧电池

顺磁氧电池最早由 GE 公司将一种相对早在工业上使用较成熟的技术——顺磁氧(工业上也称为磁动式测氧仪)应用到呼吸机的氧浓度检测。顺磁氧法是以气体磁性为原理,属于磁力机械式光、机、电结合的一种测定方法。

1.理论基础

任何物质,在外界磁场的作用下,都会被磁化,呈现出一定的磁特性。物质在外磁场中被磁化,其本身会产生一个附加磁场,附加磁场与外磁场方向相同,该物质被吸引,表现为顺磁性;方向相反,该物质被排斥,表现为逆磁性。气体介质处于磁场也会被磁化,而且根据气体的不同也分别表现出顺磁性或逆磁性。如 O_2、NO、NO_2 等是顺磁性气体,H_2、N_2、CO_2、CH_4 等是逆磁性气体。

不同物质受磁化的程度不同,可以用磁化强度 M 来表示:

$$M = kH$$

式中:M——磁化强度;

H——外磁场强度;

k——物质的体积磁化率。

k 的物理意义是指在单位磁场作用下,单位体积的物质的磁化强度。磁化率为正($k>0$)称为顺磁性物质,它们在外磁场中被吸引;$k<0$ 则称为逆磁性物质,它在外磁场中被排斥;k 值愈大,则受吸引和排斥的力愈大。

2.测量原理

氧是顺磁性物质,其体积磁化率要比其他气体的体积磁化率大得多。从气体磁化表上可知,氧气磁化率为 147,其他气体大都在 40 以下。氧气通过会改变磁场中物体所受磁力的大小。顺磁氧浓度测定法基于以上原理,在测量池中放置一个悬挂的以氮铂丝哑铃球作为测量氧气含量的传感部件。当氧气通过磁场时,这个小球会有 1 个角位的变化,而这个角位的变化作为一种光学变化信号被线阵电荷耦合元件(charge coupled device,CCD)接收到,再转变为电信号,从而由运算块算出来显示对应氧气的浓度。原理示意图见图 2-50。

顺磁氧测定氧浓度相对以前常用的电化学方法来说,响应速度更快,而且因为几乎没有损耗。这种特性决定了其参数具有稳定可靠的特性。

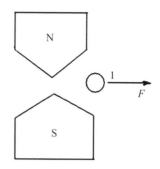

图 2-50　顺磁氧浓度测定法原理

(三)超声氧电池

超声氧电池,即超声式永久氧传感器,利用超声波传播的声速差原理(又称超声波时差法),通过测量超声在混合气体(空气和氧气)中的传播速率,并比较其在单独气体中的传播速率,可以计算出相应的气体浓度。其结构式左右两侧各有一个超声探头,分别可以发射和接收超声信号,通过测量从信号发送到信号接收的时间来计算速率,从而计算相应的氧浓度。

1. 理论基础

摩尔质量为 M 的气体在常温常压下可以看作是理想气体,超声波在理想气体中的声速可以表示为

$$V = \sqrt{\frac{\gamma R T}{M}}$$

其中,γ——气体定压比热与定容比热的比值;

R——气体常数;

T——绝对气体温度。

根据上式可将在氧气与氮气的混合气体中的超声波的声速表示为

$$V_O = \sqrt{\frac{\gamma R T}{28.013(1-\rho) + 31.999\rho}}$$

其中,参数 28.013 g/mol 为氮气的摩尔质量;31.999 g/mol 为氧气的摩尔质量;ρ 为混合气体中氧气的浓度比值。可知随着混合气体中氧气浓度增加,声速逐渐下降。但是,上式还表明声速易受到气体温度等因素影响,而其中温度变化产生的干扰最为严重,理论表明混合气体每升高 10 ℃,声速加快 6 m/s。因此在通过声速来计算混合气体成分浓度时,还需要对温度、湿度等影响进行补偿。

无论是化学氧电池还是其他新型氧电池,长期使用后均可能发生测量偏差,故应在使用前进行检测(包含氧传感器测试)来校准。若是化学氧电池发生故障,则需要更换氧电池;若是超声氧电池发生故障,则需要检查供气气源的压力,供气压力太低或空气和氧气压力偏差太大,都有可能造成超声氧电池检测失败,此时调整气源或钢瓶氧气供气即可检测正常。

四、温度监测

温度监测通常是用来监测患者呼入气体的温度的。一般呼入气体在进入患者体内之前需要通过加湿器进行加湿和加热。在正压通气中,如果气体被加热的温度太高,可能会引起患者新陈代谢加快,出现流汗的现象。由于体内的热量很难排出,会形成高热反应;体内温度较高,体内的气体容易凝结成小水珠,使得气体的漫散受到阻碍。吸入气体的温度和湿度与气体流量的关系,如图 2-51 所示。

研究表明,湿化器内的温度设置为低于人体内温度两个摄氏度单位为佳,但在实际临床医学中还是要以实际情况为准,不能一概而论。通常到达病人口边的气体温度要求为 $31\,℃ \leqslant T \leqslant 37\,℃$,吸入气体的绝对湿度一般要求为 $H_A \geqslant 30\ mg/L$。要求能够通过调节加湿器实现温度的连续可调,温度探头的连接方式一般如图 2-52 所示。

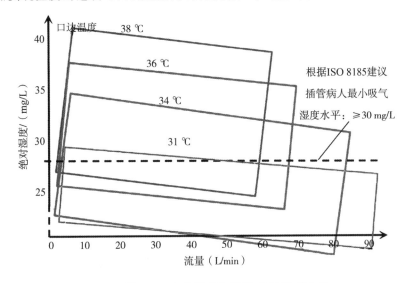

图 2-51　气体流量与温度、湿度性能曲线

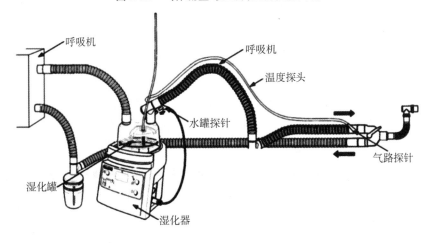

图 2-52　湿化器温度探头的连接

第六节 外部设施

一、氧气供应

呼吸机的气源分为氧气源和空气源,氧气源根据气源压力、流速及流量的不同分为高压氧气源和低压氧气源,高压氧气源的气源压力范围一般为 $280\sim600$ kPa,额定流速要求为 120 L/min;低压氧气源的输入压力范围一般小于 100 kPa,最大流量为 15 L/min。其中,不同型号呼吸机的高压氧气源和低压氧气源的连接输入接头不同,如有些呼吸机高压氧气源采用 NIST 接头,低压氧气源采用 CPC 快速接头。在呼吸机使用过程中,不能同时连接高压氧源和低压氧源。

(一) 氧气瓶

氧气瓶(oxygen cylinder)又称"氧气筒",是一种特制的用来储存高压氧的圆柱形钢瓶。在使用氧气瓶作为气源时,氧气瓶内压力可以达到 15 MPa,在使用过程中,需要先使瓶内纯氧经过减压阀减压,然后再将减压后的纯氧送入空氧混合器。

由于氧气瓶的充装压力最高可达 15 MPa,属于高能物品,对气温环境和碰撞都很敏感,有潜在爆炸的危险;其次,氧气瓶体笨重,搬运时医护人员和辅助人员劳动强度大,也存在着滚、碰等不安全因素,需要辅助时间长;再次,需要频繁更换、移动氧气瓶,增加了医护人员的劳动强度,也形成安全隐患;最后,钢瓶压力不稳定,换瓶时需要接表、调压,不但操作复杂,而且供氧间断,对患者抢救极为不利。

(二) 汇流排

汇流排供氧系统主要由两组高压氧气瓶(一组供气,一组备用),一套自动/手动控制装置,声光报警器,减压、稳压装置,管道及附件组成。当供氧耗尽时,汇流排能自动切换备用排供氧。控制装置装有压力表、监测控制单元、报警系统及指示灯显示操作情况,并提醒用户更换已耗尽的氧气瓶。如自动控制装置发生故障时,备用减压、稳压装置将投入运行,以确保供氧压力稳定。

图 2-53 为气动半自动汇流排。汇流排的两侧有减压阀,中间是气动阀,出口处有减压阀,两侧的减压阀出口压力设定为不同的定值,利用中间的气动切换阀推动气体输出。当一侧的压力消耗殆尽时,自动切换至另一侧的高压力侧供氧;当输出的压力低时,报警更换钢瓶。图 2-54 为全自动切换混流排,采用电磁阀,具有切换报警功能。图 2-55 为杜瓦罐混流排,杜瓦罐就是采用真空绝热的不锈钢压力容器制造的用于储存低温的液体,如液氧等,杜瓦罐储存压力低,使用安全。

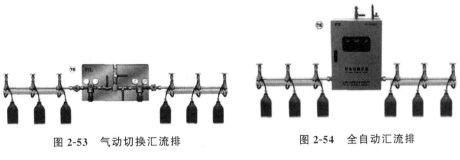

图 2-53　气动切换汇流排　　　　　　图 2-54　全自动汇流排

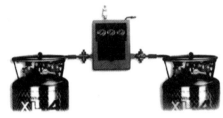

图 2-55　杜瓦罐汇流排

(三)液氧

目前,许多大型医疗机构开展了液态氧储罐管道集中供氧系统建设。液态氧被送到医院后,医院进行二次加工,经－183 ℃加压汽化,纯度可达到 99.5％。这种供氧形式减轻了医院的工作量,同时也保证了氧的连续稳定供应。

液氧由液氧贮罐、汽化器、减压装置及报警装置等组成。利用液氧罐内外压差,使液氧从运输车液氧罐加入集中供氧系统的液氧贮罐。液氧贮罐为高压保温夹层,以确保液态所需低温。液氧流经汽化器,温度急剧上升,使得液氧汽化,高压的汽化氧气经减压装置减压、稳压送出。一个系统中一般有两个液氧罐,一个供氧,一个备用;也可将液氧贮罐与汇流排联合使用,液氧罐供气、汇流排备用。

液氧的制备原理是采用低温精馏法将空气冷凝成液体,再按照空气中各组分蒸发温度、密度的不同将其分离。其制备工艺流程:空气压缩、预冷、纯化、空气膨胀、换热、过冷、精馏、在上塔顶部获得氮气产品,在上塔底部获得纯度在 99.5％以上的氧气产品。液氧使用方便、经济,但遇到可燃物及明火等会发生爆炸,存在安全隐患,对运输、储存及操作使用环节均提出严格要求。

(四)制氧机

制氧机(oxygenerator,electronic oxygenconcentrator)是指应用分子筛将空气中的氧气分离出来,制成高浓度氧的仪器。通常采用分子筛的吸附性能,通过物理原理,以大排量无油压缩机为动力,分子筛选择性地吸附空气中的氮气、二氧化碳和水等杂质,把空气中的氮气与氧气进行分离,最终得到高浓度的氧气,提取的氧气浓度一般为 93％±2％。这种类型的制氧机产氧迅速,氧浓度较高,但其最高流量和最高氧浓度较低,不能达到医疗用氧的要求,主要用于家庭氧疗。

近年来,随着膜分离制氧技术的发展,医用膜分离制氧机生产的氧气可以完全满足新国标《GB8982-2009 医用与航空呼吸用氧》以及《中国药典》要求的医用氧气指标,它有别于现有的医用分子筛制氧设备,可制取纯度达 99.5% 以上的医用氧气,是一种可以制取符合国家医用氧标准的医用制气设备。目前,已经在部分医院有应用。

二、压缩空气供应

呼吸机的空气源通常也有两种:以压缩空气作为气源时,通过空气压缩机提供干燥的空气;还有一种中心供气的方式,该系统就有很多明显的优点,主要体现在节省能源、无噪声及方便维护等。

(一)空压机

有些呼吸机配备有空压机,如 Maquet Servo-i、Dräger Evita 4、PB840 等。空压机的主要组成部分可分为电路部分和气路部分。电路部分主要有系统板、空压机显示屏板、高压传感器板转接板、电源板;气路部分主要有压缩泵、风机、散热器、制冷器、过滤器、电磁阀、储气罐、调压阀、气输出。空压机的原理结构图如图 2-56 所示。

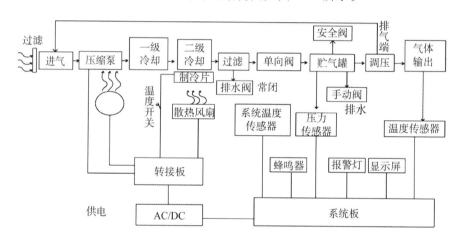

图 2-56 空压机的原理结构图

(二)中心压缩空气

在没有外设空压机的情况下,呼吸机使用的压缩空气主要来源于中心压缩空气系统。中心压缩空气系统由空气压缩机、储气罐、减压阀、压缩空气精密过滤器、吸附式干燥机、控制保护装置、管道及终端组成。

空压机作为压缩空气系统中最主要的设备,其作用是吸入一定体积和压力的空气,并将其压缩为体积更小、压力更高的空气后输出。经压缩后的空气首先被送至贮气罐,此时的压缩空气温度高、湿度大。贮气罐的作用:一是降低压缩空气的流速,使部分油、水、尘埃沉降,并经罐底阀排出;二是储气罐储放高压空气可补偿气体不同程度的消耗,从而避免空气压缩机频繁启动;三是消除减缓供气系统内气流的脉冲,使后置设备更好地发挥各自的功效。经贮气罐排出的气体再经过压缩空气精密过滤器。过滤器的作用:滤除压缩空气中的油、水、尘埃、杂质、异味等。过滤后的压缩空气进入干燥机。干燥机的作用:使压缩空气干燥,使其压力露点达到所规定的温度后输出。净化的压缩空气按照医疗设备所需压力经过减压阀输出。输出的压缩空气进入输送管道送至各医疗单元。各单元再分布进入终端。

三、气体接头

气体接头是指呼吸机气体输入端连接供气装置的接头部分,在使用中心供气的医院,一般使用快速接头进行连接。

医用气体终端按照制造标准来分一般分为国标(GB)、英标(BS)、日标(JIS)、德标(DIN)、美标(API、ANSI)等,不同终端标签颜色也不相同,一般按照 ISO32 标准进行标识。医院设备带上使用的气体终端分为氧气接头、压缩空气接头、负压接头等,不管采用什么标准,一般用于不同气体的接头在设计上具有差异性,以防止连接在错误的供气口上。

(一)快速接头

1. 国标

国标终端借鉴日式终端的制造标准,终端插头与日式终端插头完全兼容。终端底座有多种款式可供选择,终端与气管的连接也有多种方式,有焊接方式的,有球头球帽连接方式的。适合安装在设备带上或吊塔内。与软管连接时,终端的连接端为宝塔形连接口,也可选择 M14×1、M16×1.5、M10×1.1 的螺纹接口连接。不同终端,标签颜色都不同,按 ISO32 标准进行标识。如图 2-57 所示。

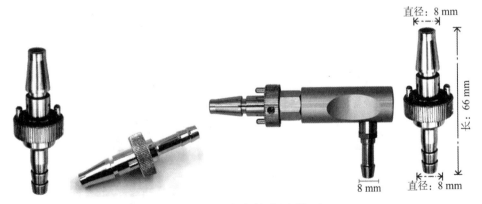

直径:8 mm

长:66 mm

8 mm

直径:8 mm

图 2-57 国标氧气接头(宝塔口)

2. 德标

德标按照 DINEN737-1:1998 和 DIN13620－2 标准进行加工制造,采用 ISO32 颜色标准识别气体,采用不同插口形状以区分不同气体。一般地,氧气的插口形状为六边形,空气的插口形状为四边形。适配多种安装方式,可以是外径为 8 mm 的进气管,也可以是气管接头。德标接头出厂按 EN737-1 标准 100％出厂测试,并且自带检修阀,方便后期维护。如图 2-58 所示。

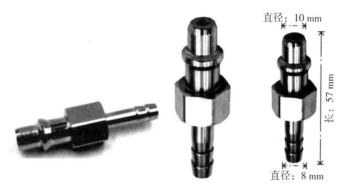

图 2-58　德标氧气接头

3.英标

英标气体终端制造标准执行 BS EN 737-1 标准,气体快速插头制造遵循 BS 5682 标准 AGSS 的加工制造标准执行 BS 6834 标准,气体终端的应用符合 HTM2022 的标准气体终端的接头有两种,一种是直径为 10 mm 的铜管,一种是软管接头。气体识别采用 ISO32 颜色标准,接头提供安装底座及塑料套圈,辅助进行装配,也提供配套的墙式安装塑胶盒,可以实现明装,亦可以实现暗装。此外,气体终端插头有两级卡口装置,第一级的作用是固定设备(如湿化瓶等),第二级的作用是打开阀芯。如图 2-59 所示。

4.日标

日标氧气终端与国标终端接头完全兼容。如图 2-60 所示。

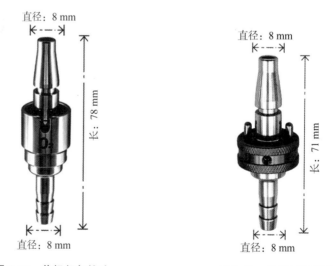

图 2-59　英标氧气接头　　　　图 2-60　日标氧气接头

5.美标

美标氧气接头符合 ISO9710、HTM2033、C11 标准,共分为 Ohmeda、DISS、Puritan-Bennett、Chemetron 等四种款式。结构采用前后座的方式,同种气体终端后座通用,进气管可 360 度旋转,安装方便。如图 2-61 所示。

6.航天标

航天标(爱锐)氧气接头如图 2-62 所示。

老式的航天标接头样式如图 2-63 所示。

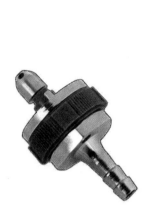

图 2-61 美标氧气接头　　图 2-62 爱锐氧气接头　　图 2-63 老式的航天标接头

(二)气体终端转换器

对于近年新修建的医院来说,整个医院气体供应的终端一般会按照一种标准建设,以此方便后期院内需要气源设备的借调。但对于落成多年的医院来说,在长期的运营中不可避免地会进行气源相应的改造,气体终端并不一定会按照统一标准建设。这会导致后期医院内部需要呼吸机、高流量设备等气源设备流动借调时,出现气体终端不匹配的问题。作为应急补救措施,利用气体终端转换器是一项有效且便捷的解决方案。

1.单端转换

可以实现一种标准向另外一种气体标准的转换,例如,图 2-64 所示为英标氧气转国标氧气接头。

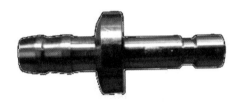

图 2-64 英标氧气转国标氧气

2.一转二终端

在实现一种气体接头标准向另外一种气体标准转换的同时,可以扩展接口数量,以方便连接使用。但在使用时,要关注气体的流量是否能够同时满足各设备的使用需求。例如,图 2-65 所示为国标氧气一转二德标氧气接头,图 2-66 所示为德标一转二国标氧气接头。

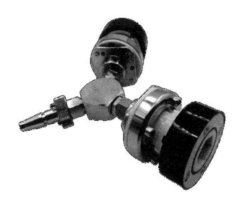
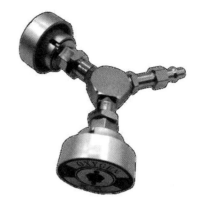

图 2-65　国标氧气—转二德标氧气接头　　图 2-66　德标氧气—转二国标氧气接头

四、患者连接管路

(一)呼吸回路

呼吸回路是呼吸机与患者气道之间的连接管路,主要由气管插管、呼气阀、吸气阀、混氧器、细菌过滤器、螺纹管、积水杯等组成。如图 2-67 所示,图中 A 为吸气支路的过滤器,B 为呼气支路的过滤器,C 为吸气支路的积水杯,D 为呼气支路的积水杯,E 为热湿交换器,F 为支撑臂的挂钩。呼吸回路包括吸气端和呼气端两部分,吸气管一端接呼吸机气体输出管,另一端与湿化器相连,有时可接雾化器和温度探头。呼气管一端有气动呼气活瓣,中段有贮水器。呼气管与吸气管由 Y 形管连接,只有 Y 形管与病人气管导管或气管切开导管相连处是机械死腔,如图 2-68 所示。

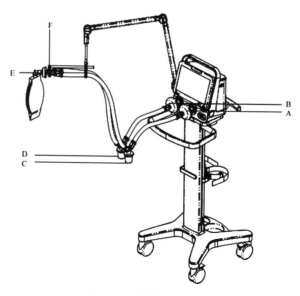

图 2-67　呼吸机回路连接

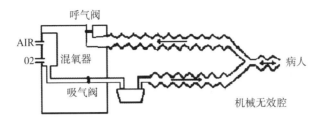

图 2-68 呼吸回路

呼吸阀有两个通道,一个通道进气,另一个通道与患者连接,呼吸口为阀体,为单向阀。呼吸回路是吸入模块和呼出模块的必经之道,气源通过过滤器进入湿化器进行湿化和加温,再通过积水杯输送给患者。患者呼出的气体经积水杯后输送给呼吸机的积水杯进行过滤和收集水分,防止患者之间的交叉感染。

呼吸回路包括以下几个部分。

1. 呼吸管道

呼吸管道可以选用可重复消毒的或者一次性呼吸管道,基于院感的考虑,一次性呼吸管道的使用较多。呼吸机使用的管道以管道的顺应性为零为最好,即使用刚性的管道最好,因此在选用呼吸管道时,要注意管道的顺应性。如果管道有弹性,顺应性不为零,在压力作用下可以扩张,则应做管道的顺应性补偿,否则肺的实际通气量就小于设定的潮气量。高档呼吸机上一般都有管道的顺应性补偿功能。

2. 人工气道接头

人工气道接头(joint of artificial airway):简称接头,是气路与人工气道之间的连接装置,为一短细管,是呼吸机通气管路上产生阻力的主要位置。

3. 接水器

接水器(water trap)或称为积水杯,如图 2-69 所示。机械通气时放在最低位置,接收气路内凝结的水分或分泌物的连接装置位于呼吸机吸气管的两条管路或呼气管的两条管路中间,防止水分滞留连接管内引起阻塞或反流入人工气道内引起污染。

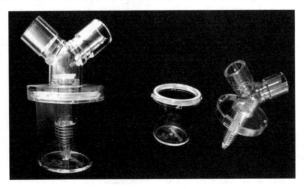

图 2-69 积水杯

接水器应放置在气路最低的位置,但实际上由于各种原因的限制,临床用接水器经常放置在不合适的位置,不能发挥其作用,是导致机械通气混乱和人机对抗的常见原因,但容易被忽视。

4.过滤器

过滤器(filter):是指对呼吸机的输出气流进行滤过、吸附的装置,可改善吸入气的质量,减少肺部感染的发生率;但如果应用不当,可能增加吸气阻力、降低触发的敏感性。

5.感受器(传感器)

一些机型会将呼吸机的部分监测装置连接在呼吸回路上。主要有呼吸参数感受器和温度感受器。常用的参数感受装置有压力感受器和流量感受器,一旦管路脱落,或出现管路内水分、气道反流分泌物的阻塞,将不能进行准确测定,从而影响呼吸机的正常运转或监测。感受器常安装在吸气端、呼气端或 Y 形管上,安置的位置不同,优缺点也不同。温度感受器多数连接在湿化器内,实际感受的是湿化器内的温度,部分呼吸机连接在 Y 形管上,可真实反映进入患者气道的温度,温度感受器的正确连接可保障湿化温度的正常与恒定。

(二)湿化装置

1.主动湿化和被动湿化

湿化加热装置通过对吸入患者的气体进行湿化和加温处理,使患者气道内不容易产生痰栓,降低患者分泌物的黏稠度,以此保护患者气管和支气管黏膜,利于痰液排除。湿化加热装置根据吸入气体被湿化的不同方式,分为主动湿化器和被动湿化器,被动湿化器对多数患者效果较好,但湿化效果比主动湿化器效果差。

(1)主动加热湿化器。主动加热湿化器(如图 2-70 所示),或称雾化湿化器(nebulizing humidifier),是在连接呼吸机的呼吸回路中,通过物理加热方法,将无菌水加热,产生水蒸气,与吸入的干冷气体混合,达到对患者吸入气体进行加温加湿的装置,是呼吸机中湿化系统的重要组成部分。根据目前的技术发展,加热型湿化器主要包括带加热丝和不带加热丝的加热湿化器。

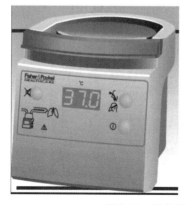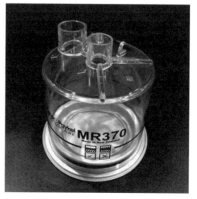

图 2-70　湿化器加热装置及湿化罐

加热湿化器这种通过加热湿化液使其产生的水蒸气同呼吸机输送的气体相互混合的

方式来实现加湿、加温效果的方式,会受到气体流速以及外界环境的温度和水汽接触面等多方面因素的影响。除此之外,加热湿化器的湿化速度还受到湿化器内部加热丝的影响和干预。同传统的将水直接倒入湿化器进行加热,其呼吸机管路和湿化器处于彼此分开状态的方式相比较而言,新型的加热型湿化器的加热加湿法更加容易将患者痰液等顺利吸出,进而使得患者呼吸系统发生其他相关并发症的比率大大降低。

(2)被动热湿交换器。被动热湿交换器(heat and moisture exchanger,HME)又称为人工鼻(artificial nose),是仿骆驼的鼻制作而成的辅助呼吸装置,样式如图 2-71 所示。HME 为一次性使用装置,主要用于人工气道脱机后的氧疗或短暂使用呼吸机的机械通气。不适合明显呼吸较快或气道阻力较大的患者。

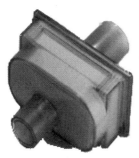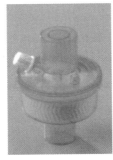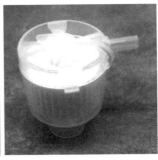

图 2-71 被动热湿交换器

不论何种湿化,都要求近端气道内的气体温度达到 37 ℃,相对湿度超过 100%,以维持黏膜细胞完整、纤毛正常运动及气道分泌物的排出,以及降低 VAP 的发生率。

2.湿化器的连接

湿化器是呼吸机的重要组成部分,通常连接在呼吸机和患者之间,如图 2-72 所示。它的作用是对吸入气体加温、加湿。良好的加温、加湿可预防和减少机械通气患者呼吸道继发感染以及对心肺系统的刺激,保持肺泡湿润。同时还能减少热量和呼吸道水分的消耗,使气道不易产生痰痂,并可降低分泌物的黏稠度,促进排痰。湿化器大多数是通过湿化罐中的水,使其加温后蒸发,并进入吸入的气体中,最终达到使吸入气加温和湿化的作用。

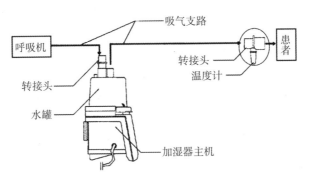

图 2-72 湿化器与呼吸机的连接

（1）湿化器的连接方式。湿化器的连接方式有并联式和串联式两种（如图 2-74 所示）。并联式是指使吸入气体通过被加温罐中的水面，或增加其湿化面积（如用吸水纸）；串联式又称"鼓泡型"的方法，即使吸入的气体从加温罐的水中通过，但这种方法现已很少用，因为水的振动容易引起误动作或误触发等。

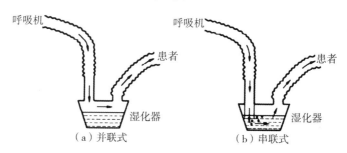

图 2-73 湿化器连接的两种形式

（2）湿化器的加热线。湿化器可分为加热线式和无加热线式两种。湿化器最重要的两项指标是湿度和温度，湿化程度必须达到相对湿度 100％，温度控制要与人体温度相当，偏差要小。

有加热线湿化器要注意加热丝的连接，应将加热丝放置于患者吸气回路，可以对吸气回路中的温度损失进行补偿，保证了加热温度的准确性。无加热线湿化器在温度控制上不能对环境温度变化大进行有效补偿，但是便于清洗消毒。在吸气和呼气回路必须有集水器。呼吸机每次用于患者前，建议经过短时间的运行测试再用于患者。

3.湿化器的工作方式

湿化器的加热主体是湿化系统的控制部分，它控制着密闭湿化罐内水分的加热温度。该湿化系统自动控制湿化器的输出温度和吸入端气体的温度，对气体温度、流量及水量的多少进行监测，以达到最佳的湿化和最少的冷凝，使湿化罐输出气体温度维持在 37 ℃、绝对湿度为 44 mg/L。输出气体经过呼吸管道的吸气管路时会产生冷凝水，然而其内的加热丝会对冷凝水加热，使其蒸发，补充到气体当中，当气体到达 Y 型接头时，气体温度达到 40 ℃、绝对湿度为 44 mg/L。当气体经过呼气回路时，会因其内无加热丝加热而温度降低 3 ℃；当输送气体到达气管插管或气管切开时，又恢复至 37 ℃、相对湿度为 100％，绝对湿度为 44 mg/L。

其中，湿化罐分为手动加水和自动加水两种，如 MR850 湿化罐能自动加水，其双浮子结构还将保持水罐中水量的恒定，无须人工打开呼吸管道向湿化罐内加水，自动注水式水罐结合独特的螺旋式的加热丝均匀地传送热量，减少冷凝并保证最合适的湿度，封闭输送系统无须重新注水。

呼吸机湿化器温度调节为 37～41 ℃为呼吸机湿化器的最佳温度，使用应注意以下方面。

（1）吸气过滤器一定要安装在机器端，然后再连接加温湿化器。

（2）加温湿化器通常都有单独的电源线和电源开关，千万要注意插好电源后打开，不然进入病人气管内的气体可就是又干又冷的。

（3）加温湿化器上可能会有个小温度计的插口，一定要插上专门的温度计，不然易漏气。

（4）如果不使用加温湿化器而使用人工鼻的话，人工鼻一定要安装在 Y 型管与病人的气管导管或气管切开导管之间。

由于呼吸机外管道暴露在室温下，温度低于体温，因此加温后及病人呼出的气体会在管道上形成冷凝水。处理冷凝水常用的方法有两种：一种是使用集水瓶，通常要放置在病人与呼吸机之间的最低点（当然也没这么绝对，只要明显比病人低就行了，这样冷凝水就不会倒灌入病人气管内），另一种是使用带加热丝的管道，但在呼气管道末端也会有一个较大的集水瓶。注意：管道内和集水瓶内的冷凝水都应及时清除，否则会增加管道阻力。

（三）雾化装置

1.雾化吸入的治疗原理

雾滴不同于蒸汽，前者为水滴，后者为水分子。水蒸气受温度限制，而雾滴与温度无关。雾滴颗粒越多，密度越大，空气的含水量越高。雾滴大小不同，它们在呼吸道中的沉降深度也不同。

当雾滴直径为 $3\sim6\ \mu m$ 时，可沉降于呼吸道及肺泡中，能起到良好的湿化作用。雾化的生理盐水可增加湿化的效果，也可用作某些药物的雾化吸入。

2.气体射流雾化

此类雾化器是应用气体射流原理，将水滴撞击成微小颗粒，悬浮于气流之中，输入呼吸道进行湿化的装置。雾化器利用压缩气源作动力进行喷雾，压缩气体的压力和流量与释雾量成正比，与颗粒直径成反比。雾化器产生的雾滴一般小 $5\ \mu m$。

在使用雾化器的过程中，特别要注意雾化是否增加潮气量。有些呼吸机的雾化器能使潮气量增加，有的不能增加；还要注意有些呼吸机的雾化器是连续喷雾，有些是随病人的吸气而喷雾，使用时宜采用降低通气频率、放慢呼吸节奏的方法，使雾化效果更加完善。

气体射流雾化器以压缩气体为动力，喷出气体由于减压和并发效应，其温度明显低于室温。在室温较低时，要进行加热，防止对呼吸道产生刺激。

3.振动筛孔雾化器

振荡筛孔雾化器依靠内部压电陶瓷片或金属片的高频振动，将药液挤出细密的筛孔板形成气溶胶，筛孔板的孔径直接决定颗粒的大小。如 Aerogen 公司开发的 Aeroneb Pro 雾化器，广泛用于 Servo 系列呼吸机。振荡筛孔雾化器噪声小，药液残留量少，雾化时间短，优点显著，同时可以重复使用，因此初次使用或长时间未使用时须注意雾化器的消毒，防止残留细菌引起的二次感染。相比气体射流雾化，振荡筛孔雾化器技术复杂，价格昂贵，其中的振动片易损耗，连续雾化会缩短雾化器的使用寿命。

4.超声雾化器

近年来，逐渐推广超声雾化器，超声雾化器通过超声发生器薄板的高频声波振动将液体转化为颗粒,其中,颗粒直径与超声频率成反比,释雾量与超声波振幅成正比。超声雾化的气溶胶颗粒在三种雾化器中直径最大,大多沉降在上呼吸道。

超声波是用电子振荡器、驱动压电陶瓷产生的,工作频率为 1.5～2 MHz,雾粒直径为 0.5～10 μm。雾化器串联于吸气通道,其工作受呼吸相控制,吸气时有雾化,呼气时停止,间断工作,有效使用。

超声雾化器具有雾滴均匀、有效颗粒密度高、没有噪声等优点,并附有加热装置,可以调节吸气温度和流量,但超声发生器中的换能器将部分能量转化为热能引起升温,不利于糖皮质激素等蛋白质类药物的稳定性。

第三章　常见机型的结构分析

第一节　德尔格系列呼吸机

德尔格（Dräger）是德国医疗设备生产商，于 1889 成立于德国吕贝克（Lübeck），由两位创始人的名字命名了公司——Dräger & Gerling，1970 年在德国上市。德尔格的呼吸机产品线相当丰富，是国内较为主流的进口呼吸机品牌。

一、Savina 呼吸机

德尔格 Savina 呼吸机是一款用于重症监护的无外置空压机、气动电控驱动方式的成人用呼吸机，内置一个涡轮机，具有操作方便简洁、安全性能高、驱动气流量和压力稳定、反应速度快、可靠性极高的优点，且在不改变呼吸机硬件及内部结构的情况下，仅通过升级控制系统软件部分就能改变呼吸机的性能和实现功能拓展，性能稳定、故障率低，它采用的是一体化界面，呼吸波形和参数设置能同时显示，适用于重症监护室、复苏室等科室。

（一）外观和结构

1.整体结构

德尔格呼吸机整体结构如图 3-1 所示。

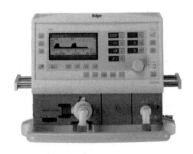

图 3-1　德尔格 Savina 呼吸机

2.控制面板介绍

德尔格呼吸机控制面板如图 3-2 所示。

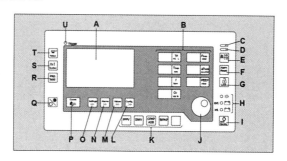

图 3-2　德尔格 Savina 呼吸机控制面板

A—屏幕;B—通气参数选择/设置键;C—高风险报警灯(红);D—中、低风险报警灯(黄);E—静音键;F—报警重置键;

G—键盘锁;H—电源指示灯;I—待机键;J—飞梭旋钮;K—通气模式调节;L—系统设置界面;M—监测数据界面;

N—报警界面;O—设置界面;P—压力/流量曲线界面;Q—屏幕显示亮度;

R—吸气保持;S—吸氧开始/结束键;T—雾化器开/关键。

3.患者连接部分

德尔格呼吸机病人单元如图 3-3 所示。

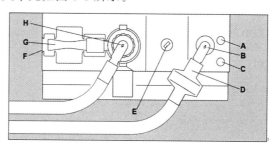

图 3-3　德尔格 Savina 呼吸机病人单元

A—呼吸气体温度传感器插座;B—吸气阀;C—雾化器接口;D—细菌过滤器;

E—盖板的紧固螺丝(氧电池盖板);F—排气口;G—流量传感器;H—呼气阀。

4.机器背面介绍

德尔格呼吸机背面如图 3-4 所示。

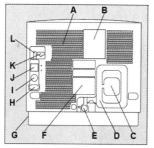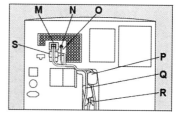

图 3-4　德尔格 Savina 呼吸机背面

A—防尘盖板;B—设备标签;C—设备铭牌;D—电缆导线架;E—LPO 接口;F—LPO 标签;G—氧气压缩气体;

H—RS232 串行接口;I—护士呼叫接口;J—开/关机;K—内部电池的保险丝;L—保险丝存放槽;

M—外部直流电源连接口;N—等电势接口;O—供电单元;P—外部电池、直流电源总线;Q—等电势总线;

R—电源总线;S—电源总线、主电源保险丝。

（二）电路结构

电路部分主要由电源模块、主板、马达控制板、O_2 阀板、O_2 监测板和风扇控制板等组成。电路原理方框图如图 3-5 所示。

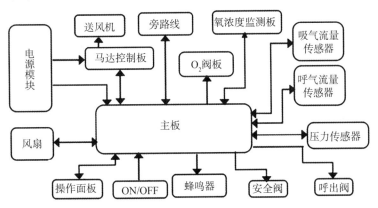

图 3-5　Savina 呼吸机电路原理方框图

1.电源模块

提供给呼吸机－15 V、＋5 V、＋15 V、＋24 V、＋48 V 五组电压,每组电源都有短路保护和稳定的空载电压。

2.主板

是整个电路部分的核心,直接指挥控制着马达控制板、O_2 阀板、O_2 监测板、风扇、操作面板、流量传感器、压力传感器、旁路阀、紧急安全阀以及雾化、护士呼叫等其他的功能。

3.马达控制板

由电源模块产生的＋48 V 电压供电,把监测到的马达实际转速值送给主板,接受主板所要求的设定转速值(0～4.75 V),来控制调节送风机马达的转速。

4.O_2 阀板

由供氧压力传感器提供供氧压力信号给 O_2 阀板,O_2 阀板对信号放大处理后再传递给主板,用来监控供氧压力。如果连接高压氧,根据供氧压力传感器的检测值,O_2 阀板可控制调节氧流量控制阀和氧流量调节阀,精确地控制传送 O_2 流量,提供设定的 O_2 浓度。工作电压有＋5 V、＋15 V、＋24 V。

5.O_2 监测板

功能是监测 O_2 浓度。氧传感器的信号送到 O_2 监测板,O_2 监测板对氧浓度信号进行信号放大校准等处理后送给主板,进行氧浓度的显示、控制及监测。

6.风扇控制板

Savina 呼吸机利用风扇冷却机器内部的器件可避免因偶尔氧气泄露而易起火的危险。风扇控制板接受主板规定的转速信号来控制风扇转速,同时检测风扇实际转速送给主板。风扇控制板的工作电压为＋24 V。

(三)气路结构

1.气路组成结构

Savina 气路原理图如图 3-6 所示。气路部分由两大支路组成:吸气支路和呼气支路。吸气支路主要部件由细菌过滤器、空气和氧气混合器、氧传感器、消声器、送风机、旁路阀、冷却器、吸气流量传感器、压力传感器、吸气阀、多个安全阀和湿化器等组成。呼气支路主要部件由压力传感器、呼气阀和呼气流量传感器等组成。高速运转的涡轮机产生压缩空气,平衡控制阀按预设置参数做相应调整,氧传感器、流量传感器、压力传感器等对气路的各项指标进行检测。

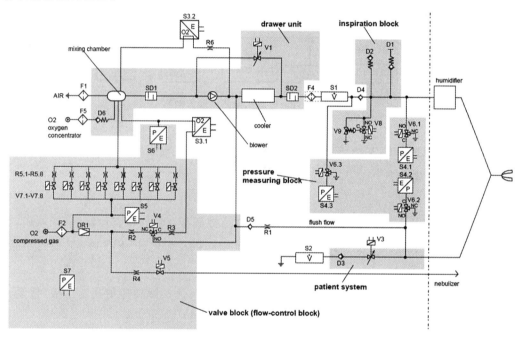

图 3-6 德尔格 Savina 气路连接示意图

2.微涡轮气源供气系统

Savina 呼吸机基于电动气控原理来实现其功能。该机基于微涡轮气源供气系统,故不需要空气压缩机或者中心供气提供气源,图 3-6 中 V1 即为涡轮泵,通过 V1 和 V7.1～V7.8 8 个电磁计量阀,分别将经 F1 过滤器空气和 F2 过滤器的氧气送至空氧混合器 volume(其中,氧气源须在 2.7～6.0 bar 压力范围内,而经 F5 过滤器、D6 止回阀的低压氧气路,因其检定和校准非常严格,国内机型该端口已被封闭)与 SD1～SD4、S1 等共同组成送气单元,其中,S1 为吸气流量传感器,调节潮气量。

Savina 工作的时候,可以听到涡轮的声音和电磁阀开关滴滴答答的声音。混合器中 V7.1～V7.8 后面跟着流量不同的 8 个气阻 R5.1～R5.8。通过选择性地打开和关闭这 8 个电磁阀,输出需要的氧气流量。因为中心供氧的压力 P 是稳定的,所以每个气阻的流量 F 是一定的,它们的关系是 $F = P/R$。R5.1 的阻力最小,所以流过 R5.1 的流量最大;

R5.8 的阻力最大,所以流过 R5.8 的流量最小。呼吸机的控制系统会计算出所需的流量,从而选择性地打开某几个电磁阀,产生所需的氧气流量。最后总的氧气流量会集中储存在气容 volume 中,等待和空气进行混合。

3. 安全阀

inspiration unit 模块里面有两个安全阀,一个是吸入安全阀 D2,另一个是呼出安全阀 D1,V9 控制安全阀。这些阀门都是气动控制的,可靠性高。吸气相时,气体通过 D1 呼出安全阀、D2 吸入安全阀后经过湿化罐后送达人体肺部,多余气体通过 D3 呼气止回阀、S2 呼出流量传感器排出,呼气相时,D4 吸气止回阀作用,呼出气体通过 D3、S2 排出。

4. 流量检测

S1 用于测量总流量的大小,如果流量偏小,系统给 V1 一个负偏离的信号,调小 V1 的开度,减小返流流量,让更多的流量流过 S1,进而输送给患者。当 S1 测量得到的流量偏大,系统给 V1 一个正偏离的信号,调大 V1 的开度,增大返流流量,让较少的流量流过 S1,进而输送给患者。在这种反馈机制下,系统会建立一个平衡,最终产生一个稳定的流量。Savina 通过比对 S1、S2 的数值差,来测量并显示潮气量,二者偏差过大则会报警显示流量传感器错误。

5. 压力检测

压力测量模块里面有两个压力传感器,用于测量吸入压力和呼出压力。这两个传感器分别连接了两个电磁阀,电磁阀用于标定压力传感器。呼气模块里面最重要的结构是 PEEP 阀,它的作用是控制吸气到呼气转换。

(四)性能参数

1. 主要技术参数

主要技术参数如表 3-1 所示。

表 3-1　主要技术参数

通气模式	IPPV、SIMV、BIPAP、CPAP
通气频率	$2\sim80$ 次/分钟
吸气时间	$0.2\sim10$ s
潮气量	$0.05\sim2.0$ L
吸气压力	$0\sim99$ cmH$_2$O
吸入氧浓度	$18\%\sim100\%$
呼气末正压	$0\sim35$ cmH$_2$O
$I:E$	$0:150\sim150:1$
分钟通气量	$0\sim99$ L/min

2. 主要技术特点

(1)Savina 呼吸机是将开放的阀门系统与内置涡轮式空压机结合在一起,无须外置空压机,反应速度快,且具有极高的可靠性。

(2)采用一体化界面,屏幕与操作界面融为一体,呼吸波形及监测参数可同时显示,便于医务人员的观察。

(3)单一旋钮式操作,使参数设置更灵活,使用更方便。

(4)独有的中文信息提示及智能分级报警系统,使医护人员能及时准确地了解病情变化并做出正确处理。

(5)可选配 BIPAP 和 Auto flow 功能,允许病人在任何时候都可以自由呼吸,解决了人机对抗问题。

(6)Savina 采用全自动定标及自检方式,并具有漏气补偿功能。

(7) 安装有内置和外置充电电池,可以使机器在无任何外在动力情况下使用 7 h 左右。

3.维修模式

Savina 的维修模式具有较强的功能。在机器关机状态下,按住"波形转换键"与"设置键"然后开机,机器会进入维修模式。

(1)维修模式的主要功能

Savina 的维修模式的功能包括:按键测试、重置工作时间、检测电源模块电压、氧气阀组检测、涡轮压缩机检测、氧电池功能检测与标定、流量传感器检测、气体压力传感器检测和标定、安全阀检测、雾化功能检测、机器内部温度检测、恢复出厂设置、呼出阀的功能、软件和硬件版本信息、大气压力标定、报警音量范围的调节等。这些功能对于设备的维修具有非常强大的作用。

(2)常见错误代码

维修模式可以查看错误代码发生的时间、频次。表 3-2 列出常见的错误代码以及代码指向的问题。根据代码可以更方便的确定具体的故障,进一步排查。

表 3-2　常见错误代码与指向问题

代码	可能的问题	代码	可能的问题
44.0000	电源模块	46.0000	安全阀
64.0001	主板	62.0001	TSI
61.0101	流量监测	60.1001	氧监测

(3)压力传感器检测与标定

维修模式可以检查吸气压力传感器 S4.1 和呼气压力传感器 S4.2 是否正常。检查前,需要用一根呼吸管路,一头连吸气端,另一头直接连接呼气端。涡轮泵产生一个流速,因为吸入和呼出短接,气体无法排除,所以会在系统中产生一个快速上升的压力,当压力上升到大约 120 mbar 的时候,呼气安全阀会打开,这时候相当于呼气安全阀将整个系统的压力限制到自己设定的压力。同时,S4.1 与 S4.2 测量的压力正常为 102~120 mbar。

必要时可以对 2 个压力传感器 S4.1 与 S4.2 标定。通过标定电磁阀 S6.1 与 S6.2 的打开,S4.1 和 S4.2 会直接测量大气压力,大气压力作为标定的初始值。表 3-3 指出了压力传感器的误差范围。

表 3-3　压力传感器的误差范围

阀 V6.1 状态	阀 V6.2 状态	吸气流量/(L/min)	吸气压力/(mbar)	呼气压力/(mbar)
开	关	10	−0.3~0.3	大约 40
关	关	10	大约 40	大约 40
开	开	10	大约 40	−0.3~0.3
关	开	10	−0.3~0.3	−0.3~0.3

(4)传感器检测功能

Savina 总共有 40 个传感器,在维修模式中可以看到 Savina 里面各个传感器的电压值与 AD 转换值,并标注出了每一个传感器的误差范围。可以方便的用于设备故障的排除,见表 3-4。

表 3-4　维修模式中传感器的误差

参数	AD 转化值	电压/V	对应传感器
V_PAW_INSP	0123-0184	0.60~0.90	吸气压力传感器 S4.2
V_PAW_EXP	0123-0184	0.60~0.90	呼出压力传感器 S4.2
V_FLOW	0004-0012	0.02~0.06	呼出流量传感器 S2
V_FLOW_INSP	0061-0123	0.30~0.60	吸入流量传感器 S1
V_AKKU_MESS	0681-0953	3.33~4.66	内部蓄电池电压反馈
VCC+15V_MESS	0573-0655	2.80~3.20	+15 V 电压反馈
VCC−15V_MESS	0573-0655	2.80~3.20	−15 V 电压反馈
VCC+5V_MESS	0501-0542	2.45~2.65	+5 V 电压反馈

二、Evita 4 呼吸机

Evita 4 是德尔格公司的高端呼吸机,用于重症监护室的多功能呼吸机;可用于新生儿、儿童、成人;具有直观的用户界面,可选择的趋势图、呼吸环、测量数值、呼吸曲线、记录本都能在呼吸机显示屏上显示出来,为通气治疗提供了完整的参考数据和图形。

(一)外观和结构

1.主机外观

德尔格 Evita 4 呼吸机外观如图 3-7 所示。

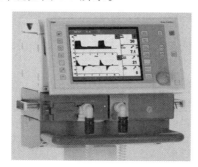

图 3-7　德尔格 Evita 4 呼吸机

2.设备前面板介绍

德尔格 Evita 4 呼吸机前面板如图 3-8 所示。

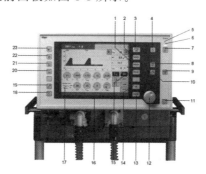

图 3-8　德尔格 Evita 4 呼吸机前面板

1—数据监测;2—报警限值;3—通气模式选择;4—帮助;5—高风险报警(红);6—中、低风险报警(黄);

7—报警静音(2 min);8—图形冻结;9—报警值设置;10—标准屏幕页面;11—操作模式/待机模式切换;

12—旋钮;13—配置界面;14—校定界面;15—特殊功能界面;16—塑料框;17—触摸屏;18—打印机记录;

19—屏幕背光;20—呼气保持;21—吸气保持;22—吸痰增氧;23—雾化器开关。

3.患者连接部分

德尔格 Evita 4 呼吸机病人单元如图 3-9 所示。

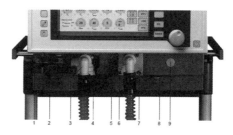

图 3-9　德尔格 Evita 4 呼吸机病人单元

1—气体出口;2—流量传感器;3—呼气阀;4—呼气阀栓;5—吸气端口;

6—药物雾化器供气端口;7—压力测量(选用);8—急救进气口;9—固定保护盖的锁扣(氧电池)。

4.后面板介绍

德尔格 Evita 4 呼吸机背面如图 3-10 所示。

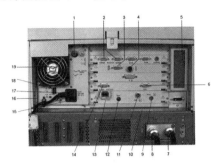

图 3-10　德尔格 Evita 4 呼吸机背面

1—电源开关;2—串行接口;3—遥控器接口;4—护士呼叫系统;5—冷却空气过滤器;6—单侧肺通气插口;

7—氧气接口;8—医用空气接口;9—温度传感器接口;10—设备铭牌;11—二氧化碳传感器接口;

12—C 连锁心电图同步接口;13—血氧监测接口;14—RS 232 接口;15—主电源保险丝;16—设备铭牌;

17—电源线接头;18—直流电源插口;19—冷却风扇。

(二)电路结构

Evita 4 呼吸机主要由控制单元、电路单元、气路单元三大模块组成,并通过 CAN 总线实现通信,电路结构图如图 3-11 所示。

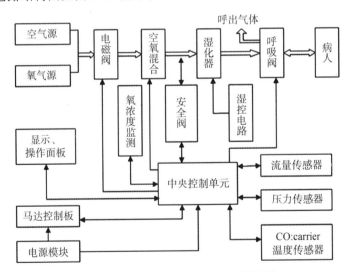

图 3-11　Evita 呼吸机电路原理结构图

1.控制单元

控制单元为人机对话界面,是呼吸机操作、显示部分,主要由显示器、按键、触摸屏和图像控制板组成,用于调节参数、显示测量值和报警发生指示。

2.电路单元

电路单元起到中央控制的作用,该部分由 CPU PCB、CO_2 carrier PCB、Power Pack 等电路组成,是整个电路的核心,可监测和调节气路运行;通过 CAN 总线对马达控制板、O_2

阀板、O_2 监测板、操作面板、流量传感器、压力传感器、旁路阀、紧急安全阀、雾化及各种报警等实施通信和控制。电路板块位置后视图如图 3-12 所示。

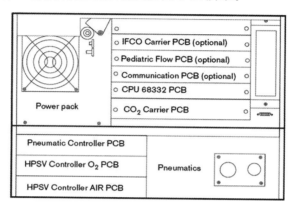

图 3-12　电路板块位置后视图

(1)电源模块接收 220 ± 22 V AC,并将其变成多组直流电压,供整个呼吸机各板块、各种电磁阀、各种传感器工作。直流电压输出主要有 $+24$V、-15V、$+12$V、$+5$V、$+15$V。

(2)CPU PCB 板是 Evita 4 主控制处理器,具有 Evita 4 的控制程序。

(3)Pneumatics Controller PCB 气动控制板的主要功能有控制电磁阀的工作、处理压力传感器的信号、处理流量传感器的信号、控制 PEEP 阀。

(4)HPSV Controller PCB 红宝石阀控制板,主要接收 CPU 板的控制信号,然后做出反应,驱动 HPSV 工作。红宝石阀控制板共有两块,分别驱动氧气和空气。

(5)Graphics Controller PCB 图形处理板主要对图形进行计算、处理、呈现。

3.气路单元

气路单元由气动控制板、HPSV 控制板、PEEP 阀、混合器、压力传感器、流量传感器和 O_2 传感器等组成,是呼吸机各项功能的实施和执行部件,可根据预设定的通气参数控制气阀实现多种呼气模式。

(三)气路结构

1.气路结构

呼吸机的气路(见图 3-13)作为整个系统功能的实现者,直接影响整个通气过程,主要包括气体连接模块、平行混合模块、吸入模块、压力检测模块、PEEP/PIP 阀及患者回路。压缩空气和氧气(正常压力值为 $4.0\sim6.5$ bar)经气体连接模块完成过滤、疏水和减压到 PEEP/PIP 阀,再由平行混合模块的空气和氧气红宝石高压伺服阀按设定参数完成空氧混合,再经压力检测模块和吸入模块的压力、流量、氧浓度传感器检测混合后气体的压力值、流量及氧浓度,最后到达患者吸入端,同时呼出的返回气体经患者回路及呼出流量传感器完成呼出流量检测。

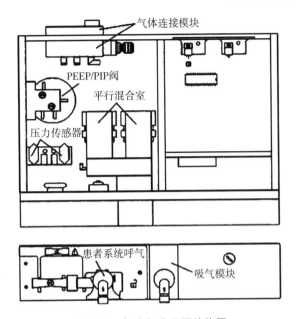

图 3-13 气路部分平面结构图

2.气路流向

Evtia4 的整体气路图见图 3-14。主要包括空气气路、氧气气路、吸气相和呼气相。

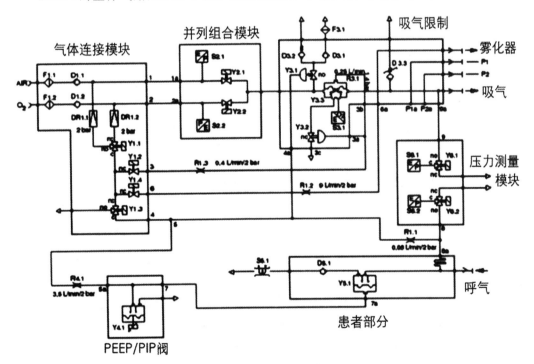

图 3-14 Evtia4 的整体气路图

(1)空气气路。空气经过 F1.1 和 D1.1 到达 S2.1 和 Y2.1。然后经过 Y1.1 进行降压。分为以下几路。

气路1:输入空气经过过滤器 F1.1 和单向阀 D1.1,通过节点 1 到达气体混合模块,经过压力传感器 S2.1 测压和由高压伺服阀 Y2.1 按照仪器设定调节,与氧气高压伺服阀共同输出混合气体。

气路2:输入空气经过过滤器 F1.1 和单向阀 D1.1,通过减压器 DR1.1 将压力降至 2 bar,经过三通电磁阀 Y1.1 和 Y1.3,经过节点 4、节点 4a 与安全阀 Y3.1 连接。

气路3:输入空气经过过滤器 F1.1 和单向阀 D1.1,通过减压器 DR1.1 将压力降至 2 bar,经过三通电磁阀 Y1.1 和 Y1.3,经过节点 4、节点 5,到达限流器 R4.1,通过节点 5a 连接到 PEEP 阀,并通过节点 7、节点 7a 与呼出阀相连。

气路4:输入空气经过过滤器 F1.1 和单向阀 D1.1,通过减压器 DR1.1 将压力降至 2 bar,经过三通电磁阀 Y1.1 和 Y1.3,经过节点 4、节点 5,经过气阻 R1.1 限流后,与呼出部分压力传感器 S6.2 连接。

(2)氧气气路。O_2 通过 F1.2 和 D1.2 到达 S2.2 和 Y2.2;另一路通过 DR1.2 减压后到达 Y1.1。当空气供气故障、运行氧电池定标或启用雾化功能时,阀 Y1.1 开启。

气路1:输入氧气经过过滤器 F1.2 和单向阀 D1.2,通过节点 2 到达气体混合模块,经过压力传感器 S2.2 测压和由高压伺服阀 Y2.2 按照仪器设定调节,与空气高压伺服阀共同输出混合气体。

气路2:输入氧气经过过滤器 F1.2 和单向阀 D1.2,通过减压器 DR1.2 将压力降至 2 bar,经过三通电磁阀 Y1.1 和 Y1.4,经过节点 6 以及气阻 R1.2,通过节点 6a 与雾化装置相连。

气路3:输入氧气经过过滤器 F1.2 和单向阀 D1.2,通过减压器 DR1.2 将压力降至 2 bar,经过三通电磁阀 Y1.1 和 Y1.2,经过节点 3、气阻 R1.3、节点 3b 和气阻 R3.1 与阀 Y3.3 相连。

(3)吸气模块。根据设定参数(氧浓度、呼吸频率、吸气时间、吸气压力等),两个高压伺服阀 Y2.1 和 Y2.2 开启工作。气流通过吸气模块与患者相连,同时气流到达氧电池 S3.1 和安全阀 D3.3,从这里流经三通阀 Y6.1 到达吸气压力传感器 S6.1。安全阀被调整到 0.01 MPa,作为一个额外的安全措施,在电路控制完全失效时发挥作用。在做氧电池 S3.1 标定时,氧电池在 Y3.3 处与呼吸送气断开。标定氧电池的气体是由阀 Y1.2 送出,并经过 R1.3 和 R3.1 的两次限流,呼吸供气不会被影响。压力传感器 S6.1 和 S6.2 负责检测吸气压力。在吸气相,PEEP/PIP 阀 Y4.1 会向呼气阀 Y5.1 提供压力。

(4)呼气模块。在呼气相,两个高压伺服阀 Y2.1 和 Y2.2 关闭,停止向患者送气。PEEP/PIP 阀打开并调整至 PEEP/PIP 设定值。呼气阀 Y5.1 打开,患者呼出气体通过单向阀 D5.1 和流量传感器 S5.1。流量传感器 S5.1 负责测量呼出气量。

(5)紧急通气。当气源或电源故障时患者可以通过过滤器 F3.1 自由呼吸。这时安全阀 Y3.1 不再受控,患者气路可以通过过滤器 F3.1、单向阀 D3.1 和安全阀 Y3.1 保持开放,与大气连通以确保患者不会窒息。

3.氧电池定标气路原理

当启动氧气标定时,Y1.1将切换到氧气一路,关闭空气一路。与此同时,Y1.2打开。氧气通过气阻R1.3、R3.1及阀Y3.3进入氧电池S3.1中,同时将Y3.3的膜片向下压,防止通气气体进入氧电池中去。所以在进行标定的同时,呼吸机可以进行正常通气。氧气在经过气阻R1.3后,一部分通过气阻R3.1进入氧电池中去,另一部分经过氧电池后,通过Y3.2排出,不会影响正常通气的氧气浓度。标定结束后,Y1.2关闭,Y3.3的膜片处于正常位置,供气气体进入氧电池中,继续对通气气体进行氧浓度监测。

4.红宝石阀

Evtia4呼吸机必须使用压缩的氧气和压缩的空气,气体混合是靠红宝石阀实现的。红宝石阀又叫作高压伺服阀,其关键部位使用了红宝石,所以称为红宝石阀。红宝石阀的结构见图3-15。图3-15中球形阀门就是红宝石,根据圆球和平面的距离控制阀门开度。圆球与平面距离越近,开度越小,流量越小;圆球与平面距离越大,开度越大,流量越小。

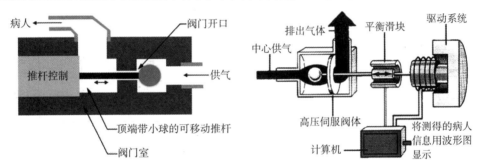

图3-15 高压伺服阀(红宝石阀)的结构示意图

(1)通气量控制。在吸气过程中,控制电流供应给高压伺服阀内的线圈,通过活塞的运动将阀球(及红宝石)从阀座顶出,使阀球与阀座之间形成一个间隙,让气体从形成的间隙流过供应给患者。间隙和供气压力大小共同决定气体流量,顶出的位移越大,阀门就开得越大,送气就越多。在呼气过程中,供应的气体存留在高压伺服阀和压力传感器内部,阀球被压进阀座里,使阀体关闭。上述空气阀交替工作,从而通过改变驱动线圈的电流大小来控制阀门的通断程序进而控制通气量。高压的氧气和空气,经过红宝石阀,直接变成了低压的气体,可以直接输送给患者。

图3-14中Y2.1是空气红宝石阀,Y2.2是氧气红宝石阀。混合好的气体直接进入吸气阀,然后直接送给患者。由于红宝石阀非常地精密,所以Evtia 4对于气源的纯度要求非常地高。如果气源中存在杂质,会影响红宝石阀的运转,产生故障。所以Evtia 4在进气端安装了两片致密的金属过滤网,分别是F1.1和F1.2。这两片过滤网要定期清理,否则可能会堵塞。

(2)气体流量测量。在阀里没有任何测量气体流量的器件,它通过位移测量系统,对活塞的位移量进行测量从而得到位移信号,通过供气压力传感器测量供气压力。高压伺服阀控制电路根据测量到的位移信号和供气压力这两个参数,产生相应的控制电流,来精确控制活塞的运动,使患者得到准确的潮气量供应。如果使用的气体不洁净、不干燥的话,就会导致阀内有灰尘或污垢沉积,在阀门关闭的过程中,红宝石球挤压杂质,容易造成阀座的边缘产生磕碰痕迹,形成微小的缺口,导致阀门关闭不严,使伺服阀出现漏气。

(四)性能参数

1. 主要技术参数

Evtia 4 主要技术参数如表 3-5 所示。

表 3-5   主要技术参数

通气模式	IPPV、SIMV、MMV、SB、CPAP、ASB、PS、BIPAP、APRV
通气频率	0～100 bpm
吸气时间	0.1～10 s
潮气量	0.1～2.0 L
吸气压力	0～80 mbar
吸入氧浓度	15%～100%
呼气末正压	0～30 cmH$_2$O
分钟通气量	0～99 L/min

2. 主要特点

(1)采用一体化界面,屏幕与操作界面融为一体,呼吸波形及检测参数可同时显示,便于医务人员的观察。

(2)单一旋钮式操作,使参数设置更灵活,使用更方便。信息提示及智能分级报警系统,使医护人员能及时准确地了解病情变化并做出正确处理。

(3)采用全自动定标及自检方式,具有漏气补偿功能。

(4)可选配 Autoflow 功能,允许病人在任何时候都可以自由呼吸,解决了人机对抗问题。

三、Evita V300 呼吸机

德尔格呼吸机 Evita V300 是德尔格全新高端呼吸治疗平台,用途广泛,扩展性好,通气品质卓越。适用于成人、儿童及新生儿患者,具备有创通气、无创通气及氧疗模式,具备容控、压控及自主呼吸支持通气模式,拥有高度灵活的一体化工作平台,可安装于吊塔或车架上。

(一)外观和结构

1. 设备结构

德尔格 V300 呼吸机如图 3-16 所示。

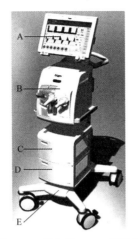

图 3-16　德尔格 V300 呼吸机

A—控制和显示单元；B—病人装置；C—供气单元；D—供电单元；E—台车。

2.前面板介绍

德尔格 V300 呼吸机前面板如图 3-17 所示。

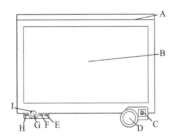

图 3-17　德尔格 V300 呼吸机前面板

A—报警灯条；B—触摸屏；C—报警静音键；C—旋钮；D—高风险报警(红)；

E—中、低风险报警；F—电源键；G—环境亮度传感器；H—运行状态指示灯。

3.患者连接装置介绍

德尔格 V300 呼吸机患者连接装置如图 3-18 所示。

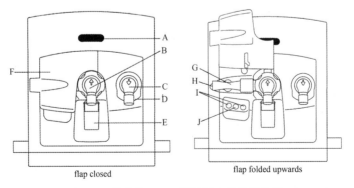

flap closed　　　　　　　　　flap folded upwards

图 3-18　德尔格 V300 呼吸机患者连接装置

A—通气状态显示；B—呼气阀；C—吸气接口；D—紧急进气口；E—脱水器；F—盖板；

G—流量传感器；H—气体出口；I—预留功能拓展接口；J—雾化器接口。

4.背面板及侧面板介绍

德尔格 V300 呼吸机背面如图 3-19 所示,左面观如图 3-20 所示,右面观如图 3-21 所示。

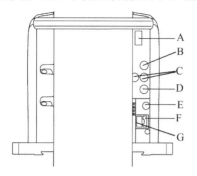

图 3-19 德尔格 V300 呼吸机背面

A—电池保险丝;B—新生儿流量传感器接口;

C—预留功能拓展接口;D—二氧化碳传感器接口;

E—等电势端子;F—主电源保险丝;G—主电源接口。

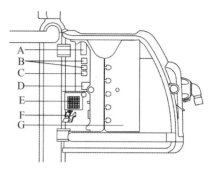

图 3-20 德尔格 V300 呼吸机左面观

A—Infinity C300 接口;B—预留功能拓展接口;

C—护士呼叫接口;D—电源开关;

E—空气过滤器;F—电缆应变消除;G—盖板。

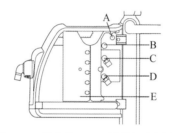

图 3-21 德尔格 V300 呼吸机右面观

A—GS500 供气装置数据线接口;B—GS500 供气装置接口;C—空气接口;D—氧气接口;E—盖板。

(二)性能特点

1.主要技术参数

德尔格 V300 呼吸机主要技术参数如表 3-6 所示。

表 3-6 主要技术参数

通气模式	SIMV、AC、CMV、MMV、BIPAP、APRV、PSV、CPAP、PPS
通气频率	0～98 bpm
吸气时间	0.11～10 s
潮气量	0.1～3.0 L
吸气压力	1～95 mbar
吸入氧浓度	21%～100%
呼气末正压	0～50 cmH₂O
分钟通气量	2～120 L/min

2.独特的低压伺服阀结构

V300 采用独特的低压伺服阀结构,巧妙地运用正反馈机制,能够以较低的供气压力输出较高的吸气流量。V300 呼吸机的气路特点在于混合器的工作原理,如图 3-22 中 A 框中所示为混合器。

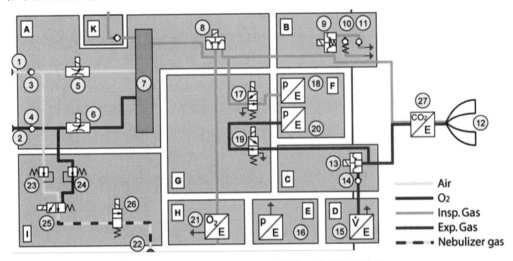

图 3-22　V300 呼吸机混合器的工作原理示意图

在图 3-22 中 1 是空气源,2 是氧气源。V5、V6、V8 是低压伺服阀。每一个低压伺服阀中包含一个高精度的流量传感器,它们各自有一套负反馈机制。因为存在反馈机制,所以空气源 1 可以接高压的空气也可以接低压的空气。当用户设置好氧浓度和吸气流量之后,V300 会自动计算所需要的氧气分量和空气分量,然后把指令下达给低压伺服阀 V5 和 V6,由 V5 和 V6 自己通过反馈完成系统给出的任务,输出恰到好处的气体。这两种气体在气容 7 里面均匀混合。这样就完成了气体的混合。

与 Savina 和 Evtia4 不同的是,V300 的气体混合和气体输出不是一起完成的,而是分别完成的。由 V5 和 V6 完成气体的混合,由 V8 完成气体的输送。当用户给机器下达输送定量流量的混合气的时候,系统会给 V8 下达指令,V8 中存在反馈机制,所以 V8 会独立地完成气体输送的任务,把合适流量的气体输送给 B 框,B 框是正反馈加压模块,用于满足患者对于压力的需求。

第二节　迈柯唯系列呼吸机

1838 年 Johann Friedrich Fischer 在德国海德堡成立了迈柯唯(MAQUET)公司,制造病椅和其他医疗设备;2000 年瑞典上市公司 GETINGE AB 公司收购了 MAQUET,同时建立了医疗设备业务部;2003 年 GETINGE AB 公司收购了当时呼吸机市场的领导者 Siemens Life Suport Systems,把其中的 Servo 系列呼吸机统一整合到 Maquet 的重症设备部门,2007 年推出 Servo-i 系列呼吸机,迅速占领市场。

一、Servo-i 呼吸机

Servo-i 呼吸平台,结合先进的计算机技术,提供临床完备的呼吸解决方案,以模块化设计提供升级潜力,集伺服反馈控制系统、时间常数阀门控制器、超声波流量传感器、独立式可消毒呼出气体模块等技术于一体,为临床提供全面的监测信息及治疗工具。内置于 Servo-i 呼吸平台中的伺服反馈控制系统(Servo feedback control systom)具有极高的灵敏性,能根据病人的呼吸压力和流量变化迅速做出调整和响应。即使偏离设置值的微小变化也能准确地探测到,并由 Servo 伺服阀门做出响应和相应的调整,从而确保为病人提供通气支持。Servo-i 呼吸平台采用模块化设计、电路和气路完全分离。除外部呼吸管路外,呼出气体模块采用一体式独立设计,可以方便医院进行清洗消毒,易于维护,可大大降低交叉感染,保证病人和医护人员安全。

(一)外观和结构

1.整体结构

Maquet Servo-i 呼吸机整体结构如图 3-23 所示。

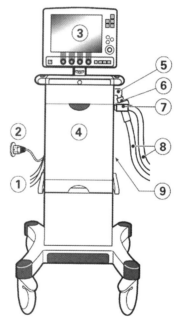

图 3-23　Maquet Servo-i 呼吸机整体结构

1—空气和氧气供气;2—主电源;3—用户界面;4—病人装置;5—呼气入口;
6—病毒/细菌过滤器;7—吸气出口;8—病人系统;9—模块舱。

2.用户界面详解

Maquet Servo-i 呼吸机用户界面如图 3-24 所示。

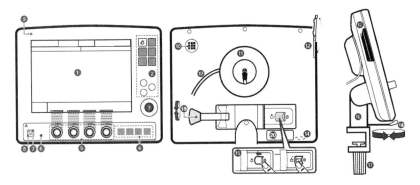

图 3-24 Maquet Servo-i 呼吸机用户界面

1—触摸屏；2—直接进入特殊窗口的固定键；3—主旋钮；4—立即启动通气功能的特殊功能键；

5—调整重要参数的直接控制钮；6—主电源指示灯(绿色)；7—备用指示灯(黄灯)；8—启动/停止通气(备用)键；

9—亮度检测器；10—扬声器；11—电缆绕线架；12—带保护罩的呼吸记录卡插槽；13—2.9 米控制电缆；14—维修接口；

15—开/关钮；16—安装于移动小车使用的面板支架；17—安装于移动小车的紧固螺丝；18—屏幕旋转锁定杆。

3. 主机背面

Maquet Servo-i 呼吸机主机背面如图 3-25 所示。

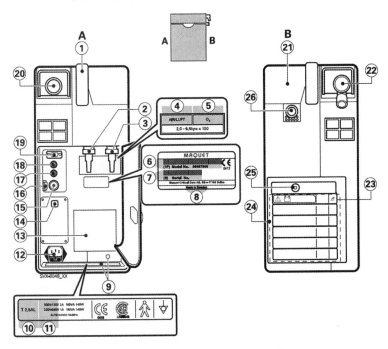

图 3-25 Maquet Servo-i 呼吸机主机背面

1—手柄；2—空气入口；3—氧气入口；4—空气/Luft；5—氧气；6—型号；7—序列号；8—制造信息；

9—等电势终端标签；10—保险丝标签；11—主电源电压；12—配备保险丝的电源接头；13—带过滤屏的冷却风扇；

13—报警输出连接选项；14—外部＋12 V 直流电源插口；15—外部直流电源保险丝；

16—可选设备接口；17—用户界面接口；18—RS232 接口；19—呼气出口；20—吸气通道罩；

21—呼气入口；22—电池锁；23—模块舱；23—雾化器接口；24—吸气出口。

(二)电路结构

1.整体电路结构

Maquet Servo-i 呼吸机工作原理和其他品牌呼吸机一样,即把具有一定压力的医用氧气和压缩空气混合,选择通气模式和呼吸气道力学参数,在监测条件下把满足设置条件的空气、氧气混合气体通过呼吸管路输送给患者,用以强制或辅助患者呼吸,从而维持患者的呼吸功能。主机由气体传输系统和控制系统两部分组成,气体传输系统包括呼气和吸气两部分。空气、氧气分别进入两个气体模块,根据设置的潮气量、压力水平和氧浓度等,调节电磁阀开关频率,精确送气至混合腔,将空气、氧气充分混合,经监测,把满足设置参数的混合气体,通过呼吸管路送至患者使用。

2.主机内部电路

Maquet Servo-i 呼吸机气路、电路结构原理图如图 3-26 所示,主机内部结构如图 3-27 所示。PC1786 呼出流量检测板通过插座连接 PC1785、PC1780 板,温度和氧电池传感器连接 PC1780 板。吸气和呼气压力测试板 PC1781 由插件与 PC1784 连接,PC1784、PC1771、PC1772、PC1778 等电路板通过 CAN 总线实现主机与人机界面触摸控制屏电路之间的相互通信,PC1771、PC1772、PC1784 等直插于 PC1770 母板上,整机由 AC/DC 电路板供电,无市电情况下由蓄电池提供临时供电。(图中不包括人机界面触摸控制屏控制电路等。)

(1)PC1781 电路板。PC1781 是该呼吸机的核心部件——压力传感器,其顶部是金属的压力传感器,通过压电转换,产生电信号,通过前置放大器传递到计算机,这样的 PC 板子有两块在通风口的位置,一个是用来测量吸入压力的,一个是用来测量呼出压力的。在发生故障时,这两块板子是可以交换的,另外与存储卡连接的接口也在这块板子上。

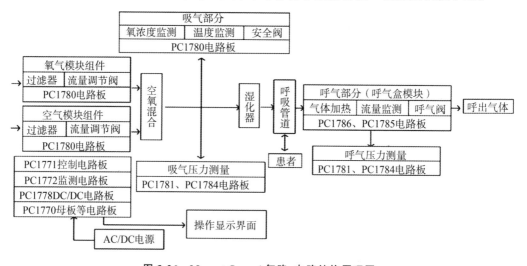

图 3-26 Maquet Servo-i 气路、电路结构原理图

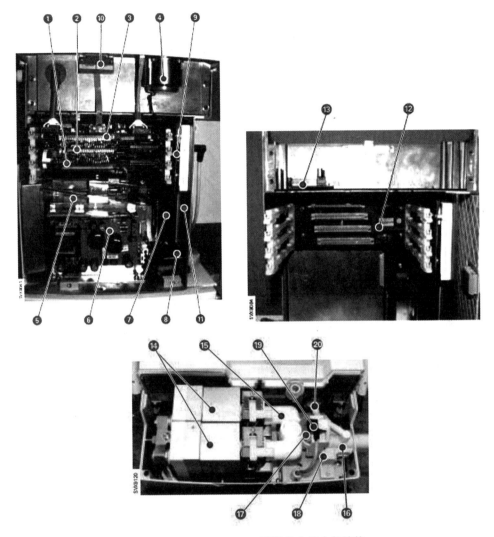

图 3-27　Maquet Servo-i 呼吸机主机内部结构

1—PC 1772 板-监测电路；2—PC 1771 板-控制电路；3—PC 1784 板-呼出通道板；4—呼气阀线圈；

5—包含即插即用背板的模块单元；6—AC/DC 转换；7—内部风扇；8—主电源入口；

9—PC 1778 板-DC/DC 和标准接口；10—PC 1785 板-呼气通道连接；11—PC 1789 板-远程报警控制连接；

12—PC 1770 板-主板；13—气体模块；14—空气和氧气模块；15—吸气管路；16—吸气通道；

17—氧传感器（氧电池）；18—安全控制阀；19—温度传感器；20—吸气压力传感器。

（2）PC1784 电路板。PC1784 是支持 PC1781 压力传感器板的母板。该电路板实现对气路部分信号的全处理，既能实现对气路信号的测量，又能实现对气路部分的控制。主要控制安全阀控制系统、PEEP 阀控制系统、呼出流速测定电子部分等，实现全程控制的是西门子专属 167 处理器，并且该板通过 ID 排线接口与总控制板连接。

（3）PC1771 电路板。PC1771 也是对气路进行控制的电路板，该电路板通过核心处理器，实现对吸气阀和呼气阀控制的处理，控制阀门按照预先设定的程序依次开启，该电路板含有雾化器的电子驱动部分,控制雾化器工作实现对呼吸气体的湿化作用,板子上配有带后备电源的闪存器,实现存入运行的系统程序,标准的 ID 排线接口。

(4)PC1772 电路板。设备所配备的 PC1772 电路板是一块监控信息总汇板。该电路板通过总控制处理器,对所有的警示信息进行收集分析,并负责设备的监控和报警处理,该板可以与主机界面接口相连接,实时进行信号采集。板子上还有后备蜂鸣器,在主蜂鸣器发生故障时,可以保证报警信号及时被人员听到。设备上还配有大气压测量计,这样能更完美地保证正压通气。此板子上也配有带后备电源的闪存器。

(5)PC1775 电路板。PC1775 板是一块即插即用的系统板,包含系统软件。该电路板可以自动识别即插即用的安装模块,包含系统配置文件,主版本包含存储器直接基于微处理器的插槽,这就可以在任何情况下接受焊接在外部的电可擦只读储存器的新版本更新,从而完成系统升级工作。此电路板的另一个任务,是根据目前电池情况,控制电池进行安全充放电,并根据实际情况,处理器控制系统将运行在交流电、内部电池或外部 12 V 电源上。

(6)AC/DC 直流转换器电路板。AC/DC 直流转换器电路板是整个设备的造血机能,通过该开关电源供应器,将外部送进来的市电实行变压处理,外部电压范围在 85～250 V 是比较广泛的,通过转换变为设备所需的 12 V 直流电源,但是这个电压还是未经过校准的,需要经过与另一块板路进行配合,才能最终成为所需稳定电压。

(7)PC1778 电路板。PC1778 板是连接 AC/DC 直流转换器共同作用的,该电路板可将 AC/DC 直流转换器输出的未经调校的直流电压处理后,生成的输出稳定的直流 12 V 电压,直流电源进一步被分解,会分出四种电压,分别是+24 V DC、±12 V DC、+5 V DC、+3.3 V DC,不同的输出电压送到设备所需的位置,保证设备的安全工作。该电路板外部接口,还包括标准 RS232、外接键盘接口及外接 12 V 电压输入口。

(8)PC1770 和 PC1780 电路板。设备中的 PC1770 和 PC1780 都是后备板,结构相对简单。其中,PC1770 板是主板后备板,这种后备板以连接为主,连接板一般为了连接主控板和患者单元监控板,板子上的 ID 排线安装 PC1770 板包含通气设备序列号,备用部分序号是连续的可以保证拆装时不会搞错,且显示操作时间、预防性维修的时间点,设备的系统配置文件是出厂时加载好的预设程序。设备中的 PC1780 是系统板的后备板,进行模拟信号数字转换,通过该板子连接非电子类设备,将气体模块、氧电池和安全阀传感器的处理信号连接到系统板。

3. 显示单元内部电路

前面板显示器的内部板路 PC1777,实现对显示部分信号的全处理,其显示单位结构如图 3-28 所示。

PC 1777 电路板以摩托罗拉 826 处理器作为主处理器,主要负责控制 TFT 显示屏、触摸屏功能实现、面板前旋钮、各相关通道旋钮,以及薄膜按钮等功能的实现和应用。此外控制呼吸机开关的电路也在此电路板上,该板子有插卡槽以便实现系统的更新和患者信息的记录。板路上配备以太网服务接口,可以实现呼吸机信息网络共享,呼吸机的主蜂鸣器也配备在该板路上,并配有麦克风和 ID 连接排线。

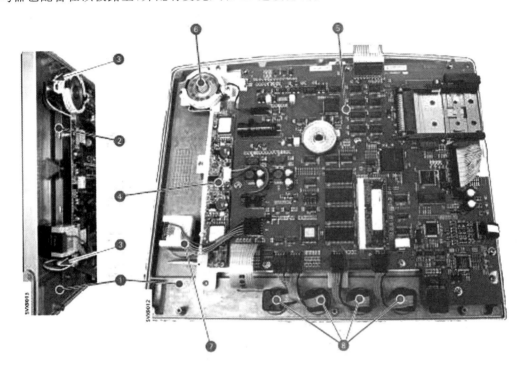

图 3-28 Maquet Servo-i 呼吸机显示单元内部

1—触摸屏组件;2—TFT 显示屏;3—背光灯;4—背光灯换流器;5—PC 1777 板;

6—扬声器;7—主旋钮;8—调整重要参数的直接控制钮。

(三)气路结构

整体气路结构图如图 3-29 左侧所示,右侧为呼气盒实物图。

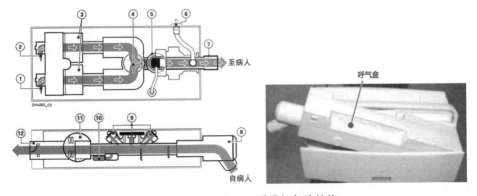

图 3-29 Maquet Servo-i 呼吸机气路结构

1—氧气入口;2—空气入口;3—空气和氧气供气模块;4—气体在吸气混合区混合;5—氧传感器(氧电池);

6—吸气压力传感器;7—吸气通道(配一个安全阀);8—呼气入口(配除湿器);9—超声传感器;

10—呼气压力传感器;11—呼气阀;12—呼气出口。

1. 气流流经病人装置

Maquet Servo-i 呼吸机气路结构如图 3-29 所示。

氧气可通过氧气瓶、设备带输入,空气可通过空压机或设备带输入压缩空气。二者的气流大小可由供气模块调节,之后在混合腔体混合。氧传感器(氧电池)可以测量混合后的氧气浓度,氧电池可分为化学氧电池和超声氧电池,一般化学氧电池的寿命在 1~2 年,超声氧电池一般情况下可永久使用。传送至病人的混合气体压力由吸气压力传感器测量,最后混合气体由吸气通道输送至病人系统的吸气导管。呼气部分,病人呼出的气体由配有一个除湿器的呼气入口进入呼气通道,呼气通道内的呼气压力由呼气压力传感器测量,进而由呼气阀调节病人系统内的压力,最后病人呼出的气体由配有单向阀的呼气出口排出。

2. 气体模块

Servo-i 呼吸机气体模块是用于精密控制吸入气体流量与气体混合的部件,可向病人提供不同氧浓度的气体,其可调范围为 21%~100%,空气、氧气模块的外观结构大体相同。

外部供气端与呼吸机上的气体入口接头相连接,气体入口接头以及其颜色的设计与其采用的标准相关。外部氧气气源由医院氧气站或者氧气瓶提供,外部空气气源由空气压缩机或者医用空气提供。过滤装置可以防止空气中的杂质进入气体模块,其必须在预防性维护中更换。过滤装置和过滤盖装有适配的针脚以防止过滤盖安装错误。位于过滤盖中的单向阀,其对供气端的短暂压降有一定的抑制作用,同时在没接气体供气端时也可以防止压缩气体从模块中泄露。吸气端温度传感器位于气流之中,其输出信号可以用于补偿因温度造成的气体密度变化。供气端压力传感器用于测量气体的绝对压力,以此补偿因温度造成的气体密度变化。流量传感器是置于气流中的一个电阻,其可以造成两侧产生一定的气压差,然后通过此差值得到气体流量。Maquet Servo-i 呼吸机和气体模块如图 3-30 所示。

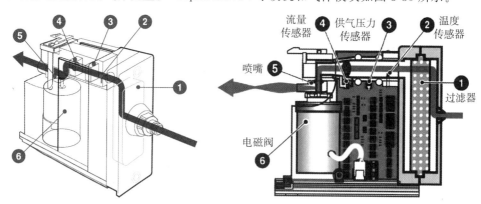

图 3-30 Maquet Servo-i 呼吸机气体模块

1—过滤器;2—温度传感器;3—压力传感器;4—流量传感器;5—喷嘴;6—电磁阀。

(四)性能参数

1. 基本参数

Maquet Servo-i 呼吸机基本参数如表 3-7 所示。

表 3-7 基本参数

通气模式	IPPV、SIMV、MMV、SB、CPAP、ASB、PS、BIPAP、APRV
通气频率	4～150 bpm
吸气时间	0.1～5 s
潮气量	100～4 000 mL
吸气压力	0～120 cmH$_2$O
氧浓度	21%～100%
呼气末正压	1～50 cmH$_2$O
分钟通气量	0.5～60 L/min

2.性能特点

(1)具有独有的成熟通气模式:压力调节容量控制(PRVC)、容量支持(VS)、压力调节容量控制的同步间歇指令通气(SIMV(PRVC)+PS)、自动模式(Automode)、双水平气道正压(Bi-Vent)。

(2)该机设定独有的资料存储卡,可以很容易地存储病人的资料(包括所有的呼吸监测参数),便于日后在个人电脑中进行分析和研究。

(3)为了对临床实现更精确的诊断,设置了独有的开放肺工具(open lung tool),帮助医生非常方便地找到病人肺真正的打开点和闭合点,并且使病人的肺得到很好的锻炼。

(4)使病人更舒服,能够进行精确的流量控制,设计独有的超声流量传感器,故障率低,使呼出气道更为通畅(可以帮助患者呼吸功最小化),提供了更快的反应速度(采样频率:2 000 次/s),避免人机对抗,使人机更好地协调起来。

(5)呼吸监测参数:浅快呼吸指数(SBI)、时间常数(T_c)、病人的呼吸功(WOBp)、呼吸机的呼吸功(WOBv)、呼吸末二氧化碳(etCO$_2$)、总 PEEP、病人的自主吸气时间与总时间比(T_i/T)、自主呼出分钟通气量(M_{ve})。

(6)呼吸波形和数据 20 s 存储,方便快捷。

3.自检功能

Servo 系列呼吸机使用前检查步骤有内部测试、气压计测试、气体供应测试、内部泄漏测试、压力传感器测试、安全阀测试、O$_2$ 传感器测试、流量传感器测试、电池切换测试、患者呼吸回路测试、警报状态测试。

使用前检查时经常失败的故障原因分析如下。

(1)内部测试。主要测设备音频、报警输出控制、电源监控等,如果失败应检查更换 PC1772、PC1777 板。

(2)气压计测试。检查内部气压表测量气压是在 630～1 080 hPa,如果在状态里面看到气压值在 630～1 080 hPa,考虑更换 PC1771、PC1772、PC1784、气源模块等;如果气压值不在 630～1 080 hPa,直接更换 PC1770 板。

（3）气体供应测试。检查气源供应压力在 2.0～6.5 bar，如果低于或超过 20 mbar 会报失败；在状态里可以看到空气和氧气压力值，可以直接判断，如果压力值在范围内还报错，考虑更换 PC1771 和 PC1772 板。

（4）内部泄漏测试。这一步测试通过吸入和呼出的压力传感器监测对比评价；检查在 80 cmH$_2$O(8 kPa)时的泄漏压力最大为 10 mL/min；还检查吸入和呼出压力值不能偏差超过 5 cmH$_2$O；如果报泄漏，应检查各部件连接和呼出盒；要是报压力大于 5 cmH$_2$O，检查吸入和呼出的 PC1781 压力传感器板；如果报系统容量太小，应检查气源模块。

（5）压力传感器测试。校正和检查吸入和呼出压力传感器值；如果报压力传感器失败，先检查呼出盒、PC1781 板、PC1771 板、PC1772 板；如果报呼出阀失败，应检查呼出盒、呼出阀。

（6）安全阀测试。检查安全阀功能，以及打开值在(117±3)cmH$_2$O；如果失败，检查吸入部分的连接和清洁情况，更换安全阀、PC1784 板、PC1772 板。

（7）O$_2$ 传感器测试。校正和检查氧电池，要是失败，先检查气源是否正常，更换氧电池、气源模块、PC1771 板、PC1772 板。氧电池的正常工作时间为 5000 h，因此，需每 6 个月进行 1 次预防性维护；检修人员可通过菜单选项查看氧电池状态，在氧电池剩余电量不足 10％时予以更换。

（8）流量传感器测试。检查吸入流量传感器，校正和检查呼出流量传感器；如果失败，先检查气源、检查呼出盒，更换呼出盒、气源模块、PC1785 板、PC1771 板、PC1772 板、PC1784 板。

（9）电池切换测试。检查电源供应，蓄电池是否正常，蓄电池电量不低于 10 min；要是失败，先检查状态里电池电量是否大于 10min，更换蓄电池、PC1863 板。应安装两个满电的电池模块，且每隔 30 个月更换 1 次。

（10）患者呼吸回路测试。检查患者回路漏气和吸入、呼出压力传感器；如果前面压力传感器测试通过，这里只检查患者回路漏气问题。

（11）警报状态测试。在开机没有任何技术性错误报警时，这步检查有效；参考更多技术性错误信息。

二、Maquet Servo-S 型呼吸机

Servo-S 呼吸机旨在用于治疗和监视婴儿至成年呼吸衰竭或呼吸不足患者。具有完善成熟的通气模式、独有的超声流量传感器、12 英寸超薄彩色液晶显示器，实时显示患者的压力、流量、容量曲线及各种呼吸环，24 种监测参数满足临床的各种需求。24 小时所有监测参数和数据的趋势图、开放肺工具(open lung tool)等可以帮助医生非常方便地找到病人肺真正的打开点和闭合点，进行更深入的学术研究，有利于促进患者尽快康复。

Servo-S 在使用功能上和 Servo-i 非常接近，在性能特点、电路板块、气路结构、自检功

能、维护保养等各方面可参考 Servo-i 系统。气路设计原理基本与 Servo-i 相同。

1. 外观和结构

(1) 整体结构。Maquet Servo-S 系统简图如图 3-31 所示。

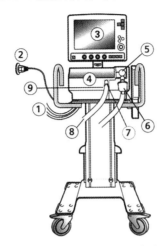

图 3-31　Maquet Servo-S 系统简图

1—空气和氧气(O_2)供应；2—电源电缆；3—用户界面；4—病人装置；5—呼气入口；

6—Servo Duo Guard 病毒/滤菌器；7—吸气出口；8—病人呼吸回路；9—紧急进气口。

(2) 用户界面介绍。Maquet Servo-S 用户界面如图 3-32 所示。

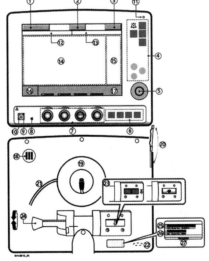

图 3-32　Maquet Servo-S 用户界面

1—当前的通气模式；2—病人数据和日期；3—系统状态参数；4—固定键；5—主旋转钮；6—特殊功能键；

7—直接控制钮；8—交流电源指示灯；9—备用指示灯(黄色)；10—开始/备用键；11—光线检测器；

12—文本消息；13—报警消息；14—波形区；15—测得值和报警极限显示；16—各项附加设置；17—附加测得值；

18—扬声器；19—电缆绕线架；20—带保护罩的 PC 卡插槽；21—控制电缆；22—维修接口；

23—开关；24—倾斜锁定杆；25—型号；26—序列号；27—制造信息。

（3）患者连接装置介绍。Maquet Servo-S 患者连接装置如图 3-33 所示。

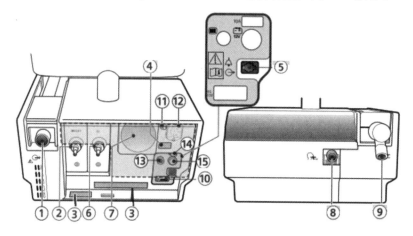

图 3-33　Maquet Servo-S 患者连接装置

1—呼气出口；2—空气入口；3—标签；4—保险丝标签 T 2.5AL；5—报警输出连接；6—氧气入口；

7—带过滤罩的冷却风扇；8—呼气入口；9—吸气出口；10—RS-232 接口；11—等电势终端标签；

12—配备保险丝的交流电源接头；13—用户界面连接器；14—外部直流电源保险丝；15—外部＋12V 直流电源插口。

2.电路结构

Servo-S 呼吸机系统包括一个用于混合和管理呼吸气体的患者装置和一个用户界面，通过用户界面进行各项设置并对呼吸进行监控。其电路模块结构如图 3-34 所示。

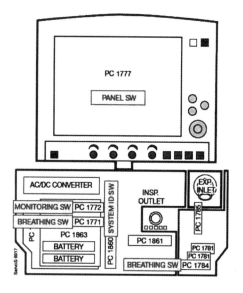

图 3-34　Servo-S 电路结构

Maquet Servo-S 呼吸机电路系统由 PC1771、PC1772、PC1784、AC/DC 电源转换板、用户界面、空氧模块、吸气通道、呼气回路等组成，参见图 3-34 电路结构。AC/DC 电源转换板负责将 220 V 交流电源转换为 12 V 直流电。PC1777（PC1778）负责将 12 V 直流电转换为系统需要的 5 V、3.3 V、12 V 和 24 V 等不同电压,同时 PC1778 也承担了主机系统与用户界面的通信沟通功能。用户界面使用 12 英寸液晶触摸屏显示机械通气信息,同时也通过用户界面对机械通气参数进行设置,并且将设置参数传输到 PC1771 板。

PC1771 控制板、PC1772 监控板、PC1784 呼气通路控制板,是呼吸机控制电路主要的三块主板,所有电路板均采用嵌入式开发设计。PC1784 板之上又加入两个 PC1781 压力传感器,负责测量吸气压力和呼气压力。电路板之间通过 PC1770 母板互相通信,协调工作共同完成对气路的控制和监测。

PC1771 和 PC1784 两块主板中装有呼吸控制软件,它们控制着整个呼吸机的呼吸过程,还包括雾化控制;PC1772 装有监控程序,它不仅监测整个呼吸机工作状态,还控制报警功能,如果实际监测到的参数与所设参数存在较大差异,控制报警电路进行预警。机械通气中,压力、流速、氧浓度等信息由各个传感器传递到 PC1772 板,并且在用户界面进行显示。PC1784 板接收呼气端信息并控制呼气端。空氧模块主要接收 PC1771 板信号,控制电子比例阀,输出要求的压力、流速、氧浓度的气体。控制电路图如图 3-35 所示,总的来看,当用户通过控制面板设置好模式和参数时,PC1771 和 PC1784 两块主板根据所设参数调整呼吸机的工作状态,而这个工作状态的监测由 PC1772 完成。

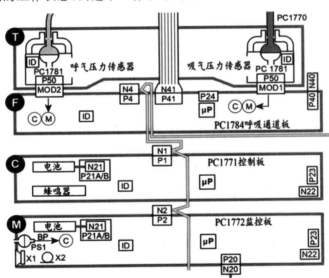

图 3-35 Servo-S 控制电路原理图

三、Maquet Servo-U 型呼吸机

Servo-U 是 Maquet 的高端呼吸机,整合呼吸机治疗系统,秉承伺服反馈系统的设计,结合先进的医学工程和完美的计算机技术,以专利的 NAVA 呼吸模式为基础,不同于以往的通气模式,结合全新的 Servo PAD 及更多的拓展功能,具有更好的临床体验。Servo-U 在基本性能、部分电路板块、气路结构、自检功能、维护保养等各方面可参考 Servo-i 系

统。气路设计原理基本与 Servo-i 相同。

(一)外观和结构

1.整体结构

Maquet Servo-U 呼吸机整体结构如图 3-36 所示。

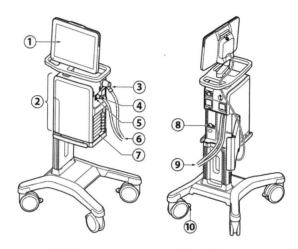

图 3-36 Maquet Servo-U 呼吸机整体结构

1—用户操作界面;2—病人单元;3—呼气入口;4—吸气出口;5—紧急进气口;6—病人管道回路;

7—模块舱;8—用户操作界面控制电缆;9—空气、氧气供气端;10—轮锁。

2.患者单元装置结构

Maquet Servo-U 病人单元结构如图 3-37 所示。

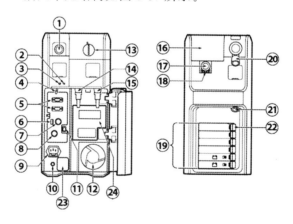

图 3-37 Maquet Servo-U 病人单元结构

1—呼气端出口;2—交流电保持指示灯(蓝色);3—主电源开启指示灯(绿色);4—电源开关;5—RS-232 通信接口;

6—外部直流电源的保险丝;7—外部+12 V 直流电源输入端;8—屏幕数据连接端口;9—交流电输入端口(带保险丝);

10—等电势终端;11—报警输出连接选项;12—冷却风扇(带过滤屏);13—吸气通道盖锁;14—空气(air)进气口;

15—氧气(O$_2$)进气口;16—吸气通道盖;17—吸气进口;18—紧急进气口;19—模块舱;

20—呼气入口;21—雾化连接端口;22—模块解锁杆;23—保险丝,电源标签;24—标签。

(二)性能参数

技术优势

Servo-U 为保护性通气提供了许多有效选择。并且更加容易接受、理解和操作。这意味着,在机械通气的控制、支持、自主呼吸测试以及无创通气的所有阶段,患者可从更多先进的肺保护通气策略中受益。

(1)保护性通气。Servo-U 可通过屏幕显示提供多种诊断监测,可帮助医生保护患者肺部、优化通气设置、滴定镇静剂,以及及早撤离呼吸机。

(2)驱动压力和 VT/PBW。屏幕驱动压力和每千克预计体重的潮气量有助于提供肺保护性通气,减少肺损伤,更好地改善氧合作用和效果。

(3)膈肌活动。膈肌的电活动(Edi)代表了患者的每次呼吸的意愿。NAVA 能随时在任何通气模式下提供更高效的呼吸支持水平。

(4)开放式肺工具(OLT)。OLT 可以帮助医生实时和回顾性地评估肺力学和每个周期的气体交换。它能指导医务人员完成肺复张策略,帮助设置准确的 PEEP,并降低驱动压力。

(5)适用于从新生儿到成人的所有患者。Servo-U 包括有创和无创通气,具备全面的控制、支持和交互模式,适合患者,在任何通气阶段提供保障和支持。

第三节　美敦力系列呼吸机

美国美敦力公司(Medtronic Inc.)由 Earl E. Bakken 及 Palmer J. Hermundslie 建立于 1949 年,总部位于美国明尼苏达州明尼阿波利斯市,是全球领先的医疗科技公司。2014 年美敦力完成了对柯惠医疗公司的并购,拥有柯惠旗下的 PB760、PB840 等呼吸机。在此前,2012 年柯惠医疗(Covidien)以 1.08 亿美元收购了总部位于加州的小型呼吸机系统制造商纽邦(Newport Medical Instruments)。

一、Puritan Bennett 840

Puritan Bennett 840 呼吸机配备了 PAV＋软件,与传统的机械通气相比,这种呼吸机可更好地管理患者的呼吸工作并支持更自然的呼吸。除 PAV＋软件外,Puritan Bennett 840 呼吸机还具有全套软件选项、功能和附件,可满足从婴儿到成人的各种患者需求。

(一)外观和结构

1.整体结构

Puritan Bennett 840 整体结构如图 3-38 所示。

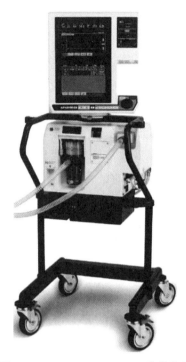

图 3-38　Puritan Bennett 840 整体结构

2.控制面板

(1)控制面板正面结构。Puritan Bennett 840 控制面板正面如图 3-39 所示。

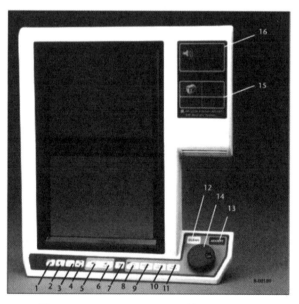

图 3-39　Puritan Bennett 840 控制面板正面

1—锁屏;2—屏幕对比度;3—屏幕亮度;4—报警音量;5—报警静音;6—报警重置;7—通气基础信息;

8—输送 2 min 纯氧;9—提供一次手动呼吸;10—测量 PEEP 值;11—吸气暂停;

12—清除键;13—确认键;14—旋钮;15—工作状态指示灯;16—警报等级。

（2）控制面板背面结构。Puritan Bennett 840 控制面板背面如图 3-40 所示。

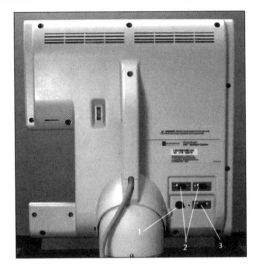

图 3-40　Puritan Bennett 840 控制面板背面

1—远程报警接口；2—RS232 接口；3—调制解调器接口。

3.通气装置

（1）通气装置。Puritan Bennett 840 通气装置如图 3-41 所示。

（2）通气装置左侧面。Puritan Bennett 840 通气装置左侧面如图 3-42 所示。

（3）通气装置右侧面。Puritan Bennett 840 通气装置右侧面如图 3-43 所示。

（4）通气装置背面。Puritan Bennett 840 通气装置背面如图 3-44 所示。

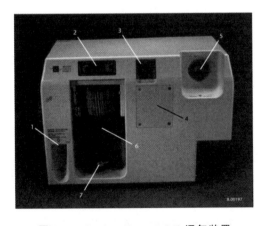

图 3-41　Puritan Bennett 840 通气装置

1—排气口；2—通气状态指示；3—电源开关；

4—雾化器接口(美版)；5—吸气接口；

6—呼气过滤器上的呼气支路连接器；7—引流袋接口

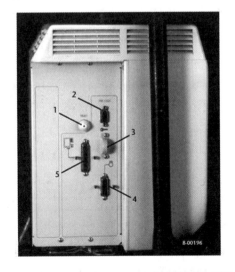

图 3-42　Puritan Bennett 840 通气装置左侧面

1—维修模式按钮；2—PTS 200 测试系统接口；

3—数据密钥接口；4—空压机数据接口；

5—显示器数据线接口。

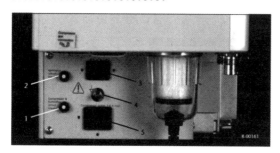 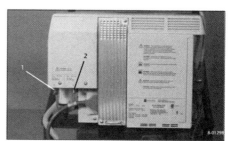

图 3-43　Puritan Bennett 840 通气装置右侧面

1—空压机、加湿器的断路器；2—呼吸机主电源断路器；

3—交流电源接口；4—等电势接口；

5—辅助电源插座最大允许输出电流。

图 3-44　Puritan Bennett 840 通气装置背面

1—空气接口；2—氧气接口。

(二)电路结构

1.系统构成

Puritan Bennett 840 呼吸机主要由图形用户界面(graphic user interface,GUI)、呼吸机输送系统(breath deliver unit,BDU)、后备电源系统(backup power source,BPS)、空气压缩机四个部分组成。

(1)GUI。GUI 由电路系统组成，主要包括 GUI CPU 板、LED 线路板、触摸框板、背光板、按键板、液晶显示屏(liquid crystal display,LCD)和报警器。其主要作用是接受用户对呼吸参数的输入和对患者监测参数的显示，同时对 BDU 进行监测和通信。GUI 分为上下两个显示屏，上半屏为显示波形图像、报警提示、参数显示、错误代码、机器运行时间、测试结果等信息；下半屏为操作区，可供模式设置、病人参数设置等；显示屏右侧是报警指示区及机器运行指示区。屏幕下方为操作面板。

(2)BDU。BDU 由气路系统和电路系统组成。BDU 为模块设计，可分为吸入模块、呼出模块、电源模块及控制模块。主要是为患者呼吸提供气体，并进行相应的监测。

BDU 的电路系统由电源模块、母板、BDU CPU 板、AI 板(模拟控制板)组成。电源模块为整机提供各种需要的电压。BDU CPU 是所有的硬件和所有的传感器控制和信息处理中心，与 AI 板一起支持微处理器控制呼吸机的所有呼吸递送功能。

(3)BPS。BPS 由 2 节 12 V 铅酸电池蓄电池、充放电电路板组成，主要作用是为呼吸机提供一定的后备电源。BPS 可在呼吸机断电时为 BDU 和 GUI 子系统提供直流电，以维持呼吸机的正常工作。BPS 中充足的电池组能量能使呼吸机至少工作 60 min(不包括压缩机和湿化器)，这样在呼吸机监护场所内，为了搬运，BPS 可继续供电给呼吸机。

(4)空气压缩机。空气压缩机主要由电机、散热风扇、干燥棒、贮气瓶及 806 compressor PCB 等部件组成，主要功能为提供正压空气。

Puritan Bennett 840 呼吸机电路原理图如图 3-45 所示。

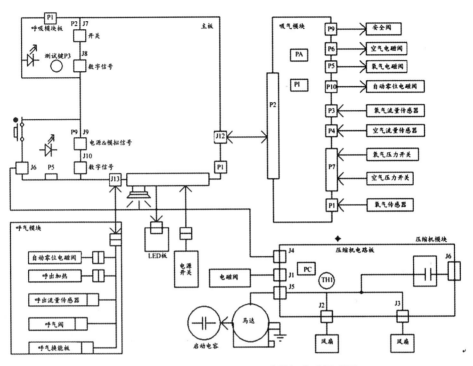

图 3-45　Puritan Bennett 840 呼吸机电路原理图

2.用户界面

用户界面包括 DualView™ 双幅触摸屏显示器,将病人监测参数和呼吸机设置值在该显示器上分开。如上所述,其中,SandBox™ 显示区域在使用呼吸机前可就呼吸机设置进行预览。而 SmartAlertTM 智能警报系统则提供警报原因及其排除的建议措施。操作者通过 GUI 系统中的触摸屏、按键和旋钮可给呼吸机指令和设置。

3.控制系统

BDU 和 GUI 是 Puritan Bennett 840 呼吸机内含的两个独立 CPU(中央处理器),BDU 负责呼吸输送系统,GUI 负责图形用户界面。

BDU CPU 根据有关设定值对病人进行呼吸控制并核实;而 GUI CPU 接收呼吸输送值和报警设置值,并监视呼吸机和病人之间的互相影响。此外,GUI CPU 还负责确认 BDU CPU 是否正常工作,防止因故障而导致控制和监护功能同步瘫痪。操作者通过 GUI 系统中的触摸屏、按键和旋钮给呼吸机指令和设置。GUI CPU 对这些信息进行处理并存储在呼吸机的存储器内,然后 BDU CPU 用已存储的信息控制和监测送至病人和来自病人的气流。任何新的设置信息通过 BDU CPU 和 GUI CPU 间的四通道信号交流系统进行传输和确认。BDU 对吸气压力、呼气压力、呼气阀电流及空气、氧气吸入阀的相关信号进行采样、记录,并传送给 GUI。同时,BDU 还将呼吸回路压力高限、呼吸相、呼吸模式、自动校零补偿、吸气时间、呼吸暂停间隔值、压力控制模式下的压力目标值呼吸相起始点和时间标记信号传送给 GUI。工作指令流程图如图 3-46 所示。

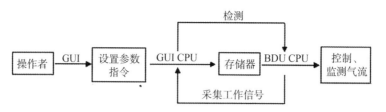

图 3-46　Puritan Bennett 840 呼吸机工作指令流程图

(三)气路结构

1.气路整体结构

气路系统包括吸入单元、呼出单元、病人回路及压缩泵单元。图 3-47 为 Puritan Bennett 840 呼吸机气路系统图。其中,吸气模块由气源供应调节系统、流量调节系统、安全和监测系统组成。气源供应调节系统为后面的流量调节系统提供干净干燥的气体。流量调节系统由流量传感器、比例电磁阀组成。安全和监测系统由安全阀及校零电磁阀等组成。气源供应调节系统由气压开关、过滤器、稳压调节阀及压力传感器组成。呼气模块由加热监测组合、流量传感器、主动呼出阀、校零电磁阀、压力传感器组成。流量调节单元根据用户设定的参数为病人提供相应的气体。安全系统的安全阀在病人回路压力过高时打开。监测系统的压力传感器分别对吸气端和呼出端的压力进行监测。

(1)吸入单元。吸入单元是空气通过空气过滤芯 F2 和 F4,再经过压力调节阀 REG2 后,到达流量传感器 Q2;氧气通过氧气过滤芯 F1、F3、F5,再经过压力调节阀 GEG1,到达流量传感器 Q1。随后,空气和氧气分别经过比例电磁阀 PSOL2 和 PSOL1 后,在 OS 处混合成固定比例的空氧混合气体。空氧混合器在经过吸入过滤器的过滤后进入病人回路。CV2 和 CV4 为开关电磁阀,可对气泵和中央供气进行空气气源的选择性转换;F1~F5 能有效地滤除气体中的灰尘等杂质;WT1 则有效地过滤了气体中的水气,从而起到对流量传感器和比例电磁阀的保护作用;REG 具有降低压力的作用,通常把输入的 35~100 PSI(1 PSI＝6.89 kPa)的气体减小到 9~12 PSI,这对气体的精度和安全性起到重要的保障作用;流量传感器和 PSOL 阀相互协调作用,组成了呼吸机高精度的空氧混合器,SOL1 是校零电磁阀,机器在工作状态时,SOL1 将定时打开,进行吸入压力传感器 P1 的校正以及吸入压力的检测;OS 为氧电池,实现对氧浓度的实时检测;PA 为大气压校零压力传感器。

(2)病人回路和呼出单元。病人回路和呼出单元是混合气体进入病人回路以后经过湿化器(Humidifier)的加热和湿化作用,进入病人气道。病人在呼气相,呼出气体通过呼出过滤器 F9(EXPIRATORY FILTER),再通过呼出流量传感器 Q3,最后经过主动呼气阀 EV,排出体外。PE 为呼气压力传感器,通过电磁阀 SOL2 的定时打开实现对呼出气体动态压力的检测。

(3)压缩泵单元。M/C 为马达和压缩单元,是空压机的核心的部件。F12 为空压机的进气过滤器。RV 为压力调节阀,当泵的压力高于 36 PSI 时,放出多余气体。HE 为热交换装置,有助于气体中水分的排除。WT2 为排水装置;WT2 中的水位上升到一定位置,水自动排出到 HB。F13 为类似 F12 的空气过滤器,也具有对干燥棒(Dryer)的降噪作用。SOL3 为电磁阀,保证储器罐 Accumulator 中的气体不会回流到 Dryer。F10 为空气过滤器。PC 为泵的压力检测装置。

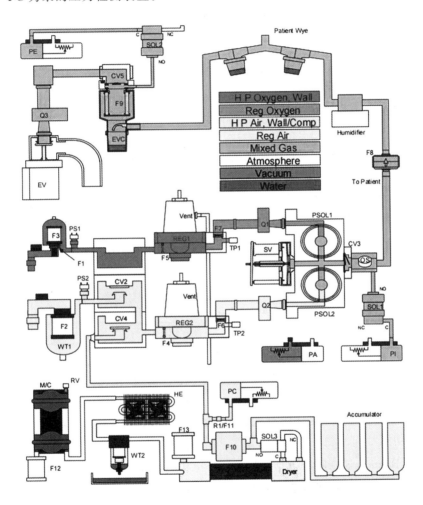

图 3-47　Puritan Bennett 840 呼吸机气路系统图

功能分析。F12、F10、F13 均是为保证气体的纯净度而设计的过滤器。当气泵产生的气体压力过高,RV 打开放出多余的高压气体。HE 的设计可以使空气有效地排除水分,并通过排水阀 WT2 排出。HE 为储器罐,起到缓冲和存储压缩空气的作用。

(4)气路系统的运行。Puritan Bennett 840 呼吸机可在预设 PEEP(呼气末正压)值、触发灵敏度和氧浓度值的基础上对病人进行强制通气或自主通气。其中,强制通气可以是压力控制或容量控制,而自主通气则允许病人无论在有压力支持或无压力支持的情况下,吸气的流速都高达 200 L/min。

Puritan Bennett 840 呼吸机用流量触发或压力触发来识别病人吸气力。无论采用哪种触发方式,呼吸机检测到病人气道压力下降超过 196.13 Pa(2 cmH$_2$O)即触发吸气。呼吸机的吸气气路中包括两个并行的通道:氧气通道和空气通道。呼吸机将空气和氧气经调压处理后根据氧浓度进行混合,再将混合气体转送至吸气气路组件,吸气气路组件关键元件由两个比例式电磁阀(PSOLs)控制送至病人的气体流量。BDU CPU 根据检测到混合气体流量信号即病人回路压力反馈控制 PSOLs,通过在呼吸机外部的病人回路送给病人。病人回路包括吸气过滤器、湿化器、吸气管、呼气管、积水杯和呼气过滤器。840 呼吸机与常规呼吸机呼吸阀的设计不同,它通过软件准确控制 PEEP 水平并释放高压。呼气阀系统包含了监测病人肺功能参数的传感器。

(四)性能参数

1. 主要技术参数

Puritan Bennett 840 呼吸机主要技术参数如表 3-8 所示。

表 3-8　Puritan Bennett 840 呼吸机主要技术参数

模式	A/C、SIMV、SPONT(CPAP,Bi-Level)
理想体重	3.5～149 kg
潮气量	25～2500 mL
呼吸频率	1～100 次/min
峰流速	3～150 L/min(IBW 大于 24 kg)
	3～60 L/min(IBW 小于等于 24 kg)
平台时间	0～2.0 s
吸气压力	5～90 cmH$_2$O
$I:E$	≤1:299～4:1
氧浓度	21～100%
PEEP	0～45 cmH$_2$O

2. 自检功能

Puritan Bennett 840 呼吸机具有强大的自检功能,同时提供错误代码,给工程人员维修及保养设备提供了很好的帮助。据统计,EST 自检可以解决设备使用中 70% 的故障,工程师能熟练掌握设备自检操作方法,能起到事半功倍的效果。

Puritan Bennett 840 呼吸机有 3 种功能全面详细的自检,分别是开机自检(power on self test,POST)、快速自检(short self test,SST)及扩展自检(extended self test,EST)。

(1)上电自检 POST。每当开机时,POST 检测呼吸机电路,其对系统出错的检测不需要用户干预。其对设备的电路、部件的状况进行检测,如正常自动进入操作界面,等待操作者进行参数设置;如检测到机器有故障,会出现相应错误代码报错,提醒需要维修,设备此时无法使用。

POST 自检主要检测下面功能:

①电源提供的电压；

②电池提供的电压电流,电池充放电功能；

③氧气、空气供应及相关压力开关、流量传感器、比例阀；

④吸入、呼出、大气压压力传感器及零位阀；

⑤氧电池读数；

⑥安全阀、呼出阀功能；

⑦电子部件、电路板块部件各项功能。

(2)快速自检 SST。SST 是在患者回路及湿化系统改变时进行自检。SST 主要检测呼吸机管道是否漏气,对流量传感器定标、患者管道进行定标和测量呼出过滤器的进行阻抗。SST 须操作者参与,不需要额外进行设备测试,整个过程约需 3 min。

Short Self Test 快速自检程序,用于检测下面项目。

①SST Flow Sensor Test 流量传感器测试；

②Circuit Pressure Test 管路压力测试；

③Circuit leak Test 管路漏气测试；

④Expiratory filter Test 呼出过滤器测试；

⑤Circuit Resistance Test 管路阻力测试；

⑥Compliance calibration 管路顺应性校准；

在下面情况下建议运行 SST：

①患者管路每使用 15 d 或更换管路；

②改变患者类型或改变湿化器类型；

③更换新的或消毒过的呼出过滤器；

④维修人员在维修呼吸机后。

(3)扩展自检 EST。EST 针对气路(含空气压缩机)、安全系统、数据存储器、面板显示器及控制器、数字和模拟电路、电源、模拟输出电路、传感器及其他一些选购件进行全面的检测。EST 可以更详细地检测系统是否错误,需要操作者的参与,同时还需要进行标准测试管路。EST 也可作为维修或间歇性故障后的性能测试,该测试一般不做,因为如果一旦自检不通过,呼吸机开机后就不能正常工作。

在更换过电路板块、电子部件及需要性能验证时,需要做 EST 自检;做 EST 必须进入维修模式,需要做 EST 必须满足下面条件：

①呼吸机工作在交流电源下；

②BPS 绿色 LED 亮起,且电池充电到 95%；

③呼吸机连接空气和氧气,且在 241~690 kPa 压强范围内。

(4)后台自检。Background checks 自检程序,在呼吸机使用过程中不断进行后台自检,检测部件与 POST 自检一样,当检测到错误时,呼吸机会报警,同时呼吸机显示消息,调用音频和视觉报警,并记录故障信息代码于系统诊断日志中;此时呼吸机是否会受到影响,要视故障轻重而定;如果触发条件消失时,某些设备报警会自动复位。一般来说,设备警报是由模拟设备引起的问题。

二、纽邦 E360 型呼吸机

纽邦 E360 型呼吸机最早是由美国纽邦(NEWPORT)医疗器械公司生产,是该公司推出的新型呼吸机。

该呼吸机是一种可用于儿童和成人的呼吸机,具有电控式气体混合系统,比传统气体混合系统具有更精确的氧气混合度,并且在接收控制系统的反馈后能快速准确地改变传送气体的氧气浓度。E360 还具有集中控制面板、触摸式屏幕、远程报警、外置电池、远程消声和 VGA 输出接口、通过 RS232 连接中央监护系统等功能。还具有过压报警保护功能和停机呼吸保护功能。

(一)外观和结构

1.整体结构

纽邦 E360 型呼吸机整体结构如图 3-48 所示。

2.主机控制面板

纽邦 E360 型呼吸机主机和控制面板如图 3-49、图 3-50 所示。

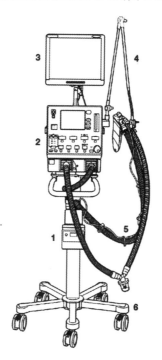

图 3-48 纽邦 E360 型呼吸机整体结构

1—第三方加湿器;2—E360 主机;3—17 寸显示器(选配);4—支撑臂;5—病人呼吸回路;6—推车。

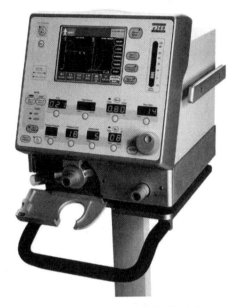

图 3-49　纽邦 E360 型呼吸机主机

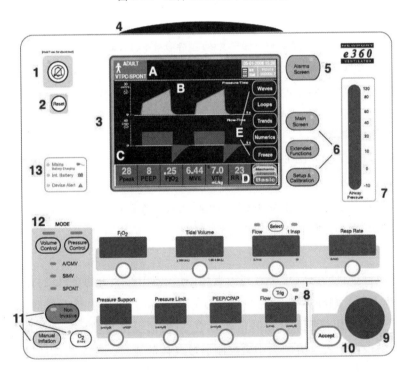

图 3-50　纽邦 E360 型呼吸机控制面板

1—报警静音键；2—报警重置键；3—用户界面；4—报警灯；5—报警设置；

6—用户界面设置；7—压力柱；8—通气设置；9—旋钮；10—确认键；11—特殊功能选项；

12—通气模式选择；13—电源指示；14—用户界面状态指示；15—主显示区域；

16—参数设置；17—参数设置触摸键；18—屏幕显示触摸键。

3.设备背面

纽邦 E360 型呼吸机主机背面如图 3-51 所示。

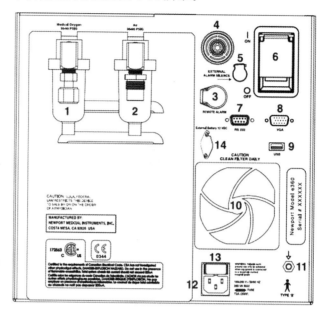

图 3-51　纽邦 E360 型呼吸机主机背面

1—氧气接口；2—空气接口；3—远程报警接口；4—报警喇叭；5—外部警报静音；

6—电源开关；7—RS232 接口；8—VGA 接口；9—USB 接口；10—散热风扇；

11—等电势接口；12—交流电接口；13—保险丝舱；14—外部电池接口。

(二)气路系统原理

E360 气路系统结构如图 3-52 所示,粗箭头就是气体的流向。其中,虚线的下半部分是吸气系统,上半部分是呼气系统。主气路系统由吸气系统、呼气系统和安全系统 3 大部分组成,组成气路的主要部件由伺服阀 2 个、呼出阀 1 个、压力调节阀 4 个、三向电磁阀 4 个、压力传感器 5 个和流量传感器 3 个等组成。

1.吸气系统

空/氧气通过各自的进气过滤器和积水杯,对气体中的杂质和水汽进行过滤。过滤后的气体经过压力调节阀降压到 103.35 kPa(15 PSI),由 2 个压力传感器对两路气体压力进行测量。2 个伺服阀根据系统控制信号对空/氧气流量进行控制。该伺服阀属于电-气伺服阀,原理是根据输入电流的大小来控制通过气体的流量。控制系统通过校准程序,建立一个电流大小和通过气体流量的关系表,通过查表方式能够快速地调节通过气体流量。该表和伺服阀是一一对应的,所以更换伺服阀之后,需要重新校准。经过伺服阀调节后的气体通过 TSI 流量传感器进入气体混合腔。TSI 流量传感器属于一种热线风速仪,其原理是当气体通过传感器时,使传感器中央的金属丝温度降低,增加了其阻抗,传感器需要增加电流来保持金属线的温度,所增加的电流量和通过的气体流量成比例关系。每个

TSI 传感器在出厂前都进行了校准。气体在气体混合腔中进行混合,然后输出到送气模块。送气模块中具有吸气安全阀,氧电池安装在送气模块上,直接测量进入患者管道的气体的氧浓度。吸气管道压力是由连接在送气模块的三向电磁阀和压力传感器进行测量的,最后混合气体输入患者肺内,以上就是整个吸气系统。

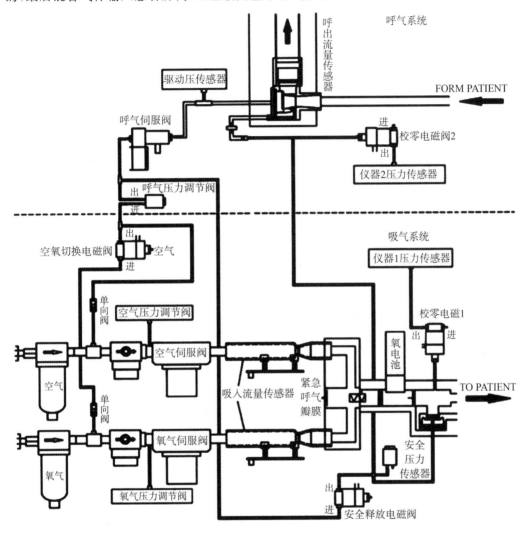

图 3-52　纽邦 E360 气路系统结构

2.呼气系统

呼气系统测量由患者呼出气体的容量、流量和压力。呼出阀为主动呼出阀,阀的开合以及 PEEP 的控制由呼气伺服阀文氏管射流组件进行控制。该组件的原理为工作流体经喷嘴形成高速射流,高速射流卷带被引射流体并在混合室进行动量交换,流体经过扩压室将动能转变成压力能。空/氧气进入气体减压阀前就由一个小管道连接到空/氧切换三向电磁阀,然后通过呼出压力调节阀,送到呼出伺服阀,作为文氏管组件的工作流体。文氏管组件的引射气流是由消声器提供的,该消声器还可以迅速地释放呼出阀的压力。文氏管组件产生的高速流体输出到呼出阀后面正中的端口,从而驱动呼出阀的开合和控制呼气管道的 PEEP 压力。呼出阀的驱动气体由一个压力传感器进行测量。呼出流量是由外置 TSI 流量传感器进行测量,呼气气道压力由过滤管道、三向电磁阀和压力传感器进行测量。

3.安全系统

由安全三向电磁阀和安全压力调节阀组成,呼出伺服阀的工作流体通过安全三向电磁阀和安全压力调节阀连接,为送气模块中的吸气安全阀提供驱动压力,而且通过气阻原件为呼气气道压力测量模块提供反向小气流,防止患者吸入呼出气体的水汽和杂质。吸气气道压力由三向电磁阀和压力传感器进行测量。正常的情况下,安全三向电磁阀处于关闭状态,当系统发生故障时,安全三向电磁阀开启,把呼出伺服阀的驱动气路和外界接通,切断吸气安全阀的驱动压力,这样就能把吸气管路和呼气管路与外界接通,保证患者的呼吸。同时该路气体还作用于呼气压力测量模块,为其提供反向小气流,阻止气体中的杂质和水汽对传感器造成损坏。

(三)电路系统

E360 型呼吸机的电路部分主要由电源、主板、模拟板、电脑板和显示板构成,主板上 2 个 16 位微处理器分别用于控制和检测,控制 3 个伺服阀,4 个三向电磁阀、断电报警等,提供与模拟板、显示板、电脑板的通信接口,呼吸机所有校准参数、软件版本均存储在主板上。

1.电源部分

电源板的输入交流电压为 90～264 V,输出为 2 路 5 V 电源和 1 路 14 V 电源。一路 5 V 电源提供给主板,另一路 5 V 电源提供给电脑板和呼出流量监测板,14 V 电源同时提供给主板、电脑板、风扇和加热器。电源板提供内置电池充电电路,支持交流电/内置电池/外置电池的自动切换,具有断电延时功能。

2.主板部分

主板上有 2 个 16 位 Motorola 微处理器分别用作控制和检测,控制 3 个伺服阀、4 个三向电磁阀、断电声音报警器、远程报警、远程消音和 RS232 接口。提供与模拟板、显示板、电脑板和呼出流量监测板的接口。呼吸机的所有校正参数,软件版本和工作小时均储存在主板上。主板还测量内置/外置电池电压、氧浓度、加热器电流、风扇和所有电压状态。比较特别的是,该呼吸机的 LCD 背光亮度调节电路是在主板上,而不是在显示板上。

3.模拟部分

模拟板的主要功能是 5 个压力传感器的测量和校正。2 个 TSI 流量传感器由主板直接经过模拟板进行控制;流量传感器的测量值经过模拟板除噪声处理后传送到主板进行模数转换;温度传感器的测量值直接经过模拟板传送到主板进行模数转换;氧浓度传感器的测量值由模拟板进行放大处理后传送到主板进行模数转换。

4.数字控制部分

采用 300 MHz 的微处理器,功能与个人计算机的主板相似。采用 DOS 操作系统平台,必须和主板建立通信才能够工作。该板上存储呼吸机工作小时和软件版本的备份,并且和触摸屏控制板、声卡进行通信。

5.显示部分

显示板上有一个 8 位的 Philips 微处理器负责所有控制,此处理器独立于主板工作,但是需要与主板上负责检测的 CPU 进行通信。控制光电旋钮、按键和面板按钮及所有面板上的 LED 和 7 段数码管。需要注意的是,控制面板上的所有设定的改变均先发给主板处理,然后再由主板返回的数值进行修改显示。用于 LCD 背光灯电源电压的转换和交流电存在的指示灯由电源板通过主板直接提供。

6.呼出流量检测部分

呼出流量的测量和数模转换均在呼出流量传感器检测板完成,呼出流量传感器的校零值存储在该板上,主板仅仅提供控制信号和接收数据。

7.其他电路结构

触摸屏控制板负责检测触摸位置然后送给主板,电源由电脑板提供。声卡接收由电脑板提供的音频信号,然后控制负责系统主要报警声音的 2 个扬声器。LCD 显示器的背光由显示板提供,但亮度是由电脑板通过主板调节的。图像则由电脑板提供,与外接显示器同为同一个显示芯片控制,只是输出电路不同。

(四)性能参数

1.主要技术参数

纽邦 E360 主要技术参数如表 3-9 所示。

表 3-9　纽邦 E360 主要技术参数

通气模式	VTPC & VTPS、A/C、MV、SIMV、SPONT、BIPAP 等
通气频率	1~150 bpm
吸气时间	0.1~5 s
潮气量	0.005~3.0 L
吸气压力	0~80 mbar
吸入氧浓度	21%~100%
呼气末正压	0~45 mbar

2.性能特点

纽邦 E360 呼吸机在临床上适用于婴幼儿、儿童和成人。具有容量控制、压力控制、压力/容量双控制(VTPC&VTPS)、A/C 辅助(A/CMV)、同步间歇指令(SIMV)、自主呼吸(SPONT)、BIPAP 双相正压通气等通气模式。VTPC & VTPS 压力/容量双控制通气模式,与 Drager4 的自动流量相似的模式。功能是根据设置的潮气量和当时的肺顺应性自动调节吸气流量。增加人-机协调性,降低人-机对抗时气压伤的危险,从而增加通气的有效性。Bi-PAP双相气道正压通气模式,属于自主呼吸支持模式。近年的临床应用表明,纽邦E360呼吸机采用伺服阀和电磁阀进行气路控制,为患者提供了非常舒适的通气方式,而且能够方便地使用在无创和有创通气模式下。

第四节　哈美顿系列呼吸机

哈美顿医疗(Hamilton Medical)公司是瑞士的一家家族企业。自1983年起,瑞士哈美顿医疗公司一直致力于智能通气解决方案的开发,为危重病人提供更好的治疗,同时减轻治疗人员的负担。如今,瑞士哈美顿医疗公司已成为重症监护通气解决方案的制造商,为各种病人群体、应用和环境提供解决方案。

一、Hamilton-C1

Hamilton-C1的设计紧凑有力,小巧的机身可以适用于几乎各种环境,它涵盖了有创通气、适应性支持通气(ASV)及无创通气(NIV)。对于无创通气而言,应用创新Intelli-Trig智能触发技术,Hamilton-C1呼吸机能自动响应不断变化的漏气量,同步调整灵敏度阈值来满足病人呼吸的需求。ASV应用肺保护通气策略,大大降低AutoPEEP并发症及导致的容积伤和气压伤,还能防止窒息、呼吸急促、过度死腔通气和过大过深呼吸。

(一)外观和结构

1.整体结构

Hamilton-C1呼吸机及附件如图3-53所示。

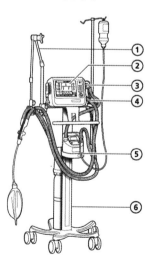

图3-53　Hamilton-C1呼吸机及附件

1—吊臂;2—显示屏和控制装置;3—呼吸管路接口;4—呼吸管路;5—湿化器;6—台车。

2.前面板

Hamilton-C1 呼吸机前视图如图 3-54 所示。

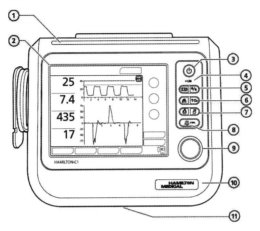

图 3-54　Hamilton-C1 呼吸机前视图

1—报警指示灯;2—触摸屏;3—电源/待机键;4—电池充电指示器;5—日/夜按键;屏幕锁定/解除锁定键;

6—手动呼吸/吸气屏气键,富氧键;7—打印屏幕,雾化器开/关键;8—报警静音键;

9—按压式旋钮;10—前盖和电池;11—呼气阀泄放孔。

3.后视图

Hamilton-C1 呼吸机后视图如图 3-55 所示。

4.右侧视图

右侧面主要是呼吸管路连接部分,如图 3-56 所示。

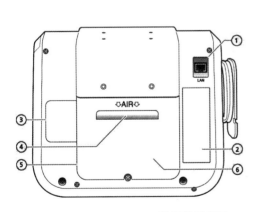

图 3-55　Hamilton-C1 呼吸机后视图

1—以太网接头;2—包含设备特定信息的标签;

3—氧电池;4—空气进气口和灰尘过滤器;

5—后盖;6—HEPA 过滤器。

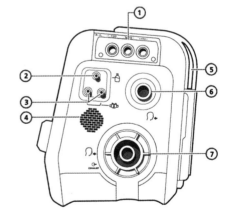

图 3-56　Hamilton-C1 呼吸机右侧视图

1—通信主板;2—气动雾化器输出接头;

3—流量传感器端口;4—扬声器;5—冷却空气通风口;

6—至病人端口;7—自病人端口,使用呼气阀盖和膜。

5.左侧视图

左侧主要是气体连接部分,如图 3-57 所示。

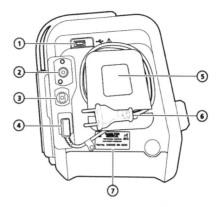

图 3-57　Hamilton-C1 呼吸机左侧视图

1—USB 接头；2—高压氧 DISS 或 NIST 进气口接头；3—低压氧接头；4—交流电源插座；

5—冷却空气进气口和灰尘过滤器；6—交流电源线及固定夹；7—序列号标签。

6.主屏幕

正常通气过程中,从屏幕直接访问所有模式窗口、控制窗口、报警窗口和监测窗口。图 3-58 展示了默认屏幕。

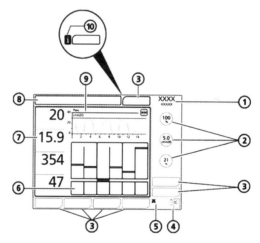

图 3-58　Hamilton-C1 呼吸机主屏幕

1—激活模式和病人组；2—主要控制参数；3—窗口按钮；4—输入电源；5—报警静音指示器和倒计时器；

6—图形显示；7—主要监测参数；8—信息栏；9—压力/时间波形；10—报警指示灯。

(二)气路结构

1.气源和输送

Hamilton-C1 呼吸机使用室内空气和低/高压氧(见图 3-59);氧气必须使用医用氧气。空气通过新鲜气体入口进入并通过涡轮与氧气压缩在一起,氧气则通过高压或低压进气口进入。

在呼吸机内,气体进入 Hamilton-C1 呼吸机的气动系统。如果供应高压氧,则呼吸机通过混合阀使气体达到用户设定的浓度。如果供应低压氧,则输送的氧浓度由氧气源的流速决定,气体通过涡轮供应给病人。微处理器控制涡轮的速度和运行的时长以符合用户设置。Hamilton-C1 呼吸机通过吸气支的呼吸管路配件向病人输送气体,配件包括以下装置的一种或几种:吸气过滤器、延长管、湿化系统、集水杯、Y 管和流量传感器。内部气动雾化器提供雾化气流。

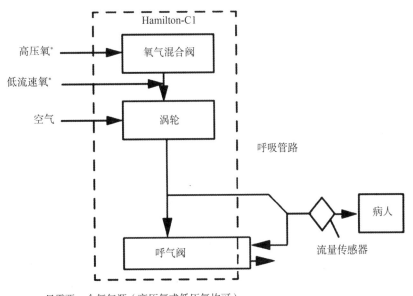

*只需要一个氧气源(高压氧或低压氧均可)

图 3-59　Hamilton-C1 呼吸机气路结构

2.流量传感器监测气体

Hamilton-C1 呼吸机使用哈美顿医疗公司的流量传感器准确地测量气体流速、容量和病人的气道压力。该近心端流量传感器让呼吸机甚至可以感知病人微弱的呼吸用力。在高灵敏度流量触发和快速响应时间之间,Hamilton-C1 呼吸机有助于最大程度地减少病人的呼吸做功。流量传感器的外壳内部有一个菱形薄膜,两端各有一个压力出口。该膜使气体通过其可变流孔双向流动。可变流孔根据流速变化改变其孔径。它随着流量的增加逐步打开,从而在可变流孔处形成压力的下降。位于呼吸机内的高精度压差传感器能够测量出压差。压差随流量的变化而变化(可在校准流量传感器期间确定二者之间的关系),因此病人的流速由压力下降确定。Hamilton-C1 呼吸机根据流速测量结果计算容量。即使存在分泌物、水汽和雾化药物,流量传感器也保持高度准确。Hamilton-C1 呼吸机不断用混合气体(冲洗流)冲刷传感管道以防止阻塞。

(三)性能参数

Hamilton-C1 呼吸机专用于向成人、儿童,视情况也可向婴儿和新生儿提供正压通气支持。主要适用于重症监护病房、中级护理病房、急诊病房、长期急性疾病医院或复苏室;并且可用于在医院内转运通气病人。

主要技术参数如表 3-10 所示。

表 3-10 Hamilton-C1 呼吸机主要技术参数

说明	技术要求
病人理想体重	3～139 kg
体重(用于新生儿病人)	0.2～30 kg
吸气压	0～60 cmH$_2$O
最大限压	60 cmH$_2$O
最大工作压力	成人/儿童:0～60 cmH$_2$O(PEEP/CPAP 与吸气压的和),通过压力限制得到保证; 新生儿:限度取决于频率,最大可达 45 cmH$_2$O(频率为 80 时)。
最大吸气流速	260 L/min(120 L/min,100％氧气)
潮气量/目标潮气量	成人/儿童:20～2 000 mL; 新生儿:2～300 mL
分钟通气量	最高 60 L/min
吸气时间(自主呼吸)	0.2～3 s
最短呼气时间	周期时间的 20％;0.2～0.8 s
自动呼气基础流速	成人/儿童:固定为 3 L/min; 新生儿:固定为 4 L/min
吸气触发的方式	流量(流量触发控制设置)
氧混合器精度	±(2.5％的体积分数＋实际读数的 2.5％)

二、Hamilton-G5 呼吸机

Hamilton-G5 呼吸机是瑞士哈美顿医疗公司模块化程度最高的高端机械呼吸机。Hamilton-G5 呼吸机的众多标准特性和可选配置能满足临床的不同需求,主要技术包括:①综合气囊压力控制器,IntelliCuff 连续监测并自动调整有囊型气管插管和气管切开插管,实时优化气囊压力;②保护性通气(P/V)工具,提供可重复的方法,根据呼吸力学评估肺复张性和测定最佳 PEEP,同时,还提供简便而可重复的方法来实施肺复张术;③支持跨肺压的测量;④配备了哈美顿医疗公司的标准化通气酷屏用户界面和独特的智能通气模式"适应性支持通气(ASV)"。

(一)外观和结构

1.整体结构

Hamilton-G5 呼吸机呼吸机整体结构如图 3-60 所示。

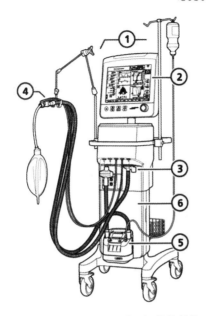

图 3-60　Hamilton-G5 呼吸机整体结构

1—吊臂和输液架;2—显示屏和控制装置;3—呼吸管路接口;4—呼吸管路;5—湿化器;6台车。

2.呼吸机监视器前视图

Hamilton-G5 呼吸机监视器前视图如图 3-61 所示。

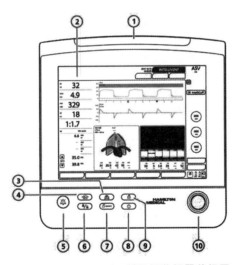

图 3-61　Hamilton-G5 呼吸机监视器前视图

1—报警灯;2—触摸显示器;3—手动呼吸键;4—富氧键;5—音频暂停键;

6—屏幕锁定/解锁;7—雾化器键;8—待机键;9—打印屏幕键;10—按压式(P&T)旋钮。

3.呼吸机机身前视图

Hamilton-G5 呼吸机机身前视图如图 3-62 所示。

4.呼吸机机身后视图

Hamilton-G5 呼吸机机身前视图如图 3-63 所示。

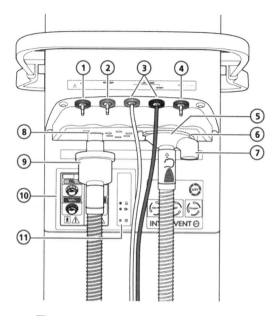

图 3-62　Hamilton-G5 呼吸机机身前视图

1—Paux 端口;2—雾化器端口;3—流量传感器连接端口;4—IntelliCuff 端口;

5—呼气阀套件;6—自病人呼气端口;7—排气口;8—至病人吸气端口;9—吸气过滤器;

10—二氧化碳/氧饱和度/Aerogen/湿化器选配模块端口;11—状态指示灯面板。

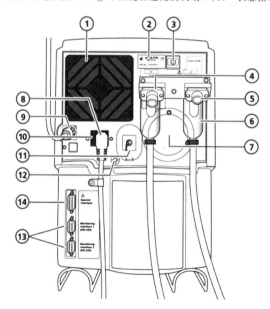

图 3-63　Hamilton-G5 呼吸机机身后视图

1—风扇过滤器;2—序列号标签;3—电源按钮;4—高压空气 DISS 或 NIST 进气口接头;

5—高压氧 DISS 或 NIST 进气口接头;6—带过滤器的高压气体集水杯;7—气瓶泄压阀排气口;8—交流电插座;

9—监视器线缆;10—保险丝盒;11—带盖的氧传感器;12—等电位导体;

13—RS-232 COM1、COM2 端口;14—专用接口。

5.呼吸机监视器后视图

Hamilton-G5 呼吸机监视器后视图如图 3-64 所示。

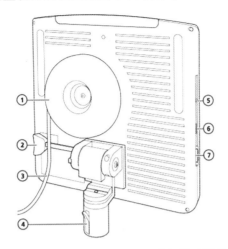

图 3-64　Hamilton-G5 呼吸机监视器后视图

1—监视器线缆存储器；2—倾斜分离杆；3—监视器线缆；4—带有旋转锁定/释放门的安装杆；

5—Compact Flash 端口；6—USB 端口；7—DVI—连接线接口。

6.主屏幕

Hamilton-G5 呼吸机主屏幕如图 3-65 所示。

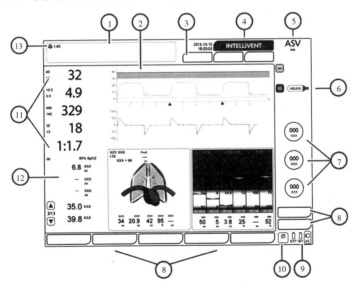

图 3-65　Hamilton-G5 呼吸机主屏幕

1—信息栏(颜色编码)；2—可配置的图表显示；3—窗口按钮:病人、附加、模式；

4—Intellivent-Asv 按钮；5—激活模式和所选的病人组；

6—IntelliCuff 快速访问图标和/或氦氧混合气图标(安装并选中时)；7—激活模式的主要控件；

8—窗口按钮:报警、控制、监测、图表、工具、事件、系统；9—电源；10—湿化器快速访问图标；

11—主要监测参数(MMP)；12—次要监测参数(SMP)；13—音频暂停指示灯和倒数计时器。

(二)气路结构

Hamilton-G5 呼吸机使用室内空气、高压氧和可选氦氧混合气。空气和氧气(非氦氧混合气)通过进气端装有高效颗粒过滤器的集水杯进入呼吸机。在呼吸机内,气体进入呼吸机的气动系统。电子混合器按照用户设置的浓度混合氧气和空气/氦氧混合气。此混合气体充满气瓶,后者压力维持在一个预定范围以内。混合气体被输送至病人后,压力降低,然后向气瓶充气,气体通过吸气阀供应给病人。微处理器控制吸气阀门打开及打开时间长短,以符合用户设置。Hamilton-G5 呼吸机气路图如图 3-66 所示。

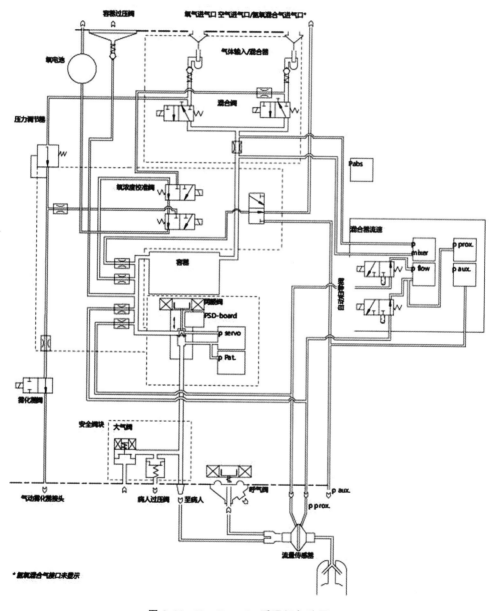

图 3-66　Hamilton-G5 呼吸机气路图

（三）性能参数

主要技术参数如表 3-11 所示。

表 3-11　Hamilton-G5 主要技术参数

说明	技术要求
病人体重	3～139 kg
吸气压	0～120 cmH_2O
最大工作压力	20 cmH_2O(PEEP/CPAP＋吸气压)
最大吸气流速	峰值流速 180 L/min,持续流速 120 L/min
潮气量/目标潮气量	成人 100～2000 mL 儿童 20～300 mL 新生儿 2～200 mL
分钟通气量	最高 60 L/min
吸气时间(自主呼吸)	0.25～3 s
氧输入流速	200～600 kPa,最大流速 120 L/min
吸呼比	1：9～4：1
氧浓度/％	21～100
PEEP/CPAP/cmH_2O	0～50

三、GALILEO 伽利略呼吸机

GALILEO 伽利略呼吸机系列有两种型号:GALILEO Gold 伽利略金型及 GALILE-O 伽利略经典型。从功能上来说,GALILEO Gold 伽利略金型呼吸机是 GALILEO 伽利略经典型呼吸机的提升。除了具备 GALILEO 伽利略经典型呼吸机的功能以外,GALI-LEO Gold 伽利略金型呼吸机还拥有插管阻力补偿(TRC)及 P/V 工具的功能。

（一）外观和结构

1.整体结构和外观

GALILEO 伽利略呼吸机及其附件如图 3-67 所示。

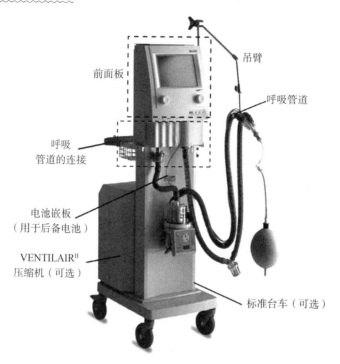

图 3-67　GALILEO 伽利略呼吸机及其附件

2.呼吸机主机

GALILEO 前面板如图 3-68 所示，GALIEO 病人呼吸管道的连接如图 3-69 所示。

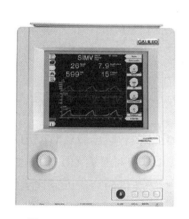

图 3-68　GALILEO 前面板

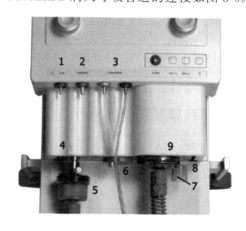

图 3-69　GALILEO 病人呼吸管道的连接

1—Paux 接口；2—雾化接口；3—近心端流速传感器连接；

4—通往病人的端口（吸气出口）；5—吸气过滤器；6—氧电池托架；

7—排气口；8—呼气阀盖和膜；9—来自病人的端口。

3.背视图（显示标准台车）

GALILEO 背视图如图 3-70 所示。

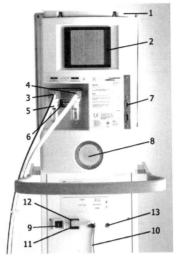

图 3-70 GALILEO 背视图

1—医用顶盘；2—风扇过滤器；3—高压空气 DISS 或 NIST 接头；4—高压氧气 DISS 或 NIST 接头；

5—配备有过滤器的高压气体积水杯；6—序列号标签；7—通信界面接口；8—贮气箱卸压阀排气口；9—电源开关；

10—电源线及固定夹；11—保险丝座；12—电源插座；13—电压均衡点(接地)导线端子。

(二)气路结构

GALILEO 气路图如图 3-71 所示。

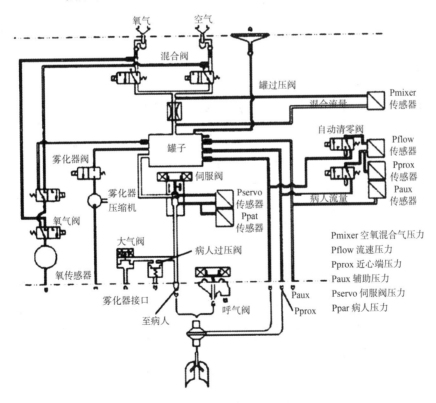

图 3-71 GALILEO 气路图

（三）性能参数

主要技术参数如表 3-12 所示。

表 3-12　GALILEO 主要技术参数

模式（成人/儿童）	(S)CMV (A/C)，P-CMV (P-A/C)，SIMV，P-SIMV，SPONT，APVcmv，APVsimv，ASV，DuoPAP，APRV，NIV
模式（新生儿）	P-CMV (P-A/C)，P-SIMV，SPONT，APVcmv，APVsimv，ASV，Duo-PAP，APRV
$I:E$（吸呼比）	1:9～4:1
Oxygen（氧浓度）	21～100％
Pcontrol（压力控制，PEEP/CPAP 之上）	5～100 cmH$_2$O
PEEP/CPAP（呼气末正压/持续气道正压）	0～50 cmH$_2$O
Rate（呼吸频率）	1～120 b/min
V_t（潮气量）	20～2 000 mL

第五节　迈瑞 SV 系列呼吸机

迈瑞医疗是我国国产医疗器械的龙头企业，迈瑞成立于 1991 年，以生命信息与支持、体外诊断以及医学影像三大业务为公司的主要发展方向。近年来，迈瑞医疗进入呼吸机行业，先后推出多款呼吸机，逐步占据高端呼吸机一席。

一、SV800/SV600

（一）外观和结构

机器由主机（包括气路、电子系统、机械结构、显示器、二氧化碳模块、呼吸力学模块、血氧模块、气囊管理模块）、涡轮模块、空气压缩机（型号 C3）、台车、支撑臂组成。

1.整体结构和前面视图

SV800 呼吸机整体结构及前视图如图 3-72 所示。

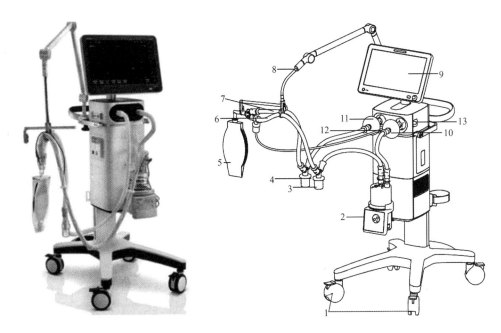

图 3-72　SV800 呼吸机整体结构及前视图

1—推车；2—加湿器；3—吸气回路集水杯；4—呼气回路集水杯；5—夹板肺；6—吸气管路；

7—呼气管路；8—支撑臂；9—显示器；10—吸气回路过滤器；

11—呼气回路过滤器；12—雾化器接口；13—漏气测试接头。

2.背面视图

SV800 呼吸机背面如图 3-73 所示。

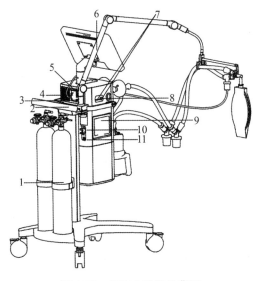

图 3-73　SV800 呼吸机背面

1—氧气瓶固定带；2—手推车后把手；3—护士呼叫接口；4—主机和显示器接口；5—RS232 接口；

6—显示器；7—辅助压力测量连接器；8—新生儿流量传感器接口；9—模块舱；10—交流电源插座；11—等电势接头

(二)电路结构

图 3-74 为迈瑞 SV 系列呼吸机电路系统图,电路系统包含 AC-DC 板、DC-AC 板、电池、电池转接板、主控核心板、监控主模块、按键控制板、传感器连接板、负压传感器板、参数模块等。

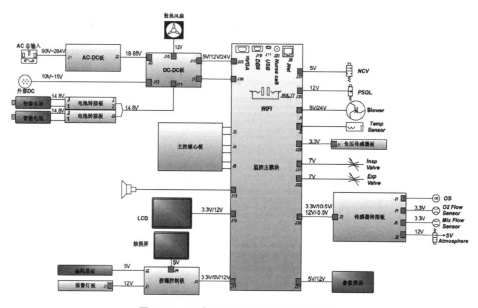

图 3-74 迈瑞 SV800 呼吸机电路系统图

(三)气路结构

1.气路系统概述

气路系统包括吸气支路、病人管路、呼气支路、备用空气气源模块四个部分,而吸气支路系统根据其功能可分解为气源供应子系统、流量控制子系统、安全阀子系统、雾化控制子系统。气路原理如图 3-75 所示。

2.吸气支路工作原理

吸气阀开启,氧气由高压或低压氧气端口提供,高压氧经 F3 过滤由 REG 调压阀调压至稳定的 200 kPa,PSOL 阀根据实际需要开启阀门输送氧气,氧气流量传感器 Q1 检测氧气流量,低压空气经过 F1、F2 过滤器将空气中的细菌和灰尘过滤后,由涡轮机(Blower)吸入的空气与氧气源提供的氧气混合后经过压缩输出到吸气支路后端。涡轮机模块包含两级腔体,空气和氧气经过第一级腔体(SD1)后被涡轮风扇吸入,之后涡轮风扇将空气和氧气混合后的气体吹入第二级腔体(SD2)。涡轮风扇电机的导热金属块将热量传导至外部,由散热风扇散热。空气、氧气的混合气体经过大通径吸气阀进入流量控制组件,该组件由流量传感器 Q2、氧气传感器 O2、吸气压力传感器 PI 组成,最终混合气体通过单向阀 CV1 被送入患者回路,完成吸气支路送气。其中吸气阀采用音圈电机作为驱动器,通过给定不同的控制电流实现对输出流量或压力的控制。流量传感器 Q2 实时检测吸气支路流量,氧气传感器 O2 进行气道内氧气浓度检测,如果支路气流或氧气流量出现异常,呼吸机立刻报警,提醒医务人员及时处理。另外,系统内设置安全阀 SV,用于确保吸气支路的压力保持在安全范围内,且当系统断电时可为患者提供自主吸气通道。

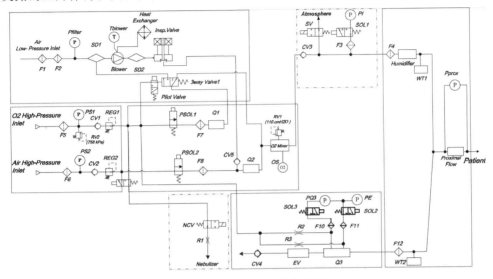

图 3-75　SV800 呼吸机气路图

Air Low-Pressure Inlet—低压空气入口;Tblower—温度传感器;O₂ High-Pressure Inlet—高压氧气入口;

SD2—降噪空氧混合腔;Air High-Pressure Inlet—高压氧气入口;Heat Exchanger—换热器;F5—氧气入口过滤;

Insp.valve—低压大直径吸气阀;F6—空气入口过滤;Pilot Valve—控制阀;PS1,PS2—压力传感器;

CV3—吸气检查阀;CV1,CV2—气体供应端检查阀;SV—安全阀;REG1,REG2—调节器;F3—细菌过滤器;

PSOL1,PSOL2—比例电磁阀;SOL1—吸气端压力校零三通阀;F7,F8—滤网;PI—吸气压力传感器;

Q1,Q2—流量传感器;F4—吸气端过滤器;O₂ Mixer—空氧混合腔;Humidifier—加湿器;OS—氧电池;

WT1 WT2—集水杯;RV1—110 cmH₂O 泄压阀;F12—呼气端过滤器;F10,F11—细菌过滤器;NCV—雾化器控制阀;

SOL2,SOL3—压力校零三通阀;R1—雾化支路电阻;PQ3—压差式传感器;Nebulizer—雾化器;PE—呼气压力阀;

3 Way Valve1—三通阀;EV—呼气阀;Proximal Flow—近端流量传感器;Q3—呼气流量传感器;F1—防尘过滤器;

CV4—检查阀;F2—HEPA 过滤器;Pprox—压差式传感器;Pfilter—真空传感器;RV2—758 kPa 泄压阀;

SD1—降噪空氧混合腔;Blower—备用鼓风机;CV5—检查阀。

3.呼气支路原理

患者完成吸气后气路转为呼气支路,呼吸机将关闭吸气支路,打开呼气支路将患者呼出的气体排出。该呼气支路包括呼气阀组件,该组件由呼气阀 EV 及呼气差压传感器 PQ3 组成。呼气差压传感器 PQ3 对气流进行监测,呼气压力传感器 PE 实时监测气道压力。R2 和 R3 为限流器件,用于将气源送的气体引入呼气阀组件,起到冲洗和防止冷凝水堵塞压力测量管路的作用。

(四)性能参数

1.主要技术参数

SV800 呼吸机主要技术参数如表 3-13 所示。

表 3-13　SV800 呼吸机主要技术参数

通气模式	V-AC、P-AC、V-SMIV、P-SMIV、CPAP、PSV、APRV、VS、AMV、CPRV、PRCV
潮气量	0～4 000 mL
呼吸频率	0～100 bpm
分钟通气量	6～180 L/min
吸入氧浓度	21%～100%
呼气末正压	0～50 cmH$_2$O
$I:E$	1:10～4:1

2.产品特色

(1)操作性能方面：

①PulmoSight™技术,利用图形技术,快速了解呼吸力学变化趋势；

②定制用户界面,让医护人员可以按照自己的使用习惯来操作机器；

③扁平化设计,摒弃了菜单式的繁琐操作,将常用的操作都展示在主界面中；

④方便的维修门设计,集中了需经常维护部位,既方便管理,又保持外观整洁。

(2)决策性能方面：

①双通道辅助压,可通过灵活的附件连接,测算跨肺压,指导临床困难病例的治疗；

②自适应通气模式 AMV™＋智能同步 Intellicycle™,通过监测病人呼吸生理变化及呼吸波形改变来自动调节呼吸机参数,实施肺保护策略,改善人机同步,加快撤机；

③急救模式 CPRV™,在心肺复苏场合,提供快速启动、精准通气及整合 CO$_2$ 监测的解决方案；

④肺保护工具包,提供 Stress Index 等监测参数和肺复张操作等工具,减少病人肺损伤；

⑤脱机辅助工具,参照临床指南的规范化 SBT 流程,并结合脱机相关参数进行监测及干预,保护病人安全,减轻医护人员工作负担。

(3)连接性能方面：

①备用空气气源,在中央气源无法工作时可无缝切换,比传统空压机性价比更高,噪声更低；

②兼容式模块(血氧和二氧化碳),即插即用,可在迈瑞监护仪和 SV800/SV600 呼吸机之间自由切换；

③院内联网,可通过迈瑞设备互联模块或标准医疗信息交换协议连接院内网络物联网,通过 4G 通信模块进行远程设备预防维护,使医工人员化被动为主动。

二、SV300

SV300 是中国款电动涡轮呼吸机,通过一系列技术方案,突破核心技术,实现流速的控制和稳定,解决了噪声与散热的问题,具备超过世界电动涡轮呼吸机的恒流 VCV,低噪声,达到世界先进水平,并拥有一系列全球的国际专利。

(一)外观和结构

SV300 为电动电控呼吸机,呼吸机由主机(包括气路、电子系统、机械结构、显示器、二氧化碳模块)、台车、支撑臂组成,通过呼吸管路将病人连接至呼吸机。

1.整体结构和前面视图

SV300 呼吸机整体结构和前面视图如图 3-76 所示。

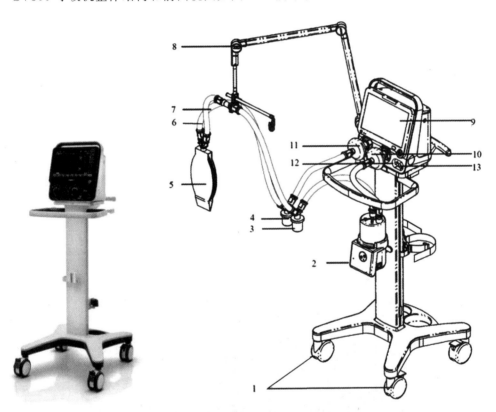

图 3-76　SV300 呼吸机整体结构和前视图

1—推车;2—加湿器;3—吸气回路集水杯;4—呼气回路集水杯;5—夹板肺;6—呼气管路;

7—吸气管路;8—职称臂;9—显示器;10—吸气过滤器;11—呼气过滤器;12—雾化器接口;13—测试接口。

2.背面视图

SV300 呼吸机背面视图如图 3-77 所示。

3.主界面

SV300 呼吸机主屏幕如图 3-78 所示。

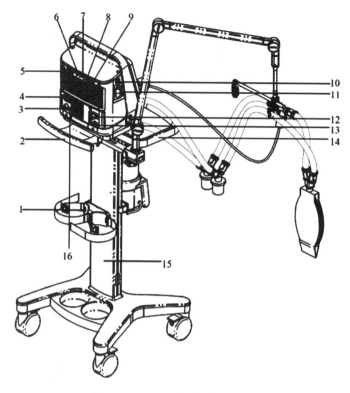

图 3-77　SV300 呼吸机背面视图

1—氧气瓶固定带；2—推车扶手；3—直流电源连接；4—交流电源连接；5—VGA 接口；6—USB 接口；

7—网络接口；8—RS-232 接口；9—护士呼叫接口；10—血氧接口；11—二氧化碳模块；

12—高压氧气入口；13—低氧氧气入口；14—推车前扶手；15—推车；16—等电势端。

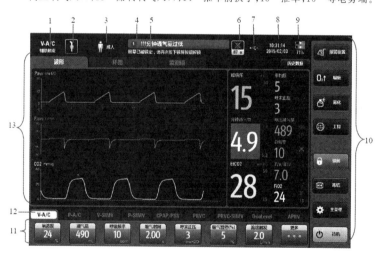

图 3-78　SV300 呼吸机主屏幕

1—通气模式区；2—通气类型提示区；3—病人类型/吸气触发提示区；4—报警信息区；5—提示信息区；

6—报警声音暂停/非激活报警提示区；7—USB 图标区；8—系统时间区；9—电源状态图标区；

10—软按键区；11—参数设置快捷按键区；12—通气模式设置区。

（二）电路结构

SV300 呼吸机的电路部分包括五个模块：电源模块、主控模块、显示模块、参数模块、监控模块。涡轮风机、吸气阀、呼出阀等由监控模块控制。电源模块是由 AC-DC 板将外部的 AC 电源转换为较高的 DC 电源，供 DC-DC 板使用。主控板包含主控核心板和外围接口电路（在监控主板上），它是呼吸机控制核心，主要实现人机接口（显示界面、外部按键输入）、控制命令下达报警、VPM、CO 参数模块及外围接口电路等。

（三）气路结构

SV300 呼吸机中，氧气可由高压或低压氧气端口提供，空气由涡轮电机驱动产生负压从周围大气中吸入。吸气阶段吸气阀开启，在吸气阀上游经过空氧混合形成特定氧浓度的气体经过吸气阀后形成特定流速或压力的气体，经过管路输送到病人肺内。呼气阶段吸气阀关闭，呼气阀打开，气体从肺部经由呼气管路到达呼气阀并最终排出体外。

1. 气路连接框图

SV300 呼吸机气路图如图 3-79 所示。

SV300 呼吸机可将气路部分分为气源供应、涡轮风扇、流量控制、安全阀、呼气组件、雾化控制六个模块。

（1）第一部分的气源供应部分包括高压氧、低压氧和低压空气。流量传感器 Q1 在低压氧和高压氧的共同出口处监测氧气的流量，当涡轮工作从周围大气中吸入空气时，过滤器 F1 过滤空气中的灰尘，过滤器 F2 过滤细菌，负压传感器实时监测空气入口的负压，过滤器 F3 过滤高压氧气气源中的杂质，调压阀 REG 调低并保持稳定高压氧气气源的压力，以保证后端的电磁比例阀输出流量的稳定性及重复性，装在流量传感器之前的滤网 F4 来稳定气流。

（2）第二部分的涡轮风扇将室内的空气和外部接入的氧气吸入，并经过压缩后输出到吸气支路后端。

（3）第三部分的流量控制主要部件是大通径吸气阀，控制吸气压力或流量。通过大通径吸气阀出口的接流量传感器 Q2，监测吸气支路的流量，并通过氧传感器 OS 监测吸气支路的氧气体积百分比浓度。

（4）第四部分主要包括单向阀 CV2 和安全阀 SV，CV2 防止在呼气支路被堵的单一故障模式下，病人呼出气体污染其上游器件。安全阀 SV 确保吸气支路的压力保持在安全范围内，且当系统断电时可提供病人自主吸气通道。

（5）第五部分呼气组件主要包括集成呼气阀 EV 及流量传感器 Q3，通过差压传感器 PO3 监测膜片前后端压力及流量定标过程进行标定。

（6）第六部分为气动雾化器，通过机器前面板的雾化接口将驱动气体引入雾化器内使液体药物成为雾状进入吸气管路，到达病人肺部，只有机器外接高压氧气时才能够外接气动雾化器实现雾化功能。

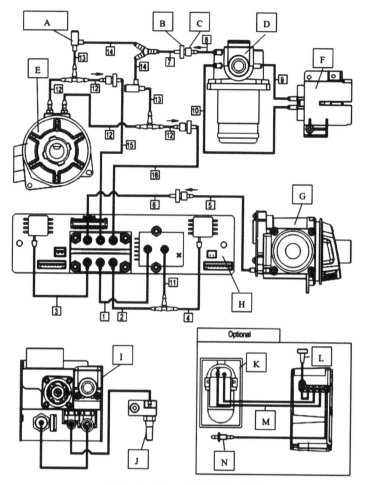

图 3-79 SV300 呼吸机气路图

A—针状阀；B—过滤器；C—胶头；D—吸气阀；E—呼气阀；F—氧电池；G—安全阀；

H—传感器面板；I—氧气入口；J—雾化喷头；K—插座；L—空气过滤器；M—水分交换器；N—气体出口。

2.氧气模块示意图

SV300 氧气模块示意图如图 3-80 所示。

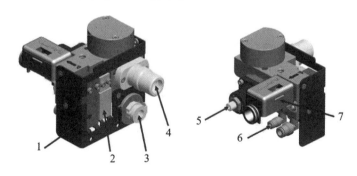

图 3-80 SV300 氧气模块示意图

1—氧气比例阀；2—雾化选择阀；3—低压氧气接口；4—高压氧气接口；5—调节器；6—雾化出口；7—氧气流量传感器。

(四)性能参数

1. 主要技术参数

SV300 呼吸机主要技术参数如表 3-14 所示。

表 3-14　SV300 呼吸机主要技术参数

通气模式	V-AC、P-AC、V-SMIV、P-SMIV、CPAP、PSV、APRV、VS、AMV、CPRV、PRCV
潮气量	0～4 000 mL
呼吸频率	0～200 bpm
分钟通气量	0～100 L/min
吸入氧浓度	15%～100%
呼气末正压	0～80 cm/H_2O
$I:E$	100:1～1:150

2. 性能特点

(1)吸气保持功能。可以在吸气相按下"吸气保持"并保持一段时间(最长为 30 s)。吸气保持期间,大通径吸气阀被关闭,吸气流速变为零,气道阻力自动消失,此时压力平台的形成源自肺容量和肺顺应性。该功能可以自动测量计算(cstat and pplat)。吸气保持功能可以优化呼吸机参数设置,提高呼吸通气疗效,保障患者安全。

(2)呼气保持功能。在呼气保持期间,呼气阀关闭,呼气流速为零,呼吸管路的压力逐渐与病人肺内压力达到平衡,此时的静态气道压力为总 PEEP(设定的呼末正压＋PEEPi),该功能可以自动计算 PEEPi。内源性 PEEP 能反映阻塞性肺部疾病(哮喘、COPD)的病情变化和疗效状况,对临床诊断、治疗有较大意义。

(3)吸痰功能。进入吸痰功能,可以辅助用户完成吸痰流程,分三个阶段:①前增氧阶段(最长为 120 s),断开管路后自动进入下一阶段;②吸痰阶段(最长为 120 s),自动关闭吸气阀、自动关闭报警,接回管路后进入下一阶段;③吸痰后增氧(最长为 120 s),同时呼吸机自动恢复通气和恢复报警。

吸痰前后自动启动增氧,可预防和治疗因吸痰操作导致的患者短暂缺氧,保障患者安全。吸痰时自动关闭吸气阀,可阻止螺纹管内的分泌物喷出,防止气道分泌物、细菌、病毒污染空气和周围环境,保护医护人员安全;同时防止吸气阀空转,消除吸气阀噪声,保持环境安静。吸痰时自动关闭报警,可消除因脱管导致的报警音,减轻患者紧张情绪,吸痰后不必手动消除栓锁报警,简化操作,减轻工作量。

(4)氧疗功能。呼吸机上可以提供氧疗功能,并具有持续增氧(氧疗)过程中流速和氧浓度的控制和监测功能,提供更加易用的持续增氧控制方式,并提供持续增氧控制趋势和持续增氧时长显示。

第六节　其他常见有创呼吸机

一、VELA

VELA 呼吸机是美国康尔福盛（CareFusion）/伟亚安医疗（Vyaire Medical）公司生产的电动电控涡轮式呼吸机,用以辅助或控制患者的自主呼吸运动,以达到肺内气体交换的功能,降低人体的消耗。2015 年医疗巨头 BD 公司完成了对康尔福盛公司的并购。VELA 呼吸机是一种全功能有创和无创呼吸机,可提供高性能工具来支持患者的整个护理过程。VELA 呼吸机具有三种型号,提供多种功能。VELA 呼吸机配备压差式流量传感器,其主机由涡轮、显示模块、电源模块、电池组、微控模块及传感器组成。

(一)外观和结构

VELA 呼吸机外观如图 3-81 所示。

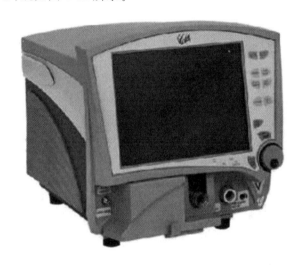

图 3-81　VELA 呼吸机

(二)电路结构

VELA 呼吸机主要由主板、电源模块、电池组、人机交互组件、内置涡轮泵等组成,结构紧凑、安装方便,内置涡轮泵无须外部压缩空气,增加了临床使用的灵活性,既可使用高压氧气作为氧气供气源,也可在没有高压氧气的情况下使用低压氧气为患者供氧,同时内置电池为 48 V、4 000 mA·h 大容量镍氢电池组,可在无外部电源的情况下稳定工作 8 h。

(三)气路结构

图 3-82 显示了呼吸机的气流传输系统。

(四)性能参数

主要技术参数如表 3-15 所示。

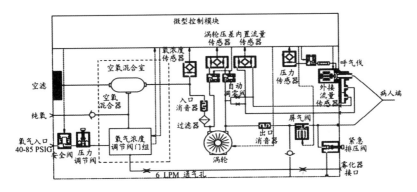

图 3-82 VELA 呼吸机气路图

表 3-15 VELA 呼吸机主要技术参数

潮气量	50～2 000 mL
呼吸频率	2～80 bpm
分钟通气量	10～140 L/min
呼气末正压	0～30 cm/H_2O

二、AVEA

AVEA 也是美国康尔福盛（CareFusion）/伟亚安医疗（Vyaire Medical）公司的产品。

(一)外观和结构

1.整体外观

VELA 呼吸机整体外观如 3-83 所示。

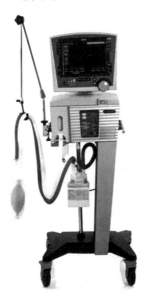

图 3-83 AVEA 呼吸机

2.控制面板介绍

VELA 呼吸机控制面板如 3-84 所示。

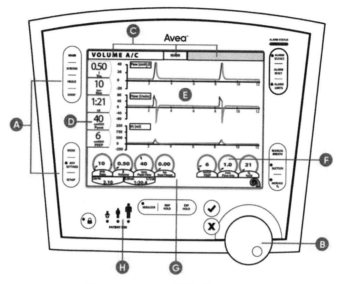

图 3-84　AVEA 呼吸机控制面板

I—薄膜键盘;J—旋钮;K—屏幕指示;L—监控参数;M—波形显示;N—参数调整;O—信息栏。

3.背面

VELA 呼吸机背面如 3-85 所示。

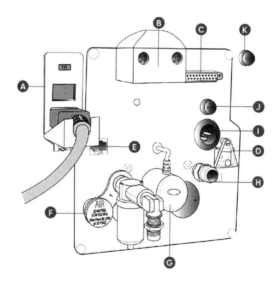

图 3-85　AVEA 呼吸机背面

A—交流电源模块;B—UIM 连接装置;C—模拟信号接口;D—电源开关键;E—护士呼叫接口;F—空气接口;

G—氧传感器;H—氧气接口;I—外部电池接口;J—外部电池保险丝;K—内部电池保险丝。

(二)气路结构

"气体传输引擎"接收外置及/或内置(压缩机)气源提供的氧气和空气。然后按要求浓度将气体混合,再向患者输送所要求的流量或压力。如图 3-86 所示。

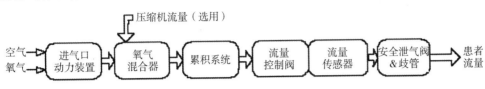

图 3-86　AVEA 呼吸机"气体传输引擎"

"气体传输引擎"从"进气口动力装置"开始。"进气口动力装置"接收干净的氧气或空气,并对空气和氧气气体进行过滤和调节,然后将其输送到"氧气混合器"。"氧气混合器"按要求浓度混合气体,然后将其输送到"流量控制阀"。"流量控制阀"控制输送给患者的气体流量速率。在"氧气混合器"和"流量控制阀"间安装有"累积器系统"以提供峰流量容量。"流量传感器"提供实际吸气流量方面的信息,以供闭合环伺服控制用。然后通过"安全/泄气阀"和"出气歧管"向患者输送气体。

(三)性能参数

1. 主要技术优势

(1)Bicore 跨肺压力监测模块。AVEA 精确测量肺部力学指标:通过呼气末正的跨肺压力是保持肺泡在呼气相开放的压力,通过观察跨肺压的变化,可以更好地评估人机同步性和内源性 PEEP 的情况,使机械通气治疗更安全,更舒适。气管隆嵴压的监测也使监测更精确,使评估病情和制定治疗方案更加准确,获取更精确的呼吸力学指标。通过测定跨肺压得到的呼吸功,还可以评估力学的负担,更好地指导临床。

(2)强大的通气功能。AVEA 智能闭环通气:AVEA 整合了目前最新最稳定的智能通气,通过双重控制(dual-control)通气和专利的呼吸内闭环通气模式 Machine Volume 的功能设计,保证了患者呼吸过程无阻抗,最大程度上避免了人机对抗,实现了有创-无创一体化设计,无缝序贯治疗。

(3)强大的监测功能。AVEA 容量保证通气(VG):在压力模式或 TCPL 中,通过调节压力保证有效潮气量的输送,通过设定压力限制气道压力,实现最佳送气的同时保证送气的安全。

AVEA 病人监测系统:AVEA 能提供超过 60 个监测参数,实时描记 9 种呼吸波形,6 种呼吸环,每个呼吸环都可以存储、对比,加上 24 h 动态趋势、事件标记功能等能让医护人员在繁忙的工作中仍然掌握治疗中的各项操作。

(4)更多通气补偿功能。AVEA 具有气管导管补偿、管道泄漏补偿、湿化器补偿、管路顺应性补偿、海拔高度补偿、BTPS 补偿。

(5)AVEAPflex 肺复张/肺保护通气工具。通过极低的流量静态 PV 曲线,真正体现肺容积随肺内压变化的过程,更准确反映肺容积增加的潜能。同时描记上下拐点,预测肺开放和闭合的压力,指导呼吸参数设置。

三、GE Carescape R860

Carescape R860 是 GE 医疗无锡产高端呼吸机产品,可以应用于多种科室,支持新生儿、儿童和成人全年龄段病患的机械通气。超大触控屏,中文交互界面和灵活的安装方式提升了临床人机交互的体验感。产品设计上采用环保理念,支持高温高压消毒重复使用的热丝式流量传感器,采用顺磁氧浓度监测技术,节约科室维护成本。

(一)外观和结构

1.整体结构和前面视图

R860 呼吸机整体结构和前面视图如图 3-87 所示。

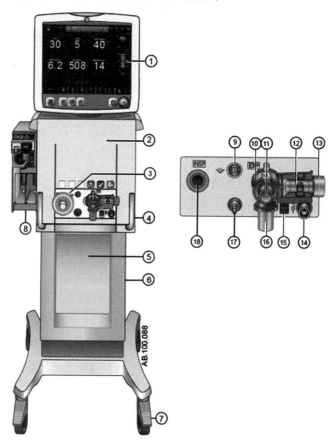

图 3-87　R860 呼吸机整体结构和前面视图

1—显示屏;2—机械通气装置;3—吸气安全阀;4—通气装置锁;5—推车;6—燕尾形轨道;

7—万向轮;8—模块舱;9—雾化器接口;10—呼气阀外壳;11—呼气阀接口;12—呼气端流量传感器;

13—气体出口;14—自检接口;15—呼气阀外壳锁;16—集水杯;17—辅助压力接口;18—吸气端接口。

2.设备后面观

R860 呼吸机后视图如图 3-88 所示。

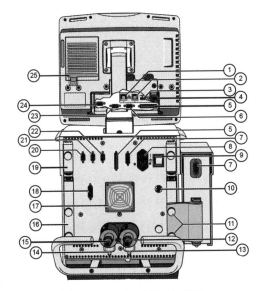

图 3-88　R860 呼吸机后视图

1—以太网接口；2—以太网接口；3—USB 接口；4—USB 接口；5—显示屏接口；6—VGA；7—模块舱接口；

8—主电源接口和保险丝舱；9—电源开关；10—等电位螺柱；11—模块舱支架螺栓；12—氧气接口；

13—高压氧气过滤装置；14—高压空气过滤装置；15—空气接口；16—预留通道；17—机械通气装置风扇滤网；

18—护士呼叫接口；19—支撑架；20—新生儿流量传感器接口；21—接口（暂不支持）；22—呼气阀加热接口；

23—RS232 接口；24—RS232 接口；25—显示屏风扇滤网。

(二)技术优势

R860 呼吸工作站配备了能量代谢监测和功能残气量测定技术。床旁能量代谢监测采用间接测热法监测患者每日能量消耗，为重症患者营养评估提供临床辅助决策支持。床旁测定功能残气量（FRC）并观察其变化，可以判断肺部病变，测定不同呼气末正压（PEEP）水平时相应的功能残气量（FRC），协助临床医生个体化地评估患者肺的可复张性和肺复张效果。

R860 呼吸机在疫情救治中具有较好的效果，在对患者进行无创通气后，呼吸窘迫和/或低氧血症仍无法缓解的危重情况下，R860 可为医生提供精准的残气量和能量代谢数据，直观评估肺部的可复张性以及肺复张效果，保证临床决策的准确。定制化的潮气量输送、根据间接测热法的营养评估，更可有效避免呼吸机和病患个体差异造成的肺损伤。

第七节　转运呼吸机典型结构

国家食品药品监督管理局 2007 年 1 月 31 日发布了 YY 0600.3－2007《医用呼吸机基本安全和主要性能 专用要求第 3 部分：急救和转运用呼吸设备》，已于 2008 年 2 月 1 日正式实施；该标准修改采用国际标准 ISO 10651－3，标志着我国关于急救和转用呼吸机的行业要求已同国际接轨,使得该类产品的基本应用性和安全性得到保障。

一、转运呼吸机结构特点

(一)急救和转运呼吸机使用环境

与医院病房使用的治疗呼吸机相比,急救呼吸机可能应用的环境要恶劣得多,不能固定在一个有着空调、安静和洁净的病房内使用。它所应用的环境可能是在奔驰的急救车上,万米高空中飞行的飞机上,也可能是嘈杂的矿难现场,它所面临的应用环境非常恶劣,所以急救呼吸机适用的运行环境应更宽泛,要求其在更恶劣的情况下也能正常工作,使用环境温度范围较大;抗击电源的波动范围较大,交流电压、交流电频率、直流电压等允许的波动范围也更大。而一般的治疗呼吸机的运行环境就是采用通用标准 GB 9706.1-2007 中医用电气设备运行最基本的环境要求,二者区别如表3-16 所示。

表 3-16　转运呼吸机运行环境要求

	GB 9706.1-2007 运行环境要求	YY 0600.3-2007 运行环境要求
温度范围	+10～+40 ℃	−18～+50 ℃
相对湿度	30%～75%	30%～75%
大气压范围	700～1 060 hPa	700～1 100 hPa
电源波动范围	电源:±10% 频率:±1 Hz	交流电压:额定值的−25%～+15% 直流电压:额定值的−15%～+25% 交流频率:额定值的−5%～+5%

急救呼吸机在使用中通常会安装到急救车、飞机,担架上,用于野外、矿山、急救车及直升机上的救援,很多情况下是以动态的形式在进行工作,而且还有可能在运输过程中出现坠落、碰撞等多种意外情况。出现意外情况时,不允许中断对患者的辅助呼吸,实际情况中也不可能有备用机进行更换,必须保证急救呼吸机在以上所述情况下都能够正常使用。因此标准对急救呼吸机的结构强度提出"具有良好的抗跌抗振能力"的更高要求,具体措施上就是规定急救呼吸机必须进行"振动""宽频带随机振动""碰撞"和"自由落体"四项测试,必须符合 GB/T 2423.10-1995、IEC68-2-36、GB/T 2423.6-1995 及 GB/T 2423.8-1995 的试验要求,通过这四项测试来验证急救呼吸机能否在实际应用中满足运动中正常工作及坠落、碰撞时不出现损坏的要求。此外,急救和转运呼吸机应具有 IPX4 级的防溅水能力,防止在使用中因异常的气候等原因造成设备浸水导致不能正常工作。

除了环境要求、机械强度、防浸液等章节提出的高要求外,其他章节的一些条款要求也体现出对于急救呼吸机的特殊要求,如标准的注解中提到:报警的性能应该适合预期的使用场合,比如在救护车上、在医院的科室之间、在直升机上等,其实也要求急救呼吸机的报警类型、噪声水平等要适应其所声明的应用环境。

(二)典型结构特点

转运呼吸机:体积小,小巧,便携,主机一体化,有多块电池。目前主流的电动电控(涡轮机)已经替代早期的气动电控。

转运呼吸机配置要求:

(1)主机系统;

(2)中心供氧快速接口;

(3)可充电电池1块,电池充满电可连续工作≥4 h;

(4)可重复使用的病人管路(2套);

(5)成人通气面罩(1只);

(6)一次性无创通气面罩(1套);

(7)12 V车载直流和220 V交流电源各一个(共2个);

(8)4 L氧气瓶1个;

(9)专用高流量减压阀2只;

(10)专用转运平台(多种安装方式,方便转运);

(11)外保护包;

(12)配置一套成人管路和一套无创面罩;

(13)配置转运悬挂支架。

(三)一般技术参数

通用技术参数要求一般如下:

(1)可靠性高,抗跌落,防磕碰,防水等级为IPX4,最好有高标准认证书;

(2)全中文操作菜单;

(3)呼吸机重量≤5 kg;

(4)通气模式,无创通气,有创通气—CPAP,PSV,PCV,IPPV,S-IPPV,SIMV/SIMV+PSV,PRVC/PRVC+PSV,窒息后备通气;

(5)实时监测参数:氧浓度,潮气量,分钟通气量,通气频率,自主呼吸频率,峰压,平台压,平均压,漏气量等;

(6)报警功能,气道压力过高/过低、分钟通气量过高/过低、高频通气、窒息、电量不足、漏气、气源压力过高/过低、设备及组件故障等;

(7)紧急通气模式,已预设成人、儿童、幼儿通气参数,一键快速切换;

(8)具有NIV漏气补偿和可调流量的吸氧功能;

(9)潮气量为50~2 000 mL;

(10)$I:E$ 为1:4~4:1;

(11)呼吸频率0~60次/min;

(12)内置式PEEP,范围为0~30 mbar可调;

（13）可同屏显示流量、气道压力等波形；

（14）吸气和呼气触发灵敏度均可多级可调；

（15）氧浓度实时监测无耗材；

（16）可通过手动和自动两种方式设置报警限值；

（17）≥5 英寸 TFT 彩色液晶显示，并可切换白天或夜晚显示模式；

（18）电源，可充电锂电池，也可接入交流电或车载直流电；

（19）具有 USB 升级维护接口；

（20）呼吸机主体模块已集成中心供氧快速接口。

二、转运呼吸机常见机型

（一）Hamilton-C2 呼吸机

Hamilton-C2 呼吸机是一种电子控制的气动通气系统，有内置一体的空气压缩系统。它由交流或直流电源供电并有备用电池，以在断电或电源不稳定时提供保护并为院内转运提供便利。

用户可通过触摸屏、按键和按压式旋钮在 Hamilton-C2 呼吸机微处理器系统中输入信息，指示气动装置向病人输送精确控制的混合气体。Hamilton-C2 从呼吸机中的近心端流速传感器和其他传感器接收输入信息，根据此监测数据调整输送给病人的气体量。

Hamilton-C2 呼吸机的微处理器系统控制气体输送并监测病人。报警控制器会对气体输送和监测功能进行交叉检查。此交叉检查有助于防止这两个主要功能同时出现故障，并最大程度地降低可能存在的软件故障风险。

1. 外观和结构

Hamilton-C2 呼吸机及附件如图 3-89、图 3-90、图 3-91 所示。

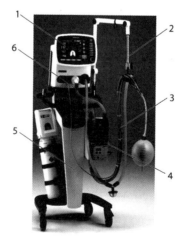

图 3-89　Hamilton-C2 呼吸机及附件

1—图形用户界面（GUI）；2—吊臂；3—呼吸管路；4—Hamilton-HC 湿化器；5—台车；6—呼吸管路接口。

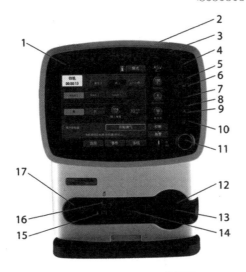

图 3-90　Hamilton-C2 前视图

1—触摸屏；2—报警指示灯；3—电池充电指示器；4—电源/待机开关；5—屏幕锁定/解除锁定键；6—O₂供应键；

7—手动呼吸/吸气屏气键；8—雾化器打开/关闭键；9—打印屏幕键；10—报警静音键；11—按压式旋转(P&T)旋钮；

12—呼气阀盖和膜；13—自病人端口；14—至病人端口；15—流量传感器接头；16—气动雾化器输出接头；17—带盖的氧电池。

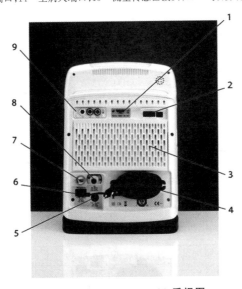

图 3-91　HAMILTON-C2 后视图

1—序列号标签；2—RS-232 接头；3—新鲜空气进气口和冷却风扇通风口；4—交流电源线及固定夹；5—直流电源接头；

6—交流电源插座；7—低流量氧接头；8—高压氧 DISS 或 NIST 进气口接头；9—选配件插孔。

2.气路结构

HAMILTON-C2 呼吸机的气动系统设计允许病人自由进行自主呼吸。呼吸机绝不会强制病人进入预设的呼吸形式，而是始终以自主呼吸为主。这是通过独立于所有触发机制的专用阀门控制系统实现的。此概念称为"双相"，因为气体可以随时在病人体内流入和流出。HAMILTON-C2 气路图如图 3-92 所示。

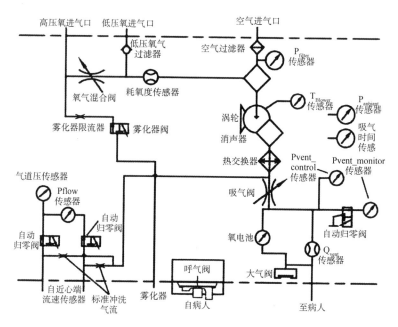

图 3-92 HAMILTON-C2 气路图

3. 技术参数(成人)

HAMILTON-C2 技术参数如表 3-17 所示。

表 3-17 HAMILTON-C2 技术参数

模式	(S)CMV+、PCV+、SIMV+、PSIMV+、自主呼吸、ASV、无创通气、NIV-ST、DuoPAP、APRV
氧浓度	21~100%
ASV 压力限值	5~60 cmH₂O
病人身高	30~250 cm(3~139 kg IBW)
控制压力(除 PEEP/CPAP 之外施加的压力)	5~60 cmH₂O
PEEP/CPAP	0~35 cmH₂O
吸气压力(除 PEEP/CPAP 之外施加的压力)	5~60 cmH₂O
压力上升时间	0 至 2000ms
支持压力(除 PEEP/CPAP 之外施加的压力)	0~60 cmH₂O
高气道压(DuoPAP)	0~60 cmH₂O
高气道压(APRV)	0~60 cmH₂O
低气道压(APRV)	0~35 cmH₂O
呼吸频率	4~80 b/min:(S)CMV+、PCV+
	5~80 b/min:PSIMV+、NIV-ST
	1~80 b/min:SIMV+、DuoPAP
吸气时间	0.1~12 s
吸呼比	1∶99~9.9∶1

(二)万曼 MEDUMAT Transport

MEDUMAT Transport 是一款转运呼吸机,具有额外的预充氧和监控功能(压力、流量和

CO_2），多应用在急救、救护车、直升机等场景。MEDUMAT 转运呼吸机可用于控制和辅助成人、新生儿的有创和无创通气，可提供 SIMV、IPPV、S-IPPV 等标准通气模式。主要参数：潮气量为 50~2 000 mL，呼吸频率为 0~60 bpm，氧浓度为 40%~100%，PEEP 为 0~30 mbar。

MEDUMAT Transport 呼吸机的操作界面有大尺寸的彩色显示屏，可显示 2~3 条呼吸参量曲线（压力、流量和 CO_2），若开启了数据传输选项，设备还可以通过蓝牙将其应用数据传输至应用文件资料系统；该设备的尺寸较小，重量约为 4.4 kg，便于转运患者或突发情况时携带，但只能固定在坚固的位置或配套的托架系统上安全运行；该设备配备大容量电池，可支持呼吸机在脱离交流电源的环境下工作 7.5 h。

1. 外观和结构

MEDUMAT Transport 外观、结构图、机械通气接口、管路连接如图 3-93~图 3-96 所示。

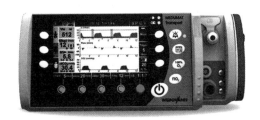

图 3-93　MEDUMAT Transport 外观

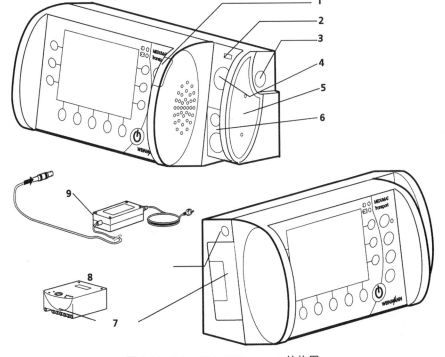

图 3-94　MEDUMAT Transport 结构图

1—报警灯；2—USB 接口；3—氧气/空气入口；4—氧气/空气 入口/出口；5—空气滤网；

6—机械通气接口；7—电池；8—直流电源连接；9—电源适配器。

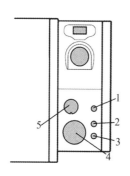

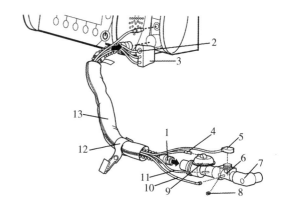

图 3-95　MEDUMAT Transport 机械通气接口

1—二氧化碳测量接口;2—PEEP 控制接口;

3—压力测量接口;4—吸气接口/转接头;

5—流量传感器接口。

图 3-96　MEDUMAT Transport 管路连接

1—通气接口;2—二氧化碳测量用滤水装置;3—接头;

4—PEEP 控制端口;5—流量传感器连接线;6—流量传感器;

7—弯型接头;8—堵塞接头;9—病人控制阀;10—二氧化碳测量接口;

11—压力测量接口;12—带夹子的 Velcro 表带;13—管路保护套。

2.工作原理

氧气由氧气钢瓶提供,经压缩气体入口通过压力测量后进入呼吸机内部,并在减压器降低到合适的压力时与空气混合;空气采自环境空气,经空气过滤器后,再通过喷射器来提高呼吸机内部空气的压力;混合后的气体经内部流量和氧浓度传感器进行初步测量,然后经起保护作用的安全紧急空气阀离开呼吸机,进入患者呼吸管路系统。MEDUMAT Transport 急救呼吸机的总体组成如图 3-97 所示。

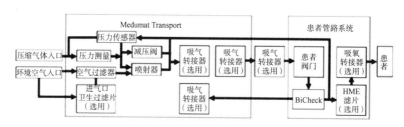

图 3-97　MEDUMAT Transport 总体组成

3.基本参数

MEDUMAT Transport 基本参数如表 3-18 所示。

表 3-18　MEDUMAT Transport 基本参数

通气模式	SIMV＋ASB,IPPV,S-IPPV,PCV,aPCV,BiLevel＋ASB,CPAP＋ASB,PRVC＋ASB
潮气量	50～2 000 mL
呼吸频率	0～60 bpm
氧浓度	40%～100%
呼气末正压	0～30 cmH$_2$O

(三)Oxylog 3000 plus

Oxylog 3000 plus,具备 AutoFlow、二氧化碳监测、自动海拔高度补偿(BTPS)和无创通气等先进技术,可从容应对急救和转运通气的挑战。提供高品质通气,可安全治疗和转运患者、并且快速了解通气治疗的效果。

1.外观结构

(1)前视图如图 3-98 所示。

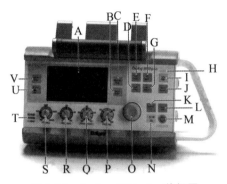

图 3-98　Oxylog 3000 plus 前视图

A—屏幕;B—报警键,用于显示"设置和报警"窗口中的报警设置以及更改屏幕页面;

C—设置键,用于显示"设置和报警"窗口中的通气参数(通气屏幕)以及更改屏幕页面;D—用于设置通气模式 SpnCPAP 的键;

E—用于设置通气模式 VC-CMV/VC-AC 的键;F—用于设置通气模式 VC-SIMV 的键;G—用于设置通气模式 PC-BIPAP 的键;

H—红色和黄色报警指示灯;I—静音键,用于抑制报警声音 2 min;J—用于确认报警消息的报警复位按键;

K—用于 O_2 吸入的 O_2 吸入键或用于应用 $100\%O_2$ 的 $100\%O_2$ 键,具体取决于生产时安装的选件;

L—吸气保持键,用于启动手动吸气或延长当前吸气时间;M—启动/待机键;N—电源显示符号;

O—用于选择、更改和确认设置的旋钮;P—用于设置 O_2 浓度 FiO_2 的控制旋钮;Q—用于设置最大通气吸气压力 P_{max} 的控制旋钮;

R—用于设置呼吸频率 RR 的控制旋钮;S—用于设置潮气量 VT 的控制旋钮;T—RR 和 VT 快速预设值的颜色编码说明;

U—曲线键,用于在小视图和大视图之间切换压力、流量或 CO_2 曲线;V—用于更改"测量值"窗口中的屏幕页面。

(2)侧视图如图 3-99 所示。

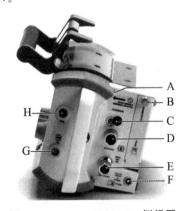

图 3-99　Oxylog 3000 plus 侧视图

A—紧急进气口;B—用于固定电池盒盖的旋钮;C—接头,用于流量测量软管;D—通气软管出气口;

E—O_2供应接头;F—电源接头;G—CO_2 传感器接头;H—数据通信电缆接头。

2.气路原理

Oxylog 3000 plus 气路原理图如图 3-100 所示。

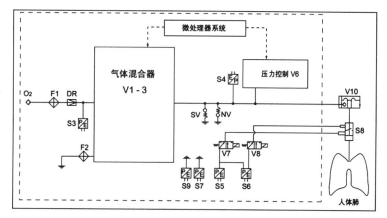

图 3-100 Oxylog 3000 plus 气路原理图

Oxylog 3000 plus 中的各种气动装置是由微处理器系统通过数字化电子信号进行控制的。

(1)供气。供应的 O_2 由过滤器 F1 净化,然后压力调节器 DR 将其调整为恒压。根据需要,将通过过滤器 F2 吸入周围空气。供气压力由压力传感器 S3 进行监控。

(2)吸气。根据通气模式和所需的 O_2 浓度,气体混合器 V1-3 使用供应的 O_2 和周围空气的混合物提供可变吸气流量。对于容量控制的呼吸,无论患者在 BTPS 条件下的环境压力如何(绝对压力传感器 S7 和 S9),都会应用潮气量;应用的潮气量与为 BTPS 设置的值相对应,同时考虑了环境压力。这样,Oxylog 3000 plus 在使用模拟肺时,计量和测量的体积大约少 10%(室温下干燥气体)。

(3)呼气。压力控制 V6 在容量控制的吸气期间关闭吸气管道,在呼气期间控制 PEEP 压力,或者降低吸气软管压力以控制在达到目标值时的 PS、Pinsp 或 Pmax 压力。患者一侧的呼吸阀 V10(由 V6 间接控制)在吸气期间密封周围空气,在呼气期间通过控制吸气软管压力来调整患者所需的压力。患者一侧的气道压力传感器 S5 的测量值可作为压力调节的设置点。

3.技术参数

Oxylog 3000 plus 技术参数如表 3-19 所示。

表 3-19 Oxylog 3000 plus 技术参数

| 通气模式 | VC-CMV、VC-AC、VC-SIMV、VC-SIMV/PS、SpnCPAP、SpnCPAP/PS、PC-BIPAP、PC-BIPAP/PS |
| | 可选:用于 VC-CMV、VC-AC 和 VC-SIMV(/PS)的 AutoFlow |

通气频率 RR	2～60 次/min(VC-SIMV、PC-BIPAP)
	5～60 次/min(VC-CMV、VC-AC)
	12～60 次/min(用于窒息通气)
通气时间比 $I:E$	1:100～50:1
吸气时间 T_i	0.2～10 s
潮气量 V_T	0.05～2.0 L,BTPS
吸气压力 ΔPinsp	PEEP+3～+55 mbar
O_2 浓度	40～100Vol.％±10Vol.％。实际值取决于吸气流量和平均气道压力
呼气末正压力 PEEP	0～20 mbar,无负压

第八节 无创呼吸机典型结构

一、无创呼吸机结构特点

(一)典型结构特点

无创呼吸机依照其功能不同分为持续正压(单水平)呼吸机(CPAP)、全自动呼吸机(auto CPAP、autoset CPAP)、双水平呼吸机(BiPAP、Bi-level)三种类型。

无创通气适用于主动呼吸的病人,通过口鼻罩、鼻罩、鼻管等方式建立正压机械通气方式。因为在这种开放式呼吸管路中,空气可以通过面罩或嘴泄漏,所以呼吸机通过调整吸气流速来达到和维持指定的压力。如果漏气严重,则呼吸机的吸气流速可以非常大(高达 240 L/min),以便至少部分地补偿大多数漏气。无创通气模式还设计为尽可能减少与泄漏相关的吵闹报警。

医院在用的无创呼吸机多为进口品牌,特别是在高端无创呼吸机的采购上,飞利浦V60 占据了绝大多数市场。近年来国产设备性能也逐步提升,迈瑞医疗 2022 年发布了首款高端无创呼吸机 SV70。SV70 以 EasySync™ 同步增强技术保证更好的人机同步,并配备创新的无创辅助决策功能,感知患者真实的呼吸需求以帮助医生做出最佳临床决策。

(二)一般技术参数

(1)潮气量:潮气输出量一定要大于人的生理潮气量,生理潮气量为 6～10 mL/kg,而呼吸机的潮气输出量可达 10～15 mL/kg。

(2)吸呼频率:接近生理呼吸频率。新生儿 40～50 次/min,婴儿 30～40 次/min,年长儿 20～30 次/min,成人 16～20 次/min。

(3)吸呼比:一般 1:1.5～2,阻塞性通气障碍可调至 1:3 或更长的呼气时间,限制性通气障碍可调至 1:1。

（4）压力：一般指气道峰压（PIP），当肺部顺应性正常时，吸气压力峰值一般为 $10\sim20\ cmH_2O$，肺部病变轻度：$20\sim25\ cmH_2O$；中度：$25\sim30\ mmH_2O$；重度：$30\ cmH_2O$，RDS、肺出血时可达 $60\ cmH_2O$ 以上。但一般在 30 以下，新生儿较上述压力低，为 $5\ cmH_2O$。

（5）PEEP：使用 IPPV 的患者一般给 PEEP$2\sim3\ cmH_2O$，当严重换气障碍时（RDS、肺水肿、肺出血）需增加 PEEP，一般在 $4\sim10\ cmH_2O$，当吸氧浓度超过 60%（FiO_2 大于 0.6）时，如动脉血氧分压仍低于 80 mmHg，应以增加 PEEP 为主，直到动脉血氧分压超过80 mmHg。

（6）流速：至少需每分钟通气量的两倍，一般 $4\sim10\ L/min$。

（三）家用无创呼吸机

家用无创呼吸机主要用于缓解病人睡眠过程中的打鼾、低通气和睡眠呼吸暂停症状。家用呼吸机用于为依赖呼吸机的患者提供或增加肺通气。通常是在受过不同程度培训的非医护人员监控下使用。

家用无创呼吸机还可能在特殊环境下使用，如旅行、高原或野外环境及车、船等交通工具上使用等，但使用时需要咨询专业的医护人员。

1.器械分类

家用无创呼吸机主要分为两大类。

（1）正压通气治疗机：其中，单一水平压力输出的工作模式的称为持续正压通气治疗机（CPAP），在单一水平基础上具有自动调压功能的产品称为自动调节正压通气治疗机（auto CPAP，简称 APAP）。

（2）双水平正压通气治疗机（BPAP）：具有双水平压力输出模式中的一种模式或者多种模式。

①CPAP 工作是在有足够自主呼吸条件下，按预先设定的压力值，在整个呼吸周期中对上气道施加预先设定的恒定正压气流。

②APAP 是自动调压型 CPAP。APAP 是根据患者有无睡眠鼾声、呼吸气流受限、低通气和睡眠呼吸暂停的反馈，在设定范围内自动调整输出气流的压力。

③BPAP 是在病人呼气和吸气时，给出不同的压力值，吸气压（IPAP）和呼气压（EPAP）可以是预先设定的，也可以是在设定范围内自动调整的。

2.家用无创呼吸机的配置差异

（1）在产品配置上，医用呼吸机大多数都配有"备用电池"，即使在停电状态下也能使用，比如说救护车上使用的呼吸机大多数配有电池。医用呼吸机还有一个特点是可以长期使用，比如说 24 h 不停机。一般家用呼吸机使用时间是有一定规定的，比如说不能连续使用 $15\sim20\ h$ 之类的。一般家用呼吸机的压力在 $30\ cmH_2O$ 以下，医用呼吸机压力基本是以 $30\ cmH_2O$ 的压力起步，正常 $40\ cmH_2O$ 压力为标配。

（2）医用无创呼吸机可调压力高,氧气可精确调节,监测参数准确。家用无创呼吸机可调压力低,氧气为吸氧,不可调节,监测参数准确性低。

二、飞利浦无创呼吸机

飞利浦伟康的前身是美国伟康公司,成立于 1976 年,总部位于美国宾夕法尼亚的匹兹堡。2007 年 12 月被飞利浦皇家电子集团收购,改称"飞利浦伟康"。飞利浦伟康被认为是睡眠和呼吸核心领域的专家,不断推出有针对性和有远见的创新产品。

（一）BiPAP Focus

BiPAP Focus 呼吸机可为成年病人提供无创呼吸支持,适用于急性、亚急性和医院内运送等情景,可为病情较轻、稳定的呼吸功能不全或呼吸窘迫的病人提供辅助通气。无创呼吸机支持两种通气模式,持续气道正压通气（continuous positive airway pressure,CPAP）和自主呼吸与时间控制自动切换（spontaneous/timed,S/T）。CPAP 适用于病人有较强的自主呼吸,呼吸机在吸气相和呼气相提供一个相同的压力,帮助病人打开气道;S/T 模式的使用较为普遍,当患者的呼吸周期小于后备通气频率对应的周期时,机器工作在 S 模式,相反机器则工作在 T 模式。

1.外观和结构

BiPAP Focus 呼吸机如图 3-101 所示。

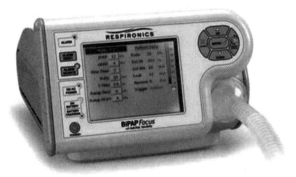

图 3-101　BiPAP Focus 呼吸机

（1）呼吸机前面板如图 3-102 所示。

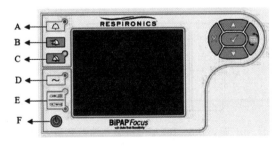

图 3-102　BiPAP Focus 前面板

A—报警;B—报警重置;C—报警静音;D—交流电源指示灯(绿);E—电池供电(黄)/电池充电(绿);F—待机。

(2)呼吸机后面板如图 3-103 所示。

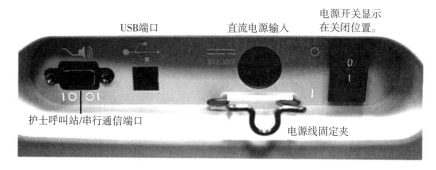

图 3-103　BiPAP Focus 后面板

2.电路主板

BiPAP Focus 电路主板如图 3-104 所示。

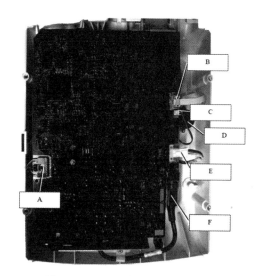

图 3-104　BiPAP Focus 电路主板

A—互联通信线束;B—开关控制电缆;C—主报警连接器;D—主报警器;E—蓄电池线束电缆;F—电源线。

3.气路结构

(1)气路示意图如图 3-105 所示。

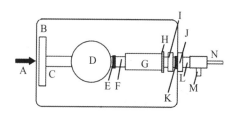

图 3-105　BiPAP Focus 气路示意图

A—空气进入口;B—过滤器;C—消音器;D—鼓风机;E—压力传感器;F—导管;G—控制阀;

H—流速传感器;I—扩散器;J—细菌过滤器;K—压力传感器;L—氧气阀;M—氧气适配器;N—接病人回路。

（2）气阀组件结构如图 3-106 所示。

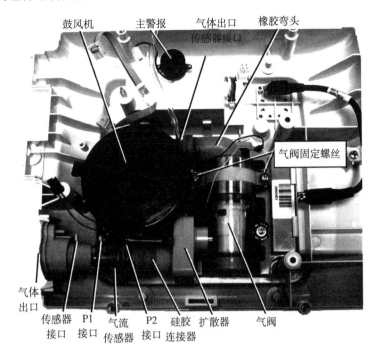

图 3-106　BiPAP Focus 气阀组件结构

4.技术参数

BiPAP Focus 技术参数如表 3-20 所示。

表 3-20　BiPAP Focus 技术参数

通气模式	CPAP,S/T
通气频率	0～60 L/min
吸气时间	0.5～3 s
潮气量	0～4 000 mL
吸气压力	0～35 cmH$_2$O
压力延缓时间	0～45 min

（二）BiPAP Harmony

BiPAP Harmony 无创通气治疗呼吸机可为成人患者提供无创通气,可治疗呼吸功能不全或者阻塞性睡眠呼吸暂停。其具备 Auto-Trak 数字式自动追踪灵敏技术,支持管道脱落、呼吸暂停报警功能。

该机为带有后备通气的双水平气道压力模式的呼吸机,采用滑竿分别对吸气压力(4.0～30.0 cmH$_2$O)和呼气压力(4.0～15.0 cmH$_2$O)、呼吸频率、吸气时间及压力上升时间 5 个参数进行设置,当吸气与呼气压力设置相同时,即为 CPAP 模式。它自动跟踪病人的每次呼吸,在吸气相与呼气相均能自动调节触发灵敏度,确保自主呼吸模式与时间控制模式的自动切换,因此它的同步性能异常优越。

1.外观和结构

(1)前面与顶面如图 3-107 所示。

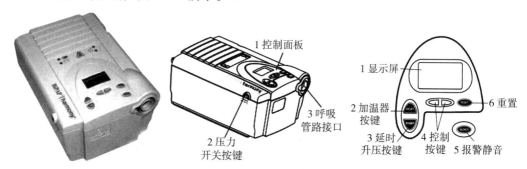

图 3-107　BiPAP Harmony 结构与控制面板

(2)背面如图 3-108 所示。

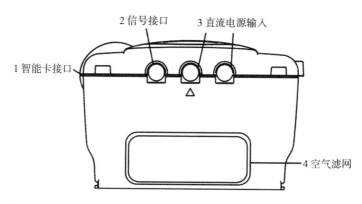

图 3-108　BiPAP Harmony 背面

2.电路结构

该机由以下主要部件组成:主电路板(main PCA)、开关电源(switching power supply)、鼓风机(blower)、流量管道(MT1)、压力管道(MT2)、电磁阀组件(valve assembly)等组成,见图 3-109。

主电路板是该机功能实现的核心电路,它实现了对鼓风电动机控制、电磁阀控制、模拟控制电路、IPAP 和 EPAP 的压力设置、频率和吸气时间的设置、病人回路补偿以及报警等所有功能;开关电源的主输出电压(VBULK)为+28 V;鼓风电动机是一个具有永磁转子和对称 Y 形定子绕组的三相无刷直流电机,BLDC 马达控制器 ML4425(Q9)提供其所需的全部电路,如启动电路、反电动势换向控制、速度控制、固定的停歇时间电流限制、制动、欠压保护等;流量和压力传感器也安放在主电路板上,通过采样管(MT2 和 MT1)与主呼吸回路连接,用于测量送气流速和气道压力;电磁阀组件安放在鼓风电动机流速槽内。电磁阀组件由永磁磁体和移动线圈组成,移动线圈后端的延长部件具有控制流速大小的通气槽孔,通过线圈在永磁磁体上的位移,可实现对鼓风电动机流速的控制,从而得到提供给病人吸气和呼气压力的大小。

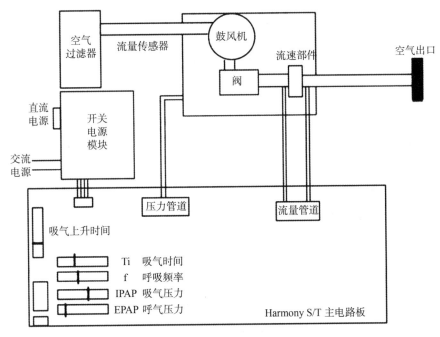

图 3-109　**BiPAP Harmony 电路图**

3. 主要技术参数

BiPAP Harmony 主要技术参数如表 3-21 所示。

表 3-21　**BiPAP Harmony 主要技术参数**

呼吸频率	0～30 bpm
IPAP	4～30 cmH$_2$O
EPAP	4～25 cmH$_2$O
CPAP	4～20 cmH$_2$O
定时吸入	0.5～3.0 s
斜坡持续时间	0～45 min

（三）BiPAP A30

飞利浦伟康 BiPAP A30 双水平呼吸机适用于大于 10 kg 的成人/儿童、由各类疾病引起的呼吸功能减退等需要呼吸机通气治疗的患者。该呼吸机采用一体化加温湿化器，实现了加湿器与主机分离,有效减少进水或水流倒灌等问题。并可通过附加的血氧模块实时监测血氧、心率数据。

1. 外观与结构

BiPAP A30 呼吸机系统结构如图 3-110 所示。

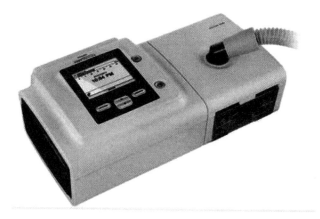

图 3-110　BiPAP A30 呼吸机

（1）机器正面如图 3-111 所示。

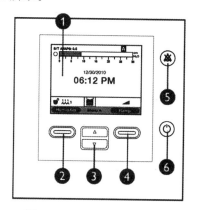

图 3-111　BiPAP A30 主屏幕

1—显示屏；2—加湿器设置/退出；3—参数调节；4—延时升压/确认；5—报警静音键；6—开始/结束。

（2）机器背面如图 3-112 所示。

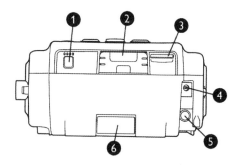

图 3-112　BiPAP A30 后视图

1—护士呼叫接口；2—附件插槽；3—SD 卡插槽；4—直流电源输入；5—交流电源输入；6—过滤棉。

2. 技术参数

BiPAP A30 基本参数如表 3-22 所示。

表 3-22 BiPAP A30 基本参数

通气模式	CPAP、S、S/T、T、PC
IPAP	4～30 cmH$_2$O
EPAP	4～25 cmH$_2$O
CPAP	4～20 cmH$_2$O
目标潮气量	200～1 500 mL
呼吸频率	0～40 次/min

(四)伟康 V60 呼吸机

伟康 V60 呼吸机是一种采用微处理机控制的双水平气道正压通气呼吸辅助系统,属于辅助呼吸机,用于患有呼吸衰竭、慢性呼吸功能不全或阻塞性睡眠呼吸暂停的患者中,为其增加自主呼吸,因而广泛用于呼吸病区和重症监护室。该款呼吸机利用飞利浦 Auto-Trak(自动跟踪)人机同步技术,能够保障患者在危重症状态下,设备自动调节触发灵敏度,给予患者准确的治疗压力和监测,使患者和设备形成交互,实现人机同步。

1. 外观和结构

(1)伟康 V60 呼吸机整体结构如图 3-113 所示。

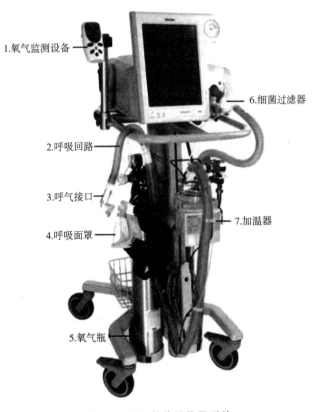

图 3-113 V60 整体结构及附件

（2）主机正面观如图 3-114 所示。

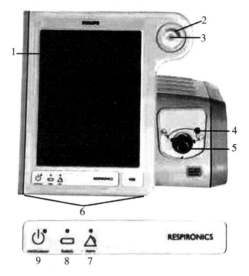

图 3-114　V60 主机正面

1—显示屏幕；2—调节旋钮；3—确认键；4—近端压力接口；5—通气接口；

6—报警；7—报警灯；8—电池充电指示灯；9—电源键。

（3）背面观如如图 3-115 所示。

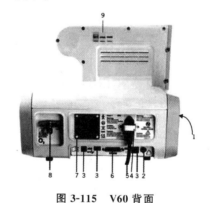

图 3-115　V60 背面

1—蓄电池；2—护士呼叫接口；3—预留接口；4—电源线固定装置；5—电源线；

6—RS232 接口；7—冷却风扇；8—高压氧气接入口；9—标签。

2.气路结构

呼吸机利用周围空气和高压氧气（见图 3-116）。空气通过进气口过滤膜进入。氧气通过高压进气口进入，而且定量阀提供操作人员设置的浓度。该系统混合了空气和氧气，在鼓风机处对其增压，然后将其调节至用户设置的压力。若要进行此操作，呼吸机将比较近端（患者）压力测量值与呼吸机出气口（机器）压力，并调节机器压力，以补偿通过吸气过滤膜、患者回路和加湿器降低的压力，从而有助于确保正确且易于控制的压力输送和漏气补偿。

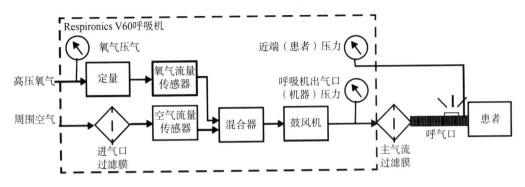

图 3-116　V60 气路原理图

3.性能参数

相比较市面上的其他无创呼吸机,伟康 V60 具有以下优势。

(1)先进的 Auto-Trak 无创通气技术:自动调节漏气补偿,自动调节吸气触发,自动调节呼气切换。

(2)预先定义的面罩设置能够节省时间:飞利浦伟康 V60 呼吸机通过增加治疗初始化的速度和降低其难易度,从而使无创通气获得成功。预先设置飞利浦伟康医用面罩有助于节省时间。V60 呼吸机能够自动校准气流特点,以获得更加优秀的监测和治疗。

(3)C-Flex 持续正压通气(CPAP)模式为患者提供更好的舒适性:C-Flex 持续正压通气(CPAP)模式可提供三档基于流量的呼气压力释放。这能够提高阻塞性睡眠呼吸暂停(OSA)患者的睡眠质量和舒适度,且适应性更强,治疗依从性更好。

(4)多种治疗模式适用于广泛多样的患者:飞利浦伟康 V60 呼吸机能够满足涵盖儿童在内的患者群体的各种需求,并且配有多种模式,能够满足患者的许多特定需求。

主要技术参数如表 3-23 所示。

表 3-23　V60 主要技术参数

模式设置	CPAP、S/T、PCV、AVAPS
CPAP	$4\sim25$ cmH$_2$O
EPAP	$4\sim25$ cmH$_2$O
IPAP	$4\sim40$ cmH$_2$O
吸气时间	$0.30\sim3.00$ s
氧气浓度	$21\%\sim100\%$
呼吸频率	$4\sim60$ bpm
潮气量(AVAPS 目标潮气量)	$200\sim2\,000$ mL BTPS

三、瑞思迈

(一) Stellar 150

Stellar 100/150 系列呼吸机适用于成人和儿童(>13 kg),为呼吸功能不全和睡眠呼吸暂停患者提供无创双水平压力支持治疗,也可兼作有创通气。瑞思迈无创经典楷模,更具舒适性:压力可达 40 cmH$_2$O,呼吸频率为 5~60 次/min,适用于重度患者的无创通气需求。通气模式齐全:CPAP、S、ST、T、PAC、iVAPS。内置电池 2 h 无创转运。人机同步保证:Vsync 技术、TiControl 功能、触发和切换灵敏度调节。管路学习功能:进行管路探测,进行有效补偿,保证更好的通气和监测精准性。操作十分方便:疾病类型的设置功能,机器内具有四类肺部疾病的参数默认值,方便快速启用呼吸机。2 个预设程序,适合不同病人、不同情况下的使用。适用于医院及家庭使用的高性能、智能呼吸机。

1.外观和结构

(1)设备前面和控制面板如图 3-117 所示。

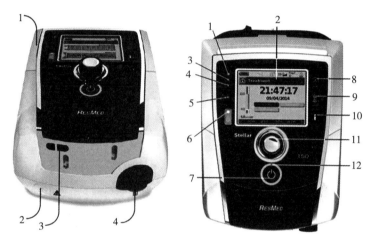

图 3-117　Stellar 150 系统结构和控制面板

1—主电源指示灯;2—LCD 屏幕;3—外部电源指示灯;4—内部电池指示灯;5—报警等;6—报警静音键;

7—开始/结束键;8—检测菜单;9—设置菜单;10—信息按钮;11—飞梭旋钮;12—治疗指示灯。

(2)背面结构如图 3-118 所示。

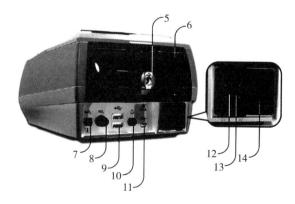

图 3-118　Stellar 150 背面结构

1—雾化器接口;2—空气出口;3—氧气入口;4—空气过滤装置;5—血氧模块接口;6—FiO$_2$ 传感器接口;

7—USB 接口;8—远程报警接口;9—PC 数据传输连接;10—直流电源接口;11—交流电源接口;12—电源开关。

2.技术参数

Stellar 150 技术参数如表 3-24 所示。

表 3-24　Stellar 150 技术参数

吸气压力	$2\sim40\ cmH_2O(S、ST、T、PAC\ 模式下)$
呼气压	$2\sim25\ cmH_2O(S、ST、T、iVAPS、PAC\ 模式下)$
CPAP	$4\sim20\ cmH_2O(仅在\ CPAP\ 模式下)$
最小呼气压/最大呼气压	$2\sim25\ cmH_2O$
最大故障压力	$60\ cmH_2O(在所有模式下)$
单一故障下的最大呼吸阻力	在 30 L/min 的条件下为 $2\ cmH_2O$； 在 60 L/min 的条件下为 $7.2\ cmH_2O$
最大流量	压力为 $20\ cmH_2O$ 时，大于 200 L/min

(二)Lumis 150 VPAP ST-A

1.外观和结构

Lumis 150 外观和系统结构如图 3-119、图 3-120 所示。

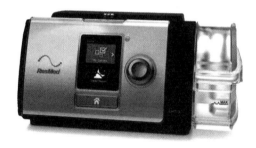

图 3-119　Lumis 150 外观

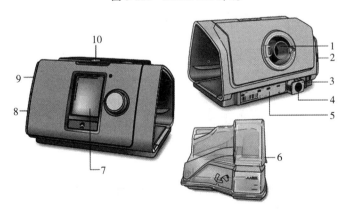

图 3-120　Lumis 150 系统结构

1—空气输出口；2—空气过滤器盖；3—固定夹；4—电源线插口；5—序列号和装置号；

6—HumidAir 增湿器；7—屏幕；8—适配器盖；9—SD 插卡盖；10—LED 报警指示灯

2. 气路结构

Lumis 150 气路原理图如图 3-121 所示。

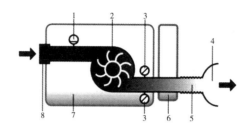

图 3-121　Lumis 150 气路原理图

1—流量传感器;2—通风机;3—压力传感器;4—面罩;5—空气管线;

6—增湿器;7—装置;8—进气口过滤器。

3. 技术参数

Lumis 150 技术参数如表 3-25 所示。

表 3-25　Lumis 150 技术参数

S、ST、T、PAC、iVAPS	$2\sim30$ cmH$_2$O($2\sim30$ hPa)
CPAP	$4\sim20$ cmH$_2$O($4\sim20$ hPa)
补充性供氧最大流量	15 L/min（S、ST、T、PAC、CPAP）; 4 L/min(iVAPS)
面罩压力	$2\sim30$ cmH$_2$O（$2\sim30$ hPa)
漏气	$0\sim120$ L/min
潮气量	$0\sim4\,000$ mL
呼吸频率	$0\sim50$ bpm
分钟通气量	$0\sim30$ L/min
吸气时间	$0.1\sim4.0$ s
$I:E$	$1:100\sim2:1$

4. 设备性能

lumis150 呼吸机在 IVAPS 模式下有一个 AutoEPAP 功能,AutoEPAP 功能能够自动根据呼吸道情况上升或者是降低压力,这样就能很好地预防上呼吸道堵塞导致的通气问题。

lumis150 VPAP ST-A 相比于 lumis150 VPAP ST 机器最主要的区别有两个,其中 lumis150 VPAP ST-A 机器最高压力可以达到 30 cmH$_2$O,可以满足重度患者使用。

Lumis150 VPAP ST-A 这款机器的 IBR 功能可以预先设置一个呼吸频率,但不是病人呼吸频率降到设定的值的时候就立马触发机器,而是只有当病人呼吸频率低于目标值

2/3 的时候机器才会主动干预病人的呼吸，所以这个功能鼓励自主呼吸，减少误触发的几率。

Lumis150 这款呼吸机采用瑞思迈双扇叶低惰性马达，得益于马达优异性能，这款呼吸机的静谧性具有领先优势，其噪声水平在 10 cmH$_2$O 压力下最低 23 分贝。

瑞思迈 lumis150 VPAP ST-A 特有的加温管路，与一体式湿化器及设备智能温控算法相结合，整夜有效地防止冷凝水现象，保证加温加湿效果，极大地提升了使用舒适性。

第四章　呼吸机采购管理

第一节　呼吸机采购市场分析

当前,呼吸机价格高、用量大、涉及资金和利润空间大,因此市场竞争激烈。呼吸机是精密仪器,生产过程复杂,生产线准备时间长,需要专有材料、专业的生产人员,质检审批要求高,制造成本也较高。尽管呼吸机市场竞争激烈但是行业集中度高,并且还在不断提升。全球一半呼吸机制造商位于欧盟,其他主要产地分布在美国和中国,头部企业占据半数以上市场。

一、呼吸机市场状况与发展

(一)医用呼吸机市场

呼吸机行业市场分析从行业整体前景看,与美国、德国、法国、英国等发达国家相比,我国人均呼吸机数量仍处于较低水平,每百万人呼吸机数量为 57 台,行业渗透率可提升空间大。呼吸机行业市场分析从行业竞争看,我国呼吸机行业集中度较高,2019 年 CR5(行业前五个企业集中率)超 60%。呼吸机行业市场份额前十企业以外资企业为主,数量总占比达到 80%。

2019 年的新型冠状病毒感染为国产呼吸机的广泛应用提供了良好条件,医院的应用场所对国产呼吸机品牌认知度提升;同时随着国产呼吸机企业积极加大研发投入、扩大产能,未来其在医疗领域的渗透率有望提升。呼吸机相关企业逐渐往中高端市场发展和靠近。

1.快速增长的市场规模

在新型冠状病毒感染暴发前,全世界能生产医用重症治疗呼吸机且具备一定规模的厂家大概有 10 多家,每年的产量大约 10 万台,其中,中国厂家的产量在 1 万台左右。疫情暴发后,对呼吸机的需求猛增,各大厂商紧急提升产能,但依然缺口巨大。据世界卫生组织的数据资料,每 6 个新冠患者中,会有一人出现重症和呼吸困难,从而用到无创呼吸机辅助通气,如果病情恶化,还会用到有创呼吸机控制性通气。新型冠状病毒感染患者中有 13% 的重症患者和 6% 的危重患者需要给予及时的呼吸机治疗,呼吸机成为生死攸关的战略资源。

　　目前,我国呼吸机配置不足,非疫情状态下仍偏少。近年来,国内呼吸机消费量快速增长,2012—2019 年,中国医用呼吸机采购量见图 4-1,2019 年呼吸机采购量为 1.82 万台,同比增加 23.8％。在新型冠状病毒感染之前据测算我国医用呼吸机存量约为 8 万台左右,对应每百万人拥有呼吸机 57 台,2019 年疫情后,各医疗机构采购了大量的呼吸机,采购量与往年有较大的差异。全球主要国家地区人均呼吸机数量如图 4-2 所示,相比欧美国家,我国百万人均呼吸机拥有量仍存在较大差距。以 14 亿人口计算,当我国百万人均呼吸机拥有量达到 100 台时,呼吸机保有量将增加 6 万台。

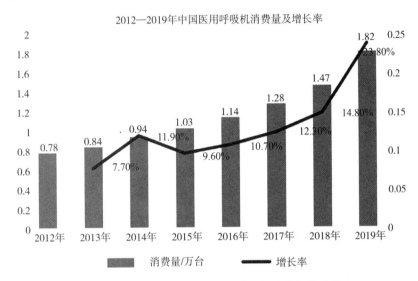

图 4-1　2012～2019 年中国医用呼吸机消费量及增长率

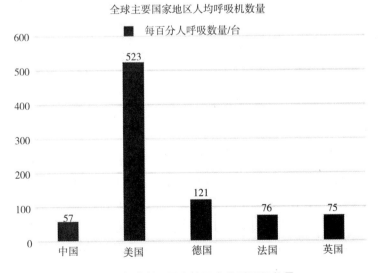

图 4-2　全球主要国家地区人均呼吸机数量

　　在医疗器械行业人士看来,我国的医用呼吸机市场规模未来 10 年有望快速增长,不仅仅是受到新型冠状病毒感染的影响,国家相关政策的鼓励本身就在推动呼吸机市场大幅扩容。2018 年,国家卫健委医政医管局发布《关于进一步提升创伤救治能力的通知》,"5 大医疗中心"建设与管理指导文件已全部发布,而"呼吸机"则作为医疗机构必备设备之一入选 5 大医疗中心设备配置标准中。在政策利好、市场需要下,据机构测算,国内呼吸机市场规模未来 10 年内都可能出现 20%～30%的快速增长。作为生命支持系统中的关键设备,呼吸机市场被视为未来稳定增长的"蓝海"。

2. 国内厂家的不断进步

呼吸机市场就竞争格局而言,近年来中国医用呼吸机销量排名中,德尔格、飞利浦、迈柯唯等医疗器械巨头处于优势地位,国内企业中较为领先的主要有迈瑞医疗、深圳科曼和北京谊安等。

我国医用呼吸机行业经历了从无到有的发展历程,部分国产医用呼吸机已达到国际一流水平,并开始向欧美等发达国家出口。但是,我国医用呼吸机行业起步相对较晚,与国际医用呼吸机巨头仍有一定的差距,特别对于大型及高端医用呼吸机,国内医疗机构仍倾向于使用进口设备。近年来,国内部分企业通过技术引进与自主研发,逐步缩小了与国际先进企业在产品质量及产品创新上的差距。如迈瑞医疗在 2012 年推出呼吸机以来,经过多次的更新换代和产品升级,目前在医用有创呼吸机领域已经具备和国际顶尖厂商一较高下的实力。

3. 制造业技术提高促进高端呼吸机的发展

随着我国制造业技术水平的提高,机电一体化、精密制造等领域实现跨越式的发展,为呼吸机行业的发展提供技术保障。为加快高端医疗器械发展,提高技术水平和核心竞争力,保障人民群众身体健康和降低医疗费用支出,国家制定的《增强制造业核心竞争力三年行动计划(2018—2020 年)》方案,进一步推动研发与使用相结合,增强医疗器械供给能力,产品质量向国际高端水平迈进。将逐渐实现高端设备的进口替代。

(二)家用呼吸机市场

家用呼吸机,单水平呼吸机及单水平全自动呼吸机主要适用于睡眠呼吸暂停综合征患者,双水平呼吸机主要适用于慢性肺阻等肺部疾病患者。

1. 睡眠呼吸暂停低通气综合征

睡眠呼吸暂停低通气综合征(OSA)多发于肥胖及中老年人群,随着超重和肥胖人群的不断增多以及人口老龄化加剧,其患病率在全球范围内逐年提升已经成为一个重要的公共卫生问题。从 2016 年至 2020 年,全世界 30～69 岁 OSA 患病人数从 9.8 亿人增长至 10.5 亿人。预计到 2024 年,全球 OSA 患病人数将增加到 11.5 亿人左右。从 2016 年至 2021 年,中国 30～69 岁 OSA 患病人数从 1.81 亿人上升至 1.98 亿人。因 OSA 患病率高,严重影响生活质量并且极易引发相关心血管高致死率的并发症,加剧患者疾病负担,随着患病人数的持续增加,患者健康管理和疾病预防意识提升,国内 OSA 诊断及治疗需求将进一步释放。

2.慢性阻塞性肺疾病

慢性阻塞性肺疾病(COPD)已成为全球公认的医疗负担较大的疾病。世界卫生组织预计,慢性阻塞性肺病将在 2030 年成为全世界第三位主要死因,在 2019 年,全球 COPD 患病人数达到 4.6 亿人左右,且患病率随着年龄增长而增加,由于吸烟、空气污染及职业性灰尘和化学品暴露等风险因素增加和人口老龄化趋势,预计在未来几十年内,慢性阻塞性肺疾病的患病人数仍将持续增加。2021 年,全球患病人数估计为 4.84 亿左右,中国患病人数估计为 1.06 亿左右。

3.家用呼吸机市场需求

2016 年,全球家用呼吸机市场规模为 17.07 亿美元,随着以 COPD 和 OSA 为主的呼吸及睡眠相关疾病患者人数持续增长,全球对家用呼吸机的需求也逐年增长。2020 年,全球家用呼吸机市场达到 27.74 亿美元。随着家用呼吸机在包括中国在内的新兴市场不断普及,2021 年,全球家用呼吸机市场规模达到 29.46 亿美元。近年来,一方面,因受我国空气质量、人口老龄化趋势加剧等因素影响,国内慢性呼吸疾病患者日益增长;另一方面,居民生活水平逐步提高、居民健康管理意识增强和对于 OSA/COPD 等慢性疾病的认知和管理提升极大地推动了我国家用呼吸机市场规模增长。2020 年,我国家用呼吸机市场规模约 12.04 亿人民币。

在家用呼吸机市场中,接近 80% 的市场份额由国外厂商瓜分,瑞思迈市场份额第一,占全球市场约 42.2% 的份额,在 2019 年销售额为 9.72 亿美元。飞利浦位居第二位,占比约为 37.4%,其 2019 年销售额达到 8.6 亿美元。费雪派克、万曼、德百世等厂商则分列三到第五位。其中,费雪派克占比约为 7.1%。与全球市场相类似,飞利浦与瑞思迈为国内家用呼吸机市场占比最高的生产商,在 2019 年分别占据了 34.6% 及 32.5% 的市场份额,怡和嘉业市场份额位居第三,占比 6.1%。鱼跃医疗市场份额位居第四,占比 4.6%。其余国内企业占比较小,相对分散。

二、呼吸、麻醉和急救器械的产品分布

呼吸、麻醉和急救器械是指呼吸、麻醉和急救以及相关辅助器械。该类产品应用于多类场景,主要用于保障患者呼吸系统运作正常,是目前医疗机构不可或缺的设备。

(一)产品数量

根据国家药监局、各省(市、自治区)药监局及市场监管局公开数据统计,2019—2021 年 1~9 月全国呼吸、麻醉和急救器械注册及备案产品共计 5 037 项,其中,国产产品为 4 549 项、进口产品为 488 项(见表 4-1)。

表 4-1 2019—2021 年 9 月全国呼吸、麻醉和急救器械各类产品注册及备案数量分布

(单位：项)

类型	国产			进口		
	2019 年	2020 年	2021 年前三季度	2019 年	2020 年	2021 年前三季度
第一类	499	700	922	23	26	36
第二类	2 908	3 127	3 348	344	360	299
第三类	255	261	279	159	181	153
合计	3 662	4 088	4 549	526	567	488

从首次注册数量情况分析，2020 年全国呼吸、麻醉和急救器械首次注册数量有所上升。2021 年前三季度全国呼吸、麻醉和急救器械第二、第三类产品首次注册数量共计 373 项，其中，国产产品 360 项，进口产品 13 项。

从第二、第三类产品首次注册趋势看，相比 2019 年，2020 年国产第二、第三类产品首次注册数量出现较大增长，分别同比增长 27.4％和 61.5％。2019—2021 年 9 月，进口第二、第三类注册数量相对稳定。从管理类别分析，国产第二类的首次注册数量占比远高于其他类别（见图 4-3）。

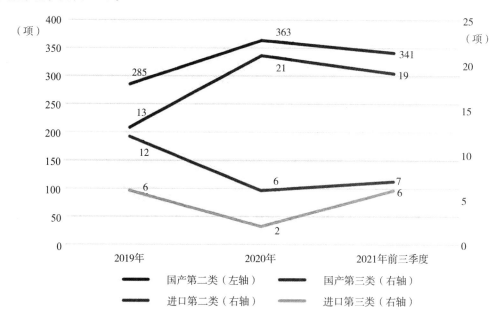

图 4-3 2019—2021 年 9 月全国第二、第三类呼吸、麻醉和急救器械首次注册数量趋势

（二）产品进口分布情况

以 2019—2021 年 9 月计算，我国呼吸、麻醉和急救器械进口产品共计 488 项，其中，自美国和德国进口的产品分别为 174 项和 88 项，两者之和占总体的 53.7％（见图 4-4）。

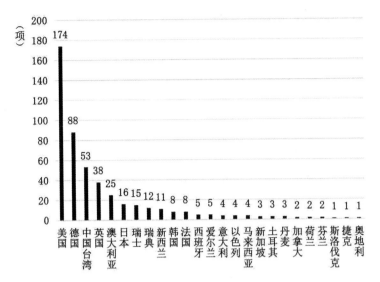

图 4-4　2019—2021 年 1—9 月全国呼吸、麻醉和急救器械进口国家或地区产品数量分布

相同报告期内,我国呼吸、麻醉和急救器械国产产品共计 4 549 项,其中,自江苏省产出的产品共计 1 131 项,全国排名第一;其后广东省和浙江省分别以 745 项和 522 项产品位居第二和第三(见表 4-2)。

表 4-2　2019—2021 年 9 月全国呼吸、麻醉和急救器械国产产品各省(市、自治区)数量分布

单位:项

省份	产品数量	省份	产品数量	省份	产品数量
江苏省	1 131	四川省	74	甘肃省	19
广东省	745	天津市	67	山西省	18
浙江省	522	安徽省	66	吉林省	15
河南省	511	福建省	65	内蒙古自治区	13
山东省	237	辽宁省	64	青海省	7
上海市	178	陕西省	60	海南省	4
湖南省	170	湖北省	56	云南省	2
北京市	156	重庆市	45	宁夏回族自治区	2
江西省	141	广西壮族自治区	22	新疆维吾尔自治区	1
河北省	136	贵州省	21	西藏自治区	1

(三)国产产品数量比例

根据《医疗器械分类目录(2017 年版)》,呼吸、麻醉和急救器械共划分为 7 个一级产品类别,在一级产品类别的基础上设有 55 个二级产品类别。截至 2021 年 9 月底,我国呼吸、麻醉和急救器械共有 47 个二级产品类别国产产品数量比例超过 50.0%。但是也有国内空白的产品,比如"01 呼吸设备"一级分类下的"03 高频呼吸机"国产数量为零(见表 4-3)。

表 4-3　呼吸、麻醉相关医疗器械国产比例

二级产品类别	国产数量/项	进口数量/项	国产比例/%
02 医用气体混合器	17	0	100.0
03 供氧、排氧器	33	0	100.0
04 医用压缩气体供应系统	163	0	100.0
05 氧气发生器	3	0	100.0
05 医用气体汇流排	13	0	100.0
07 雾化设备/雾化装置	486	19	96.2
02 呼吸管路	317	16	95.2
06 气管插管用喉镜	150	11	93.2
01 医用空气压缩机	39	3	92.9
05 喉罩	126	10	92.6
05 人工复苏器(简易呼吸器)	49	5	90.7
04 热湿交换器	29	5	85.3
03 呼吸系统过滤器	70	13	84.3
05 家用呼吸支持设备(非生命支持)	20	4	83.3
02 医用呼吸道湿化器	37	12	75.5
10 呼吸面罩	33	12	73.3
05 呼吸管路辅助器械	4	2	66.7
06 睡眠呼吸暂停治疗设备	60	34	63.8
02 急救和转运用呼吸机	30	20	60.0
01 治疗呼吸机(生命支持)	24	36	40.0
11 持续正压通气用面罩、口罩、鼻罩	1	5	16.7
04 家用呼吸机(生命支持)	1	7	12.5
03 高频呼吸机	0	3	0.0

注:国产产品数量比例＝国产产品数量/(国产产品数量＋进口产品数量);资料来源:众成医械大数据平台。

三、呼吸机的市场保有状况

(一)呼吸类设备整体市场及分级市场数据

1.2017—2021 年全国呼吸类设备主要品牌保有率

目前,我国呼吸类设备市场以进口品牌为主,2017—2021 年全国呼吸类设备品类中,主要品牌保有率情况如表 4-4 所示。其他品牌包括 BD、GE、天马、灵智、斯蒂芬、费雪派克等。

表 4-4　2017—2021 年全国呼吸类设备主要品牌保有率　　　　单位:%

序号	品牌名称	2017 年	2018 年	2019 年	2020 年	2021 年
1	德尔格	35.8	37.7	38.7	33.0	43.4
2	迈柯唯	15.8	23.1	23.7	15.5	15.5
3	飞利浦	5.5	10.0	11.1	10.7	11.4
4	谊安医疗	1.4	1.3	1.4	4.1	7.5
5	迈瑞	1.5	2.3	4.2	8.7	6.8
6	美敦力	19.2	7.4	8.1	12.5	6.4
7	哈美顿	5.9	6.6	4.9	6.2	3.2
8	瑞思迈	1.4	2.5	1.8	3.1	1.3
9	万曼	0.5	1.2	1.3	1.0	1.2
10	其他	13.0	7.9	4.8	5.2	3.3

资料来源:《中国医疗设备》杂志社行业数据调查。

2.2017—2021 年全国呼吸类设备三级医院主要品牌保有率

具体情况如表 4-5 所示。

表 4-5　2017—2021 年全国呼吸类设备三级医院主要品牌保有率　　　　单位:%

序号	品牌名称	2017 年	2018 年	2019 年	2020 年	2021 年
1	德尔格	36.8	38.1	39.3	33.8	47.9
2	迈柯唯	16.4	23.7	25.1	16.2	17.3
3	飞利浦	5.0	9.2	10.0	10.4	10.5
4	谊安医疗	1.0	1.0	1.0	2.6	4.1
5	迈瑞	1.4	2.2	3.3	7.3	5.3
6	美敦力	19.4	7.5	8.6	13.6	6.7
7	哈美顿	5.9	6.4	4.8	7.0	3.3
8	瑞思迈	1.5	2.8	2.1	3.5	1.3
9	万曼	0.4	1.1	1.4	0.8	0.9
10	其他	12.2	8.0	4.4	4.8	2.7

资料来源:《中国医疗设备》杂志社行业数据调查。

3.2017—2021 年全国呼吸类设备二级医院主要品牌保有率

2017—2021 年二级医院呼吸类设备品类中,德尔格的保有率优势略低于德尔格在 2017—2021 年三级医院呼吸类设备中的保有率,迈瑞、谊安医疗等在二级医院呼吸类设备品类中的保有率高于迈瑞、谊安医疗等在三级医院呼吸类设备品类中的保有率(见表 4-6)。

表 4-6 2017—2021 年全国呼吸类设备二级医院主要品牌保有率   单位:%

序号	品牌名称	2017 年	2018 年	2019 年	2020 年	2021 年
1	德尔格	27.8	34.6	35.5	33.8	21.9
2	迈柯唯	10.2	19.2	13.4	16.2	8.1
3	飞利浦	10.6	14.6	18.5	10.4	17.0
4	谊安医疗	4.6	3.1	3.9	2.6	22.5
5	迈瑞	2.8	2.7	9.4	7.3	11.2
6	美敦力	17.5	6.7	5.1	13.6	5.9
7	哈美顿	6.5	7.9	6.0	7.0	3.0
8	瑞思迈	0.6	0.9	—	3.5	1.2
9	万曼	1.4	1.7	0.1	0.8	3.3
10	其他	18.0	8.6	8.1	4.8	5.9

资料来源:《中国医疗设备》杂志社行业数据调查。

(二)呼吸类设备采购推荐情况

对于在用的呼吸类设备,使用单位推荐意愿和意向复购情况进行了调查。在 2021 年全国呼吸类设备品类中,保有率不低于 1% 的品牌的采购推荐情况如表 4-7 所示。

表 4-7 2021 年全国呼吸类设备主要品牌采购推荐情况   单位:%

品牌名称	净推荐值	意向复购率
德尔格	50.4	91.4
迈柯唯	43.1	88.5
飞利浦	42.3	93.7
谊安医疗	87.1	98.7
迈瑞	59.0	94.9
美敦力	59.2	88.7
哈美顿	53.3	86.7
瑞思迈	52.9	94.1
万曼	57.9	100.0

资料来源:《中国医疗设备》杂志社行业数据调查。

四、呼吸机招标采购数据分析

(一)总体情况

根据众成数科大数据平台的数据,统计了一年的招标采购数据。选取时间从 2020 年 10 月至 2021 年 9 月,共收集 4 422 条呼吸机设备招投标的中标结果数据,涉及 2 321 家不同类型医院公布的呼吸机招投标中标信息和结果,105 个品牌商,采购数量共计 12 484 件,采购总额合计 29.1 亿元。其中,共有 4 201 条标准数据品牌信息披露较完整的中标结果数据,其采购数量共计 11 843 件,采购总额合计 26.7 亿元。根据不同类型,呼吸治疗机中标金额最高,为 22.4 亿元,数量为 10 069 件;小儿呼吸机和急救呼吸机的总金额分别是 2.0 亿元和 1.2 亿元,总数量分别是 624 和 872 件;其他三种类型,高频、麻醉和睡眠呼吸机的总金额和数量分别为 0.5 亿元、0.4 亿元、104.7 万元以及 71 件、189 件、17 件,高压氧舱呼吸机中标 1 件产品,金额为 30.0 万元。具体的统计信息参见表 4-8。

表 4-8　呼吸机分类中标情况分析

序号	品类	中标金额/万元	中标数量/件
1	呼吸治疗机	224 344.5	10 069
2	小儿呼吸机	20 403.4	624
3	急救呼吸机	12 019.5	872
4	高频呼吸机	5 284.5	71
5	麻醉呼吸机	4 418.8	189
6	睡眠呼吸机	104.7	17
7	高压氧舱呼吸机	30.0	1
	合计	266 605.4	11 843

资料来源:众成医械大数据平台。

(二)品牌中标情况

由众成医械大数据平台的销售额统计,在 2020 年 10 月至 2021 年 9 月全国医院端呼吸机各品牌的销售情况中,迈瑞等 15 个品牌贡献了 83.7% 的市场份额。其中,迈瑞占据首位,市场占有率高达 31.3%。此外,市场销售份额排名前三的品牌还有德尔格医疗与迈柯唯,市场占有率分别为 11.8% 和 7.5%。按市场销售量统计,销售量在前十五的品牌获得了呼吸机市场 73.5% 的份额,而迈瑞同样位于首位,其销售量占总量的 27.3%。总体看来,无论是销售额还是销售量,迈瑞是名副其实的双料冠军,从各品牌销售量的占比看来,其他品牌的市场分布相对分散。具体请参见表 4-9。

表 4-9　医院呼吸机中标品牌市场占有率分析　　　　　　单位:%

品牌	市场占有率(根据销售额)	品牌	市场占有率(根据销售量)
迈瑞 Mindray	31.3	迈瑞 Mindray	27.3
德尔格医疗 Drager	11.8	德尔格医疗 Draiger	7.8
迈柯唯 Maquet	7.5	飞利浦伟康 PHILIPS	7.1
飞利浦伟康 PHILIPS	5.3	谊安 Aeonmed	6.8
柯惠 Covidien	5.2	迈柯唯 Maquet	4.2
哈美顿 Hamilton	4.6	凯迪泰 CURATIVE	3.4
谊安 Aeonmed	4.5	柯惠 Covidien	3.3
科曼 COMEN	2.2	安保科技 Ambul	3.1
通用电气 GE	2.1	哈美顿 Hamilton	2.9
凯迪泰 CURATIVE	1.9	科曼 COMEN	2.5
瑞士菲萍 ACUTRONIC	1.6	普博 PRUNUS	2.1
普博 PRUNUS	1.5	通用电气 GE	1.2
安保科技 Ambul	1.4	瑞士菲萍 ACUTRONIC	0.8
德国海伦 Heinen	1.4	斯蒂芬 Stephan	0.5
斯蒂芬 Stephan	1.4	德国海伦 Heinen	0.5

资料来源:众成医械大数据平台。

其中,治疗呼吸机中主流型号中标情况排名前十的分别为迈柯维 Servo-i、迈瑞 SV800、柯惠 Bennett840、迈瑞 SV300、迈瑞 SV600、德尔格 Savina300、德尔格 EvitaV300、迈瑞 SV650、迈柯维 Servo-s、谊安 VG70。可以看出,我国国产呼吸机在市场中的占有率逐步提升。

(三)采购医院情况

据众成数科大数据平台统计,从全国各采购医院级别分析,基于一年的统计周期,二级及以下医院的采购总金额最高,共计 15.44 亿元,总金额领先于排名第二的三甲医院 3.87 亿元。另外,采购数量最多的也是二级及以下医院,共计 7 566 件。从平均采购金额来看,其他三级医院和二级及以下医院的呼吸机及相关产品平均采购金额为 21.0 万元,而三甲医院的平均采购金额为 28.1 万元(见图 4-5)。

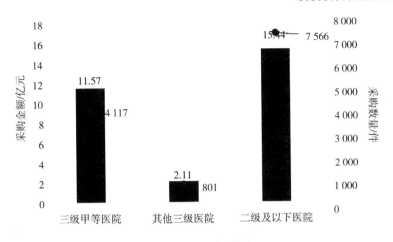

图 4-5 医院分等级呼吸机采购情况

资料来源:众成医械大数据平台。

(四)分类型采购情况

1.治疗呼吸机市场

选取 2021 年某月治疗呼吸机的品牌中标情况数据,参见表 4-10。可以看出,目前迈瑞品牌的呼吸机在市场新购中标情况不管是金额上还是数量上都占据较大的优势。市场份额占比较高的其他品牌主要是传统的进口品牌。

表 4-10 2021 年某月治疗呼吸机品牌中标情况

排名	品牌	中标金额/万元	中标数量/件	市场份额占比
1	迈瑞	4 534.4	183	32.40%
2	迈柯唯	2 588.2	22	18.50%
3	柯惠	1 661.9	66	11.90%
4	德尔格	1 579.9	52	11.30%
5	飞利浦	485.6	31	3.50%
6	其他			
合计		14 011	504	100.00%

2.急救呼吸机市场

选取 2021 年某月急救呼吸机的品牌中标情况数据,参见表 4-11。市场份额排名靠前的主要品牌是深圳安保(27.0%)、维曼(26.4%)、北京易世恒(10.4%)。其他品牌依次包括德尔格、迈瑞、戴维、瑞思迈、飞特等。

表 4-11 2021 年某月急救呼吸机品牌中标情况

排名	品牌	中标金额(万元)	中标数量(件)	市场份额占比
1	安保	486.9	56	27.00%
2	维曼	476.1	26	26.40%
3	易世恒	188	1	10.40%
4	哈美顿	138.4	5	7.70%
5	卓尔	119.5	6	6.60%
6	其他			
合计		1 805.5	131	100.00%

3. 小儿呼吸机市场

选取 2021 年某月小儿呼吸机的品牌中标情况数据,参见表 4-12。小儿呼吸机属于需求量较低的呼吸机,表中可以看出迈瑞中标数量最高,达 20 件,但是中标金额上德尔格的金额更高,中标金额市场份额排名第一。除表中所列品牌之外,其他品牌主要包括科曼、迈柯唯、海伦、史蒂芬、CareFusion、谊安等。

表 4-12 2021 年某月小儿呼吸机品牌中标情况

排名	品牌	中标金额/万元	中标数量/件	市场份额占比
1	德尔格	459.3	10	18.10%
2	SLE	417.1	7	16.40%
3	迈瑞	381.23	20	15.00%
4	菲萍	361.68	7	14.20%
5	柯惠	276.56	2	10.90%
6	其他			
合计		2 540.05	65	100.00%

4. 睡眠呼吸机市场占比

选取 2021 年某月睡眠呼吸机的品牌中标情况数据,参见表 4-13。排名靠前的主要是飞利浦(39.5%)、瑞思迈(21.9%)、南京晨伟(18.8%),飞利浦在睡眠呼吸机市场具有较大的优势,其他品牌主要包括凯迪泰、瑞迈特、鱼跃等。需要注意的是,表 4-13 中是医院采购的睡眠呼吸机市场,近年来更多的需求是家用睡眠呼吸机的销售。

表 4-13　2021 年某月睡眠呼吸机品牌中标情况

排名	品牌	中标金额/万元	中标数量/件	市场份额占比
1	飞利浦	90.8	17	39.50%
2	瑞思迈	50.4	15	21.90%
3	晨伟	43.2	4	18.80%
4	其他			
合计		229.7	52	100.00%

五、呼吸机售后服务市场状况

根据调查,从整体来看,医院对呼吸类设备售后服务中最为关注的要素是产品质量、维修质量、效率和培训。其中,最为重视的是产品质量(即产品可靠性、产品易用性);其他方面工程师维修水平指标反映了维修质量;厂家工程师维修响应、到达现场、修复速度指标反映了售后效率;临床使用培训指标反映了产品培训。

(一)售后服务满意度

1.2017—2021 年呼吸类设备主要品牌售后服务满意度

2017—2021 年,呼吸类设备主要品牌售后服务满意度整体呈波动增高趋势,其中,德尔格、飞利浦和谊安医疗呈逐年上升趋势(见表 4-14)。

表 4-14　2017—2021 年全国呼吸类设备主要品牌售后服务满意度　　　　单位:分

序号	品牌名称	2017 年	2018 年	2019 年	2020 年	2021 年
1	德尔格	4.13	4.17	4.22	4.28	4.36
2	迈柯唯	4.24	4.22	4.36	4.29	4.34
3	飞利浦	3.82	4.04	4.11	4.18	4.26
4	谊安医疗	3.80	3.86	4.09	4.69	4.83
5	迈瑞	4.63	4.56	4.43	4.45	4.37
6	美敦力	4.15	4.18	4.33	4.28	4.45
7	哈美顿	4.21	4.19	4.12	4.20	4.22
8	瑞思迈	3.90	3.98	3.78	3.99	4.27
9	万曼	4.14	3.88	4.12	3.96	4.01

资料来源:《中国医疗设备》杂志社行业数据调查。

2.2017—2021 年呼吸类设备三级医院主要品牌售后服务满意度

2017—2021 年,呼吸类设备三级医院主要品牌售后服务满意度中,德尔格、谊安医疗呈逐年上升趋势,迈瑞、万曼 2021 年的满意度较 2017—2020 年平均水平略有下降(见表 4-15)。

表 4-15　2017—2021 年全国呼吸类设备主要品牌三级医院售后服务满意度　　单位:分

序号	品牌名称	2017 年	2018 年	2019 年	2020 年	2021 年
1	德尔格	4.16	4.19	4.23	4.29	4.40
2	迈柯唯	4.26	4.27	4.36	4.28	4.37
3	飞利浦	3.97	4.14	4.20	4.19	4.29
4	谊安医疗	3.56	3.74	4.12	4.66	4.79
5	迈瑞	4.56	4.61	4.57	4.55	4.37
6	美敦力	4.13	4.17	4.32	4.29	4.45
7	哈美顿	4.26	4.21	4.00	4.17	4.21
8	瑞思迈	3.82	4.01	3.78	3.96	4.21
9	万曼	3.98	3.97	4.08	3.72	3.89

资料来源:《中国医疗设备》杂志社行业数据调查。

3.2017—2021 年呼吸类设备二级医院主要品牌售后服务满意度

2017—2021 年,呼吸类设备二级医院主要品牌售后服务满意度波动趋势与三级医院售后服务满意度大体相同(见表 4-16)。

表 4-16　2017—2021 年全国呼吸类设备二级医院主要品牌售后服务满意度　　单位:分

序号	品牌名称	2017 年	2018 年	2019 年	2020 年	2021 年
1	德尔格	4.02	4.11	4.20	4.26	4.25
2	迈柯唯	4.13	4.09	4.34	4.32	4.18
3	飞利浦	3.35	3.74	3.85	4.16	4.23
4	谊安医疗	4.06	4.02	4.03	4.70	4.84
5	迈瑞	4.89	4.33	4.19	4.20	4.31
6	美敦力	4.22	4.22	4.42	4.22	4.45
7	哈美顿	4.04	4.20	4.50	4.49	4.28
8	瑞思迈	4.40	3.83	～	4.35	4.45
9	万曼	4.61	3.62	5.00	4.46	4.16

资料来源:《中国医疗设备》杂志社行业数据调查。

(二)呼吸类设备维修保养服务情况分析

在 2021 年全国呼吸类设备品类中,保有率不低于 1% 的品牌的维修保养服务情况如

表 4-17 所示。调查分为维保情况、先修后付款情况、无间断服务情况。

2021 年全国呼吸类设备主要品牌维保服务情况如表 4-17 所示。

表 4-17 2021 年全国呼吸类设备主要品牌维保服务情况

品牌名称	维保履行率	先修后付款所占比例	无间断服务情况
德尔格	89.7	91.2	88.8
迈柯唯	87.2	97.1	82.4
飞利浦	93.9	90.9	87.2
谊安医疗	96.5	92.1	97.5
迈瑞	90.5	92.7	87.8
美敦力	87.3	97.1	93.1
哈美顿	75.9	88.2	83.2
瑞思迈	89.9	98.2	91.1
万曼	82.8	90.8	81.0

资料来源：《中国医疗设备》杂志社行业数据调查。

第二节 采购需求管理

对于医疗设备的采购，确定采购需求是做好采购工作的第一步。需求管理，是指采购人组织确定采购需求和编制采购实施计划，并实施相关风险控制管理的活动。也就是说，采购需求管理包括三个环节，即确定采购需求、编制采购实施计划、实施采购风险控制。

一、明确采购需求

(一) 采购需求的概念

采购需求，是指采购人为实现项目目标，拟采购的标的及其需要满足的技术、商务要求。确定采购需求应当明确实现项目目标的所有技术、商务要求，功能和质量指标的设置要充分考虑可能影响供应商报价和项目实施风险的因素。

采购前期需求论证不充分，医疗设备技术参数的排他性或不明确，致使设备性价比不高，医疗设备闲置等现象时有发生。对于呼吸机的采购需要做适当的调查和分析，才能制定相对全面的参数；但是目前的医院采购中，招标前期的调查基本空缺，制定参数或过于简单，或具有倾向性，常常会引起评审现场争议或不必要的投诉。

(二)需求调研的方式

根据《财政部政府采购需求管理办法》,采购人可以在确定采购需求前,通过咨询、论证、问卷调查等方式开展需求调查,了解相关产业发展、市场供给、同类采购项目历史成交信息,可能涉及的运行维护、升级更新、备品备件、耗材等后续采购,以及其他相关情况。面向市场主体开展需求调查时,选择的调查对象一般不少于 3 个,并应当具有代表性。在进行需求调研时,通常有以下一些方式。

1.由临床科室使用人员提交使用需求

要做到"以临床需求为导向,以病人患者为中心",以某医院采购呼吸机为例,首先根据临床需求确定采购什么类型的呼吸机。可要求临床使用部门填报一份医疗设备购置申请表。详细说明对呼吸机性能的要求,至少应包括使用病人类型、通气模式、潮气量范围、最大送气流量、流量触发范围、是否有漏气或顺应性补偿、呼气监测的能力、参数显示、操作界面的友好程度、呼气过滤消毒方式、是否需要后续升级、是否配置后备电源等。

2.向各生产厂家收集设备信息

采购人应更多地收集所需类型产品的各类信息,其技术参数应以各生产厂家发布的技术白皮书(datasheet)为准,而不能仅参考经销商的产品宣传手册。必要时还可以邀请多个厂家工程师对拟采购的设备进行推介论证。在推介会上,参与人可根据自己感兴趣的关注点提出相关问题,得到厂家现场答疑,获得更全面的材料。

3.去有采购过的医院实地调研

邀请相关专家及临床科室使用人员直接去有采购过该设备的医院现场实地调研,这样可以避免厂家宣传与实际不符的情况。

4.向医院其他管理部门征询意见

医疗设备的配置涉及整个医院的各个部门。例如,医务部门需要审批设备的使用范围;维修部门需要确定如何保障设备安全稳定运行;经管部门需要核算设备的使用成本;基建环保部门需要对设备安装场地提供支持等。医学工程部门应将其逐一汇总,在设备采购中予以考虑。

5.利用互联网收集信息

通过互联网收集设备信息是一个非常高效快捷的途径。尤其是对于那些市场竞争不充分的设备,经销商有时候并不会提供充足的信息。

二、呼吸机的需求综合评估

呼吸机综合评估通常是在用户根据临床需要、经费、人员技术水平和社会与经济效益等方面的因素进行综合分析,首先做出是否需要购置的决定,然后来决定需要购置什么档次或者是型号的呼吸机。通常要求临床科室详细填写一张设备购置申请表,再经过各级职能部门论证和审批同意后,就可以开始购前的综合评估工作。

(一)评估的过程

评估的过程由下述几步组成。

1.信息收集和整理

综合评估的信息来源是多方面的,包括临床用户信息、厂商信息、呼吸机的技术性能和经费与运行消耗等几大方面。用户信息包含:明确的用户需求、医院现有同系列机器台数、科室使用管理能力、工程部门维修保障能力等要素。厂家信息包含:呼吸机型号、厂家规模与生存能力、代理商的信誉度、该产品在本地份额、厂商技术支持能力、技术支持/服务中心的远近、服务响应时间的快慢、有无使用和维修培训计划等要素。

2.技术性能的分析

呼吸机采购时需要考虑的性能可以包含:通气模式、适应对象、潮气量范围、最大送气流量、流量触发范围、有无漏气/顺应性补偿、呼气监测能力、参数显示及智能化、界面友好性与操作难易程度、稳定性/可靠性、安全性(保护和报警功能)、可维修性/升级性、呼气过滤器自动消毒功能和后备电源工作时间等;经费与运行消耗包含项目经费来源与额度、该产品各公司报价、维修与配件费用、耗材与运行费用和效能-费用比等。

性能的选择要结合预期的用途和批复的预算情况,例如在采购无创呼吸机时可以根据参数将无创呼吸机分为 A、B、C 三个档次,如表 4-18 所示。

表 4-18　基于核心技术参数指标的无创呼吸机档次分类

核心技术指标	A 档	B 档	C 档
IPAP 吸气最大压力/cmH_2O	40～50	30～40	20～30
增氧方式	可接机后高压氧(具备空氧混合器)	可接机后低压氧	只能接机外低压氧
峰流速/(L/min)	≥220	150～220	100～150
漏气补偿/(L/min)	60(预先漏气补偿)	60	60
吸气触发/呼气切换	全自动追踪调节	1～9 档可调	1～6 档可调
目标潮气量/mL	≥2 000	1 500～2 000	—
波形	3 种	2 种	—
压力传感器	近心端	近机端	近机端
后备电池/h	≥6	3～6	1～3(或无后备电池)

3.拟选型号的实际调研或测试

呼吸机的性能指标可以来源于厂商提供的技术资料、以往的测试数据或买前对样品机的实测数据。尤其当厂商提供的数据值得怀疑的时候,有必要进行实测,但机器长时间运行的稳定性和可靠性不是一两次测试就能获取的,需经 3 至 5 年的长期考察才能确定,尤其大批量的装备时,经过这样的实际验证是非常必要的,否则应严格把关合同中有关的技术条款或参数范围。

(二)案例:根据使用情况评估购置呼吸机的必要性和选型

以有创呼吸机为例,从不同品牌、使用科室等因素对其使用效率的差异进行分析研究,并根据分析结果提出采购选型建议,从而作为采购依据并提高呼吸机使用效率。

1.数据采集及分析

某心胸专科医院,对有创呼吸机的日常使用需求量较大,医院在用有创呼吸机的资产总值达到约 820 万元,主要集中在重症监护病房(ICU)、急诊、小儿监护室、冠心病监护病房(CCU)、呼吸内科和其他个别病区。现有的呼吸机主要涉及品牌有 PB840 型(美国美敦力柯惠泰科公司)、NewportE360 型(美国美敦力柯惠泰科公司)、Savina 型(德国德尔格)和 Bellavista1000 型(瑞士贝斯特公司)。

由于呼吸机无法满足临床需求,医院考虑是否新购置呼吸机;如果购置,采购什么型号的呼吸机更有利于医院的使用。鉴于此,医院对现有呼吸机的使用情况进行了研究分析,采集了上述 4 种不同品牌型号的有创呼吸机使用数据,以下分别以呼吸机 A、呼吸机 B、呼吸机 C 和呼吸机 D 表示。

2.有创呼吸机使用情况分析

(1)不同科室有创呼吸机分布情况。根据医院固定资产台账和现场排查统计,目前处于正常使用状态的有创呼吸机共计 30 台,分布在 ICU、急诊科、小儿外科、CCU、呼吸内科、心胸外科的 6 个部门,不同科室有创呼吸机的具体分布情况见表 4-19。

表 4-19 不同科室有创呼吸机使用情况   单位:台

品牌	ICU	小儿外科	CCU	急诊	呼吸内科	心胸外科
呼吸机 A	5	0	1	0	0	1
呼吸机 B	11	0	0	0	0	0
呼吸机 C	3	2	0	4	1	0
呼吸机 D	2	0	0	0	0	0

注:表中 ICU 为重症监护病房;CCU 为冠心病监护病房。

(2)不同科室有创呼吸机平均使用率。通过统计每台有创呼吸机内部系统记录的开机时长,并对每台有创呼吸机的投入使用日期进行追溯统计,可以得出单台有创呼吸机自投入使用后的使用率,其计算公式为

$$P = a \div b \tag{4-1}$$

式中:P 为有创呼吸机单台使用率;a 为开机时长(h);b 为追溯统计天数(d)。

根据 ICU、急诊科、小儿外科、CCU、呼吸内科、心胸外科的 6 个科室的有创呼吸机数量取其平均值,最终得出不同科室的使用率,不同科室有创呼吸机平均使用率情况见图 4-6。

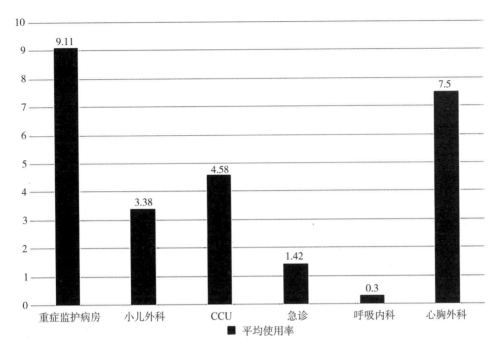

图 4-6 不同科室有创呼吸机平均使用率

(3)ICU 有创呼吸机使用率。如图 4-6 所示,呼吸内科平均使用率为 0.3 h/d,心胸外科的平均使用率为 7.5 h/d,ICU 的平均使用率为 9.11 h/d。以平均使用率最高的 ICU 科室为例,根据公式(4-1)计算不同品牌有创呼吸在 ICU 中的平均使用率,其中,呼吸机 A 平均使用率为 8.28 h/d,呼吸机 B 为 10.3 h/d,呼吸机 C 为 5.16 h/d,呼吸机 D 为 2.15 h/d。

3.论证结果

(1)是否应该新购。根据不同科室有创呼吸机的平均使用率情况得知,有创呼吸机在 ICU 的平均使用率最高,但在呼吸内科的平均使用率较低。为充分发挥呼吸机的使用效率,可实行设备集中管理模式,建立相关借用制度,从而提高设备利用率,避免资源浪费。

(2)什么样的品牌或者型号更合适。根据不同科室有创呼吸机的平均使用率情况,可以看出平均使用率较高的品牌比平均使用率较低的品牌高出近 5 倍,而进一步的研究发现,临床医生和护士在选择使用呼吸机时会首选熟悉且操作简便的机型,虽然呼吸机 D 的功能和通气模式的配置要高于呼吸机 A,但在操作性和常规临床治疗中,呼吸机 A 更易为临床使用。高配置设备在某些特殊病情的治疗和科研方面有其独特优势,在论证评估时需要考虑效益性、需求性和可行性。

设备管理部门要从内部动机和外部动机充分论证设备功能的配置合理化,避免过度高功能配置,以免造成不必要的浪费。同时,在采购环节中尽量采购相同品牌设备,可以有效降低采购成本和日后的维修维护成本,同时便于科室的操作培训等日常管理工作。

三、呼吸机的选型评估

呼吸机是使用风险高、培训工作量大、使用难度大的医疗设备之一。因此，在此类设备采购前，一定要做好分类选型和评估工作。对于需要选配什么型号的呼吸机，通常需要考虑以下一些因素。

(一)使用场景

现在呼吸机主要在家庭、急救和转运、术后恢复、生命支持或辅助治疗等几种使用场合。

家用呼吸机主要是针对那些呼吸障碍如打鼾的病人或患有睡眠呼吸暂停综合征的病人。因此必须具备体积小、重量轻、操作简便、便于清洗消毒、噪声小的特点。这样的呼吸机均为内置型微压缩机供气，主要有 CPAP 和 BiLevel＋CPAP 两种。因其在家庭中使用，所以不适用于在医院进行使用。

急救型呼吸机的形式是多样化的，主要在急救车、空中、战地、急诊室救护等场合使用。急救车使用呼吸机应具备体积小、重量轻、便于携带的特点。考虑病人氧合的因素，须配备内置压缩机和电池及外带 2 L 的氧气瓶。另外，呼吸机如果能接入急救车 12 V 电源更佳。考虑病人有无自主呼吸，用于急救车的呼吸机须具备控制模式、同步间歇指令通气(SIMV)和压力支持通气(PSV)，吸入氧浓度可调节。对于仅有控制模式，吸入氧浓度可在 21％、50％和 100％调节的简易呼吸器，虽然在一定程度也可满足急救转运的需要，但是，对于有自主呼吸的病人，这样的呼吸器是不合适的。空中救护用呼吸机在功能上与急救车用相似，但须具备海拔高度压力补偿功能。战地用呼吸机也须具备急救车用呼吸机的特点，但是，要考虑呼吸机是否能在恶劣环境下正常工作及是否具备海拔高度压力补偿能力以适应高原、空中使用。

急诊室用呼吸机必须具备外接空气和氧气通气模式，要有控制通气(VCV、PCV)、同步间歇指令通气(SIMV)、压力支持通气(PSV)调节吸入氧浓度。

转运呼吸机主要有院内转运和院外转运两种形式。院内转运主要是更换病房、病人检查等。在功能和设备要求上与急救型呼吸机一样。

术后恢复用呼吸机主要是帮助手术后病人清醒，为术后危重病人提供生命支持。国内有条件的大医院成立了术后恢复室，在有些医院还专门开设了外科重症监护病房(SICU)。当然在国内现使用的很多型号麻醉机也具备术后生命支持的功能，但是，大多数的麻醉机只具备容量和压力控制两种模式，是不能满足手术后复杂病人的需求的。这样的呼吸机必须具备更高的通气性能和完备的监测报警功能。

辅助治疗呼吸机在临床应用是最广泛的，因为病人的病情可能是复杂多变的，所以对通气功能、监测和报警功能等方面要求更高。因为功能的不同，价格也存在较大差异。对于这种机型的功能选择还是要根据自己的实际需求进行。

(二)外部环境

温度、湿度、海拔高度、空气灰尘等外部因素对呼吸机的影响是非常大的。过高的室内温度和设备自身能耗导致温度的升高,会影响呼吸机的正常工作。空气湿度过高,使压缩空气中含有过多的水蒸气,对机械式和电子空-氧配比产生严重影响,因此,要较多地考虑空气压缩机的排水功能。用于空中救护的呼吸机需要对因压力的陡变而产生的影响具有相应的补偿能力。呼吸机和空气压缩机要有必要的空气过滤保护,对于空气状况不好的地区,选用的空气过滤器必须便于及时清洗或更换。

(三)硬件配置

呼吸机一般由气源、主机、湿化器、回路组成。呼吸机气源有两种:中心空气和氧气、空气压缩机和氧气瓶。须选配空气压缩机的用户,选择空气压缩机时要考虑以下几个问题:首先,压缩机必须是无油压缩机;其次,为方便转运,尽可能地选择与呼吸机主机相配套的空气压缩机;最后,对空气压缩机的除水性能、寿命周期、工作噪声、耗材和配件进行考察。除水性能差的压缩机对呼吸机主机的空氧混合会产生很大影响。空压机整机寿命一般在 7 000~8 000 h 以上,在整个寿命周期要定期进行维护保养及更换耗材和配件。压缩机的工作噪声在 50 dB 左右时不会对病人产生负面影响,但是,对于减振和降噪措施不良的空压机不能仅看厂商提供的技术参数,还需进行实地验证。呼吸机在通气功能上虽大同小异,但是,各种型号的呼吸机因其功能、品牌、售后服务等因素在价格上却存在很大的差异。

(四)基本性能

对不同功能呼吸机的选择,可采取将其划分为基本性能和特殊性能的策略。基本性能主要包括各项临床治疗基本的参数、监测、安全指标及最基本的通气模式。特殊性能主要是技术上的创新和原有通气技术的改良及基本性能的补充,如波形显示、特殊通气模式、流量触发等。

1.通气功能和通气模式

不同呼吸机有不同的通气功能,同一型号的呼吸机从无创通气到有创通气,其适用患者范围更广、治疗方式更多、选择模式更多。同一呼吸机具备 2 种通气功能不仅可以更好地应对患者的病情变化并且可以减少购买呼吸机的数量。

通气模式应满足婴幼儿、成人和通用多种使用需求并且多种通气模式与有创、无创通气功能结合可使呼吸机治疗功能发挥最优的效果。市场上有些呼吸机虽然兼具有创和无创通气,但由于通气模式单一,有创通气的功能弱化,不能较好地满足临床使用要求。因此,通气模式也是一个重要指标。

2.驱动方式

呼吸机按驱动方式一般分为气动电控呼吸机和电动电控呼吸机。具有条件的,可以选用以压缩气体作为动力源的气动电控呼吸机,以满足现代多种呼吸模式的需要。

3.核心参数

通常可以将基本性能参数分为设定参数、监测参数、安全报警和通气模式四个部分。

（1）设定参数：不同通气模式所设定的参数是不同的，通常包括以下一些需要考虑的参数：容量参数有吸气分钟通气量、潮气量、吸气流量、峰流速（有的呼吸机用吸气上升时间或吸呼比表示）；压力参数有压力控制水平（pressure control）、压力支持水平（pressure suppor）、呼气末正压（PEEP）、压力触发灵敏度；时间参数有呼吸频率、吸气时间、呼气时间、吸呼比、SIMV 周期或频率；其他参数有吸入氧气浓度、流量波形（如正弦波、方波、加速波、递减波等）。

（2）监测参数：不同通气模式所监测的参数是不同的，容量模式下监测压力参数，压力模式下监测容量参数。容量参数有呼气分钟通气量、呼气潮气量。压力参数有气道平均压力（MEAN）、气道峰压（PEAK）、平台压（PAUSE 或 PLATEAU）、呼气末正压（PEEP）。时间参数有呼吸频率、吸呼比（$I：E$）；其他参数有吸入氧浓度。

（3）安全报警：安全报警是呼吸机用于病人的安全保证。这些报警有分钟通气量上、下限报警，气道压力上、下限报警，气源报警，窒息报警，氧浓度报警。

（4）通气模式：基本通气模式包括压力控制（PCV）、容量控制（VCV）、同步间歇指令通气（SIMV）、持续气道正压通气（CPAP）。

以上介绍的基本性能中的四个方面囊括了用于临床治疗型呼吸机所共有的参数和功能，这些也是所有不同型号呼吸机最基本的内容。当然，不同厂家对其部分功能或参数的命名存在一定差异，要注意区分。同时需要注意，成人、小儿和通用型呼吸机在参数范围也存在较大差异。

（五）特殊性能

特殊性能只是我们针对呼吸机选型而言的。任何有别于基本性能的新技术和新模式，都可以将其列入特殊性能里。

现在通气技术和通气模式的发展非常迅速，要根据临床科室的实际需求对这些新功能进行选择。通常可以包括下面这些性能。

通气模式：所具有的特殊通气模式；

参数监测：CO_2 浓度、口腔闭合压等。

自检诊断：开机自检提供顺应性、气道阻力、泄露量等检测功能；提供维修维护诊断及传感器校准功能。

其他：有流量触发，提供 FLOWBY 或 AUTOFLOW 功能；自动插管补偿（ATC）；呼吸力学波形及环的显示等。

（六）物理因素

设备整机重量、体积等物理因素也是设备论证的一个方面。如病房内部空间比较狭窄，较多医疗设备的同时使用须对设备体积提出要求。经常用于转运的呼吸机体积、重量也要有要求。体积小、质量轻的呼吸机在院前急救与转运过程中可减轻医护人员负重，使医护人员快速到达救援现场，以便及时救治伤者。

另外,呼吸机的支架和支撑轮等细节问题也不可忽视,整机重心高和支撑轮尺寸小会使经常转运的设备倾倒。呼吸机的机械手臂一定要坚固耐用且关节活动灵活。很多呼吸机的机械手臂使用一段时间后因机械手臂的问题不能将回路中凝聚的冷凝水有效排除。虽然这些是小问题,但是一旦出现损坏设备的问题对任何医院都会造成很大损失。

(七)售后服务

售后服务是对产品的风险管理,可采取措施将呼吸机在院内使用的风险控制在可接受水平。厂家要有完善的售后机制,技术支持,现场服务,充足的备件和库存等。

呼吸机的售后服务主要有两方面的问题:首先是售后培训,这种培训包括医护人员的使用培训和日常清洗消毒及维护培训;其次是维修及定期保养的问题,现在的呼吸机对定期保养维护的要求很高,尤其是一些高档呼吸机更是如此,这需要明确呼吸机定期更换的耗材、价格和最基本的维修维护程序;最后,要对以后设备的软件和硬件升级问题提出要求,这对以后设备的稳定运行、功能的完善及使用安全都是有益的。

(八)性能测试

性能测试的目的是检测呼吸机是否真正达到满足我们需求的各项指标。性能测试是对呼吸机静态和动态两种状况下进行通气质量检测。静态测试(控制模式):在一定的系统顺应和阻力恒定的情况下,对压力、容量、时间和吸入氧浓度等参数进行测量,并对各项安全报警功能进行测试。改变顺应性和阻力须重复以上测试。动态测试(自主模式):对各种自主的通气模式在一定的顺应性和阻力条件下根据不同的触发水平对其通气性能进行综合测试,并改变顺应性和阻力重复以上测试。

(九)销售业绩/市场占有率

呼吸机销售业绩高低往往反映着市场满意度,这与呼吸机性能、质量、售后服务等密切相关。因此,需要将呼吸机销售业绩作为一项重要指标。

(十)价格因素

价格是影响呼吸机选择的重要因素。采购方注重呼吸机的经济效益,因此呼吸机价格应具有竞争力。应综合考虑呼吸机性能、产品质量和售后服务等因素,选出更具价格优势的呼吸机。

根据以上各项要素进行评估作业时,可以先做一张综合评估表,对拟选型号进行定性比较或定量评估,再由最终谈判价格得出选型结论或选型次序。如购买急救呼吸机时后备电源工作时间的长短是应该考虑的重要因素之一,而购买病房使用的高中档呼吸机时,就没有必要考虑这一因素。另外对设备来说,重要的是由各方面的专家共同讨论提出一个相对固定的客观标准,并对所有的厂家一视同仁。

第三节　采购实施要点

医疗设备采购是医院物资采购的一部分,各医疗机构均严格按照采购流程执行,且要求程序规范。本节主要讨论公立医院采购中涉及的采购方式、合同管理等工作。

一、医疗设备采购的一般原则

医疗设备的特殊性要求在设备采购中必须实行规范、科学、严格的管理。而其中最重要的是要做到:合法、安全、有效、经济、先进。这是医疗器械得以应用于临床诊疗活动的前提和基础,也是医疗器械使用质量监督管理的重要内容。

(一)合法

医疗器械的管理最重要的依据是《医疗器械监督管理条例》,通常在采购医疗设备时,需要首先审核供应商的"三证"。所谓"三证"通常是指:医疗器械生产许可证、医疗器械注册证、医疗器械经营许可证。除企业的营业执照外,必要时还应审核产品合格证明、经营企业授权等材料。采购涉及气体供应的压力容器时,还可能涉及有特种设备制造许可证。

1.医疗器械生产许可证

医疗器械生产许可证是医疗器械生产企业必须持有的证件。在采购医疗器械时,重点需要审核生产范围是否涵盖所销售的医疗器械类目,部分医疗器械生产许可证具有单独的附表载明该生产许可证所容许的生产范围。

对于呼吸机的采购要注意生产类别,按照《医疗器械分类目录》,呼吸机根据使用用途可以分为二类或三类医疗器械,医用治疗呼吸机大多属于三类医疗器械,呼吸机注册类别见表4-20。要结合医疗器械注册证审核生产许可证和医疗器械注册证是否对应。另外还要注意证件的有效期以及其他变更信息。

表 4-20　呼吸机注册类型分类

注册类型	呼吸机分类	具体产品	连接方式	应用场景
二类医疗器械	家用呼吸支持(非生命支持)	家用呼吸支持设备、家用无创呼吸机、无创呼吸机、持续正压呼吸机、持续正压通气机	无创	家用
	睡眠呼吸暂停治疗设备	睡眠呼吸机、睡眠无创呼吸机、持续正压呼吸机、双水平无创呼吸机、正压通气治疗机	无创	家用

续表

注册类型	呼吸机分类	具体产品	连接方式	应用场景
三类医疗器械	治疗呼吸机(生命支持)	治疗呼吸机、呼吸机	有创、无创	医用
	急救和转运呼吸机	急救呼吸机、院外转运呼吸机、急救和转运呼吸机	有创、无创	医用
	高频呼吸机	高频喷射呼吸机、高频震荡呼吸机	有创、无创	医用
	家用呼吸机(生命支持)	呼吸机、家用呼吸机	无创	家用

2.医疗器械注册证

医疗器械注册证是医疗器械产品的合法身份证。对于注册证除了其本身所注明的内容,还可能具有附件的形式载明了产品技术要求,这些明细的内容也需要认真地审核,以确定相关功能和附件的使用性能。

采购时,同样要根据采购目标审核其产品的生产类别、生产范围(变更,核减)、有效期、其他变更信息等。

3.医疗器械经营许可证

医疗器械经营许可证是医疗器械经营企业必须具备的证件,开办第三类医疗器械经营企业,应当具有医疗器械经营许可证,开办第二类医疗器械经营企业,应当具有第二类医疗器械经营备案凭证。

审核时应重点关注许可证的经营类别、经营范围(变更,核减)、有效期,以及其他变更信息。

4.授权证明

医用呼吸机生产企业在同意授权给有经营资格的代理商代理其产品时应出具授权证明,确保代理商合法代理该产品的销售权。授权证明没有固定的格式要求,但应当信息全面完整。

在采购实践中,授权证明的真伪是材料审核的重点,采购人应着重审核授权证明,必要时通过联系生产厂家确定授权证明的真实性。

(二)安全性

医疗器械直接涉及人的身体健康与生命安全。在采购阶段就要强调对产品标准的要求。例如,在采购时要查看其是否符合安全标准,包括:电气安全、机械安全、防止误操作设计等。呼吸机采购常见的关注点包括以下几点。

(1)电气安全:所有的医用电气设备都必须符合 GB 9706.1～2020《医用电气设备第1部分:基本安全和基本性能的通用要求》标准。要求对电击危险进行双重防护,符合双重绝缘的标准,用元件的阻抗防止超过容许值的漏电流和患者辅助电流流向应用部分。

（2）机械安全：主要包括设备台车支架等承重能力，防止意外倾倒；例如呼吸机支臂能够承担管路重量，结构设计稳定；呼吸机支臂有防夹伤设计，避免在调整支臂位置时夹伤操作人员。

（3）防止误操作：电磁兼容性，是否适用于磁共振（MRI）环境等。

（4）其他：机身、管路材质应符合相关环保要求、使用压力要求、酸碱环境要求等。

（三）有效性

对治疗用设备，首先要考虑其临床实际疗效。不能受设备推销商单方面宣传的误导，既要看设备的临床使用鉴定报告，更要深入医院，向使用设备的临床医护人员调查了解，以关注使用评价、售后服务评价等。

在医疗设备采购时要求根据使用要求、预期达到的治疗目标选择合适的医疗设备，除了产品质量之外，还要关注设备的耐用性、易用性、环境的适用性和维修的便捷性等。

例如采购呼吸机时，要完全符合国家技术质量规范和该产品规格、性能等要求，然后在此基础上要制订一个比较完备的呼吸机评价指标体系，用来评价呼吸机系统的指标参数。

医用呼吸机有效性指标的选择要考虑：产品预期在专业医疗机构内部的重症监护环境，或在专业医疗机构内部进行转运时使用。用于对成人、小儿和新生儿进行通气辅助及呼吸支持。设备本身指标包括通气功能、通气模式、核心参数、驱动方式等，同时应由经过良好培训的、获授权医务人员进行操作。是否达到特殊环境（如磁共振环境、车载等）使用要求。

（四）先进性

既要考虑使设备获得长期良好评价而不至于落后淘汰，又要考虑到今后设备的升级和功能扩展。设备应尽量具有模块化的特征使得加入新功能方便、容易；输入输出信号和通信接口等应具有最广泛的通用性；软件升级和硬件扩充等应无须繁琐操作甚至更改电路。

（五）经济性

设备经济效益包括直接经济效益和间接经济效益，所谓直接经济效益是指通过设备的使用而产生的直接相关收费，如诊断收费、治疗收费；间接经济效益是指因设备的存在和使用而带来的间接相关收费，如设备使用的耗材或试剂等带来的收益、因住院而增加的其他相关收益、设备先进性对提升就诊量的价值等。

成本效益分析要基于设备的全生命周期进行分析论证，要从设备的性能、寿命、故障率、维修成本、安全性和环境要求等方面综合考虑。

（六）社会效益

医疗设备的社会效益是指设备在使用中给居民创造的利益，与经济效益相区别，其主要指提升诊疗水平和医疗质量、改善老百姓的就医体验、降低就医成本；有效解决"看病难、看病贵"的社会难题，为民众谋福祉；提升诊断的正确率和治疗的效果，提升医院整体医疗技术水平。

二、采购程序

(一)明确采购流程

医院应根据医疗设备采购制度制定相应的采购流程,以提高采购工作效率,规范采购过程。医疗设备的购置一般需要经过采购计划申报、预算审批、采购工作计划制定、考察论证、参数制定、信息公示、招标采购、商务谈判、合同签订、安装验收、使用培训等全过程。

某医院医疗设备采购如下图 4-7 所示。

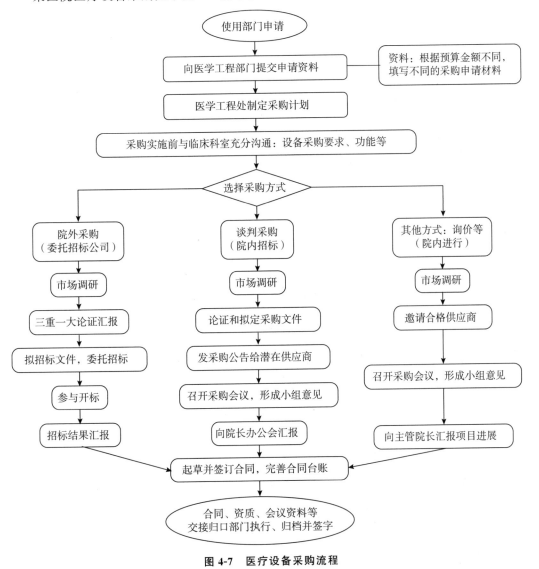

图 4-7　医疗设备采购流程

(二)做好市场调研

制定好采购计划之后,应开展调研论证。论证流程主要有对设备相关信息进行调研探讨、进行设备性价比比对。论证小组对产品进行详细全面的评估之后,及时整理出相应的成果分析,完成"采购技术参数"的填写,并提交采购负责人。对计划采购的设备,可以发布调研公告,进行市场调研,调研公告参见如下所示。有必要的情况下,可以到采购过的医院进行实地调研了解设备使用情况。

案例:采购调研公告

××市人民医院呼吸机项目采购调研公告

为规范我院采购行为,提高采购资金的使用效益,保护采购当事人的合法权益,本着公平、公开、公正的原则,我院对呼吸机项目进行采购调研公示,现将有关事项说明如下:

一、采购项目编号

二、采购项目:呼吸机

三、报名时需提交相关证件或资质

(1)经营企业营业执照、医疗器械经营许可证复印件(加盖公章);

(2)生产企业营业执照、医疗器械生产许可证复印件(加盖公章);

(3)生产企业对经营企业的代理授权书原件(加盖公章);

(4)产品医疗器械注册证复印件(加盖公章);

(5)法定代表人资格证明或法定代表人有效授权委托书原件;

(6)授权代表身份证复印件(加盖公章);

(7)2021年度财务报表或经审计的财务报告(复印件加盖公章);

(8)如有耗材请列出自家设备需使用主要耗材,价格及中标编码等。

四、技术参数(核心参数必须打星号,若核心参数不满足,则不考虑此品牌)

(一)设备名称:有创呼吸机

(二)数量:2台

(三)设备用途:急救病人、危重病人、抢救辅助用通气设备

(四)技术参数及配置要求

(1)通气模式:A/C、VCV、PCV、Sigh、SIMV、PSV、CPAP、NIV(无创)Bi-PAP(双水平气道正压通气)、AutoFlow(目标容量压力调节)等模式。

(2)显示屏:≥12英寸彩色液晶触摸屏。

(3)气动电控或电动电控。

(4)监测参数:吸入潮气量、呼出潮气量、分钟通气量、自主分钟通气量、气道峰值压力、气道平均压力、气道平台压、呼气末正压、呼吸频率、氧浓度等。

（5）呼吸波形:压力-时间、流速-时间等。

（6）报警参数:分钟通气量上限、分钟通气量下限、吸气潮气量超限、自主呼吸频率超限、气道压力上限、气道压力下限、氧浓度上限、氧浓度下限、氧气不足、空气不足等。

（7）具有交流断电自动切换为机内备用电池供电功能。

（8）内部备用电池:12 V,工作时间≥1 h。

（9）气源:压缩空气(净化)、氧气。

（10）潮气量:(20～50 mL)～(2 000～4 000 mL)。

（11）频率:(1～6/min)～(60～100/min)。

（12）吸气时间:0.2～6.0 s。

（13）吸气触发灵敏度:－2.0～2.0 kPa。

（14）PEEP 呼气未正压:0～2.0 kPa。

（15）氧浓度:21～100％Vol.％。

（16）具备高流量氧疗仪功能。

（17）一体化雾化功能。

（18）独自在比对表中列出不可缺少的功能以及各品牌独有的配置。

五、报名时间及地址

报名截止时间为 2022 年××月××日。

上午:8:00～11:00　下午:14:00～16:30(节假日除外)

报名地址:

电话:

相关技术参数咨询:

电话:

六、本文件提供及公告期限

本次项目的最终结果,将在网站上公示三天,如参加公司对最终结果有异议,请以书面形式向我院有关部门进行申诉。

办公室:　　　　　　　　　　监察室:

三、采购方式的选择

根据采购中所适用的招投标体系,公立医院采购医疗设备的采购方式主要包括政府采购、机电产品国际招标、自主招标采购,三种方式具有各自的适用范围。

（一）政府采购

1.政府采购与非政府采购

政府采购（government procurement），是指各级国家机关、事业单位和团体组织，使用财政性资金采购依法制定的集中采购目录以内的或者采购限额标准以上的货物、工程和服务的行为。

需注意，公立医院使用自有资金购买医疗设备，仍属于政府采购。

不在上述政府采购范畴内的采购行为都可以归属于非政府采购。

2.政府采购的方式

政府采购的管理依据主要是《中华人民共和国政府采购法》，政府采购的方式主要包括：公开招标、邀请招标、竞争性谈判、单一来源采购、询价以及国务院政府采购监督管理部门认定的其他采购方式。

国务院政府采购监督管理部门认定的其他采购方式目前主要包括竞争性磋商和框架协议采购。在医疗器械中，越来越多的集中大量采购就属于框架协议采购的范畴。

3.政府采购的政策性

（1）支持中小企业政策。为了发挥政府采购的政策功能，促进中小企业健康发展，2020年财政部发布了《政府采购促进中小企业发展管理办法》，对政府采购支持中小企业发展的措施提出了要求。

（2）支持国产产品。政府采购的另一项职能就是支持国产产品，财政部印发的《政府采购进口产品管理办法》提出：政府采购应当采购本国产品，确需采购进口产品的，实行审核管理。

对政府采购频率较高的医疗卫生等进口产品，通常各省结合实际情况实行全省统一论证。"进口清单"论证无异议后，采购单位在有效期内，申请采购该清单列举的进口产品时，无须再提供专家论证意见。也就是说，不在"进口清单"的产品，均须优先采购国产。

例如：2021年3月，广东省卫生健康委就发布《关于2021年省级卫生健康机构进口产品目录清单的公示》，该省仅46种医疗设备，可选择采购进口产品；同期，浙江省财政厅公布了《2021—2022年度全省政府采购进口产品统一论证清单（医疗设备类）》，浙江省可采购进口医疗设备有195种；四川省政府采购网发布《省级2021—2022年政府采购进口产品清单论证意见公示（医疗卫生设备类）》，仅有59种医疗设备可选择进口产品。

（3）注重政府采购的政策性要求与临床需求不一致的问题。政府采购要求支持国产化，以及要求支持中小企业。但是对于医疗机构，在采购医疗设备时，特别是生命支持类设备时，更加注重产品的质量和安全。对于呼吸机，我国已有部分国产的品牌和成熟产品，但不可否认在技术上与国外主要品牌在质量上仍具有一定的差异，因此满足临床需求的高端呼吸机仍以国外大型企业的产品为主。在采购时，要注意进行合理的论证，以采购到满足临床需求的产品，而不能只考虑到政府采购的政策性要求。

(二)机电产品国际招标

机电产品国际招标主要适用于采购进口医疗设备。与政府采购相比,相关采购管理的主管部门不同,适用的法律体系不同,评标规则上也有较大的差异。

机电产品国际招标的主要管理规定是《机电产品国际招标投标实施办法》(商务部令〔2004〕第 13 号)。相较于其他类型的招标项目,机电产品国际招标项目无论是从招标文件编制还是招标流程推进,以及评审步骤等方面都更为复杂,境外投标人的加入也进一步增加了机电产品国际招标的评审难度。

(三)自主招标采购的管理

对于政府采购限额以下的采购,或非财政性资金的采购,采购人可以不遵循《中华人民共和国政府采购法》规定的程序和要求,按照内部管理规范进行自主招标采购。

院内采购没有固定的规范要求,只需要满足各医院自行制定的内部采购管理办法。除了医院自行组织的招标采购之外,还有一些简化的方式,如议标、遴选、询比、竞价、定向采购等。通常应用较多的有议标,其实质上即为谈判性采购,是采购人和被采购人之间通过一对一谈判而最终达到采购目的的一种采购方式,不具有公开性和竞争性。

(四)呼吸机的应急储备

急救、生命支持类医疗设备储备是医学装备应急管理体系的核心,也是决定应急能力的决定性因素。应急储备的方式包括实物储备、清单储备和货币储备等。

根据等级医院评审的要求,目前大多数医院都设有医疗设备应急库房,但因呼吸机单价高、使用科室较为单一等因素,如果长期大量存储会造成资源浪费,因此应急库存多限于监护仪、除颤器、注射泵、输液泵等,呼吸机的实物储备较为困难。

清单储备和货币储备也是突发公共卫生事件下呼吸机应急储备的必要形式。清单储备是指医院与供应商签订应急供货协议,约定在规定时间内向医院供应一定数量的呼吸机,然后存储地点不在医院,但通过清单储备可以快速地保障应急供应,同时节省医院存储资源和储备资金,是一种可行的应急储备形式。货币储备是指医院为呼吸机应急储备提供专款专账,为应急采购提供必要的资金保障。

医院应从货源渠道、产品质量、资金保障、临床工程技术等多个维度实施了一系列的应急保障措施,确保在紧急状况下,能够保障救治病人所需的生命支持设备。

四、采购文件的编制

(一)投标人资格性要求的设置

1.政府采购法第二十二条的规定

供应商参加政府采购活动应当具备下列条件:

(1)具有独立承担民事责任的能力;

(2)具有良好的商业信誉和健全的财务会计制度;

（3）具有履行合同所必需的设备和专业技术能力；

（4）有依法缴纳税收和社会保障资金的良好记录；

（5）参加政府采购活动前三年内,在经营活动中没有重大违法记录；

（6）法律、行政法规规定的其他条件。

采购人可以根据采购项目的特殊要求,规定供应商的特定条件,但不得以不合理的条件对供应商实行差别待遇或者歧视待遇。

2.医疗器械的特殊要求

投标人的资格性需求主要根据国家的法律法规或者政府的相关政策需求制定,包含投标人的来源限制（部分使用财政资金的政府采购项目会要求投标产品为国产产品）、投标人必须取得"医疗器械生产许可证"或者"医疗器械经营许可证"、投标人须取得制造厂商对所投产品的合法授权书、所投标产品必须取得医疗器械注册证；以及近年来各级政府招标采购都会要求的投标人须提供《无行贿犯罪档案记录证明》等。

（二）技术参数的编制

在医疗设备招标采购的全过程中,设备的论证和招标参数的制定是最重要、最关键的要素与环节。招标文件中最关键的是各种医疗设备的相关技术参数。正确、科学、合理地设置技术参数,在一定程度上决定了招标采购过程的成功与否。招标参数一经发布,便作为招投标文件的一部分,具有相应的法律严肃性。投标厂商根据招标参数要求提供相应产品,招标评审以发布的参数为基准对投标产品参数偏离情况客观评分,招投双方对结果的投诉和质疑围绕招标参数展开,采购单位对货物的验收也是以参数的响应情况为基本依据。所以,制定参数必须严谨、细致及科学,需要进行详细对比论证。

1.制定医疗设备招标参数的基本要求

编制招标文件技术参数的过程实际上就是将在各个渠道采集到的设备需求信息通过一种规范的具有可行性的方法,公平公正并且完整地表达出来的过程。

设备招标参数制定基本要求:设备的质量层次符合实际需要,在预算价格范围内,没有漏项,客观公正。

2.制定招标技术参数要考虑的要素

（1）要符合国家或行业规定的电气安全性。医疗设备作为直接或间接作用于人体的仪器,对安全性和精准性的要求比较高。国家对医用电气设备安全有明确的规范要求,GB9706.15-2008《医用电气设备第1-1部分:安全通用要求并列标准;医用电气系统安全要求》把医用电气设备按照防触电保护措施的不同分为三大类。在带电设备的招标参数中,首先要明确的是防护级别和可适用的部位,即属于第几类；其次要根据作用于人体部位的不同,规定好不同的电击防护程度,即属于 B 类、BF 类还是 CF 类。

（2）明确设备的使用场所。使用场所不同,对设备的要求也不一样。例如急救呼吸机的使用环境恶劣,为保证在恶劣环境中呼吸机仍能正常工作,除满足摇摆与震动外还要满足低温要求;ICU 使用呼吸机,则必须考虑是否需要安装在吊塔上,要根据安装空间对呼吸机的最大规格尺寸有约定。每台设备都有不同的使用场所,须针对场所要求在参数中明确约定。

(3)明确设备的硬件和软件。设备硬件参数比较容易理解,一般位于招标参数的前半部分。主机硬件参数约定不易产生问题,但也要防止遗漏发生。如呼吸机漏写对气源的约定,尤其是对空气压缩机的约定,导致必须使用压缩空气的呼吸机在没有集中供气的场所无法使用。硬件参数问题最多的是在附件部分,附件越多,产生的问题也越多。目前医疗设备集成化、数字化程度越来越高,功能软件也越来越多。在招标技术参数中要逐条约定软件所要实现的功能,并要求投标方必须提供该软件的证明材料或技术白皮书,防止虚假应标。

(4)明确设备的核心技术参数。医疗设备市场产品质量参差不齐,投标产品中往往也夹杂着劣质产品,并且价格较低,因此核心参数的约定是能够购买到品质较好产品的基本保证。例如,呼吸机参数约定"最小潮气量≤5 mL",即可滤除大部分低端产品。每台设备的核心参数数目不一,但一般不超过 8 条,在验收时要逐一进行核对并检测,以便保证临床应用效果。

(5)明确设备的功能配置。设备的附件选配件参数主要参考临床使用科室的特别需求。在呼吸机采购中,其重要附件包括湿化器以及空氧混合器。同时呼吸机还有很多选配件用来扩展其功能,包括二氧化碳监护仪、简易肺功能仪、药物吸入器等。这些选配件虽然并不是临床治疗所必需的,但是有时候为了提高治疗效果和使用安全性、方便临床使用或做科研等情况,也会适当予以配置。这些要求均要逐条写清楚,甚至要求注明各配件的原理和品牌、耗材的价格和供应情况等。

(6)明确设备的验收检测。验收时必须按照招标参数和投标文件逐条核对,硬件逐一点验,软件逐一试用。尤其要注意的是纳入强制计量检定和质量控制检测范围的设备,必须要经过国家职能部门或授权技术部门检测,出具检测合格证书后方可认为产品验收合格。在招标参数中明确"验收时,凡属于国家或军队要求强制检测范围内的设备,必须出具技术监督部门或授权职能部门的检测合格报告"条款,可最大化保护患者的安全和医疗单位的权益。

(三)制定招标商务要求要考虑的要素

1.随机资料

随机资料是设备档案管理的一部分,必须要求供货方提供完备。使用科室和设备档案室均要有设备使用手册,所以设备使用说明书必须提供 2 份。进口设备商检要求进口设备技术资料必须提供纸质中文版。电路图等各类图纸亦应尽可能地要求提供,以便于后期自主维修,可以在招标商务参数中明确约定。

2.培训

设备的使用和维护培训是商务条款中必须约定的内容。一些高端的呼吸机,携带的功能比较多,但能够完全开发应用的并不多见,主要原因是培训不足,不会使用,造成资源浪费。

3.配套耗材

呼吸机在诊疗过程中会使用一定的耗材和易损件,因此在商务参数中对相关耗材、易损件要有约定,包括价格和供应渠道要在评审现场予以明确,尤其是易损件是否可以使用兼容品。比如,对呼吸机来说,一个重要易损件就是氧电池,某些品牌的呼吸机如果严格按照使用规范按时更换氧电池,每台设备每年的使用成本要多几千元。少数供应商为了中标会将设备本身的价格报低,以低价优势中标,但后期却通过提高耗材价格赚取更多利润。若在采购医疗设备时忽视后期耗材、维修的价格,将不利于节约医院采购总成本。

4.保修及售后服务

保修约定首先须注意的问题是在采购单位所在地区有无固定的售后点、售后工程师及零配件库,其次是售后服务是由厂家还是代理商负责。原厂对新品的保修一般为1~3年,代理商为增加投标竞争力有可能会承诺3~5年,超出的时间往往由代理商负责,而代理商售后质量与厂家明显不同。所以在商务参数中对保修及售后服务的约定,要仔细权衡,不能因为实现不了的保修承诺而影响了所要购买设备的质量。

售后服务需求是医疗设备能在其整个生命周期中长期正常工作的有力保障。售后服务需求的提出要结合自己医院医学装备工程队伍的水平。一些基本的售后服务需求还是要提出来,比如对操作人员的培训、每年定期的维护保养、设备保修的响应时间、保修年限、零配件的供应保障等。同时,还可以要求供应商开放其设备的相关信息端口,方便医院取用数据,以加强设备的管理等。

5.付款方式

付款条件按照采购单位的发展状况约定,可以安装验收后1年内付款,也可2年付款,但一般不超过3年。付款方式中须注意对质保金的约定,即最后一笔付款应当在投标方所承诺的保修期结束后执行。

(四)评分标准的设定

目前常用的评标方法有两种,即最低评标价法和综合评分法。在医疗设备行业的采购中,一般采用综合评分法来评标。制作合适的评分标准可以突出显示临床科室的需求,是医院能够采购到高性价比设备的重要环节。一般包含两个部分:一是实质性条款和重要条款的设置,二是评分分值的确定。

1.实质性条款和重要条款的设置

为突出采购人的需求,通常需要在参数中设置实质性条款以及重要条款。实质性条款为不可负偏离项,如投标文件中有任何一项不符合该条款,则投标无效,通常以"★"来标示。重要条款通常以"▲"来标示,可以个别负偏离。

实质性条款通常用于合规性条款,如果要在技术参数部分设置实质性条款,应当慎重:要确保符合全部实质性条款的投标人数量至少有三家及以上。带"▲"的重要条款通常用来标示某些技术参数的重要性,可以通过设置当负偏离一定数量的重要条款时就废标来避免低价劣质产品的中标。当然,重要条款的标示也需要确保三家及以上的投标人能达到要求。

2.评分分值的确定

采用综合评分法要求投标人最大限度的满足实质性条款,在此前提下,一般将整个评分分为三部分:技术参数评分、商务评分及价格评分。

如何设置各部分分数的权重是个极为重要的工作。需要正确认识到各个条款得分的实际价值,比如在医疗设备的招标中,每多提供一年的保修期就相当于价格优惠 5%～8%,因为目前市场上大型医疗设备的年保费率大概就这么高。

而通常在医疗设备招标中,结合多年的工作经验,技术、商务和价格三大模块一般可以按照 60：10：30 的比例来划分。即综合得分＝技术得分×60%＋商务得分×10%＋价格得分×30%(价格得分＝评标基准价/投标报价×100)。当然,具体情况具体分析,在实际操作中,采购人可以结合实际需求,编制适合自己的评分标准。

(五)案例:呼吸机采购公开招标案例

××××市第一人民医院关于有创呼吸机等设备的招标公告

项目概况

有创呼吸机设备招标项目的潜在投标人应在××××招投标咨询服务有限公司获取招标文件,并于×××年××月××日××点××分(北京时间)前递交投标文件。

一、项目基本情况

项目编号:＊＊＊＊号

项目名称:有创呼吸机

预算金额:＊＊万元

最高限价:无

采购需求如下。

(1)产品清单如下。

标段号	名称	数量	简要要求	预算金额/万元	是否接受进口产品投标
1	有创呼吸机	18 台	主机、显示屏,湿化器(带加热导丝)、呼吸管路、支持臂等	××	是

(2)售后服务要求:所有产品整体免费保修≥3 年。接到维修通知后有专职的技术服务人员上门服务,保证 2 小时响应,8 小时内须完成维修。如无法修复正常运行的须提供备用机以保证正常使用。

(3)合同履行期限:合同签订后 60 天内送货到位并完成安装调试。

（4）本项目不接受联合体投标。

二、申请人的资格要求

1.满足《中华人民共和国政府采购法》第二十二条规定

（1）具有独立承担民事责任的能力；

（2）具有良好的商业信誉和健全的财务会计制度；

（3）具有履行合同所必需的设备和专业技术能力；

（4）有依法缴纳税收和社会保障资金的良好记录；

（5）参加政府采购活动前三年内,在经营活动中没有重大违法记录；

（6）法律、行政法规规定的其他条件。

2.落实政府采购政策需满足的资格要求

无。

3.本项目的特定资格要求

具有医疗器械经营资格。

三、获取招标文件

时间:××年××月××日至××年××月××日,每天上午08:30至11:30,下午13:00至17:00(北京时间,法定节假日除外)。

地点:××招投标咨询服务有限公司。

方式:提供以下材料现场获取。

（1）营业执照副本复印件；

（2）法人授权委托书；

（3）医疗器械经营资格证明材料复印件；(第二标段除外)

上述材料每页均须加盖单位公章。

四、提交投标文件截止时间、开标时间和地点

时间:××年××月××日××点××分(北京时间)。

地点:××招投标咨询服务有限公司会议室。

五、公告期限

自本公告发布之日起5个工作日。

六、其他补充事宜

（1）本次采购的有关信息将在以下网站上发布:××省政府采购网、中国政府采购网。

（2）未依照采购公告要求依法获取采购文件的供应商,视为未参加该项政府采购活动,不具备对该政府采购项目提出质疑的法定权利。但因供应商资格条件或获取时间设定不符合有关法律法规规定等原因使供应商权益受损的除外。

（3）单位负责人为同一人或者存在直接控股、管理关系的不同供应商,不得参加同一合同项下的政府采购活动。

（4）本项目为非专门面向中小企业采购项目,所属行业为工业行业。

（5）为采购项目提供整体设计、规范编制或者项目管理、监理、检测等服务的供应商,不得再参加该采购项目的其他采购活动。

（6）根据《关于贯彻执行绿色采购、促进残疾人就业和支持监狱企业发展有关政策的通知(苏财购〔2019〕10号)》的通知规定,本次采购的产品不属于《节能产品政府采购品目清单》范围内强制或优先采购的产品。本次采购的产品不属于《环境标志产品政府采购品目清单》范围内优先采购的产品。

七、对本次招标提出询问,请按以下方式联系

1.采购人信息

名称:××医院

联系人:×××

联系电话:××

地址:××

2.采购代理机构信息

名称:××招投标咨询服务有限公司

地址:××

联系人:××

联系方式:××

××招投标咨询服务有限公司

××年××月××日

采购书

受×××医院委托,××招投标咨询服务有限公司作为采购代理机构,对其拟采购的有创呼吸机设备项目进行国内公开招标采购。欢迎符合招标公告投标资格条件的各供应商前来报名参加投标。

一、采购编号:×××号

二、采购项目名称:有创呼吸机

三、采购预算:××万

四、采购清单:有创呼吸机18台

五、详细技术参数

（一）性能

（1）大屏幕彩色TFT触摸屏,可根据环境光线自动调节亮度。

（2）可连接医院中心供气系统,非涡轮\活塞供气方式。

★（3）全能呼吸平台,防水防震,支持可升级用于核磁共振(MR)、氦氧治疗等特殊环境,

(4)同屏显示压力、流量、容量三个波形和压力-容量环,流量-容量环,便于观察。

(5)智能气路调节,可以调节吸气上升时间,可有效减少吸气做功。

(6)标准后备电池在电控部分停电后可继续工作≥30 min。

(7)动态呼出阀,可在吸气相实现主动性呼吸,在呼气时减轻病人呼吸阻力,使呼吸机更容易与病人合拍。

(8)具备事件日志功能:可以记录显示报警,呼吸机设定,窒息时间等。

★(9)超声流量传感器能永久使用,且不受水汽影响。

(10)具备增强自检功能,自动进行病人呼吸顺应性和阻力检测,确保机器能更精准输送潮气量。

(11)具备潮气量 BTPS 温度湿度补偿功能。

(12)智能窒息后备通气,可在自主呼吸和后备通气之间自动切换。

★(13)采用模块化设计,方便后期功能升级,可选配呼气末 CO_2 监测等功能。

(14)电路和气路分离,便于维护。

(15)呼出气体模块采用一体式独立设计,拆卸方便,能有效降低交叉感染。

(16)操作系统和病人系统可以分离使用。

(17)操作方式:屏幕触摸、旋钮及按键。

(18)配六套超声波雾化发生装置,操作可在机器端通过软件控制。

(19)湿化器配备加热导丝,可对呼吸管路进行加温。

(二)呼吸模式

(1)标准通气模式:每台配备容量控制(VC),压力控制(PC),压力支持(PS),CPAP,压力调节容量控制(PRVC),SIMV(VC)+PS,SIMV(PC)+PS,SIMV(PRVC)+PS,后备通气等。

★(2)配备增强功能:每台配备容量增强模式(VS)、无创通气(NIV)、双水平正压通气(BiPAP)。

(三)技术参数

(1)吸气流量范围:0～3.3 L/s。

(2)呼气流量范围:0～3.2 L/s。

(3)旁流触发功能:2 L/min 左右。

(4)监测参数内容:呼吸频率,呼气末压力,呼气末流量,平均气道压力,吸入潮气量,呼出潮气量,分钟吸气量,分钟呼气量,总 PEEP,吸呼比,氧浓度,平台压。

(5)肺功能监测参数:吸气时间(T_i)/总时间(T_{tot}),浅快呼吸指数(SBI);静态顺应性;病人做功;呼吸机做功;动态顺应性;吸气阻力;呼气阻力;弹性;时间常数。

(6)工作参数设定如下。

分钟吸入量:0.5～60 L/min。

窒息时间可调:15～45 s。

压力水平:0～(120−PEEP)cmH$_2$O。

PEEP:0～50 cmH$_2$O。

控制强制性呼吸(CMV)频率:4～150 次/min。

SIMV 频率:1～60 次/min。

压力支持在 PEEP 以上:0～(120−PEEP)cmH$_2$O。

氧浓度:21％～100％。

吸呼比:1∶10～4∶1。

压力触发灵敏度:−20～0 cmH$_2$O。

流量触发灵敏度:0～100％。

吸气上升时间:0～0.4 s。

吸气终止转为呼气时间可调:占流量峰值的 1％～40％。

纯氧呼吸:氧浓度为 100％,时间 1 min。

特殊功能:暂停功能:吸入或呼出暂停 0～30 s。

六、售后服务要求

(1)设备使用年限不低于十年;零配件供应最长时间不超过 3 个工作日。并允诺做不到的赔偿条件。

(2)所有产品整体免费保修≥3 年。接到维修通知后有专职的技术服务人员上门服务,保证 2 小时响应,8 小时内需完成维修。如无法修复正常运行的须提供备用机以保证正常使用。

(3)人员培训:从安装应用至整个使用期内,免费并负责工作人员上岗的全部培训,并发上岗证书。

(4)投标人须在投标文件中列明质保期满以后每年维保收费标准,投标人如有相关增值服务或优惠条款的应当在投标文件中逐一列明。

七、综合说明及其他要求

(1)投标人须对所投标段内的设备全部报价,报价不全为无效投标。

(2)投标总报价一次报定,总报价包括全部货物、辅助材料、安装、调试、人工、机械、运输、仓储、保险、运费、各种税费、劳保、专利技术及质保期间等一切费用。

(3)投标人须明确所投设备生产厂家、品牌、型号、规格和外形、尺寸等;提供详细的技术参数,提供说明书。

(4)投标人必须承诺招标文件中提出的全部技术规格与要求,如果其中某些条款不响应时,应在文件中逐条列出,未列出的视同响应。

(5)货物到达采购方后,供方应在 7 d 内派工程技术人员到达现场,在采购方技术人员在场的情况下开箱清点货物,组织安装、调试及操作培训,并承担因此发生的一切费用。

(6)验收标准：设备安装后,需方按国际和国家标准及厂方标准进行质量验收。供方应向需方提供详细的验收标准、验收手册。当双方对验收标准有争议时,可委托双方一致认可的国家相关权威检测中心进行检测,费用由供货方承担,只有在仪器完全正常运转和买方确认后,仪器的安装工作才能被认为已全部完成。

(7)凡涉及招标文件的补充说明和修改,均以网上发布的公告为准。

评标办法及评分标准

一、评标方法

评标方法采用综合评分法。即在投标文件满足招标文件全部实质性要求前提下,按照各项评审因素量化指标评审得分最高的投标人为中标人的评标办法。

综合评分的主要因素为价格、产品质量或服务水平、履约能力、售后服务等对招标文件的响应程度,以及相应的商务标和技术标比重或者分值等。

评标时,评标委员会分别对每个有效投标人的投标书(报价除外)进行评价、打分,按算术平均方法计算出每个投标人的得分;报价得分直接计算取得,两者相加为投标人的总得分,综合得分最高者为中标人(四舍五入,保留小数点后 2 位)。

二、综合评分标准

本次招标的评标方法采用综合评估方法,并以评分方法进行评估,总分值为 100 分,评审因素及各比重如下:价格分值占总分值的比重为 30%(权重),技术与质量及其他占 70%(权重)。

针对小微企业、监狱企业及残疾人企业的评审如下(略)。

(一)价格(价格权值 30 分)

以进入评标程序、满足招标文件要求且报价最低的投标报价为评标基准价(须未超过采购预算价),其价格分为满分 30 分。其他投标人的价格分统一按照下列公式计算:

投标报价得分＝(评标基准价/投标报价)×价格权值×100(价格权值为 30%)

(二)设备配置与质量(48 分)

投标设备功能及技术参数、配置符合性(48 分):功能及技术参数、配置完全符合招标要求的得满分。注"★"的为重要技术指标,若负偏离每项扣 5 分,其他技术指标出现负偏离的每项扣 3 分,负偏离构成未实质性响应的为无效投标。投标人须对照招标技术参数要求逐条列出对比并加盖生产厂家或国内总代的公章。

(三)项目实施方案(7 分)

根据供应商提供的项目实施方案内容的完整性及进度计划安排的合理性进行打分,包括但不限于投标人如何在成交后有效地组织技术和人员力量,按时保质地完成供货、安装验收等。

实施方案内容完整、进度计划安排合理、优于采购人需求的得 5 分;

实施方案内容较完整、进度计划安排较合理、满足采购人需求的得 3 分；

实施方案内容一般、进度计划安排一般、基本满足采购人需求的得 2 分；

实施方案内容较少、进度计划安排不合理、不能很好满足采购人需求的得 1 分；

不提供不得分。

（四）培训及售后服务（15 分）

（1）供应商培训方案情况比较：包括培训内容、时间、地点、人次、安装维护、调试、配置及使用技能、业务人员培训、应用操作及使用等。

培训方案详细具体，可行性高的得 5 分；

培训方案较为详细具体，可行性较高的得 3 分；

培训方案不够详细具体，可行性较低的得 1 分；

不提供不得分。

（2）针对本项目制定的售后服务管理体系方案，包括售后服务人员、服务机制、响应时间、故障解决等内容的合理性和可行性。

售后服务方案完整合理，可行性高的得 5 分；

售后服务方案较为完整合理，可行性较高的得 3 分；

售后服务方案不够完整合理，可行性较低的得 1 分；

不提供不得分。

（3）质保期满后维保收费及内容比较：

零配件和维修备品备件的供应保障和维保期满后维保收费及维保方案内容完整清晰的得 5 分；

零配件和维修备品备件的供应保障和维保期满后维保收费及维保方案内容较完整的得 3 分；

零配件和维修备品备件的供应保障和维保期满后维保收费及维保方案内容介绍简单的得 1 分；

不提供不得分。

注：

（1）以上评分标准中的技术参数部分，各投标单位均应提供相关的证明材料（厂方说明书等）并做出相应的对比（列表）供评委评判，否则不作为评分依据；

（2）付款方式及交付时间不响应招标文件要求的不得中标。

五、采购中的质疑与投诉

为了规范政府采购质疑和投诉行为，保护参加政府采购活动当事人的合法权益，2018年财政部制定了《政府采购质疑和投诉办法》。政府采购质疑答复和投诉处理应当坚持依法依规、权责对等、公平公正、简便高效原则。

（一）质疑和投诉

采购人、采购代理机构负责处理政府采购相关的质疑。采购人所属县级以上各级人民政府财政部门负责依法处理供应商的投诉，采购人的主要职责是配合财政部门做好投诉的应答。区别投诉人对采购文件、采购活动或者采购过程提出的投诉事项，财政部门具有相应的处理结果。采购人应按照财政部门的投诉处理决定进一步处理采购项目，继续开展采购活动或重新开展采购活动等。

（二）案例：不合理设置实质性参数的投诉

20××年××月××日，A公司向H市财政局提起投诉，称H市120提升应急救援能力采购项目采购文件侵犯其权利。该项目采购一批急救医疗设备，16台转运呼吸机和16台急救呼吸机均接受进口产品投标。其中，招标文件"投标人须知前附表"规定带＊号为实质性技术指标，而转运呼吸机和急救呼吸机采购需求均要求"＊原装进口"。由此可见，被投诉人（H市120急救中心）表面上接受国产产品参与竞争，实际上利用＊号技术指标暗中排斥国产产品投标。因此，请求H市财政局责成被投诉人重新进行采购。

经审查，H市财政局认为，该项目采购需求中的转运呼吸机、急救呼吸机均注明"可接受进口产品投标"，其实也可以接受国产产品投标。但招标文件又将上述两项产品的技术指标要求标注为"＊原装进口"，而带＊号即为实质性技术指标。如果投标人以国产产品投标，有一项不满足将被扣6分或导致投标无效。上述要求以进口产品优于国产产品得分，而非以技术指标的优劣评分，实际上限制了国产产品参与竞争，违反相关规定，属于以不合理的条件对供应商实行差别对待或歧视对待，并可能影响到中标结果，应撤销合同，重新开展采购活动。

1.关键问题

医疗设备采购是否可将"原装进口"列为实质性要求？

2.案例分析

"目前，国产呼吸机在核心技术方面已达到部分进口产品的水平。本案例中，要求医疗设备采购'原装进口'且带＊号，违背了政府采购法律法规相关规定。"根据《关于政府采购进口产品管理有关问题的通知》规定，财政部门审核同意购买进口产品的，应当在采购文件中明确规定可以采购进口产品，但如果因信息不对称等原因，仍有满足需求的国内产品要求参与采购竞争的，采购人及其委托的采购代理机构不得对其加以限制，应当按照公平竞争原则实施采购。

在此案例中，不可以要求"原装进口"（带＊号），应当改为"允许进口"。采购人提出"原装进口"的要求，违背了政府采购的规定，对可能存在的"满足需求的国内产品"进行限制。医疗设备接受进口产品投标，只是允许进口产品和国产产品一起竞争，但是不能排斥国产产品。

另一方面，项目接受进口产品投标，意味着采购人必须提前做好进口产品专家论证。项目未经专家论证，不允许进口产品投标。

六、采购合同管理

医疗设备采购合同是双方或者多方在平等、公平的前提下，明确各方在合同存续期间的权利和义务，并以书面形式签订的合法合规的经济合同。

（一）采购合同会审制度

为了规范医疗设备采购合同管理，医院应建立合同归口管理和会审制度，确立设备采购合同的授权审批制度，可以规定纪检监察、审计全程参与设备采购合同的立项、订立、审核、执行和终止等各环节的监督和管理。

根据相关规范的要求，医疗机构在进行采购项目时，通常采购职能与管理职能应当分离。一般由招标采购部门拟定好招标采购合同后填写合同审批表进行会签。

（二）对售后服务的管理

建立完善的医疗器械售后服务管理体系，对确保医疗器械安全有效运行、有效监督医疗器械厂商售后服务质量保障十分必要，也是维护医院自身合法权益的重要内容。

目前，越来越多的医院基于内部控制建设的需要，实现了采管分离，即招标采购部门和设备管理部门的分设，医疗设备的采购到管理这一过程如何更好地衔接，是做好设备管理工作的重要因素。

为了在采购阶段就约束好经销商的售后服务责任，可以通过在签订采购合同时，与经销商谈判签订售后服务的相关文件，以有利于售后服务的管理。例如签订售后服务联系单作为采购合同的附件，参见以下示例。

售后服务联系单

本公司于×年×月×日在×医院×院区×科室安装完成设备一台（套，批，件），合同编号_____，根据采购合同，关于本设备的售后服务具有以下承诺：

（1）自验收合格日期起，设备质量保证期_____年。在产品的质量保证期内，我方对产品的质量负责，并承担由此造成的所有直接经济损失。产品超过质量保证期以后，产品出现故障需要维护，我公司负责提供维修保养服务，价格与院方协商，维修配件保障提供_____年。

（2）质量保证期内，本公司免费保养每年_____次。

（3）售后服务联系人：_____联系电话：_____。

厂家技术联系人：_____联系电话：_____。

（4）售后服务时效保证：质量保证期内，故障响应时间_____小时，到达现场时间不超过_____小时（_____个工作日），故障处理时间不超过_____个工作日。故障发生后_____个工作日未修复的，应提供备用机。

（5）质量保证除外的零部件或责任。

（6）设备保养所需的耗材或易损件。

名称	更换周期（时间或使用强度）	参考价格

（7）质保期内,故障修复时间超过时效保证的,按三倍时间延长合同所含设备的质量保证时间,以月为单位,不足一个月的按一个月计算。

（8）本公司承诺:质量保证期内,院方在售后服务时效保证内与所列售后联系人无法取得联系,或本公司无法按照保证时效完成服务的,院方有权委托第三方完成售后服务,费用由本公司承担。

（公司盖章）

日期： 年 月 日

第四节 采购风险控制

呼吸机是医院实现经济效益与社会效益的重要工具,使用数量大,涉及资金多,在购置过程中涉及诸多流程与内容,因此要重视采购各环节可能存在的风险因素,提高对采购风险的认知,及时采取有效的应对策略。

一、医疗设备采购风险识别

风险通常被定义为损失或收益发生的不确定性,而采购风险一般是指采购过程可能出现的一些不确定事项。

（一）从采购风险的来源进行划分

从采购风险的来源进行划分,可把常见的医疗设备采购风险分为内因型风险和外因型风险两大类。

1.内因型风险

内因型风险一般是指由采购主体自身原因或采购管理内部因素所引起的风险。主要包括计划风险、验收风险、管理风险、制度风险等。

2.外因型风险

外因型风险主要来源于供应商以及采购主体自身难以避免的风险因素。主要包括价格风险、合同风险、产品风险、技术进步风险、不可抗风险等。

（二）从采购阶段进行划分

按整个设备采购过程可以分为计划阶段、实施阶段与合同验收阶段风险。

1.计划阶段风险

(1)预算体系不健全,岗位职责分工不合理,可能造成资源浪费和管理效率低下;

(2)预算管理没有适当审批或审批越权,可能会出现重大差错、舞弊、欺诈行为;

(3)采购预算和计划编制不合理,导致采购和医院业务活动相脱节,造成资金浪费或资产闲置等问题;

(4)未制定长期战略目标或设备申购未围绕长期战略目标开展,导致采购缺乏目的性,资源浪费。

2.采购实施阶段风险

(1)采购方式不合理,授权审批不规范,采购程序管理不到位或不合规,可能导致采购物资或服务质次价高,造成损失、舞弊或欺诈;

(2)采购程序没有参照有关政府采购规定执行,可能导致采购过程违法违规;

(3)采购依据不充分、不合理,相关审批程序不规范、不正确,可能导致采购的货物或服务不符合业务需要,造成资产损失、资源浪费或发生舞弊现象。

3.合同验收阶段风险

(1)合同文件未经充分审核即进行采购,导致采购不当,造成资金使用风险;

(2)采购验收不规范,付款审核不严,可能导致采购物资、资金损失或信用受损;

(3)新增医疗设备验收程序不规范,可能导致资产质量不符要求,进而影响医院正常运行;

(4)医疗设备登记内容不完整,可能导致资产流失、资产信息失真、账实不符。

二、利用风险矩阵法进行采购风险评估

当前大多数医院的设备采购,主要是依靠采购人的过往经验及经销商的市场信誉来评估采购存在的风险,没有对采购风险进行全面的管理和评估。可以将工程项目管理中经常使用的风险矩阵评估法引入医疗设备采购风险评估中,为医疗机构评估采购风险提供一种结构性风险评估工具,以此进一步完善设备采购风险管理体系和方法。

风险矩阵法应用于采购项目风险评估一般包括四个步骤。

(一)风险评估的步骤

首先,将风险分为5个风险影响级别,这个过程需要先评估不同风险对采购的影响程度,表4-21对各个风险影响级别进行了定义或说明。

表4-21　风险影响级别的区分

风险影响级别	定义或说明
关键	如果发生风险事件,采购任务即失败,无法满足临床需求
严重	如果发生风险事件,采购费用或进度将大幅增加,可能影响临床的效益或需求

续表

风险影响级别	定义或说明
中等	如果发生风险事件,采购费用或进度增加,但仍然能满足采购项目的重要要求
微小	如果发生风险事件,采购费用增加,但进度影响较小,项目各项指标基本可以满足
极小	如果发生风险事件,对采购任务基本无影响

第二步,需要进一步区分 5 个级别的风险发生概率,表 4-22 对这 5 个风险概率级别进行了定义和说明。

表 4-22　风险发生概率的解释性说明

风险概率/%	定义
0～10	基本不会
11～40	一般不会
41～60	偶然性
61～90	可能会
91～100	非常可能会

第三步是要在完成风险影响级别和风险概率级别的划分之后,结合表 4-22 和表 4-23 的定义,可以建立一个二维坐标系,得到各个风险的级别,如表 4-23 所示。

表 4-23　风险级别对照表

风险概率/%	风险影响				
	关键	严重	中等	微小	极小
0～10	中	中	低	低	低
11～40	高	中	中	低	低
41～60	高	中	中	中	低
61～90	高	中	中	中	中
91～100	高	高	高	高	中

可以看到,在表 4-23 中,该表只是给出了高、中、低三个直观的风险等级,但是可以注意到在同一等级的风险中,各个风险的重要性程度实际上并不是完全一致,因此采购者仍难以直观地判断这些风险因素的优先处理顺序。

面对同一风险级别中风险顺序的确定问题,研究人员在表 4-23 的基础上将投票理论应用到风险矩阵中,提出了 Borda 序值方法来确定哪种风险的关键性最高。该方法的原理是首先由各个投票人根据制定的统一规则对各评价对象进行排序,进而可以计算各评价对象的总得分数,评价对象中的得分最高者为胜者。此处,风险分析中的评价对象也即指待排序风险,获得最高分者也就是最为关键的风险,其原理和应用方法如下。

假设某风险等级中含有的风险总个数为 N,设 i 为某个特定风险,k 表示某一准则。在

表 4-24 中,风险矩阵具有两个准则:一是用 $k=1$ 表示风险影响 1,另外 $k=2$ 表示风险概率 P_0。假设 r_{ik} 表示风险 i 在准则 k 下的风险等级,那么风险 i 的 Borda 序值计算方法为:

$$b_i = \sum_{k=1}^{2}(N - r_{ik})$$

因此,风险等级可以根据 Borda 值计算得出。某风险的 Borda 值的意义是它所处的风险等级中比它更为关键的风险数量。假设被评估的风险等级是高风险,则 Borda 值为 0 的风险就是影响项目成功最为关键的风险。

(二)案例:利用风险矩阵方法评估某项呼吸机采购风险

下面以某次呼吸机采购为例,来说明风险矩阵在采购风险评估中的应用。首先,采购人员必须对该设备采购中医院所面临的各类风险进行识别,然后对采购风险进行评估和排序,从而找到这次采购中的关键风险,最后有针对性地加强对关键风险的控制和管理,确保设备采购的顺利完成。

首先,采购人员根据历史记录以及行业、产品的特点分析,得出在本次采购中主要面临以下 7 种风险及其对采购成功的影响,并对各类风险发生的概率进行了如下的预测,见表 4-24 的第二列至第四列。

表 4-24 某次呼吸机采购风险分析

序号	风险事件	风险影响	风险概率/%	风险等级	Borda 序值
1	技术进步	严重	61～90	中	3
2	送货延误	严重	61～90	中	3
3	性能不合格	微小	90～100	高	1
4	耗材积压	极小	0～10	低	6
5	合同欺诈	关键	11～40	高	0
6	价格波动	微小	11～40	低	5
7	配置不全	中等	90～100	高	2

在确定了风险事件、风险影响基本和发生的概率之后,根据风险级别表(见表 3-24),即可确定出各个风险所处的风险等级(见表 4-24 中的第五列)。从表 4-24 中,我们可以看到合同欺诈、性能不合格和配置不全处于高风险等级,送货延误和技术进步处于中风险等级,耗材积压和价格波动处于低风险等级。

在完成风险等级的划分后,医院可以组织其他医院专业人员和内部其他部门专业人员根据 Borda 排序法按照确定的统一准则对高风险等级中的 3 个风险进行进一步评估分析和排列顺序,确定各个风险的 Borda 序值,从而区分出该采购项目中的关键风险次序。在本次评估排序中,Borda 序值填入表 4-25 中的第六列,其中,风险 5 合同欺诈的 Borda 序值为 0,表明没有比风险 5 更为关键的风险,也就是说合同欺诈是该采购项目的首要风险,其次是性能不合格和配置不全。对于中、低风险等级的处理原理与以上分析步骤相同,表4-25中第六列(Borda 序值)就是对所有采购风险评估排序的结果。如果存在两种风险序数值相同的情况,如表 4-25 中风险 1 和风险 2,此时,医院可以根据其他方法例如专家评估、历史经验等再次判断哪一种风险更为关键。

在完成风险分析后,最重要的是根据分析结果加强对关键风险的控制和管理。比如在本次采购中认为合同欺诈是最大的风险,就应该在订立合同时认真确定合同条款,在设备验收时依照合同进行验收测试。如果认为供应商存在较为严重的欺诈可能性,应该加强供应商的资质审核,甚至可以要求供应商提供担保,确保医院的利益。

第五节　安装、验收与培训

呼吸机的安装验收首先要以国家相关的法律法规为前提,在严格遵守相关规定的同时也必须与所属医院的具体情况相结合,制定出相对完善的安装验收制度和验收流程。针对每台呼吸机都必须进行详尽具体的记录,以书面形式记载完整的安装验收流程直到整个安装验收工作的结束,设备正常投入临床使用,材料档案正常归档为止。其中呼吸机的验收又分为国产和进口两种类型的验收,两种情况有共同点,但也有差异。

一、验收的一般流程

医疗设备安装与验收是设备购置合同执行中最后关键环节,也是购置管理与使用管理结合部分的起始环节。安装与验收一般由供应商、临床工程部门、招标采购部门、使用科室及资产管理部门共同完成,在实际工作中,安装与验收需交替进行。设备安装验收是一项专业性较强的技术工作,临床工程部门在这一过程中应起到主导作用。

(一)到货验收(数量验收)

设备安装验收分为两个阶段,第一阶段的验收称为到货验收,指对设备按到货自然状态进行检查。主要是检查设备的包装及外观的完好程度,核对到货数量及零配件、消耗品、资料的数量,查看相关手续是否完整齐全。开箱清点是到货验收的重要环节。开箱时,一般应有供应商和采购人共同到场,如为进口产品,应通知商检部门,确实是否需要商检到场参与。

到货验收发现问题应做好现场记录,双方签字确认,必要时拍照或录像取证,此时的现场签字记录及拍照录像证据将作为向厂家或第三方索赔的依据,务必做好证据保全。

(二)安装和调试

到货验收是设备安装验收的第一个环节,安装与调试则是第二个环节,在这个环节中,临床工程部门同样起主导和协调作用。在这一阶段,对临床工程技术人员有如下要求。

1.认真做好安装准备

(1)选配合适人员。设备安装一般由供应商或生产厂家负责,医院人员最主要的工作是负责设备验收。

选配的临床工程人员应熟悉设备的各项技术性能,特别是安装条件与配套要求,按安装验收规程制订验收程序与技术验收方案,对于国家规定需提供第三方机构检测报告并由有关监督执法部门进行许可管理的设备等,应提前与有关部门联系,做好技术检测准备。

(2)做好场地准备。临床工程部门根据设备厂家提供的要求,指导协调各个部门完成场地条件准备工作,场地条件包括以下几点。

①一般条件:场地面积、机房高度、地面承重、安装通道、温度、湿度、通风排风、供电接地、防尘防震、照明装修等。

②特殊条件:辐射防护、电磁屏蔽、生物安全、多路供电、特殊供气等完成场地准备前,应提前数日通知设备厂家安装人员做好进场安装调试计划。对安装调试过程中遇到的场地安装条件方面的问题,医工部门应主动参与、积极协调,抓紧处理。

2.配合安装工作

在安装阶段,以厂家工程师操作为主,院方临床工程技术人员主要负责提供安装条件,检查安装程序,监督施工安全。不主动参与安装操作,如确需医院人员协助,应听从厂家工程师指导,以免发生事故出现纠纷。安装过程中,院方临床工程技术人员要随时监督检查安装质量,对安装过程进行记录,登记主机、部件编号,检查是否新品,严格要求按规范和技术文件要求安装。对于软件的安装要掌握软件安装和设置方法,保存好安装软件和系统备份。

3.全程参与调试

医院临床工程技术人员应全程参与调试工作,学习厂家工程师的调试技术,思考安装调试方法的原理。

(三)使用验收(质量验收)

设备经过到货验收、安装、调试后,即可进行功能和性能检测及必要的安全性检测。功能、性能及安全性检测指标来自采购合同、招标文件、设备技术手册及相关国家标准,特别是要对重要的和主要的指标进行验收。检测方法包括设备自带自检软件,国家或相关部门制定的检测方法,临床验证等。

除了设备功能、性能、安全指标的检测外,使用和维护培训也是使用验收的重要内容

完成上述检测和培训工作后,填写好单位自定标准格式的医疗设备验收报告(参见表4-25),双方签字确认即完成使用验收工作。但也有部分医疗设备由于须对设备稳定性进行验证,或是因为成本核算方面的原因,允许使用科室试用一段时间,未发现问题才完成使用验收确认。需要指出的是,使用未完成验收设备为病人进行诊断和治疗,是存在一定的法律隐患的,一旦病人与医院发生纠纷,医院有可能陷入难以自证清白的困境。因此,

临床工程部门应努力坚持原则,完成使用验收才允许设备进入临床使用。

表 4-25　×××市人民医院医疗设备验收报告

设备使用科室:　　　　　　设备保管人:　　　　　　验收时间:

设备名称与品牌		设备型号	
供货单位		安装存放地点	
出厂日期		出厂序号	
实物验收		技术验收	
1.设备开箱前保持原包装,仪器外表保持完好无损	医学工程处签名:	1.设备安装调试结束后是否正常工作。验收检测记录是否完备,性能指标达到合同技术标准	使用科室技术负责人签名:
2.按照合同配置清单,主机、附属设备、附件、配件等齐全	保管人签名:	2.供方对设备使用操作人员培训,能够规范操作	
3.设备出厂合格证明以及技术资料齐全	保管人签名:	3.是否符合相关国家标准。是否符合第三方机构检测	
备注:			

使用科室负责人签名:　　　　　　医学工程处采购人员签名:

医学工程处技术人员签名:　　　　　设备供应商签章:

二、呼吸机使用培训

使用培训是指新采购呼吸机在安装调试完成后,投入临床使用前对医护等操作人员、临床设备管理人员及工程技术人员进行的规范使用操作及日常维护培训。是否将培训作为完成验收的必要条件,没有统一的规定,双方可以在合同中进行约定,医疗机构作为采购方,将开展使用培训作为质量验收的一部分更有利于医院提升设备的使用效率。

培训需要明确参与人员、培训内容、培训后考核。只有完成培训并通过考核人员才能操作呼吸机。详见本书第五章。

第五章　呼吸机安全管理

任何医疗设备在临床的有效使用必定以安全为前提,相对质量来讲,我们更应当关注安全。呼吸机作为急救生命支持类医疗设备,其使用更加需要进行严格管理和控制,以确保其安全性。呼吸机的安全使用包括多方面因素,涉及设备本身安全性、使用环境、操作规范性、日常维护、应急处置、报废更新等方面。

第一节　基本管理要求

一、医疗设备的安全管理

(一)安全管理的必要性

《医疗器械监督管理条例》《医疗器械使用质量监督管理办法》对医疗器械临床使用安全控制与风险管理有明确的工作制度和流程,医疗机构需要建立医疗器械临床使用安全事件监测与报告机制。

在呼吸机的发展中,基本功能已经比较稳定,但新型的呼吸机在智能化水平上不断发展。智能化在提高临床诊疗水平的同时也带来了潜在的风险,由医疗设备质量问题带来的医疗风险在逐年增多。因此,从确保医疗设备安全、有效运行、保障患者、设备操作使用人员及周围环境的安全出发,建立一套标准化高、可操作性强的医疗设备安全管理与质量控制机制,对保障医疗设备在全生命周期里始终能安全、准确、可靠运行显得非常必要。

(二)加强医疗设备安全管理重要措施

医疗设备从安装验收到投入临床应用后,并非一劳永逸,安全管理和质量控制需要贯彻设备的全生命周期当中,需要不断投入人力、物力及应用现代化管理方法加以管理和维护,才能达到医疗质量安全的目标。主要措施包括:

(1)重视设备验收工作,源头上确保设备质量;

(2)开展操作人员培训考核;

(3)工程师深入到临床一线,加强设备巡查;

(4)落实医疗设备的三级保养制度,建立预警评估机制,实现可视化实时动态监控;

（5）做好医疗器械不良事件的管理；

（6）开展预防性维护和质量控制。

（三）全生命周期管理理念

医疗设备的全生命周期是指设备从前期规划、到最后报废处理整个过程的时间序列，囊括了预算申报、规划设计、论证立项、采购招标、安装使用、运行维护、维修保养、报废处置整个生命阶段对其实施必要、全面、合理的管理和监控的跟踪管理模式。

全生命周期管理涉及的过程如图 5-1 所示，主要包括采购及安装验收管理、培训考核管理、质量与安全管理、维护维修管理、预防性维护（PM）、应急调配管理、计量管理、效益分析管理、标识与档案管理、报废管理等。医院管理者应制定各环节相应的管理制度和规范，根据国家卫生行业标准 WS/T 655-2019《呼吸机安全管理》有关呼吸机的安全管理的要求，其中以下四项制度对于呼吸机的安全管理是必备的：应急预案制度、人员培训考核制度、使用操作管理制度和档案管理制度。

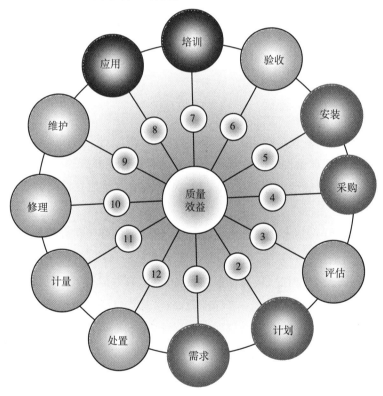

图 5-1　全生命周期管理

二、呼吸机的管理组织与管理职责

作为生命支持类医疗设备，呼吸机对于救治病人有着重要功能。加强呼吸机的管理是医疗机构负责人所要关心的，也是相关职能部门和使用科室要重视的。医院要有明确的管理组织体系，各部门要有明确的职责分工。

WS/T 655—2019 明确规定了医疗机构临床治疗使用的呼吸机在临床使用前及使用期间的安全管理规范。要以保证病人安全为目的、以确保医疗机构所使用的治疗呼吸机达到一定质量水平为目标,运用管理和医学工程技术手段对影响治疗呼吸机使用安全的因素、环节、流程进行系统化工作。

（一）管理组织

由医疗机构主管领导、医疗业务管理部门、医疗器械管理部门及呼吸机使用部门共同组成呼吸机安全管理组织。

医疗机构应结合自身的组织架构,设置合理的呼吸机安全管理组织,例如急救装备管理领导小组或工作小组,制定明确的小组职责并确定好各成员的分工。

（二）管理职责

在呼吸机的安全管理组织体系中,各部门应有明确的管理职责。

1.医疗机构主管领导应履行职责

（1）全面负责呼吸机临床使用的安全管理工作;

（2）负责协调、配置呼吸机安全管理所需要的医疗器械管理人员、医学工程技术人员与相关检测设备,满足 WS 392《呼吸机临床应用》规定的呼吸机使用单位的基本要求。

2.医疗业务管理部门应履行职责

（1）对呼吸机安全控制中的关键环节、关键活动进行协调和管理;

（2）组织制定呼吸机安全控制计划和管理制度并监督执行;

（3）制定应急预案,并定期实施演练;

（4）组织安全管理制度落实情况的检查、抽查,协调涉及呼吸机安全问题的事宜。

3.医疗器械管理部门应履行职责

（1）组织呼吸机安全检测、维护、维修,处理涉及安全的技术问题;

（2）保证呼吸机使用的配套设施、环境条件等应合制造厂家产品说明书要求;

（3）制定安全操作规程（岗位作业书）,定期对呼吸机使用操作人员进行基础知识和按型号培训操作人员的技能;

（4）收集安全管理信息、不良事件,进行年度安全控制评价,向医疗机构安全管理组织提交评价报告并提出改进意见;

（5）负责建立呼吸机台账和安全控制工作的档案。

4.呼吸机使用部门应履行职责

（1）组织本部门人员学习与落实呼吸机安全管理制度;

（2）组织操作人员接受操作规程的培训,经考核合格方可操作,保证标准操作程序的施行;

（3）对呼吸机进行日常维护保养;

（4）一旦发现呼吸机故障,确保落实应急预案。

第二节　使用单位和操作人员

一、呼吸机使用单位的基本要求

呼吸机通常用于急重症患者,使用呼吸机时需要有完整的配套设施来保证呼吸机的正常运行,同时还需要对使用呼吸机的患者进行一系列的监测和检查,以保障患者安全。根据《呼吸机临床应用》(WS 392—2012)中的相关规定,呼吸机使用单位应具备的条件包括以下要求。

(一)呼吸机使用单位应具有满足下列要求的人员

根据《DB32》的建议,符合下列要求的呼吸治疗师或执业医师或注册护士具备使用呼吸机的资格:

(1)掌握呼吸系统解剖、呼吸生理、呼吸衰竭的病理生理变化;

(2)掌握所用呼吸机的工作原理、性能特点及常用机械通气模式和参数的设定;

(3)掌握常用呼吸和循环监测指标的临床意义及判定方法;

(4)掌握所用呼吸机日常维护、消毒方法;

(5)能对所用呼吸机的工作状态进行判断并做出相应处理。

(二)具有生命体征的监测设备

常规生命体征监测指标包括三个方面:①呼吸方面:频率、幅度、呼吸音、发绀改善、分泌物情况;②循环监测:心率、脉搏、血压、血氧饱和度、心电图、微循环情况;③其他:体温等。

目前,生命体征监护仪已经在临床上得到了广泛应用,一般使用的是无创的监测参数,如心电图、心率、脉搏、无创血压(NIBP)、SpO_2、呼吸频率和呼吸幅度曲线、体温。对于重症患者,还可以使用有创血压(IBP)(单路或双路)、心排量(CO)。

1. 生命参数监护仪

监护是指测量患者生理及病理状态的生物信号,提取其特征,并及时转变成可视信息,对潜在的危及生命的事件自动报警。监护仪正在逐步向着多参数、智能化、微机化和网络化方向发展,如图5-2所示的监护仪。

2. 中心监护系统

若干台的床边监护仪配备上中心监护台可以组成监护系统,监护系统结构见图5-3所示,以多道的方式同时显示各个床边监护仪送来的信号,也能对各个床边监护仪的监护项目进行设置。在发生报警时,中心监护系统能自动储存该时刻前后一段时间内的相关信号,在需要的时候还可以通过打印机输出相关信号。

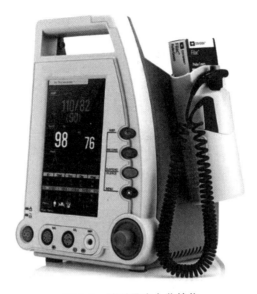

图 5-2　某型号病人监护仪

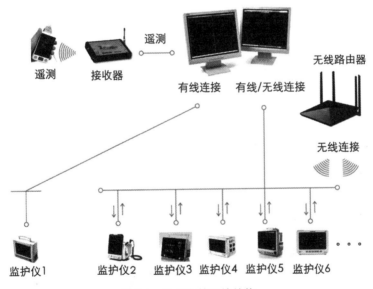

图 5-3　中央监护系统结构

(三)具有监测常用呼吸指标的条件

临床监测常用的呼吸指标包括动脉血气分析监测、血流动力学监测及呼吸力学检测。

1.动脉血气分析监测

动脉血气分析是指测定动脉血液中所存在的进行气体交换的氧和二氧化碳,以及测定有关酸碱平衡指标的参数,并通过分析而了解肺的通气与交换功能以及各种酸碱失衡的状况。在危重患者多、呼吸机使用比较普遍的医院,应该购买血气分析仪,如图 5-4 所示。只有及时监测机械通气患者的血气,根据测量结果做出相应的调整和处理,才能避免各种通气并发症,取得理想的通气效果。

基本结构:主要由电极系统、管路系统和电路系统三大部分组成。

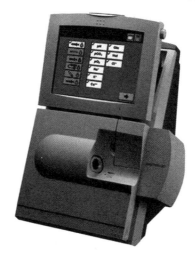

图 5-4 某型号动脉血气分析仪

2.血流动力学监测

血流动力学监测用于心肌梗死、心力衰竭、急性肺水肿、急性肺动脉栓塞、各种原因导致的休克、心跳呼吸骤停、严重多发伤、多器官功能衰竭等危重病症须严密监测循环系统功能变化者,以便指导心血管活性药物的应用。

脉波轮廓温度稀释连续心排量测量技术(PiCCO),是一种微创血流动力学监测技术,采用热稀释法可测得单次的心排出量,并通过动脉压力波型曲线分析技术测得连续的心排出量。PiCCO 监测仪如图 5-5 所示,只须置 1 根特殊的动脉导管和及 1 根中心静脉导管,既可进行心输出量(CO)、胸腔内血容量(ITBV)及指数(ITBI)、血管外肺水(EVLW)及指数(ELWI)等指标的测定,并能进行连续心排出量(PCCO)及指数(PCCI)、每搏量(SV)及指数(SVI)、直接动脉压(IBP)等的连续测定。该仪器特点有简便、微创、高效比。

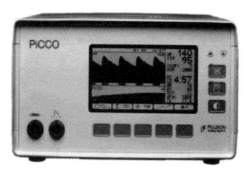

图 5-5 某型号 PiCCO 设备图

设备结构主要包括主机、PICCO 模块、压力温度电缆、ScvO$_2$ 模块、CeVOX 光纤控头及光学模块、静脉导管、压力传感器套装、动脉导管套装、温度传感器、加压输液袋及专用输液器等部件组成。

3.呼吸力学监测

呼吸力学监测在临床上的应用是应用呼吸生理学指导临床诊断和治疗的重要环节。压力、容量和流速是呼吸力学的三要素。三要素本身和它们之间的相互关系,是呼吸力学监测的基本内容。其次还包括顺应性、阻力和呼吸等。精确的呼吸力学监测,有利于进行个体化通气治疗。肺功能仪样式如图 5-6 所示,其中,左侧为手持式肺功能仪。

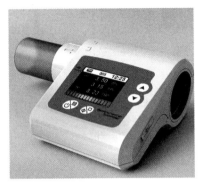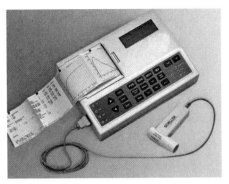

图 5-6　某型号肺功能仪示意图

(四)具有氧源及痰液吸引设备

1.氧源供气源

第二章对气源进行了相关的介绍。如果呼吸机用于连接医用气体管道系统,呼吸机的压力范围在 280～650 kPa,应能正常运行和满足专用标准要求,且当进气口的压力高达 1 000 kPa 时不应引起任何危害。正常状态下,压力为 280 kPa 时,在呼吸机高压气体输入口测得的气体流量不应超过 60 L/min(超过 10 s 时间加权平均数)。此外,瞬时流量不应超过 200 L/min。(注:流量表示为环境温度和环境压力条件下的值。)

2.负压吸引

医用负压吸引器是吸除患者气道内异物和手术中出血、渗出物、脓液、胸腔脏器中的内容物及冲洗液,使手术清楚,减少污染的设备。负压指低于大气压的压力,可分为高负压(负压值≥60 kPa)、中负压(20 kPa<负压值<60 kPa)和低负压(负压值<20 kPa)。其通过制造吸引头的负压状态使吸引头外的物质向吸引头挤压,从而完成"吸引"的效果。

按动力源的不同一般可分为独立电动吸引器与集中控制吸引器两种。

(1)中心负压吸引。医院中心负压吸引系统是由中心吸引站的真空泵机组作为负压源,通过真空泵的抽吸使吸引系统管路达到所需的负压值,在手术室、抢救室、治疗室和各个病房的终端产生吸力,主要用于吸除病人体内的痰、血、脓及其他污染物的设备。负压吸引系统由负压吸引站、吸引管道和终端组成。中心吸引站由真空泵、真空管、止回阀等组成,如图 5-7 所示。

(2)小型电动负压吸引器。目前大型医院都设置有中心负压吸引装置,没有中心负压额的医院可以配置小型电动负压吸引器,如图 5-8 所示。负压吸引装置简称吸引瓶,应用于病房内,主要用于医学引流、排痰、排污血及分泌物等。它利用真空工作原理,在腔体内产生负压,从而将腔体内的液体导引出来,达到排污净化的目的。

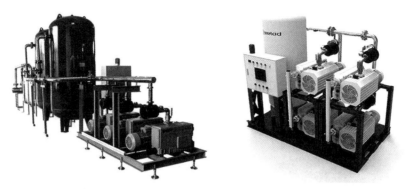

图 5-7 中心负压系统吸引站

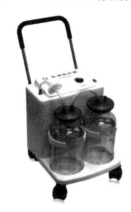

图 5-8 电动负压吸引器

(五)具有抢救设备和人员

抢救设备和人员通常指医院在呼吸机使用的相关场景中具有完善的设施和人员,大多场景没有明确的人员或设施要求,部分规范给出了医院某些科室应配置的设施和人员的要求,医疗机构也应该关注。例如,对于急诊室的基本配置要求包括以下一些内容。

1.急诊室抢救设备器械配置标准

(1)每个抢救单元面积不少于 20 m²;

(2)基本设备配置如表 5-1 所示(每抢救单元)。

表 5-1 抢救单元配置

名称	数量	名称	数量
多功能抢救床	1 张	给氧装置	1 套
气管插管	1 套	呼吸机	1 台
心脏除颤器	1 台	心电监护仪	1 台
心电图机	1 台	负压吸引器装置	1 套
抢救药品柜	1 台	输液泵	1 套

2.抢救人员的要求

(1)急救医师:

①年龄 50 周岁以下,身体健康;

②医学专业大专及以上学历,从事病房临床工作三年以上;

③必须取得《中华人民共和国医师执业证书》;

④必须取得相关急救培训合格证书。

(2)急救护士:

①年龄 40 周岁以下,身体健康;

②护理专业中专及以上学历,从事临床护理工作两年以上;

③必须取得《中华人民共和国护士执业证书》;

④必须取得相关急救培训合格证书。

(六)具有呼吸机基本维护和消毒能力

1.呼吸机的维护

维护保养工作是及时消除呼吸机隐患、避免损坏,确保呼吸机处于正常工作状态或完好的备用状态,提高抢救成功率同时延长呼吸机使用寿命必不可少的重要环节。经过消毒、装机、检测、校正后的呼吸机处于完好的备用状态,须套上防灰罩,并在显著位置挂上表明"备用状态"字样的标牌,放置在清洁、整齐、通风的房间内,随时准备应用于临床。

2.呼吸机的消毒管理

呼吸机的消毒管理、消毒方法的选择原则应符合 GB 15982 和 WS 392 的规定。详见第六章。

(七)具备符合 GB 9706.28 的供电设施与技术条件

根据 GB 9706.28—2006《医用电气设备　第二部分:呼吸机安全专用要求　治疗呼吸机》和 GB 9706.1—1995《医用电气设备　第一部分:安全通用要求》的规定。

1.供电的要求

(1)设备必须适用于下列电源。

①额定电压:手持式设备不超过 250 V;额定视在输入功率至 4 kVA 的设备,直流 250 V 或单相交流、多项交流 500 V;所有其他设备 500 V;

②足够低的内阻抗;

③电压波动不超过额定电压的±10%,超过－10%而时间短于 1 s 的瞬间波动除外;

④系统的任何导线之间或任何导线与地之间,没有超过额定值±10%的电压;

⑤电压波形实质上是正弦波,且构成实质上是对称供电系统的多相电源;

⑥频率不超过 1 kHz;

⑦额定值小于等于 100 Hz 的频率误差不超过 1 Hz,额定值在 100 Hz～1 kHz 时的频率误差不大于额定值的 1%;

⑧保护措施按 IEC 364《建筑物内电气设施对电击的防护》的规定。

(2)呼吸机电源供应要求如表 5-2 所示(以迈瑞 SV600 为例)。

表 5-2　呼吸机电源供应

外部交流电源	
输入电压	100～240 V
输入频率	50/60 Hz
输入电流	1.2～2.8 A

2.内部电源

(1)内部电源如可更换,必须由制造厂规定。

(2)在制造商指定的呼吸机内部电源或外部电源的范围内变化,呼吸机均应符合专用标准的要求。

二、环境与空间要求

参照 GB 9706.28—2006《医用电气设备　第 2 部分:呼吸机安全专用要求治疗呼吸机》的要求和相关描述,呼吸机使用环境和空间应符合一定的要求。

(一)环境条件

环境条件包括温度、湿度、海拔高度、空气灰尘等。过高的室内温度和设备自身能耗导致温度的升高会影响呼吸机的正常工作。空气湿度过高,使压缩空气中含有过多的水蒸气,对机械式和电子空-氧配比产生严重影响。用于空中救护的呼吸机需要对因压力的陡变而产生的影响具有相应的补偿能力。呼吸机和空气压缩机要有必要的空气过滤保护,对于空气状况不好的地区,选用的空气过滤器必须便于及时清洗或更换。

(二)供电/供气

呼吸机气源有两种,中心空气和氧气、空气压缩机和氧气瓶。除水性能差的压缩机对呼吸机主机的空氧混合会产生很大影响。压缩机的工作噪声在 50 dB 左右才不会对患者产生不良影响。供电须符合上文要求。

(三)物理因素

设备整机重量、体积等物理因素也是设备论证的一个方面。如病房内部空间比较狭窄,较多医疗设备的同时使用,须对设备体积提出要求。经常用于转运的呼吸机体积、重量也要有要求。

(四)设备之间干扰控制

呼吸机应避免在高频电外科设备、除颤设备或短波治疗设备附近使用。电磁干扰可能会对呼吸机正常工作产生影响,进而有对病人产生危害的风险。电磁兼容性(electromagnetic compatibility,EMC)是指设备或系统在其电磁环境中符合要求运行并不对其环境中的任何设备产生无法忍受的电磁骚扰能力。一是指设备在正常运行过程中对所在环境产生的电磁干扰(electromagnetic disturbance);二是指设备对所在环境中存在的电磁骚扰具有一定程度的抗扰度,即电磁敏感度(electromagnetic susceptibility,EMS)。

(五)管理所需要的配套软硬件

与呼吸机管理相应的硬件设施包括可视化标牌(标示设备当前状态)、设备台账、操作手册/流程图、使用记录本等。相关软件包括与呼吸机管理相关的信息化管理工具要求包括信息系统、智慧管理台等。

三、相关人员体系的要求

对于呼吸机的安全管理,不仅是要管理好操作使用人员,对于其他相关岗位的人员管理也是至关重要的。这些人员体系除了具有操作资质的医护人员之外,还包括具有管理要求的管理人员、具有维护资质的工程技术人员。这些人员的要求和职责主要包括以下几点。

(一)日常管理人员

日常管理人员主要负责呼吸机的清洁、日常保养、使用前试机等工作,对呼吸机的使用情况应全程记录以便日后查阅。值班期间应至少有一名以上医护人员能熟练操作和使用呼吸机,针对各类使用故障报警能及时正确识别处理。

(二)使用部门负责人

治疗呼吸机使用部门负责人应履行下列职责:

(1)组织本部门人员学习与落实呼吸机质量控制与安全管理制度;

(2)组织操作人员接受操作规程的培训,并经考核合格方可操作使用;

(3)发现呼吸机故障,应确保落实应急预案。

(三)工程技术人员

工程技术人员主要负责设备的安装验收、质量控制、日常巡查、预防性维护、故障维修、报废更新等。结合质量管理的要求,呼吸机的安全使用必须抓好管理,医学工程部门和临床科室相互配合,对呼吸机的日常状态进行详细的记录与监控,定期、按时保养维护,并在广大医护人员中普及呼吸机相关知识,熟悉呼吸机的操作使用。同时要加强调配方面的日常演练,加强应对突发事件的能力,提高救治能力和救治效率。防止因呼吸机使用保养不当而引发的不良事件,从而保障医疗工作的安全进行。

(四)医学工程部门负责人

医学工程部门或医疗器械管理部门的负责人应履行下列职责。

(1)负责组织呼吸机质量检测、维护、维修,处理涉及质量与安全的技术问题;确保呼吸机使用配套的设施、环境条件等符合制造厂家产品说明书要求。

(2)制定呼吸机安全操作规程(岗位作业书),定期对呼吸机操作人员进行基础知识和操作技能的培训与考核,按型号评价操作人员的技能水平,并进行授权操作管理。

(3)收集呼吸机安全与质量控制信息,进行年度安全与质量控制评价,向医疗机构质量控制与安全管理组织和医疗机构领导提交评价报告并提出改进意见。

(4)负责建立呼吸机台账和安全、质量控制工作的档案。

四、人员的培训与考核管理

医疗设备的使用者对设备应用质量至关重要。医疗器械不良事件全球协调工作小组曾指出,在器械相关医疗责任事故中,有 $60\%\sim70\%$ 是由使用不当造成;美国医疗产业促进会指出,每年器械不良事件报告中,约有 1/2 属于使用问题。因此,加强医技人员设备使用操作和维护保养培训,是保障设备临床安全使用的重要策略之一。

目前,医护人员教育背景中,缺少医疗设备相关教育和技能训练。医院是要将医疗设备使用质量纳入医疗质量管理,建立与医疗设备相关的培训制度,将医疗设备的操作技能纳入医疗、护理操作常规,提高临床应用水平。医疗设备使用科室应强化呼吸机使用的规范化管理,并建立呼吸机使用的临床准入制度,医学工程处和使用科室编写呼吸机相关的通用操作技术规范、指南或手册,呼吸机操作人员均须经过培训和考核后方能够授权上岗,相关培训和考核记录应留存。也可以采取分级培训的方式,即使用科室指定专人负责呼吸机在科室内的培训和考核;科室指定的专人需要参加医学工程部门组织的培训和考核,并由医学工程处授权作为科室内的培训和考核人,培训/考核记录在使用科室留存。

(一)培训人员

1. 接受培训的人员

主要包括医护人员,设备管理人员,设备管理部门工程技术人员。

医护人员培训是呼吸机操作使用之前必须进行的重要环节,对于保障医疗设备安全正常使用、保障病人安全及确保治疗效果必不可少。重点针对呼吸机的适应证、操作模式、运行状态等。

呼吸机设备管理人员作为临床科室的设备管理人员,一般由护士长或科室主任指定人员专门负责,主要职责是确保呼吸机处于正常使用状态。如设备出现异常能及时进行停机、做好标识、及时向设备管理部门设备工程师进行报告,配合工程师进行设备维修及再使用。

医疗设备工程技术人员作为医疗机构专门负责呼吸机的工程师,除了了解呼吸机正常工作状态外,还要具备相应的工程技术能力,对故障呼吸机进行及时维修、检测、质量控制等。解决简单的故障,当出现重大故障不能独立排除时应及时与设备厂家取得联系,配合设备厂家工程师完成设备的维修管理工作。并对修好的呼吸机进行检测,确保投入临床使用前设备处于正常状态,确保临床诊疗安全。

2. 实施培训的人员

主要包括医院设备工程技术人员、设备厂家临床应用人员。

一般针对临床使用人员的培训可由厂家临床应用工程师、医院设备工程师完成；设备管理人员的培训可由厂家临床应用工程师、医院设备工程师完成；医疗设备工程师技术人员可由医院医学工程部门、医疗设备厂家、医学工程学会等专门进行培训、资质认证等。

(二)培训内容

培训的内容根据培训的对象有所差别。对使用人员的培训一般主要包括设备的原理、操作流程、日常管理维护、安全规范和故障处理等。

(1)根据 WS 392 的规定,使用人员的培训内容应包括必须熟悉的以下内容:

①掌握呼吸系统解剖、呼吸生理、呼吸衰竭的病理生理变化;

②掌握所用呼吸机的工作原理、性能特点及常用机械通气模式和参数的设定;

③掌握常用呼吸和循环监测指标的临床意义及判定方法;

④掌握所用呼吸机日常维护、消毒方法;

⑤能对所用呼吸机的工作状态进行判断并做出相应处理。

(2)在设备使用培训阶段,具体来说,应结合呼吸机设备进行培训,常见的培训内容包括以下几点。

①设备原理。呼吸机品牌多样、型号各异、结构复杂,所涉及知识面广、价格昂贵,加之不断有技术更新,还要考虑使用人员水平不一,加强呼吸机原理培训对于提高呼吸机规范使用,降低使用风险、充分利用机器功能十分重要。

②操作流程。

开机:一般来说,机器开机后有自检程序,操作人员需要了解开机自检的内容,以正确评估设备的可用性。通过自检可以自动确认机器可以安全有效运行。如无法通过自检,机器会提示有何故障,以方便操作或维修人员进行及时维修。

参数设置:操作人员要熟悉设备的使用程序,要能够根据病人的具体情况进行适宜参数的调节,以达到最佳的运行状态并达到最好的治疗效果。这样一方面可以确保医疗安全,另一方面也有利于充分发挥医疗设备效能,提高设备利用率。

③使用安全措施/报警处置。主要针对医疗设备,特别是急救和生命支持类医疗设备,在使用中出现的由于操作不当或机器自身故障而设置的处理预案。其中包括电气安全、供气安全、电源安全等,防止发生医疗意外影响病人安全。

④日常管理维护。呼吸机的维护维修费用较高。加强日常管理维护特别是做好预防性维护,可有效排除可能发生的故障,降低维修费用,提高设备使用率和使用寿命。

(三)培训的形式

1.培训类别

根据培训时机和对象的不同,通常包括下列几种培训。

(1)新设备培训:适用于在科室引进新医疗设备时进行的例行性培训,一般安排在新设备安装验收时进行。主要在于让临床科室的管理及操作使用医护人员,了解新设备的功能、操作流程、日常使用注意事项、简单故障排除、应急处置等知识和技能。

（2）新人员培训：适用于科室引进新职工及针对"三生"（规培生、进修生、研究生）的培训教学。主要是帮助新使用设备人员了解设备的基本功能、操作流程、日常使用规范等。被培训人员可以对照医疗设备，进一步加深对相关临床诊疗知识和技能的理解。

（3）新技术培训：适用于临床科室引进具有新技术的医疗设备时进行的培训，培训对象包括该设备全体操作使用、日常管理及工程维护人员。了解新技术/新设备的重要参数，经过实际操作，使用并熟练掌握新技术新设备的临床使用规范，有利于充分发挥新设备的功能。

（4）周期性培训：适用于定期开展针对医疗设备使用操作及管理维护人员的日常知识技能巩固和操作规范考核，适用于对临床科室安全规范使用医疗设备的质量控制与改进。内容主要包括有关安全生产的法律法规、规章制度及安全操作、应急处置等知识和技能等。

2．培训形式

使用培训的形式包括：理论、操作、线上或线下。

（1）现场授课：由专业技术人员（医疗设备工程师、医疗设备临床应用）在现场对医疗设备操作使用及管理维护人员进行现场培训和答疑。由设备操作说明书作为资料支持，现场操作为辅助。

（2）现场指导：在临床实际操作过程中，结合实际使用，详细讲解操作步骤，指导操作，并解答培训人员关于设备操作的相关问题。

（3）可以使用多媒体等方式，开展线上教学、远程授课、在线答疑等。也可将教学内容做成 PPT、音频、视频等，方便学员进一步学习，丰富教学形式，提高培训的效率。

3．培训记录

培训应具有完整的培训记录，医疗设备使用与操作培训记录表参见表5-3。

表5-3　×××市人民医院医疗设备使用与操作培训记录表

培训内容			培训时间	
培训地点			记录人	
培训类别	□验收培训□新技术培训□新职工培训□周期培训			
考核方式	□面试考核□实践操作□开卷考核□闭卷考核			
培训人	姓名	职务		培训题目
培训记录	培训材料、培训内容、培训程序：			

效果评价	考核结果、学员反馈、分析总结：					
	培训人员名单					
姓名	科室	职称	姓名	科室	职称	

(四)考核

运用规范培训对操作使用的医护人员进行呼吸机培训后,做到能熟练掌握呼吸机的相关理论知识和呼吸机操作技能,相关护理操作更加规范化、标准化,提高了操作人员对呼吸机突发情况的应急能力及抢救技能,使参训的人员加深了对呼吸机知识和技能的理解和掌握。

根据 WS 392 的规定,人员应经相应类型呼吸机培训合格后方可操作。通常对于医院使用的治疗呼吸机可以根据基本结构分为有创呼吸机、无创呼吸机、转运呼吸机。针对不同类型的呼吸机应有相应的培训和考核方案。呼吸机操作考核评分表参见表5-4。

表 5-4　呼吸机操作考核评分表

考生姓名：　　　　　　　　　　科室：　　　　　　　　　　成绩：

考核机型：　　　　　　　　　　考核日期：　　年　月　日　　主考老师：

	项目	总分值	操作要点	细分值	实扣分	备注	得分
1	开机前准备	32	操作者洗手或快速手消毒	3			
			检查所有配件与接口	5			
			接好呼吸管道	7			
			给加温湿化器加水、装好温度计	5			
			电源的连接	6			
			气源的连接	6			
2	开机	10	打开主机开关	5			
			打开空压机(如有)、加温湿化器开关	5			
3	呼吸机设置	30	使用前自检的操作	5			
			选择正确合适的呼吸模式和参数	15			
			设置完毕后报告所选的设置	10			

续表

4	呼吸机工作	5	按"确定"键,通气开始	5			
5	问答	23	1.本呼吸机的品牌、型号？有哪几个构造？	5			
			2.本呼吸机适用的对象？	3			
			3.有哪几种基本通气模式？	5			
			4.有哪几大类报警？	5			
			5.主机电源与湿化器电源开关的顺序？	5			
	总分	100	总扣分			总得分	

五、呼吸治疗师

呼吸治疗师(respiratory care practitioner,RCP)是近年来兴起的专门从事呼吸治疗工作的专业技术人员,他不同于传统的医生或护士,在一些大型医院的呼吸危重症科发挥着重要的作用。呼吸治疗师在医生的指导下,运用专业手段对心肺功能不全或异常患者给予评价、治疗和指导。其工作内容主要包括人工气道的建立与管理、机械通气模式与参数的调节、胸部物理治疗、家庭治疗及健康宣教等。

呼吸治疗(respiratory care)是一门专注于心肺功能支持和康复的新兴健康治疗学科。在不同的国家和地区,对呼吸治疗概念的阐释存在一定的区别。根据美国呼吸治疗学会(american association for respiratory care,AARC)的定义,呼吸治疗是一门以支持患者生命和提高患者生活质量为主要目的且独立的健康治疗专业。其工作对象包括患者、家属及公共健康受教群体。RCP与物理治疗师、护士及其他健康治疗从业人员有着显著区别,其工作岗位也不能简单地由这些人员所代替。根据加拿大呼吸治疗学会(canadian society of respiratory therapist,CSRT)的定义,呼吸治疗是一门高技术含量的健康治疗专业,其主要工作内容为评价、治疗和维持患者心肺功能。RCP必须具备专业的医学知识,并且必须掌握相关的高级临床操作技能。作为临床医学团队中的一部分,RCP主要负责患者的心肺功能治疗和康复,包括在疾病的急性加重期和慢性期。目前,呼吸治疗技术专业在我国已经被正式列入教育部《普通高等学校本科专业目录》。

在全球范围内,目前有美国、加拿大、中国台湾、菲律宾及中美洲等部分国家和地区拥有RCP,这些国家和地区的呼吸治疗工作由RCP承担。但在不同国家,RCP职责范围有所不同,即便在同一个国家,不同地区甚至不同医院所规定的RCP职责范围也有着细微区别。在欧洲大多数国家,呼吸治疗工作由医生、护士和物理治疗师共同承担。

在中国内地的大多数医院,呼吸治疗工作由医生和护士共同承担,仅在少数几家医院,呼吸治疗工作由RCP独立承担,国内有四川大学附属华西医院、浙江大学医学院附属邵逸夫医院等医疗机构较早地开展了呼吸治疗师的工作。无论呼吸治疗工作由谁承担,患者对此项工作的需求是不变的,这些需求也正是呼吸治疗学科体系所专注的。

第三节　使用安全风险管理

20 世纪 90 年代,北美开始在医学装备管理中引入风险管理的概念。在医院中,风险可以定义为由于医疗技术的应用而对病人或使用人员造成伤害的可能性,医疗设备的应用产生相应的医疗设备的风险,这些风险的表现形式反映出设备发生故障的信息。风险管理包括一套应对风险的策略,也包括风险分析、风险评估和风险控制三个部分。

一、风险管理的概述

(一)风险相关概念

根据 ISO 14971 标准的定义,风险是指损害发生概率与该损害严重程度的结合。损害发生的概率越大、损害的严重程度越高,风险越大。

风险管理是指如何在一个肯定有风险的环境里把风险可能造成的不良影响减至最低的管理过程。

通过风险评价的结果对不同风险等级的设备采用不同的风险管理方法,同时决定开展预防性维护的频率和范围,以达到控制医疗设备风险的目的。

(二)医疗设备风险因素的分类

医疗设备在临床应用中,根据风险的来源,可以分为以下几类。

1.医疗设备与临床使用相关的风险

研究表明,大多数患者伤害事件都不是由设备故障引起的,而是因临床使用造成的。这些情况被称作"使用错误"。

2.医疗设备维护管理相关的风险

与医疗设备维护及管理相关的几类风险如下。

(1)缺少 PM(预防性维护)或 PM 执行不当,可能造成设备的过早损坏。

(2)CM(维修或维修性维护)执行不当会使得设备性能偏离设备参数。

(3)不恰当的使用替换配件或附件会使得设备无法安全使用。

(4)不知道或不理会设备召回、矫正、更新或升级会影响设备的安全性。

(5)缺乏足够的备用设备会使得临床医疗延迟或无法进行。

(6)没有使用服务经验来改善维护策略,即没有采用基于证据的维护模式。

3.医疗设备与患者数据相关的风险

医疗机构及医院职工有责任要保护患者的隐私信息,要关注存储在医疗设备中的患者数据丢失所造成的风险,包括但不仅限于如设备维修时硬盘中数据被第三方获取、网络设备没有可靠的防入侵软件（病毒攻击、防火墙过时等）、设备连接到"开放"的 WiFi 网络。

4.与使用环境及其他危害有关的风险

对患者及员工进行保护，使其在医疗过程中免受使用环境、某类能量或其他可能对患者或医务人员造成的伤害，这些伤害的来源包括电离辐射、激光，电源，电磁辐射（除了激光及电离辐射外），热量，制冷剂，窒息，化学物质，手术火灾（氧气浓度过高）。

（三）医疗器械风险管理程序

根据医疗器械风险管理工具，如 ISO 14971:2007《医疗器械的风险管理》；ISO 31000：2009《风险管理-原则和指导方针》等。

风险管理的基本过程是风险分析、风险评价和风险控制三个基本过程，再结合综合剩余风险评价过程、生产和使用信息过程，构成了医疗器械风险管理的五个过程，如图 5-9 所示。每一个过程还包括一系列的风险管理活动。

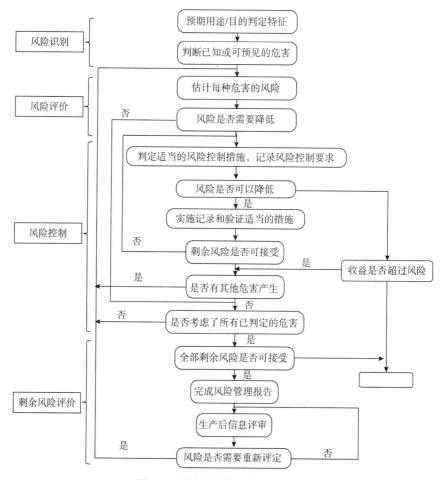

图 5-9　医疗器械风险管理程序图

（四）医疗设备使用安全风险管理的主要内容

医疗设备的使用安全风险管理体系的主要内容包括以下两点。

1.组织体系

医疗机构须根据医疗器械分类与风险分级原则,建立临床使用的安全风险管理及监测评价的组织体系,组织开展安全监测、不良事件监测、申报、安全意外事件调查及危害报告等工作。

2.管理环节

具体实施医疗设备使用风险管理的过程,医院从准入环节、临床使用环节和临床工程技术保障等环节入手,进行医疗设备的全面安全风险管理。

(1)医疗设备准入环节的风险管理。应严格执行国家、行业和医院各项法规、制度,严把入口质量关;建立合格供方名录和质量跟踪评价制度,做好临床需求评估、计划制定、选型论证、招标采购。

(2)医疗设备临床使用环节的风险管理。涉及人员、制度和规范、标准等问题,应以设备操作规范、指南或手册为依据,对医疗器械进行合理使用管理。

(3)医疗设备安全风险管理的临床工程技术保障。应包括医学工程技术管理层面的所有保障工作,为医疗设备临床使用的质量安全要求提供技术保障,包括设备安装验收管理、设备维护。包括定期进行检测和预防性维护(IPM);故障维修(CM);保证医疗设备性能、安全可靠性,量值正确;建立设备、设施保障记录和质量档案等。

(4)医疗设备使用环境安全风险管理。包括对医疗设备运行环境中设备供水、供电、供气的安全保障,进行安全检查和测试。对特殊医疗设备及运行环境条件的监管,如辐射防护安全管理,特种设备安全管理。

二、风险分析

(一) 风险分析的定义和内容

1.风险分析的定义

医疗设备使用风险分析是指医疗设备临床使用人员与医学工程技术人员在医疗设备临床使用前,应深入了解、详细分析医疗设备使用环节中可能出现的各种安全风险因素,参照医疗设备制造商使用说明中有关安全、风险的章节的各种安全警示内容,充分考虑、分析不同设备、不同使用条件,预见医疗设备临床使用中的安全风险因素。

2.风险分析的内容

风险分析是风险管理的基础,医疗设备使用安全的风险分析工作包括以下内容:

(1)发现、辨识风险源,分析各种潜在的风险因素;

(2)分析风险发生的概率;

(3)分析导致失误的可能原因;

(4)分析风险所引起的可能后果。

（二）医疗设备临床应用中的风险类型

1.临床使用的主要风险

医疗设备作用于诊疗活动,其临床使用存在较大的风险,须重视和严格控制。由于医疗机构的级别、环境、人员、管理差距巨大,医疗设备的临床使用风险来源比较复杂,总结起来主要风险主要包括以下几个方面。

（1）物理风险:最典型的如电击、机械性损伤、易燃易爆物失控、造成损伤等。

（2）临床风险:临床风险包括操作错误或不合理操作、技术上的应用问题等。

（3）技术风险:如医疗设备测量数据误差或性能指标的下降等问题造成临床诊断的错误和治疗效果的下降或失效。

（4）环境风险:如使用环境洁净要求、防护等。温度、湿度、海拔高度、空气灰尘等外部因素对呼吸机的影响是非常大的。过高的室内温度和设备自身能耗导致温度的升高会影响呼吸机的正常工作。空气湿度过高,使压缩空气中含有过多的水蒸气,对机械式和电子空-氧配比产生严重影响。用于空中救护的呼吸机需要对因压力的陡变而产生的影响具有相应的补偿能力。呼吸机和空气压缩机要有必要的空气过滤保护,对于空气状况不好的地区,选用的空气过滤器必须便于及时清洗或更换。

2.危害处境的判定

医疗器械风险分析需要依靠各种案例报告、知识和相关经验来指导完成,通过问题判定危害,例如对于呼吸机的危害处境判定示例如表 5-5 所示。

表 5-5　呼吸机危害和危害处境示例

危害	可预见的事件序列	危害处境	损害
无输出（气体）	吸气阀故障送气控制程序错误	患者无自主呼吸,而呼吸机不送气	窒息死亡
生物污染	一次性导管重复使用且灭菌不彻底	患者使用了带菌导管	院内感染

（三）常用的分析方法

对于风险分析方法,一般可从定性和定量的角度进行区分。定性评估主要是依靠专家们的经验、知识等进行主观判断。而定量分析就是在定性分析的基础上,根据历史数据并且建立数学模型进行评估。定量分析的结果更客观。

医疗设备风险管理国际标准 ISO 1497:2007《医疗器械 风险管理对医疗器械的应用》中推荐使用的医疗设备风险分析方法主要是如下 5 种:①预先危险分析（初步危害法）（preliminary hazard analysis,PHA）;②故障树分析（fault tree analysis,FTA）;③失效模式和效因分析（failure mode and effects analysis,FMEA）以及失效模式、效因和危害度分析（failure mode,effects and criticality analysis,FMECA）;④危害和可操作性研究（hazard and operability study,HAZOP）;⑤危害分析及关键控制点（hazard analysis and critical control point,HACCP）。推荐使用的这 5 种方法中,PHA、FMEA 属于定性方法,其

余三种既可定量,也可定性分析。

总的来说,由于医疗设备本身系统及使用环境的复杂性,对医疗设备进行风险分析通常需要面对大量的不确定因素。没有任何一种单一的风险分析方法能够足够全面、灵活地处理所有可能的复杂对象,做出完整的风险分析。因此,在医疗设备生命周期的每个阶段采用合适的方法是成功实施风险管理的关键。

(四)呼吸机的使用安全风险因素分析

应用风险分析的理论和方法,分析呼吸机使用中可能发生风险的各种因素是做好风险管理的基础。呼吸机作为一种生命支持的医疗设备,临床应用风险很高。《医疗器械分类规则》(2015 版)中呼吸机为高风险医疗器械,对其"安全性、有效性"必须严格控制。

呼吸机的使用安全风险通常可以包括以下因素。

1.设备固有因素和本身的质量因素

(1)设备固有风险因素。设备固有风险因素是由医疗设备的基本原理、方法决定的,在使用过程中医疗设备固有因素产生的安全风险是无法完全避免的,如一些设备的固有特性,如放射线、电离辐射、磁场、激光、高温等不可避免地存在危险因素。对于呼吸机,并不存在工作原理上的这些危险因素。

(2)设备本身的质量问题。医疗设备质量问题会造成使用中的安全风险,也是导致风险发生的重要因素。质量问题分为设计瑕疵和设备的可靠性。

①设计瑕疵。设计瑕疵属于产品的可用性问题,可用性是医疗器械的最重要的设计特性之一,良好的设计、具备好的可用性的医疗器械可能减少大量的培训时间并提高工作效率,降低使用错误的可能性,而且当使用错误确实发生时,增加了检测和校正的可能性,减轻伤害。

设计瑕疵产生的安全风险和可能导致错误使用有很多例子,如控制面板上的两个按钮靠得太近,操作人员很容易按错按钮;软件界面上的两个图标太相似了,导致使用人员错误的理解图标并选择了错误的功能。

②设备的可靠性。设备的可靠性源于产品设计的可靠性和生产过程中设计可靠性是否得到保障。

医疗设备的可靠性因素体现在以下方面:

a.设计不合理造成的可靠性问题;

b.元器件质量因素;

c.生产工艺因素;

d.使用寿命因素:由各种元器件衰老因素所致,所以是必然性因素。目前,国家CFDA规定在产品的标签中要标明产品使用期限。

以上可靠性风险因素通常表现在医疗设备使用中的突发故障,即在使用中可能出现突发性的损坏事件,存在给病人带来严重伤害的风险。突发故障发生的概率也是评价设备可靠性的重要指标。

【案例】 某一进口品牌呼吸机,在使用过程中发现经常发生压力报警,还造成呼吸机运行过程中停机,有可能给临床使用病人带来伤害。但实际检测发现压力没有异常,属于错误报警。这类误报警通常是因为使用的器件有问题,比如压力传感器的质量问题,在短期的生产测试过程中很难发现,只有在长期临床使用过程中才会发现。因为该器件的质量问题导致了医疗器械不良事件,最终生产厂家对该品牌该型号产品全球召回。

③医疗设备不良事件。医疗器械不良事件,是指已上市的医疗器械,在正常使用情况下发生的,导致或者可能导致人体伤害的各种有害事件。任何医疗器械产品在注册上市过程中都可能由于科技水平的制约,临床实验条件或病例的限制,留下一些不可预见的缺陷,在大量临床使用中,这些缺陷暴露出来,产生不良事件。所以,使用合法上市的医疗器械在使用中同样存在风险。

2.使用风险因素

(1)使用错误。使用错误(use error)的形式包括疏忽(slips)、失误(lapses)、错误(mistakes)和可预见的错误使用(reasonably foreseeable misuse)。

造成使用错误的原因,不一定完全是操作者的问题,即人为因素,很多是医疗设备生产厂家在产品设计中的可用性问题,包括有缺陷的标签设计、界面控制/显示关系的不明确、指示难以读取、连接器缺乏正确形状的编码、软件导航方法不一致等。

设计中可用性引起使用错误的例子包括以下几种:

①使用人员混淆了操作面板上两个按钮,按下了错误的按钮。

②使用人员误解了操作界面上图标并选择了错误的功能。

③使用人员错误进入了不正确的序列,不能按预计的临床要求工作。

④使用人员由于设置的报警限值错误地过高和操作者过分信赖报警系统,不能检测到患者的危险状态。

⑤使用人员在工作时间压力下,对过长的操作指令、程序及使用前需要的必要检查等工作,进行了不合理简化(走捷径)操作。

⑥使用人员选择了不正确的功能部件,与临床使用目标不一致。

⑦使用人员在紧固和松开连接器时错误操作,发生接口或连接器断裂。

⑧技术人员将氧气钢瓶带入 MRI 系统的高磁场房间并在磁体周围移动。

有关呼吸机使用因素的风险有很多报道,2002 年美国医疗卫生评审联合委员会审核了此前长期使用呼吸机造成死亡和伤害的 23 个案例(19 例死亡,4 例昏迷),与呼吸机警报有关的占 65%,与呼吸机管路有关的占 52%,源于气道导管脱落的占 26%,小部分是因为呼吸机管路连接不正确或呼吸机相关设置错误。美国急救医学研究所(ECRI)发布的《2016 年十大医疗技术危害》中指出,重症监护呼吸机操作不当,会导致可预防的呼吸机相关性肺损伤。比如使用错误的通气模式及参数设置,造成病人通气不足,本来可以快速脱机的病人反而氧饱和度急剧下降，且氧饱和度无法达到正常水平而导致病人病情转危、给病人带来很大的痛苦。

【案例】　ICU护士忘记开启呼吸机致重症病人死亡的医疗事故

某医院公布了一起严重的医疗事故，该医院一名病人被转送到ICU治疗，数小时后神志不清，自主呼吸困难，医生为他气管插管接驳呼吸机以辅助呼吸，其后因为需要调整气管插管的配件，护士关上呼吸机并重新接驳，但该护士却忘记重新开启呼吸机。约一分钟后，病人心跳停顿，经反复抢救，最终不治离世。专家分析：当病人需要使用呼吸机时，代表病人本身不能自行呼吸，这次事故中，护士忘记开启呼吸机约一分钟，属"致命的错失"。这是一起因管理不善、护士使用操作流程不当引起的医疗事故。

（2）非正常使用。非正常使用（abnormal use）最常见的是操作者有意地违反在使用说明书中指定的操作说明、程序、使用前的检查、校准和维护等；忽略使用说明书或设备中清晰的警告标记，违规操作，也没有采取正确的防范措施。

非正常使用的例子包括以下几种。

①使用人员使医疗设备报警系统不工作或有意不连接报警系统，造成不能正确地对患者进行监护，妨碍了对患者情形恶化的监控或妨碍了对危险条件的检测。

②违反说明书要求，细菌过滤器被拆卸而有意不更换导致微生物污染。

③与清晰可见的警告相反，使用人员为了使用成本考虑，对一些关键安全指标监测用的传感器没有按期更换，造成监测失效。如呼吸机的氧浓度检测的氧电池没有定期更换，造成呼吸机氧浓度监测失效。

④使用人员不顾随机文件的产品警告，使用不允许的清洁剂，来做呼吸机的清洁保养。

⑤不具有防磁功能的呼吸机随患者进入MRI系统的房间，导致设备的损坏且危及患者的生命安全。

区分使用错误和非正常使用不太容易，需要基于管理机构收集的不良事件报告，通常需要谨慎地研究、分析，研究可用趋势和根本原因分析技术来划分事件。

（3）警报失效或麻痹。警报失效可以分为警报功能失效和错误报警。

①设备本身原因、设计中的瑕疵。警报失效可能有医疗设备设计的问题，其安全隐患平时很难发现，在特定的条件下会出现事故风险。

②报警功能的使用错误。使用人员没有按照使用说明书的要求操作、维护，错误关闭警报功能。如呼吸机、麻醉机中氧浓度的检测，报警大多是通过氧电池（氧气传感器）实现的，当测量到的氧浓度值与设置的氧浓度值偏差较大时，呼吸机将发出报警提示。但是，有的医院临床科室出于节约开支，不更换氧电池而关闭氧浓度监测、警报功能，其实这种做法是属于使用错误和非正常使用，可能会造成病人伤害事件。

2014年的一项研究调查了283台呼吸机，报警功能参数中至少有一项没有达到要求的为52台，占18.37%。其中，不符合要求比例最大的为氧浓度上/下限报警，占16.

25％，其次为气源报警、占 11.31％（见表 5-6）。

表 5-6 呼吸机报警功能检测结果

检测项目	符合要求/台	不符合要求/台	数据缺失/台	不符合要求百分比/％
安全报警系统通用要求	241	2	40	0.71
气源报警	249	32	2	11.31
窒息报警	279	1	3	0.35
气道压力上/下限报警	244	3	36	1.06
每分钟通气量上/下限报警	265	1	17	0.35
电源报警	242	2	39	0.71
病人回路脱落报警	283	0	0	0.00
氧浓度上/下限报警	219	46	18	16.25
病人回路过压保护功能	280	1	2	0.35
按键功能检查（含键盘锁）	251	1	31	0.35

【案例】 氧浓度监测报警案例

某医院 ICU 一台呼吸机，氧浓度设置值为 45％，测量值显示在 75％～85％之间不稳。对该机作停机处理。医院工程师没做其他检测仅凭经验判断系氧电池失效。在采购到新的氧电池更换后发现故障依旧，后来对呼吸机做全面检测，发现控制氧气比例的红宝石阀损坏漏气，引起氧浓度值不稳定。如果当时认为氧浓度监测不重要，而盲目关掉氧浓度监测报警功能，继续使用呼吸机，有可能会产生严重的后果。

③报警麻痹。病房中，各种医疗设备较多，往往是报警声此起彼伏，而医护去处理时，大多时候是非严重的故障情况，因此设备使用人员会对报警产生一种麻痹的心理状态。

呼吸机警报有效性偏低，存在大量无意义警报，会导致医护人员警报敏感度降低，对警报信息不信任，削弱他们判断警报的敏感度、降低护理质量。

【案例】 呼吸机警报故障造成 ICU 病人死亡事件

某医院使用氧气钢瓶供气，因为钢瓶氧气耗尽造成供氧中断。晚上发现一重症病人缺氧引起死亡，值班护士没有发现呼吸机报警。原则上 ICU 有多重报警功能，但这一案例中出现多道报警"防线"失守。首先，使用的呼吸机已经 8 年以上，多年缺少维护、检测，后来检查发现气源报警功能失效；其次，用于氧浓度检测的氧电池失效没有更换，而是关闭了氧浓度报警功能；第三，病人出现生命危险时，病人监护仪的生命体征信息也应该报警，但是，值班护士可能为了安静，把监护仪的报警声音调到了最低，没能在第一时间发现处理，直到交接班才发现病人已经死亡。

（4）维护的风险因素。医疗设备的维护工作由于工作技术性高，很多医院缺乏工程技术人员,往往由医疗设备生产厂家的售后服务和第三方服务机构来承担,所以,维护、维修的风险因素与医院、生产厂家和第三方服务机构相关。维护的风险因素包括如下几种。

①缺乏定期和适当的维护、保养、检测、校正。缺少日常维护、定期的安全性能检查,会造成医疗设备使用中使用人员不了解设备的使用安全、性能指标是否符合临床要求;呼吸机安全性能指标的偏离、错误的数据、不合质量要求的波形可能产生伤害病人的安全事件;报警系统功能失灵可以引起病人意外的安全风险;医疗设备使用日久,电气绝缘性下降,保护接地电阻超标等问题引起的电气安全风险问题等。

【案例】 呼吸机故障引发纠纷

某医院急诊室抢救一名老年病人,使用呼吸机辅助通气,开机后 10 分钟,呼吸机突发故障,护士采用人工气囊辅助呼吸,医院马上应急调用另一台呼吸机到急诊室,由于两台呼吸机型号不一样,急诊室护士不熟悉另一台呼吸机的使用,耽误病人抢救,结果病人在急诊室抢救无效死亡。尽管该病人的病情十分严重,病人死亡与呼吸机故障没有直接关系。但家属并不认可,坚持认为病人死亡是呼吸机突发故障造成的,医院有不可推卸的责任,造成医患纠纷。

维修工程师对故障呼吸机检查发现,故障原因是系统内部管路漏气。该呼吸机使用 8 年以上,由于平时该呼吸机使用频率不高,从来没有进行过预防性维护与检测。本次故障是由于内部管路老化裂开,没有及时发现更换,造成在病人抢救过程中突发故障。

该事件表明,PM 的缺失是事件的主要原因。当然,护士不熟悉不同型号呼吸机的使用操作,耽误病人抢救,缺乏必要的使用技术培训,也是一个风险因素。

②破坏性维修。破坏性维修是指维修人员在设备维修过程中随意改变原来的结构、电路、安全保护系统,造成使用安全风险隐患。很多情况下是维修人员在没有找到设备故障真正原因的情况下,采用切断报警电路、旁路功能组件等办法排除故障的表面现象,而把设备故障的真正原因掩盖了,造成使用功能的改变及安全性隐患,是设备维修中重要的风险因素。

③维修后的风险因素。医疗设备经过维修后,尤其是大修或更换关键部件后,性能指标会产生偏离,一些维修人员没有发现的隐性故障,会造成安全隐患。维修后没有进行必要的安全性能检测,如报警系统失灵,不能保障设备使用安全,是设备使用风险的重要因素。

④维修配件使用风险因素。医疗设备故障维修时,生产厂家会要求使用原厂配件,很多医院第三方维修工程师往往使用没有得到厂家认可的代用部件,可能造成性能偏离及安全隐患。

⑤维修人员的安全风险因素。医疗设备维修人员在从事维修工作时存在很多安全隐患。

维修人员由于没有经过严格培训,不熟悉设备结构、操作,可能造成维修时的意外事件。还包括维修时可能的生物危害以及触电风险等。

3.使用环境风险因素

医疗设备的使用环境管理十分复杂,与使用环境相关的风险因素包括如下几个。

(1)供电电源风险因素。

①市电供电系统的风险因素。医疗设备供电系统的风险因素有供电额定电压、电压波动范围、电压波形范围、电源负荷能力、电源内阻、电源保护措施等。

②内置后备电源风险因素。呼吸机通常配备有专用内置后备电源,通常是设备内置可充电电池电源,内置电池电源没有定期充电、定期维护、检测及更换,在使用时无法正常供电,是常见的安全风险因素。每年应维护、检测后置后备电源,必要时定期更换,确保性能完好。

③后备电源(UPS)风险因素。在使用呼吸机较多的急诊室、ICU、手术室等场所,由于断电带来的风险较大,为防止市电供电突然中断,造成安全风险,通常都配置有不间断电源(UPS)作为后备电源。但使用维护不当,也会产生安全风险。主要有应急时UPS不能正常启动工作,UPS内置电池维护不当,或没有定期检测、更换,供电能力不足,不能保证UPS正常供电的维持时间。不能达到后备电源的要求,造成医疗设备使用中断影响临床工作的正常开展。

④电源接地的风险因素。供电接地的风险因素有接地方式、接地型式及接地阻抗等。医疗设备供电的接地方式分为保护接地、工作接地和等电位连接三种。如果没有根据制造商要求,设置错误的接地,将会造成医疗设备使用中安全风险。

(2)使用环境温度、湿度相关安全风险因素。医疗设备工作场所环境温湿度,是保证设备正常使用状态的重要指标。温度"过热或过冷"、湿度偏大会造成医疗设备产生故障、停机,严重时会造成医疗设备损坏。

环境温度、湿度风险因素通常包括:①医疗设备工作场所没有根据设备特点和制造商要求,达到环境温、湿度指标要求的范围和控制精度;②工作场所使用的空调、除湿机等设备没有定期维护、检测、维修,出现故障可以使设备停机;③医疗设备工作场所环境温、湿度实时监控和报警系统,没有定期维护检测,造成温、湿度失控时没有能及时发现,影响设备正常运行。

(3)医用气体供气安全风险因素。医院供气是保障呼吸机正常工作的必要条件,包括氧气、正压空气、负压空气等。这些气体设备和装置大都是高压容器,属于特种设备管理范畴,供气管路上又由医院基建设计、建造;其设备和装置的报警系统管理属于医疗安全管理范畴。相关医用气体供气安全风险因素十分复杂。风险因素主要有如下几种。

① 医用气体供气质量风险因素。在呼吸机中,医用气体通常是作为设备正常工作的驱动源,其压力、流量参数达不到要求会影响设备正常工作,另外一些使用环境达不到要求,是医用气体质量的风险因素。如呼吸机使用的压缩空气要求提供无油、干燥的空气,对此国家有明确质量标准。如压缩空气的露点温度和含油、含水量直接影响呼吸机的使

用,可能引起呼吸机的损坏。如达不到标准的压缩空气会形成呼吸机内细菌的生存及繁殖,引起院内感染;露点不达标会凝结成液态水,通过管道进入呼吸机,会造成呼吸机损坏;管道内湿度太高易造成管道氧化;供气管路温度在零度以下时可引起结冰,堵塞管道。压缩空气含油指标不达标,可能导致病人吸入后肺部感染,也可以造成设备不能正常工作;氧气浓度没有达到标准影响治疗质量。

同时医用氧气又是作为药品来管理,其直接被吸入人体,作为治疗的一部分,如质量不符合药典的要求,可能对病人造成伤害。

②气体使用管理中的风险因素。由于医用气体很多采用集中供气,使用管理在医院由多部门负责,往往由于设备维护管理不规范、安全报警系统失效,造成不正常供气,甚至供气中断,影响全院的医疗活动,会造成很大的医疗风险。例如压缩空气机组要及时排放冷凝水;氧气集中供应系统要定期检测防止泄露。

③医用气体使用中的安全风险因素。

火灾:在医疗环境中(如手术室)除了氧气还有使用易燃的麻醉剂、清洁剂和消毒剂(酒精),它们能形成爆炸性混合气体,存在着失火的危险,是医院发生火灾的重要因素。

爆炸:医用气体很多使用高压容器,使用不当会造成爆炸。

使用中连接错误:尤其是使用钢瓶供气时,操作人员在没有分清颜色的情况下,容易发生气体连接错误,造成安全事件。

(4)使用环境的电磁干扰和电磁兼容性风险因素。

电磁干扰是医疗设备使用环境中无法完全避免的问题。电磁干扰源有多种,包括:静电放电、射频辐射、快速瞬变脉冲群、浪涌、射频场感应的传导、工频磁场、电压暂降短时中断和电压变化。

电磁兼容性(EMC)是指设备或系统在其电磁环境中符合要求运行并不对其环境中的任何设备产生无法忍受的电磁干扰的能力。

医疗设备电磁兼容性的安全风险,可以使受到电磁干扰的医疗设备不能正常使用,其影响直接关系到患者的人身安全。

(5)使用工作场所物理环境的安全风险因素。医疗设备使用的物理环境也称为"治疗环境"。环境的布局、设计影响到医疗设备使用及医疗质量与安全,其风险因素的分析涉及"人因工程"知识范畴,范围十分广泛。

①空间与人体限制条件的风险因素。就医疗环境来说,如果空间环境太过于狭小,不仅病人和医护人员会感到不适,护理工作受到影响,而且也容易导致更高的出错率,从而有对病人和护理人员造成伤害的风险。

工作空间、医疗设备安放布局、尺寸大小、间隙大小及视觉尺寸等都是影响医疗、护理质量、安全的因素。

②自然灾害环境设计风险因素。自然灾害环境中潜在的风险因素有火灾、台风、龙卷

风、洪水、地震或其他区域性的灾难,呼吸机作为重要的生命支持设备,使用环境还必须考虑灾难之后继续提供医疗服务的重大需要。

③老年、伤残人士的使用环境风险因素。医院里的病人,尤其是长期住院的老年、伤残的病人,使用环境应考虑他们的体型、能伸手可触及的距离及力度等特点;在转运期间或日常生活中需要医护人员的协助等风险因素。

④使用环境噪声的风险因素。噪声污染已经渗透到医疗环境的各个方面。

环境噪声造成的风险:噪声对于患者来说是一个压力源,过量噪声会导致焦虑感和痛觉的增加以及失眠和恢复期的延迟;噪声能够妨碍信息的听觉交流,会对工作人员造成主观压力和烦恼,也可能降低工作效率,分散注意力,影响临床工作的处理;环境噪声会遮掩掉病人监护仪的危险报警声,妨碍交流和引起医疗测量值的误差如呼吸、心率和血压。

⑤环境光照度与光污染风险因素。光污染包括医院环境下使用的可见光、红外线和紫外线造成的污染。

医疗设备使用环境光造成的风险。因素主要有缺乏必要防护,医务人员对光辐射安全的认识比较模糊;医疗环境光照度条件不合适,如不足的灯光条件会引起视觉疲劳;太强的灯光条件会影响某些医疗设备的使用,如对显示屏产生有害影响,影响观看显示参数。

(6)网络环境下的应用安全风险因素。随着医院信息技术的应用,医疗设备与其他设备(包括其他医疗设备)或信息系统集成,以电子方式交换和共享信息的应用正在不断增加。医疗设备在信息技术网络环境下集成运行已经十分普遍,呼吸机的中央站管理系统也逐渐越来越多地应用于 ICU 的患者管理中。

IT 网络对于临床环境正变得日益重要,与传统医疗设备的所处环境相比,联网医疗设备因其所处网络环境的特殊性而相应地风险也随之产生变化。当联网医疗设备直接或间接地处于网络环境之中时,可能会影响医疗设备的正常运行,从而给医疗机构和病人带来安全风险。

三、风险评估

(一)风险评估的概念

风险评估(risk assessment)是指将估计的风险和给定的风险准则进行比较,以决定风险和/或其大小是否可接受或可容忍的过程。

1.医疗设备使用安全风险评估

医疗设备使用安全风险评估是对在用医疗设备使用风险分析已估计到的每个危害的风险因素和发生概率对临床诊断、治疗的安全、有效性的影响程度的评估,并对可能发生的危害的识别和量化,从而决定风险管理的优先级别和采取风险控制的措施。

2.风险评估的要素

评估风险要估计损害的发生概率和损害的严重度。主要考虑的要素如下:

（1）初始事件或环境；

（2）可能导致危害处境发生的事件序列；

（3）此种处境产生的概率；

（4）危害处境导致损害的概率；

（5）可能导致的损害的性质和程度。

3.风险可接受准则

医疗设备使用风险分析中发现的各种风险因素,在风险评估过程中估计发生概率和损害的严重度后,重要的原则是判定是否需要用风险控制的手段进行干预。如果这些风险对于医疗设备使用受益者(病人)或者临床医疗认为可以接受,就没有必要采取风险控制措施。如果风险不可接受,则须进一步采取措施,直至风险降低到可接受水平。

4.剩余风险评价

剩余风险是指在运用了风险控制和风险管理技术后,留下来不能完全去除的风险。对于任何剩余风险都应当使用风险可接受准则进行再评价。某一些医疗设备的风险是不能完全去除的,比如放射设备的电离辐射风险,剩余风险存在往往是必然的。风险控制的目标是剩余风险可以接受。

(二)风险评估的方法

1.定性评估和定量评估

风险评估方法有定性评估和定量评估两类。

定性风险评估是指那些通过观察、调查与分析,并借助评价人员经验、专业标准和判断等能对风险进行定性评估的方式。主要方法有观察法、调查了解法、逻辑分析法、类似估计法等。但定性风险评估人为、主观因素影响比较大,通常用于评估一些无法定量分析的风险。

定量风险评估是建立在风险分析的数据基础上的。进行定量评估,要准确估计失效风险概率的数值,因此,在选择进行定量的风险评估方式时,须考虑能否获取合适的数据。

实际应用时,还有两种方法结合的半定量风险评估。

2.风险优先等级评估方法

应从安全性、重要性、使用频率和故障率四类指标来评估风险的优先等级(见表5-7)。

表 5-7　风险优先等级评估方法

类别	程度	等级	说明
安全性(S)	高	3	仪器发生故障时,肯定对医生和病人造成危害
	中	2	仪器发生故障时,有可能对医生和病人造成危害
	低	1	仪器发生故障时,不会对医生和病人造成危害

续表

类别	程度	等级	说明
重要性(I)	高	3	仪器在诊断治疗中很重要
	中	2	仪器在诊断治疗中比较重要
	低	1	仪器在诊断治疗中重要性一般
使用性(U)	高	3	仪器平均每月工作 60 h 以上
	中	2	仪器平均每月工作 60 h 以下,15 h 以上
	低	1	仪器平均每月工作 15 h 以下
故障率(F)	高	3	仪器 1 年内发生故障在 3 次以上
	中	2	仪器 1 年内发生故障在 2~3 次
	低	1	仪器 1 年内发生故障在 1 次以下

3.半定量矩阵方法

矩阵方法风险评估分别对概率和严重度进行分析,如表 5-8 所示。

表 5-8　损害严重度定性分 5 级示例

严重度等级	可能描述
灾难性的	导致死亡
危险的	导致永久性损伤或危及生命的伤害
严重	导致要求专业医疗介入的伤害或损伤
轻度	导致不要求专业医疗介入的短暂伤害或损伤
可忽略	不会引起伤害或仅短暂不适

在医疗设备风险评估中,风险危害程度可分为五级:①灾难性,死亡;②危重的,危及生命;③严重的,住院或延长治疗时间;④较小的,可恢复的轻微伤害、潜在伤;⑤可忽略的,不会引起损害或损害很轻微。

发生概率也可分为五级,即经常、有时、偶然、很少、非常少。估计概率的常用办法有利用相关的历史数据,利用分析方法或仿真技术,利用试验数据,可靠性估计,生产数据,生产后信息等。

将风险危害程度和发生概率结合,得到一个衍生的风险矩阵,将发生概率和严重程度两两组合的结果依次填入矩阵(见图 5-10),风险评价结果是风险不可接受、须采取风险控制措施和风险可接受(可忽略)。

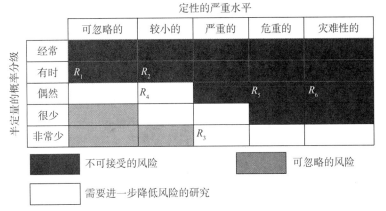

图 5-10　半定量风险评价矩阵

4.综合风险评价方法

风险综合评价的方法中,最常用、最简单的方法是通过各种发现因素的数据、调查结果包括专业人员的经验,决定不同风险因素的权重和发生概率,进而获得整体风险程度的评价。其步骤主要包括如下几步:

(1)建立风险评估表,将所有重要风险因素列入表中;

(2)判断风险权重;

(3)确定每个风险发生概率;

(4)计算每个风险因素的等级;

(5)最后将风险评估表中全部风险因素的等级分值相加,得出整个项目的综合风险等级。

(三)医疗设备使用风险评估常用方法

医疗设备使用风险综合评价的方法,目前比较常用的有下列几种。

1. ISO 14971:2000 医疗器械风险评估

ISO 14971:2000 标准介绍了一些综合评价风险的指导性原则,目前已更新至 YY/T 0316－2008/ISO 14971:2007,依据这些原则可以把医疗设备的风险划分为设备属性、物理风险、设备特性、安全措施、致死状态和使用频度六个方面,根据对临床影响程度的不同,每个方面又可分为若干类型,并根据经验给出各种类型的量化分值。

①设备属性:设备属性是指设备使用目的,可分为表 5-9 中的七个方面,同时给出风险经验分值。

表 5-9　设备属性风险经验值评估

使用目的	风险值	设备举例
用于生命支持	12 分	如呼吸机、心肺机
用于治疗	6 分	如电刀、输液泵、腔镜
用于监护	5 分	如多功能监护仪

续表

使用目的	风险值	设备举例
用于诊断	3分	如心电图机、B超机
与患者直接接触	2分	如X线机、CT机和MRI机
与患者无接触	1分	如紫外灯、无影灯、护士站设备
与患者和医疗无关	0分	如空调机、计算机、电风扇、微波炉

②物理风险:物理风险指一旦设备发生故障可能导致的结果,分为表5-10中的六个方面。

表5-10　物理风险经验值

导致结果	风险值	设备举例
死亡	12分	如呼吸机、起搏器
伤害	6分	如血管造影机
治疗差错	3分	如手术显微镜、监护仪
不舒适感	2分	如电动床
延误诊疗	1分	如X线机、B超机、心电图机
不发生任何问题	0分	如实验室单纯用于研究的设备

③设备特性:设备特性主要指设备的电器特性,如电子类设备、机械类设备、有活动部件、有须定期更换的部件、存在系统性关联停机、须定期清洁等特性,同一台设备可有多项选择,每选中一项增加2分,最高不超过12分。如有明显的使用人员干预,则须总分里扣除2分。

④安全措施:安全措施是指医疗设备设计的安全保护和报警功能的情况。包括九项:患者状态报警、设备故障报警、声光报警、故障代码显示、连续的后续测试、机械安全保护、连续操作或超时操作警告、开机自检和手动自检。每缺少一项少累计1分,最高为9分。

⑤致死状态:致死状态指由设备故障可能引起的致死是直接的,还是间接的。如果是直接的为5分;间接的为3分;不可能发生为0分。

⑥使用频度:使用频度高为5分;使用频度较高为4分;使用频度低为2分;使用频度很低为0分。

依据上述评估方法,把某类设备在六个方面可能获得的得分值相累加,对一些常见医疗设备进行初步风险评估。根据风险的程度不同可以制定出一个量化的评分标准,如风险值高于40分的为高风险医疗设备,如呼吸机、麻醉机、除颤器、监护仪、加速器、起搏器、高频电刀、体外循环机、血透机、高压消毒锅等;风险值为20~40分的为中风险医疗设备,如复苏器、导管机、各种影像诊断设备、非电生理类监护设备、生化与临检类设备等;风险值在20分以下的为低风险医疗设备,如无影灯、手术床和实验室非诊断类仪器以及计算机等。

依据此评分标准可以综合计算出某类或某台设备的风险值(risk level,RL)。最后,将医疗设备分为高风险、中风险、低风险及无风险 4 个等级,然后进行分层次管理。

2. ECRI 风险评估方法

ECRI 风险评估比较简单,将医疗设备分为高、中、低三个风险级别,依据是伤害风险和对患者康复的影响(见表 5-11)。

表 5-11　ECRI 风险评估的三个风险级别

风险级别	描述
高	生命支持、关键复苏、重症监护及其他发生故障或误用时会对患者或医护人员造成严重伤害的设备
中	在误用、故障或缺失(如不能工作时无替代品可用)的情况下,会对患者造成显著影响。但不会引起直接的严重伤害的设备,如许多诊断类仪器
低	故障或误用不会造成严重伤害的设备

3. Vermont 大学医疗设备临床使用综合风险评估方法

国际上比较流行的量化风险值的综合风险评分系统还有很多。例如美国 Vermont 大学的 Tobey Clark 教授设计开发的基于风险的评估系统主要内容如下:①通过维护策略工作表,使用书面标准来评估、识别与医疗设备相关的风险级别;②衡量风险的标准分为五类:设备的临床功能、风险程度(有形风险)、问题避免概率、事故历史记录和监管部门或制造商的要求。尤其对生命支持急救类医疗设备需要进行特别的确认,并列入最优先级。

衡量风险的标准说明如下。

(1)设备的临床功能用来表示设备使用时对患者的介入程度。在该类别中,级别最低的是不与患者接触的设备,例如检查灯;级别最高的是用于生命支持、急救用途的医疗设备,例如呼吸机、麻醉机、除颤仪。

(2)风险程度用来表示设备发生故障导致风险的评估。在该类别中,最低级别的风险是设备故障仅会造成使用不便,但并不会造成病人实际的伤害,例如耳镜,医生可以很容易地找到替代的设备,对患者的治疗几乎没有影响。最高级别的故障是会导致患者或使用者的严重损伤,甚至死亡,例如呼吸机、除颤仪。这种类型的设备故障对患者具有严重的负面影响,甚至危及病人生命安全。

(3)问题避免概率是基于医疗设备维修与维护的历史数据获得的。在该类别中,最低级别的是检测和 PM 对设备可靠性没有影响,最高级别的是通过检测、预防性维护可以避免一般的设备故障和发现安全隐患。

(4)事故历史是基于历史记录数据获得的。此类别标准只有两个评分级别,每个级别的回答只分“是”和“否”。如果一个设备曾经发生过导致患者受伤害的事故的历史记录,该设备的评分则较高,否则,该设备的评分较低。

(5)制造商/管理部门的特殊要求其回答也只分“是”和“否”。如果设备确实有维护或测试的特殊要求,则该设备评分高,否则该设备的评分较低。

最后,对每个类别都进行评分,评分表的每个类别的评分进行累计求和,最后得到该设备总分值即为该设备类型的风险系数得分,分值越高,风险程度越大(见表5-12)。

表 5-12　医疗设备综合风险评估评分

评分标准(每个类别选择一个分数)		权重	分数
设备的临床功能	不接触患者	1	
	设备可能直接接触患者,但是并不起关键作用	2	
	设备用于患者疾病诊断或直接监护	3	
	设备用于直接为患者提供治疗	4	
	设备用于生命支持和急救	5	
风险程度	设备故障不会导致风险	1	
	设备故障导致低风险	2	
	设备故障会导致治疗失误、诊断错误或对患者监护失效	3	
	设备故障可能导致患者或使用者的严重损伤乃至死亡	4	
问题避免概率	维护或检查对设备可靠性没有影响	1	
	常见设备故障类型是不可预计的或者不是非常容易预计的	2	
	当常见设备故障类型不是非常明确时,通过 PM 能得到提示的	3	
	常见设备故障类型是可以预计的并且可以通过预防性维护避免	4	
	有特定的规定或制造商要求进行的预防性维护或测试	5	
事故历史	没有显著的事故历史	1	
	存在显著的事故历史	2	
制造商/管理部门的特殊要求	没有要求	1	
	有独立于数值评级体系的测试要求	2	
总分			

总分在 13 分及以上的设备被定义为每半年进行一次 IPM 工作测试。总分在 9~12 分的设备被定义为每年进行一次 IPM 工作测试。

总分在 8 分以下的设备不需要进行年度 IPM 工作测试(或者可以进行两年一度的测试,或者就不需要定期测试,其频率取决于临床应用的情况)。

所有医疗设备都应在交付使用前或用于患者之前进行风险评估。呼吸机的评分为临床功能 5 分,风险程度 4 分,问题避免概率 4 分,事故历史 2 分,制造商/管理部门要求 2 分,总分 17 分。测试频率衡量风险的标准为半年进行一次测试。基于审慎的管理,呼吸机推荐每年进行三次 IPM 工作测试。

四、风险控制

风险控制指作出决策并实施措施,以便降低风险或把风险维持在规定水平的过程。

临床医学工程部门应根据临床使用医疗器械的风险分级,针对性地进行管理。定期开展医疗设备电气安全检查与预防性维护工作;建立健全医疗器械风险管理体系;使用培训与人员资质管理;医疗器械风险监测、高风险设备设施风险监测与控制;建立各类应急预案;不良事件上报与危害报告等工作,确保医疗器械安全有效运行。

(一)风险管理体系的构建

1.构建医疗器械使用安全管理体系

遵照国家监管部门要求,医疗机构应建立由院领导负责的医疗器械临床使用安全管理委员会,并由其构建医疗器械使用安全管理体系(即风险管理体系)。

2.风险控制方法

风险控制有如下三种常用风险控制方法,实际中可以组合使用:

(1)用设计取得应有的安全性。

(2)在产品本身或者在其生产过程中施加的防护措施。

(3)设置安全警示信息。

例如,风险控制措施举例如表 5-13 所示。

表 5-13　风险控制措施事例

产品	危害	设计固有安全性	防护措施	警示信息
呼吸机	无输出(气体)	保证送气阀与控制软件高可靠性	开机自检程序	窒息报警
一次性使用导管	生物污染	使用后自毁	第一次使用后与未用过有明显差异	对重复使用的警告

(二)风险管理按照使用阶段的划分

1.投入使用前的风险管理

风险控制措施包含做好医疗器械购置前的技术论证,安装验收阶段的风险分析和防范,电气安全性及电磁兼容性的风险防范,放射防护评估,制定医疗器械设备的操作规程,加强使用者的操作培训等。

2.投入使用后的风险管理

风险控制措施包含加强使用者的操作培训,基于风险评估的 PM(预防性维护),加强高风险类医疗设备设施、高风险科室医疗设备的风险控制,加强高风险植入性材料的使用安全监管,重视一次性卫生材料的用后管理,不良事件的监测与再评价等。其中,基于风险评估的 PM 是医疗设备设施风险控制的重要措施,以风险分级设置 PM 周期,并可依据年度风险评估结果调整 PM 周期。

(三)风险管理按照相关因素的划分

1.与临床使用相关的风险控制

医院医疗设备临床使用风险控制的管理机构是医院医疗器械管理委员会,在医疗设备使用安全风险管理中,负责监督、指导高风险医疗器械的临床使用与安全管理;组织开展医疗器械使用安全管理,监测识别使用安全风险,分析、评估使用安全事件,并提供咨询与指导;对医务人员进行有关医疗器械法律、法规、规章、制度和合理使用的知识培训,向患者宣传安全使用医疗器械的知识。

控制措施包括制定使用操作规程、使用培训与人员资质管理、应急管理等。

2.与临床工程相关的风险控制

医院临床工程部门是开展风险控制的主要技术部门,医学工程部门应当配备与功能、任务、规模相适应的医学工程及其他专业技术人员、设备和设施,以完成医疗设备使用维护的技术保障工作。

医疗设备使用维护是医疗设备使用风险控制的重要手段。世界卫生组织(WHO)把医疗设备维护工作分为两大类:检测与预防性维护(inspection and preventive mainte-nance,IPM)和维修维护(corrective maintenance,CM)。医学工程部门应当定期对医疗器械整体维护情况做分析评价。

控制措施包括医疗设备检测与预防性维护、计量管理、维护维修管理。

3.与使用环境相关的安全风险控制

医疗机构应当遵照国家有关医疗器械标准与规程、技术指南等,确保系统环境电源、温湿度、辐射防护、磁场屏蔽、光照亮度等因素与医疗器械相适应,定期对医疗器械的使用环境进行测试、评估和维护。

医疗设备使用环境相关的安全风险控制应考虑两个方面:医疗器械使用是否对使用环境影响敏感以及是否具有对医疗设备的相应保障措施,应当考虑的因素包括设备在使用环境中对能源(电、水、气、汽)、温度、湿度、振动、泄漏、光线、洁净度、噪声、制冷供热变化和电磁干扰的敏感性及保障措施;医疗设备是否对使用外界环境造成影响以及是否有对外界环境的保障措施,应当考虑的因素包括对其他设备使用环境造成的影响、有毒有害物质的散发,以及辐射、噪声、电磁干扰的产生等。

(四)高风险设备设施风险监测与控制

呼吸机作为急救/生命支持设备属于医院的高风险医疗设备设施,根据风险分级管理原则,应是医院进行风险监测与控制的重点。

1.高风险设备风险管理措施

(1)急救/生命支持设备、手术设备:其风险管理内容包括:①加强日常维护保养,特别是保养电池;②节假日前巡检;③半年一次PM,定期质检;④建立急救设备调配中心及相关制度、应急预案,并进行应急演练。

(2)特种设备:呼吸机相关的特种设备主要是压力容器,如制供氧设备、氧气瓶等。此类设备风险管理内容主要包括:①严格执行相关法规、标准和规范等;②健全相关制度与应急预案;③定期质检与PM。

对高风险设备应定期进行安全检查和考核,并做好相关记录,参见表5-14。

表 5-14　医疗设备使用安全情况考核记录表

科室名称		考核时间	
主要考核设备名称			
设备环境		水电气通风设施	
科室参加使用安全考核人员			
存在问题			
原因分析			
改进措施			
后期落实情况			
科室负责人签字:		设备科签字:	

考核标准:1.环境因素,影响患者安全的应用设备和设备正常工作空间隔音、净化系统空气的温度、湿度、洁净度等。2.供水、供电、供气、通风等设施正常运转,无隐患。3.工作人员的细心,细致问题。应用过程中的安全性、可靠性和应用人员的技术素质、责任心密切有关系。4.仪器的存放管理。仪器指定的存放位置如需变动,需经科室领导同意。5.工作人员的培训。医院工作强度大,人员更换频繁,及时做好更换人员的仪器使用培训工作。

2.危害报告

危害报告是指医院从不同渠道接收到有关医疗器械产品或配件的危害性信息或警告。危害报告来源有卫生主管机构的通知公告、药监局不良事件或召回通报,以及制造商、医疗风险研究机构、院内人员等。美国急救医疗研究院(ECRI每年底都会发布来年十大医疗技术危害的预警,其中包括呼吸机警报麻痹与故障等。这些信息提醒相关管理者重视和防范这些危险。

3.做好意外事件调查

所谓"意外"指可能涉及对个人确实伤害或造成危险或者对医院的财产设施造成损伤超出常规的事件。与医疗设备相关的意外事件至少包括下列几种类型:①医疗设备功能失效、误用或故障,造成对病患(或其他人)的安全有不利的影响;②当病患与医疗设备连接后,突然发生非预期性的受伤或死亡的事件;③任何涉及医疗设备并导致医院意外事件报告的事件。

(五)风险预警管理

风险预警是在风险事故发生之前根据现有状态和信息,提前发出警示或警报,以应对可能发生的风险事件。医院应通过一定的技术手段建立预警机制,实现动态风险预警管理。

风险预警管理是风险控制的扩展,也是风险管理的重要手段。医疗设备预警管理机制是对临床在用的医疗设备进行监测和管控,对各种潜在的不安全、不可靠因素导致的不良事件进行监测、分析,并据此提出有针对性的预防措施。

对于医疗设备风险预警而言,逐步应用于风险分析领域的贝叶斯网络(Bayesian network,BN)通过将历史数据、专家经验以及系统的各种不确定信息有效整合、综合分析,显著提高了分析结果的可信度和效率。

第四节　不良事件和安全事件管理

一、不良事件监测组织体系

医疗器械不良事件的监测是指对医疗器械不良事件的收集、报告、调查、分析、评价和控制的过程。

2008年12月30日,国家食品药品监管局和卫计委联合发布了《医疗器械不良事件监测和再评价管理办法(试行)》,是我国第一个关于医疗器械不良事件监测和再评价管理方面的专门的法规性文件,目前全国已有34个省级监测技术机构,全国医疗器械不良事件监测和再评价的管理体系和技术支撑体系初步形成。

(一)医疗器械不良事件报告原则

1.可疑即报原则

报告人只要不能排除事件的发生和医疗器械无关,就应该上报,即遵循可疑即报原则。

2.濒临事件原则

在医疗器械使用的过程中,有些事件虽然当时并未造成死亡或者严重伤害,但是,医务人员根据自己的经验认为,当再次发生同类事件的时候,会造成患者、使用者的死亡或者严重伤害,即"濒临事件",需要上报。

(二)不良事件监测信息系统

不良事件监测信息系统是国家进行医疗器械不良事件管理的综合信息平台。医疗器械注册人、经营企业和二级以上医疗机构应当注册为国家医疗器械不良事件监测信息系统用户,主动维护其用户信息,报告医疗器械不良事件。

其他单位和个人发现医疗器械不良事件或者可疑不良事件,有权向负责药品监督管理的部门或者医疗器械不良事件监测技术机构报告。

(三)《国家医疗器械不良事件监测年度报告》

为全面反映医疗器械不良事件监测工作情况,国家药品监督管理局国家药品不良反应监测中心每年编撰并发布《国家医疗器械不良事件监测年度报告(××年)》,可以登录国家药品监督管理局网站查询。如图 5-11 所示。

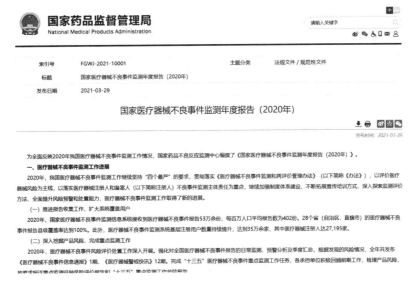

图 5-11 《国家医疗器械不良事件监测年度报告(2020 年)》

这是医疗设备使用安全风险分析中采集风险因素的重要信息来源,尤其可以了解风险的发生概率及严重程度。

二、医疗器械不良事件的状况

(一)在用医疗器械不良事件产生的原因

发生医疗器械不良事件的原因非常复杂,有产品固有风险中的设计缺陷,有器械性能、功能故障或损坏,有产品使用说明书上的错误,有上市前研发的局限性等。

1.设计因素

受当前科学技术条件、认知水平、工艺等因素的影响,医疗器械在研发过程中不同程度地存在目的单纯、考虑单一、设计与临床实际不匹配、应用定位模糊等问题,造成难以回避的设计缺陷。

2.材料因素

用于医疗器械制造的许多材料经常不可避免地面临生物相容性、放射性、微生物污染、化学物质残留、降解等问题;且无论是材料的选择,还是临床的应用,跨度都非常大;加之人体同时受到内、外环境等复杂因素的影响,因此某种对于医疗器械本身而言非常好的材料,却不一定完全适用于临床。

3.临床应用

主要是风险比较大的三类器械,在使用过程中任何外部条件的变化,都可能造成很大的风险;医疗器械性能、功能故障或损坏;在标签、产品使用说明书中存在错误或缺陷。

（二）在用医疗设备不良事件数量

根据《国家医疗器械不良事件监测年度报告》的数据,全国医疗器械不良事件报告数量逐年增多,2016—2020 年,国家医疗器械不良事件监测信息系统收到的不良事件报告数量如图 5-12 所示,其中,2020 年共收到医疗器械不良事件报告 536 055 份,比上年增加35.25％。

2020 年,国家医疗器械不良事件监测信息系统收到的医疗器械不良事件报告涉及了医疗器械分类目录中的所有类别。其中,报告数量排名前十位的医疗器械类别见表 5-16。可以看到呼吸类医疗器械也是最常见的不良事件报告设备之一。

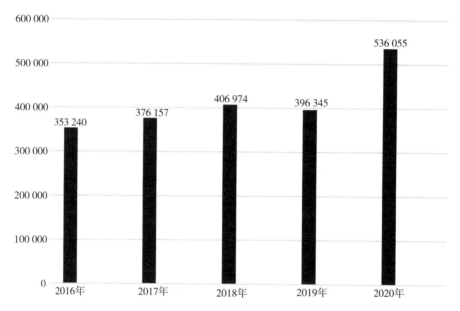

图 5-12　2016—2020 年全国医疗器械不良事件报告数量

表 5-15　不良事件报告数量排名前十位的医疗器械类别

排名	医疗器械分类目录	报告数	占总报告数百分比
1	14 注输、护理和防护器械	226 536	42.26％
2	07 医用诊察和监护器械	53 229	9.93％
3	09 物理治疗器械	10 731	7.60％
4	22 临床检验器械	26 002	4.85％

续表

排名	医疗器械分类目录	报告数	占总报告数百分比
5	08 呼吸、麻醉和急救器械	22 036	4.11%
6	18 妇产科、辅助生殖和避孕器械	15 338	2.86%
7	06 医用成像器械	13025	2.43%
8	10 输血、透析和体外循环器械	12722	2.37%
9	02 无源手术器械	12061	2.25%
10	17 口腔科器械	8276	1.54%

(三)不良事件信息通报

医疗器械不良事件信息通报是国家药品不良反应监测中心根据收到的某一类医疗器械可疑医疗器械不良事件报告信息，经过统计分析，不定期地发布相关信息通报。提示关注这一类医疗器械使用中可能引发伤害的风险因素，减少不良事件重复发生造成伤害的风险。

《医疗器械不良事件信息通报》可以从国家药品监督管理局药品评价中心、国家药品不良反应监测中心网站查找（网址：http://www.cdr-adr.org.cn/xxtb_255/ylqx-blsjxxtb/），如图 5-13 所示。

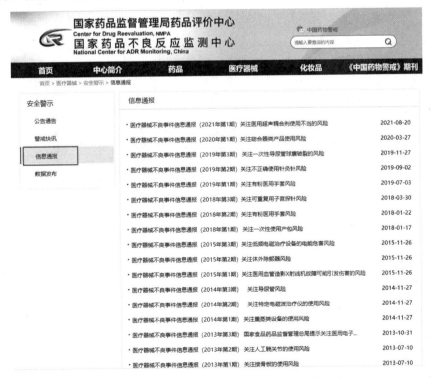

图 5-13　《医疗器械不良事件信息通报》查找网址

三、医院医疗设备不良事件管理

(一)医院的职责

根据《医疗器械不良事件监测和再评价管理办法》,医院作为医疗器械的使用单位,应当对医疗器械进行持续研究,评估风险情况,承担医疗器械不良事件监测的责任,根据分析评价结果采取有效控制措施,并履行下列主要义务:

1. 建立本单位医疗器械不良事件监测工作制度,将医疗器械不良事件监测纳入医疗机构质量安全管理重点工作;

2. 配备与使用规模相适应的机构或者人员从事医疗器械不良事件监测相关工作;

3. 收集医疗器械不良事件,及时向持有人报告,并按照要求向监测机构报告;

4. 配合持有人对医疗器械不良事件的调查、评价和医疗器械再评价工作;

5. 配合监督管理部门和监测机构组织开展不良事件调查。

(二)不良事件上报平台

国家药品不良反应监测中心建立设有不良事件上报管理信息化平台(https://www.adrs.org.cn/)负责全国医疗器械不良事件报告与管理,系统界面如图5-14所示。

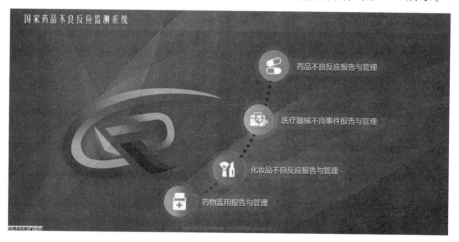

图5-14　不良事件监测信息系统平台

(三)呼吸机不良事件案例分析

根据国家药品监督管理部门发布的《国家医疗器械不良事件监测年度报告》,呼吸机不良事件报告数从2016年的1 980例到2020年的118 730例,呈逐年增加的趋势。下面以美国和我国某市为例分析呼吸机不良事件的常见原因。

1. 美国FDA呼吸机不良事件监测分析

美国的MAUDE(manufacturer and user facility device experience)数据库在国际医疗器械不良事件报告系统中属于数据完整性、有效性、可追溯性均较高的数据库。检索FDA MAUDE数据库,以某公司一段时间内的不良事件报告情况进行分析呼吸机的不良事件常见原因。

（1）不良事件类型。共分析 1 287 份不良事件报告，其中，1 279 份来源于生产单位，占比达 99.38%；仅 8 份来源于使用单位，占 0.62%。呼吸机不良事件报告主要由生产企业报告，这表明美国医疗器械生产企业的不良事件监测意识较强。因此，可以从整个设备的角度看呼吸机常见的不良事件分布状况。

其中，呼吸机不良事件类型可分为：①导致患者伤害 31 例，占 2.41%；②器械故障 1 256 例，占 97.59%。数据显示，呼吸机不良事件原因主要为器械故障，患者伤害类型所占比例较小。

（2）不良事件表现与原因分析。器械故障主要表现为触摸屏故障、报警系统故障、设备部件故障和通电故障等；患者伤害主要为血氧饱和度下降和损伤。具体表现形式及原因分析见表 5-16。

表 5-16　FDA 数据库呼吸机不良事件汇总及原因分析

后果	不良事件	数量	具体表现	原因分析
机械故障	触摸屏故障	231	触摸屏失灵	触摸屏被损坏
			触摸屏校准问题	电源管理印刷电路板或中央处理单元印刷电路板故障
				软件问题
			触摸屏图标错位	触摸屏自身故障需更换
			屏幕暗淡/空白	背光灯故障
				视频图形阵列（VGA）印刷电路板故障
			花屏	视频图形阵列（VGA）印刷电路板故障
				液晶显示器（LCD）板故障
	报警系统故障	190	报警发光二极管（LED）故障（失效/不发光）	电源开关覆盖层需更换
				电源管理板故障
				用户界面板需更换
			主警报/备用警报故障	主板故障
				扬声器故障
				中央处理单元印刷电路板组件（CPU PCBA）故障
				软件问题
			其他报警故障（报警无声音/持续报警）	原因不明
	设备部件故障	124	导航环故障（导航环不动、失效、不工作）	前挡板需更换
				用户界面板缆线没有正确连接到导航环组件后面的单板上

续表

后果	不良事件	数量	具体表现	原因分析
机械故障	通电故障	103	无法开机	电源线损坏
				电源管理板故障
				电源插座问题
				CPU 板故障
				气体输送系统故障
	电池问题	102	无法充电	电池老化
			电池耗尽	电池老化
			无法使用电池运行	电源管理板故障
				电池老化
	启动和关闭问题	77	自启/重启	用户界面板故障
				电源管理板故障
				CPU 板故障
			自动关闭	电池故障
				电源管理板故障
			无法关闭	电源管理板故障
				电机控制器板故障
	气体供应问题	58	低泄漏-二氧化碳换气风险警报	氧气歧管故障
				流量传感器故障
			氧气供应不足	氧气歧管故障
			内部高氧警报	传感器故障
				墙壁出口的氧气泄露
			氧气泄露	原因不明
	压力故障	43	压力传感器故障（自动调零失败）	电磁阀故障
				引脚弯曲
			压力过高/过低	鼓风机故障
				压力线断开
	电气故障	42	电压供应故障	电源管理板故障
				电机控制器板故障
			电源故障	电源管理印刷电路板组件
	鼓风机故障	41	鼓风机温度高	过滤器阻塞
			噪声	防震环未对准
			不工作	电源管理板故障

后果	不良事件	数量	具体表现	原因分析
机械故障	潮气量波动	26	低/高潮气量	流量传感器故障
	噪声	25	设备噪声	减振环未正确定位
				鼓风机噪音故障
	自检故障	10	自检失败	设备自身故障
	其他	184	其他	
患者伤害	损伤	8	面部或鼻梁压伤	固有损伤
	缺氧	19	血氧饱和度下降	设备使用中关闭
			心肺骤停	设备使用中关闭

出现的 4 例死亡报告中,患者死亡原因均为使用呼吸机期间患者缺氧无法呼吸而致死。分析患者缺氧原因,1 例原因不明,其余 3 例疑似为呼吸机器械故障,如患者在使用过程中呼吸机关闭、使用人员参数设置错误未产生警报及屏幕变黑无法重启等。

2.案例:某市呼吸机不良事件分析

2015 年 1 月—2017 年 12 月,某市医疗器械不良事件监测系统共收到各级医疗机构上报呼吸机不良事件 139 例,分析发现导致呼吸机不良事件的原因主要以呼吸机自身问题(设备故障、配件损坏、耗材损耗)、操作不当、日常维护不及时为主,其中,严重不良事件 43 例,4 例危及生命。因此,要引起足够重视,不断加强对呼吸机的管理和使用培训,有利于进一步降低不良事件的发生,确保设备使用安全。

(1)不良事件数据分析。三年的上报情况如表 5-17 所示,通过上报例数来看,2015—2017 年相比,全年总数量有显著增加。

表 5-17　2015—2017 年各季度呼吸机不良事件上报情况

季度	2015 年/例	2016 年/例	2017 年/例
1 季度	3	3	4
2 季度	5	5	10
3 季度	6	18	24
4 季度	16	26	19
合计	30	52	57

(2)不良事件原因分析情况如表 5-18 所示。

表 5-18 2015—2017 年呼吸机不良事件原因分析

原因分析	报告数/例	构成比/%
设备故障,组件、配件故障	64	46.00
定期更换耗材	24	17.30
产品质量、材质问题	15	10.80
设备老化	11	7.90
管路	9	6.50
设备使用、维护问题	9	6.50
原因不明	7	5.00

通过表 5-19 对不良事件发生的原因进行分析,主要集中在以下几个方面。

①设备配件故障。设备自身部件或配件故障占比最高。空气压缩机、空氧混合器、稳压阀、中央供气压缩阀和干燥机等属于设备自身部件或配件,不属于定期更换耗材类。这类故障所占比例最大,占比 46.0% 左右,其中,涉及压缩机故障的 16 例。该类故障多数因设备老化、部件损耗造成,不易被早期发现,但也存在一些特殊因素,如操作使用不当、维护保养不到位等。

②耗材更换不及时。由于存在使用周期,应定期更换各种传感器、电池等供电系统等耗材。达到规定使用时限及次数后,部件性能指标下降,设备将报警提示更换。故障的发生根据设备规格型号的不同各有差异,又存在基本的周期。

③产品质量、材质原因。除去正常使用中的老化和损耗外,呼吸机及其配件、耗材自身的质量问题也是引起不良事件的重要因素,其中以传感器、氧电池及管路等为主。另外,呼气阀、呼吸囊、移动车轮及开关损坏等属于呼吸机的各个零部件问题,提示呼吸机的零部件质量有待于进一步加强监管,更换时尽可能选择原装配件。

呼吸机管路、气管插管等呼吸回路附件,该类部件主要问题为本身质量、材质问题,不良事件主要原因是管路破损、接头处连接不紧脱落导致呼吸机漏气,或者是呼吸机管路反复消毒导致老化破损。操作者应熟练掌握管路连接方式,使用前开机测试,注意连接管路、湿化单元衔接紧密,有无漏气、堵塞或脱落。

④设备使用操作不规范。呼吸机作为急救设备,在非 ICU 等常规配置科室使用时,由于使用频率不高,若技术培训跟不上,医护人员对呼吸机的操作使用基本步骤、管道连接和参数设置不熟练,或者盲目操作,易造成仪器损害及使用故障,如呼吸机病人端积水较多,导致气道阻力大、气流小,从而出现机器报警;接头或者接触不良导致呼吸机漏气报警;参数设置不当导致呼吸机不能工作等。

⑤维护保养不到位。设备在使用过程中逐渐老化、产生损耗是正常现象,但有效的维护保养、规范的操作,能够有效延长设备的使用年限、降低故障的发生率,从而避免一些不良事

件的发生。在实际应用中,一些医疗机构因缺乏呼吸机日常操作管理人员和专业维护人员,维护保养不到位或是没有进行日常维护,也会导致不良事件。如过滤网灰尘多、管道连接松动、积水瓶积水清理不及时、屏幕不清洁等一些看似小问题,若不注意也会导致不良事件。

四、医疗器械使用安全事件

医疗设备在临床使用中会产生对患者的伤害事件,造成医疗风险。根据引发"事件"的不同原因分为安全事件和不良事件。

(一)安全事件与不良事件

医疗器械使用安全事件,是指医疗机构及其医务人员在医疗活动中,由于医疗器械使用行为等原因,造成患者死亡、残疾、器官组织损伤导致功能障碍等明显的人身损害事件。医疗器械不良事件,是指已上市的医疗器械,在正常使用情况下发生的、导致或者可能导致人体伤害的各种有害事件。

安全事件与不良事件两者的后果都是造成患者的伤害,产生医疗风险,但产生的原因不同。使用安全事件与使用行为相关,而医疗器械不良事件是正常使用情况下发生的,属于医疗器械本身的因素。两类"事件"的处理报告途径也不同,卫生健康主管部门关注的重点是使用安全事件;不良事件是药监部门监管的重点。在实际工作中要事先区分两类"事件"其实存在一定困难,一是因为对于具体"事件"的原因可能是综合的,同时使用行为因素,也有设备本身存在"瑕疵";另外,由于"事件"收集、分析是回顾性的,现场调查造成事件的原因时,由于各种因素,没有真实反映事件的真相,造成错误判断。所以,"事件"处理采用"可疑即报"原则。

(二)医疗设备使用安全事件处理原则

医疗机构对医疗设备使用安全事件的处理应当按照国家有关规定对使用安全事件进行收集、分析、评价及控制。具体流程包括:

(1)遵循可疑即报的原则,及时报告;

(2)发生"事件"的产品封存;

(3)现场调查(卫生健康主管部门组织);

(4)风险警示和通报。

(三)事件原因分析

医疗机构的医学工程部门负责接收"事件"的报告,并联系使用科室和医务部门,了解详细情况,对安全事件与不良事件进行原因分析,必要时由相关厂商配合分析原因。

根本原因分析法(root cause analysis,RCA)是最常用的事件原因分析方法。

1.根本原因分析法的一般流程

根本原因分析的理论基础源自著名的瑞士乳酪理论。主要步骤包括:界定问题;收集有关问题的数据;确定潜在的因果因素;确定问题的根本原因;确认优先考虑的原因;提出解决方案、建议并实施。

2.常用的分析工具

常用的根本原因分析工具包括:头脑风暴法(例如:五问法)、鱼骨图分析法(fishbone diagram,也称为石川图 ishikawa diagram)、变更分析法(change analysis)、故障树分析法(fault tree analysis)、事件和因果链分析法(event and causal factor charting)、逻辑树分析法(logic tree analysis)等。其中,头脑风暴法和鱼骨图主要应用于研究分析单一因素事故,而变更分析、故障树分析法、事件和因果链分析法,以及逻辑树分析法等分析步骤和过程较为复杂,能够有效分析解决复杂问题,尤其是多阶段问题。

3.鱼骨图分析法

鱼骨图是一种发现问题"根本原因"的方法,制作鱼骨图分为两个步骤:分析问题原因/结构、绘制鱼骨图。根据具体事故情况,从不同的功能领域(如人力、环境、材料等)进行分析,确定所有可能影响事故的潜在过程和因素。

采用鱼骨图法分析呼吸机在临床使用中的安全事故原因,从"人""机""环境""物"(耗材、配件等)及"法"(相关制度、流程建设等)五个维度进行分析,内容涵盖操作规范、机器设计、使用环境、附件维护等诸多方面,参见图 5-15。

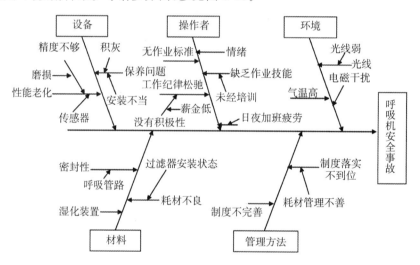

图 5-15 呼吸机安全事故分析鱼骨图

五、医疗器械召回管理

医疗器械召回是指医疗器械生产企业按照规定的程序对其已上市销售的某一类别、型号或者批次的存在缺陷的医疗器械产品,根据医疗器械不良事件的危害程度和发生的原因,采取警示、检查、修理、重新标签、修改并完善说明书、软件更新、替换、收回、销毁等方式进行处理的行为。

国家药品监督管理局网站"医疗器械"栏设医疗器械召回信息栏,可以查询相关的召回信息。(网址:https://www.nmpa.gov.cn/xxgk/chpzhh/ylqxzhh/index.html),如图

用

5-16 所示。

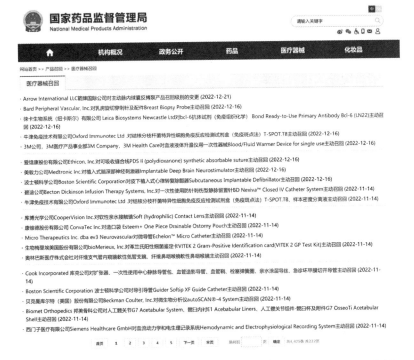

图 5-16　国家药品监督管理局网站"医疗器械"栏设医疗器械召回信息栏

(一)主动召回和责令召回

召回分主动召回和责令召回。主动召回通常是生产企业自己决定并实施召回,同时向社会发布产品召回信息。主动召回是生产厂家对产品质量和用户负责的表现。

责令召回是食品药品监督管理部门经过调查评估,认为医疗器械生产企业应当召回存在缺陷的医疗器械产品而未主动召回的,食品药品监督管理部门责令医疗器械生产企业召回医疗器械产品。

(二)召回级别

根据医疗器械产品缺陷的严重程度,医疗器械召回分为一级召回、二级召回及三级召回。

一级召回:使用该医疗器械可能或者已经引起严重健康危害的。

二级召回:使用该医疗器械可能或者已经引起暂时的或者可逆的健康危害的。

三级召回:使用该医疗器械引起危害的可能性较小但仍需要召回的。

(三)医疗器械召回事件报告表

医疗器械召回事件报告表是国家食品药品监督管理总局统一制定的召回事件情况表,对需要召回的产品情况、可能存在的风险、后续纠正行动等进行简要的概述。是医院设备管理人员需要关注的主要内容。

医疗器械召回事件报告表的内容通常包括:产品的名称、注册证号、生产企业、联系人信息、产品的适用范围、涉及的国家和地区、召回级别、涉及产品的规格和型号、召回的批号和数量、召回的原因、纠正行动等。通常通过附表的形式列出相关设备的序列号,医院设备管理者应核对所在医院是否有该型号的设备,如有应进一步查询序列号,确认是否在召回范围。

(四)案例:某品牌呼吸机召回事件

2022 年 6 月 16 日国家食品药品监督局网站发布了关于飞利浦 V60 呼吸机的召回通知,如图 5-17 所示。

PHILIPS

YCV-QR-025a2 Medical Device Recall Reporting Form 医疗器械召回事件报告表 v1

医疗器械召回事件报告表（更新）

提交: ■企业所在地省级食品药品监督管理部门　　　　■器械注册/备案部门

产品名称	呼吸机	注册证或备案凭证编码	国械注进 20163085139
生产企业名称	Respironics California, Inc. 伟康加利福尼亚股份有限公司		
代理人名称	飞利浦（中国）投资有限公司		
召回单位负责人和联系方式,经办人和联系方式	联系人:马晶洁 021-24128512　负责人:凌晓云 021-24223504		
产品的适用范围	带成比例压力通气和 Auto-Trak+软件选项的 V60 呼吸机是一种辅助呼吸机,用于加强患者呼吸,预期用于需要机械通气的自主呼吸者:医院或其他机构中医师指导下的呼吸衰竭、慢性呼吸功能不全、阻塞性睡眠呼吸暂停患者。该呼吸机预定支持体重大于 20 千克的儿科患者及成年患者,也适用于与无创或用选择标准相同的气管插管患者。应由合格的医疗专业人员如医师、护士和呼吸治疗师使用。且只能与各种 Respironics 推荐的患者回路、界面（面罩）、加湿器组件和其他附件一起使用。		
涉及地区和国家	全球	召回级别	一级
涉及产品生产（或进口中国）批次、数量	14207 台	涉及产品型号、规格	V60
识别信息（如批号）	见附表	涉及产品在中国的销售数量	14207 台
召回原因简述	飞利浦近期发现 V60 呼吸机设备存在影响呼吸机内部电路的潜在问题,在某些小概率情况下,可能导致呼吸机停止运行。		
纠正行动简述（包括召回要求和处理方式等）	飞利浦正在采取措施,通知受该问题影响的客户,指导客户采取合适的缓解措施避免该潜在风险,并将提供纠正措施以解决该问题。		

报告单位:飞利浦（中国）投资有限公司　　　负责人:凌晓云

报告人:马晶洁　　　　　　　　　　　　　报告日期:2022-06-10

Page 1 of 26

图 5-17　飞利浦 V60 召回事件报告单

伟康加利福尼亚股份有限公司 Respironics California, Inc.

对呼吸机 Ventilator 主动召回

飞利浦(中国)投资有限公司报告,由于涉及特定型号、特定批次产品,V60 呼吸机设备存在影响呼吸机内部电路,在某些小概率情况下,可能导致呼吸机停止运行的问题。生产商伟康加利福尼亚股份有限公司 Respironics California, Inc. 对呼吸机 Ventilator(注册证编号:国械注进 20163085139)主动召回。召回级别为一级。涉及产品的型号、规格及批次等详细信息见医疗器械召回事件报告表。

通过召回信息,可以看到:飞利浦伟康召回所有 V60 和 V60 Plus 呼吸机,因为电源问题可能导致呼吸机在有或没有警报的情况下停止。

FDA 已将此确定为Ⅰ类召回,这是最严重的召回类型。使用这些设备可能会导致严重伤害或死亡。

召回产品名称:飞利浦伟康 V60 和 V60 Plus 呼吸机。

分发日期:2009 年 5 月 1 日至 2021 年 12 月 22 日。

召回原因:飞利浦伟康正在召回所有 V60 和 V60 Plus 呼吸机,因为内部电源波动可能导致呼吸机在有或没有任何可见或声音警报的情况下意外关闭。电源波动导致备用报警控制器重新启动,这可能导致呼吸机在没有警告的情况下完全关闭。受影响的呼吸机可能会在有或没有警报的情况下停止通气。这种失败可能导致患者长时间缺氧,这可能导致严重的不良健康后果或死亡。

截至 2022 年 4 月 14 日,已有 4 人受伤和 1 人死亡的报告与使用召回的设备有关。

六、医疗器械警戒快讯

医疗器械警戒快讯主要展示国外监管部门对相关医疗器械的召回信息。虽然这些召回信息对我国的医疗器械没有约束力,但是对我们在用医疗器械的使用管理具有警戒作用。

(一)"医疗器械警戒快讯"发布平台

这些国外发布的医疗器械召回的信息可以在国家食品药品监督管理总局药品评价中心、国家药品不良反应监测中心"医疗器械警戒快讯"查询(网址 https://www.cdr-adr.org.cn/ylqx_1/Medical_aqjs/),见图 5-18。

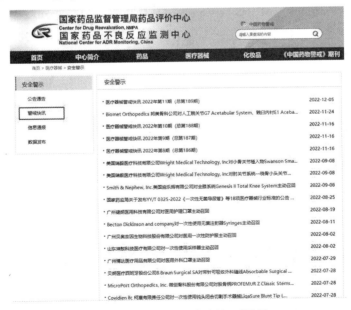

图 5-18　"医疗器械警戒快讯"网页

"快讯"内容主要收集美国食品药品监管局(FDA)、英国药物和保健产品管理局(MHRA)、加拿大卫生部(health Canada)、澳大利亚治疗物品管理局(TGA)等官方网站发布的医疗器械安全、召回信息。对国内上市的进口医疗器械提出警示,提醒医疗机构与用户在使用中引以为戒,从而避免潜在伤害事件发生,有效推动医疗器械安全监测工作的开展。

(二)案例:某品牌呼吸机的警示信息

美国 FDA 发布关于柯惠公司因电容器制造装配错误风险,召回 Puritan Bennett 980 系列呼吸机的警示信息如下。

发布日期:2022 年 1 月 3 日。

召回级别:美国食品药品监督管理局(FDA)将本召回识别为 I 类召回,是最严重的召回类型。使用这些器械可能造成严重损伤或死亡。

召回产品:柯惠 Puritan Bennett 980 呼吸机(在美国境内共涉及 135 台设备)。

产品用途:呼吸机通过机械压力将空气送入患者肺部,以提供呼吸支持。由医疗保健提供者设置呼吸机参数,以控制呼吸机将空气送入肺部的频率以及获得的通气量。

召回原因:美国美敦力公司旗下子公司柯惠医疗(Covidien,LP)正在召回其 Puritan Bennett980 系列呼吸机,原因是电容器制造装配错误可能导致呼吸机无法操作或按预期停止工作。

如果发生上述情况,可能会导致通气功能丧失和严重不良事件发生,如高碳酸血症(血液中二氧化碳含量增加)、低氧血症(血液中氧气含量异常低)、神经损伤或死亡。已经收到六起投诉事件和相关的一份死亡事件报告,未收到受伤报告。

召回措施:2021 年 11 月 4 日,美敦力向客户发出"紧急医疗器械校正"信,要求如下。①识别受影响的设备并停止使用这些设备。②从临床服务中移除受影响的设备,并隔离这些呼吸机,直到美敦力技术服务工程师能够检查和更换受影响的电路板组件。③通知使用受影响 PB980 系列呼吸机的所有护理环境中的所有人员该医疗设备的纠正措施。④如果已将受影响的 PB980 系列呼吸机分发给其他人员或机构,请立即将"紧急医疗器械校正"信转发给上述收件人。⑤填写随信附上的紧急医疗器械更正表,并按照指示返回,以确认您已收到并理解此信息。⑥如果您知道与此问题相关的任何事件,请立即联系美敦力技术支持部门,电话 1-800-255-6774,选项 4,然后是选项 1,以提供有关这些事件的信息,以便履行监管报告义务。⑦如果您需要帮助寻找替代通风设备,请与美敦力技术支持部门合作。(美国 FDA 网站)

第五节　呼吸机的管理模式

呼吸机在医院内配备的数量有限,即使是重点科室也可能会出现呼吸机需求量大于科室配备量的情况。遇到突发公共卫生事件,呼吸机使用需求陡然增加或由于使用中出现故障而无法及时地更换备用机器,往往可能导致重大的安全事故,影响临床诊疗的有效进行。因此,保障呼吸机在医院中的及时调配是呼吸机安全管理的重要组成部分。

一、呼吸机的主要管理模式

(一)分散管理模式

分散管理模式是指呼吸机由各临床科室自行购买、保管和使用。为医疗机构目前最常使用的呼吸机管理模式。

这种模式的主要优点在于:

①科室使用自己拥有的呼吸机会非常熟悉,操作更加便捷,病人可以得到及时的医疗服务;

②拥有呼吸机的临床科室,通常在呼吸机临床治疗和护理水平上会提高得更快。

不足:

①配备呼吸机的科室,机器忙闲不一,呼吸机的使用情况不易掌握,当危重患者抢救需使用时无法保障及时调配,造成资源浪费并影响医疗设备效益的发挥;

②呼吸机的使用及调用需要复杂的操作流程,这也为呼吸机的分散使用埋下了安全隐患;

③使用呼吸机的患者骤增时,由于品牌不一、型号杂乱,并非每位医护人员都了解各型号呼吸机的正确操作流程,一旦操作失误,造成严重后果;

④呼吸机引进后,缺少系统、正规的培训,科室间应用水平相差大;

⑤很难做到对呼吸机的专人管理,规范使用和保养不到位,导致呼吸机故障率偏高。

(二)集中管理模式

集中管理模式,即建立"呼吸机管理中心",培训专职人员统一管理全院的呼吸机并面向全院科室租借。科室在使用过程中出现问题可请管理中心、ICU 或呼吸科医生协助解决;使用完毕,应及时归还,由专职人员进行全面检查,确保完好并随时处于备用状态。

其优势如下:

①技术资源及设备资源共享;

②提高医院的经济效益和社会效益,更适用于规模不大的医疗机构。

其缺点如下:

①不利于普通临床科室医务人员的呼吸机使用水平的提高;

②普通临床科室欠缺对呼吸机熟悉程度、上机的及时性;

③独立设置成职能科室,工作人员和组织构架较复杂,承担相对更高的运营成本;

④完全集中管理中心的工作人员的工作技能相对单一。

(三)集中与分散管理相结合的管理模式

该管理模式是指对于经常使用呼吸机的科室,配备一定数量的有创、无创呼吸机,供科室日常使用,由科室专职人员(医生、护士或呼吸治疗师)全面负责呼吸机的日常使用与维护,这部分呼吸机属于临床科室,采用分散管理;另一部分呼吸机采用集中管理,由呼吸机集中管理中心进行管理和调配,满足其他临床科室的需求。此种管理模式的优势为统分结合,取长补短,相得益彰。既解决了临床各科室的需求矛盾,又提高了呼吸机使用效率,同时保证了呼吸机的质量安全和附件齐全,值得借鉴。

二、呼吸机集中管理的实施

(一)呼吸机集中管理的制度与方法

1. 专门的管理小组

为了进一步提高呼吸机的使用效率,延长使用寿命,节约医院的设备成本支出,可以成立专门的管理小组对全院的呼吸机进行集中化管理。

小组的人员通常可以包括多个部门,并建立明确的责任分工。组成及分工可以参考表 5-19。

表 5-19　呼吸管理小组组成及分工

部门	具体分工
耗材管理科	呼吸机配套耗材供应
设备管理科	呼吸机资产管理;维护维修
信息科	信息化平台建设、维护;统计
医务科	制度建立;医师协调;ICU 管理
护理科	临床呼吸机管理;信息化平台使用
绩效管理科	临床呼吸机共享绩效分析

同时,如果建立实体性的集中管理机构,应配备足够的人员,包括以下几类。

(1)管理人员为懂业务、技术好,责任心强、受过正规培训、能熟练操作呼吸机的 2 名资深医学工程师。主要负责中心内呼吸机的安装、培训、附件领用、预防性维修、故障维修、质量控制、技术资料管理和制度制定等相关工作。

(2)值班人员由懂业务流程、能独立或通过技术指导间接完成技术故障排除,并能独立完成呼吸机的自检及其他相关检查的 10 名工程师担任。

(3)秘书 1 名,主要处理借还机的电话及网络申请,必要时对呼吸机进行调配。

(4)技术工人 2 名,负责呼吸机的运送及呼吸机相关附件的清洁和消毒。

2. 完善的管理制度

呼吸机集中管理方式下,管理小组应制定一系列的规章制度,以保证工作的正常有序开展。通过管理制度确定各科室呼吸机使用申请资格(通常仅授予治疗医师申请资格)、申请确认标准(如核对申请人身份与所在科室)、设备借用单填写规范(如借用时间、借用科室等信息)、归还单填写规范(如归还时间、设备完好情况等信息)及设备归还后处理操作等各方面的要求,以保证设备借用、移送、归还等调配工作的规范性。

这些管理制度具体可以包括以下几种。

(1)呼吸机集中管理办法:包括总则、运行管理、激励机制、成本负担和核算等,呼吸机集中管理的具体范畴和方法,以及集中管理过程中的流程和注意事项。

(2)医疗设备维护制度:是设备管理科工程师对呼吸机进行维修维护工作要求和具体内容。

(3)医疗设备计量制度:按照国家法律法规定期对呼吸机进行检测、鉴定的要求。

(4)设备调配登记与统计制度:记录呼吸机调配情况及每月数据分析。

(5)仪器设备使用管理登记制度:是医护人员和工程师对呼吸机进行日常使用、清洁、保养和维修的记录。

3.使用技术指导

操作人员对呼吸机的错误操作往往是导致呼吸机产生故障的主要原因。为此,有必要加强对操作人员的技术指导。医院在购进呼吸机设备时一定要让生产厂家对医院的设备维护人员以及科室医生进行专业培训,一方面帮助管理员和医护人员掌握呼吸机的使用方法,另一方面帮助其了解如何对呼吸机进行养护和维修,增强医护人员在呼吸机使用过程中应对突发状况的能力,全面提高科室工作人员呼吸机操作水平。

由于调配会涉及相关多个科室,而且对于同一个临床科室,可能会调配到多个不同型号的呼吸机,因此需要临床使用人员对多个型号的呼吸机都能够熟练地操作和使用。

4.构建设备管理信息化平台

在信息时代下,医院要想有效实现对呼吸机设备的集中管理,不仅需要做好机构设置、制度建设等方面的基础工作,同时还应构建专门的设备管理平台,用于对医院现有呼吸机设备的使用状态、借用科室、型号与功能、已借用时间、以往故障情况、维护保养情况等各方面信息进行准确记录与实时更新,并将自动完成可借用呼吸机统计与集中显示、呼吸机待完成管理事项提示、呼吸机借用申请与审批、呼吸机归还申请提交与记录等平台功能开发出来,为呼吸机设备的高效、精细化管理与合理使用提供辅助。

(二)集中管理模式的一般流程

当医院其他科室需要使用呼吸机设备时,必须由该科室的治疗医师向呼吸机管理中心(或医疗主管部门)提出申请,医疗主管部门确认后可以将其他科室的呼吸机或备用呼吸机移送至病患病房。借用呼吸机需要由医师填写呼吸机借用单,从而方便医疗主管部门时刻了解呼吸机的使用情况。待其他科室使用完备用呼吸机后,须填写呼吸机归还单,并交由医疗主管部门进行统一的消毒和清洁工作,管理流程如图 5-19 所示。各个环节需要注意的内容主要有以下几个方面。

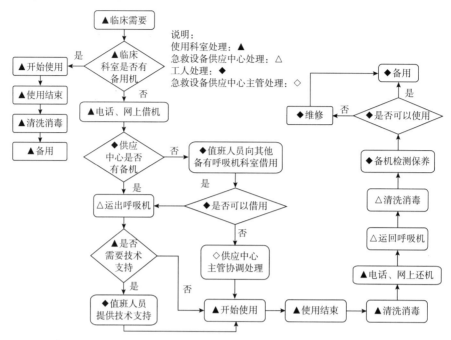

图 5-19　呼吸机等急救设备采用信息化的统分管理流程

1. 呼吸机的借用

当临床科室通过网络预约或电话联系集中管理中心,中心值班人员准备相应的配件和调试好呼吸机,并详细登记呼吸机型号、编号、借机科室、借机日期及所带附件,由工人运送至指定地点。如有需要,值班人员协助借机科室医护人员使用呼吸机。借用时应填写登记表(如表 5-20 所示),同时由借出科室和医学工程部门留存。

表 5-20　急救及生命支持类医疗仪器设备借用登记表

借出科室		借入科室	
设备编号		设备名称	
设备型号		设备机号	
借出日期		归还日期	
借出人签字		借入人签字	
归还人签字		接收人签字	
借出时设备完好情况:		归还时设备完好情况:	
收费情况			
备注			

2.呼吸机的使用

在操作呼吸机时,需要由经培训的医师从旁辅助指导,协调好呼吸机的操作规范和其他需要注意的使用细节,规范医生和护士的操作流程。使用科室按制度要求填写医疗设备使用记录以及其他记录,包括用机时间、使用模式、潮气量、呼吸频率、报警原因等。呼吸机故障时,按报修及故障处理流程,通过网络或电话实时报修。此外,医学工程师负责对所其所管辖范围内使用中的呼吸机进行常规巡查。

3.呼吸机的归还

科室用完呼吸机后,通过网络或电话完成还机。由工人取回,并放置于消毒区完成机身消毒,附件收集后交供应室统一消毒。然后,由当天值班的医学工程师对呼吸机进行常规检查并修复。完成自检的呼吸机放置于清洁待用区,消毒返回的附件放置于配件区,以备下次使用。归还时可以填写仪器交接检查表,如表5-21所示。

表 5-21　急救及生命支持类医疗设备仪器交接检查表

借出科室		借入科室	
设备编号		设备名称	
设备型号		设备机号	
借出人签字/日期		借入人签字/日期	
借出时主机情况:		借出时附件情况:	
归还人签字/日期		接收人签字/日期	
归还时主机情况:		归还时附件情况:	
收费情况			
备注			

4.呼吸机的保养和检测

呼吸机属于高风险等级的医疗设备。医学工程师应以 6 个月为周期,对其进行预防性维护。同时根据年度计划对呼吸机进行电器安全分析及气体流量测试,形成年度检测报告并归档。

三、集中管理的综合优势

(一) 降低医院呼吸机的总购置

在没有集中的呼吸机管理中心时,往往会出现很多科室提出购置呼吸机并要求购置较高档次的呼吸机。成立呼吸机管理中心后，可以经过统筹选择现有呼吸机进行功能升级，形成高、中、低档呼吸机的合理化配置，充分地满足医院各科室对于呼吸机的需求。工作中如须购置呼吸机，必须由呼吸机管理中心提出购置申请，应重点考虑呼吸机使用率，当使用率≥95%时才可以考虑购置。设备使用率公式为

$$使用率 = \frac{呼吸机年实际使用天数}{呼吸机台数 \times 每台呼吸机年额定工作天数}$$

当呼吸机每日累计工作满 3 h 时，计算为呼吸机实际工作 1 d；≤3 h 时计算为 0.5 d；每台呼吸机年额定工作天数定为 330 d。

(二)有效降低呼吸机故障率

合格的呼吸机使用维护人员是安全合理使用降低呼吸机各类故障的保证。通过呼吸机管理中心可以安排不同的医务人员面向全院进行临床使用培训并在培训完成后进行考核。相关科室每次应安排不少于 1 名医务人员参加，年累计不少于 6 名医务人员完成培训。经过培训不但能够提高临床科室使用呼吸机的水平，还可以直接促进呼吸机管理中心人员呼吸疾病处理水平的提高，降低呼吸机的非机器故障率。由设备科按照规定安排维修工程师进行呼吸机维护保养、检测，有效降低呼吸机的机器故障发生次数。

(三)及时质检和报废呼吸机

呼吸机管理中心还应该按照规定的程序完成呼吸机的质量控制检测，以及委托质检部门进行定期计量检定，保证呼吸机性能合格。对超龄使用、故障频率高及性能等级差的呼吸机及时地进行测评，性能无法满足临床要求的应给予强制报废，降低临床救治的风险。严格执行呼吸机临床使用不良事件监测和上报机制，加大监管力度，严格控制不良事件的发生。

(四)建立合理的收费分配方式

合理的收费分配方式是呼吸机正常管理、使用的保障，是呼吸机使用中管理中心和使用科室各负其责的保证。医院严格按照物价部门制定的收费标准收费，关于收费和支出如何在使用科室和管理中心进行分摊，对于医院的经营管理有重要的意义，不仅可以调动使用部门的积极性，更重要的是更好地提升集中管理的效益。

第六节　应急管理

一、灾害脆弱性分析

医院灾害脆弱性分析(hazard vulnerability analysis，HVA)是通过科学方法评估潜在的紧急情况及其对医疗机构的运行和服务需求可能产生的直接和间接影响，分析和考察

医院抵御风险的能力,进而对薄弱环节采取对应措施,以降低和减少损失的一种分析方法。此方法在国内外被广泛应用于医院安全管理与应急管理等方面,并取得了积极效果。

(一)灾害脆弱性分析的必要性

一般认为,医院灾害脆弱性分析属于灾害医学的一部分。根据《三级综合医院评审标准实施细则》的要求,灾害脆弱性分析属于应急管理中的核心条款,要求医院必须开展灾害脆弱性分析,明确医院需要应对的主要突发事件及应对策略。因此,医院应针对主要突发事件,制定和完善各类应急预案,以提高快速反应能力,确保医疗安全。开展灾害脆弱性分析 HVA 是制定应急预案的重要内容。对于医疗设备风险管理而言,制定适宜的应急管理预案及开展良好的应急管理,也是降低临床使用风险的重要措施之一。

(二)灾害脆弱性分析的内容

HVA 的分析内容主要包括两个方面:事故前评估和事故后评价。事故前评估是指灾害事件发生前,通过相关评价工具,例如,最常用的 Kaiser 模型对医疗机构的潜在风险因素进行分析并加以明确;事故后评价则是指灾害事件已经发生后,医疗机构通过相关评价方法,例如,经典的数据包络分析(data envelopment analysis,DEA)对事故导致的损失情况进行总结与评价。

1. Kaiser 模型评估

目前,事故前评估是开展 HVA 的重点。其中,Kaiser 模型是医疗机构开展灾害脆弱性分析中应用最为广泛的手段。Kaiser 模型采用表格形式录入数据并建立矩阵,在优先考虑潜在风险的基础上,计算风险事件的可能性和严重性。

用 Kaiser 模型评估医疗设备使用风险时,可以采用 7 个维度描述灾害事故发生的可能性和严重性,包含设备的故障频率、故障风险、临床功能、业务影响、预防性维护效果、临床对不良事件的响应及设备管理部门对不良事件的响应(见表 5-22)。

表 5-22　**Kaiser 模型应用于医疗设备使用风险分析**

评分维度	0	1	2	3
故障风险	无/不适用	曾发生此类事故一次以上	1～3 年曾发生此类事故一次以上	半年内发生此类事故一次以上
故障频率	无/不适用	对临床工作有影响,患者或使用者不适	监护、诊断及治疗失效,或严重延长诊治时间或增加感染风险	监护及诊断失效导致严重后果,患者或使用者严重损伤甚至死亡或生命支持失效
临床功能	不接触患者	接触患者但不起关键作用	诊断或监护或有感染控制风险	生命支持

续表

评分维度	0	1	2	3
业务影响	不会导致停机	停机 1～3 天	停机 3～7 天	停机 7 天以上
预防性维护效果	无/不适用	能发现故障	能避免常见故障	能发现潜在风险
临床对不良事件的响应	无/不适用	响应及时且有应急预案	响应缓慢但有应急预案	无响应且没有应急预案
设备管理部门对不良事件的响应	无/不适用	响应及时，有应急预案和备用机	响应缓慢，有应急预案与备用机	无响应,无应急预案与备用机

每个维度均分为 0～3 级:0 表示无或不适用;1 表示低;2 表示中等;3 表示高。通过将各风险事件的发生概率和严重程度综合得分进行统计学处理,可以得到危害风险值排序,风险值越高代表该事件属于应优先考虑和改进的高风险事件。

2.DEA 分析

DEA 分析常用于事故后评价,DEA 分析的基础是确认"投入-产出"指标,其中,受灾主体、周围环境和风险因素被视为投入指标,灾害事故导致的损失被认为是产出指标。

针对目前相关研究实践而言,运用 Kaiser 模型对医院灾害脆弱性开展分析与评价已经成为主流,而 DEA 法目前还存在指标选取困难的局限性,还未建立相关的典型指标。

二、突发事件应急管理制度

突发事件是指突然发生,造成或可能造成社会及医院公众健康、环境安全及正常医疗秩序严重损害的事件。

(一)临床医学工程部门的应急职责

临床医学工程部门应完善对医院现有设备的使用、维修建档工作,在突发事件发生以后,负责医疗仪器设备及其他辅助类设备的维修抢险工作,组织人员积极采取措施,排查故障,不能及时修复时提供备用设备。

医疗设备的突发事件处置一般有以下三个部分。

1.先期处置

要按照"精简、统一、高效"的原则,各使用科室在各自职责范围内负责突发设备应急的先期处置工作,采取必要的措施,对突发设备事件进行先期处置,并确定事件等级,上报临床医学工程部门现场动态信息。

2.信息报告和现场处置

要建立突发设备事件的信息通报、协调渠道,一旦出现突发大型设备事件,要根据应急处置工作的需要紧急联系和协调,汇报医院上级应急管理机构。

在突发事件中,工程技术人员要具体负责:①设备现场事故判断;②零配件及时调配;

③与厂商工程师信息联络;④及时修复或应急调配。

3.应急响应

一旦发生现场处置仍然不能控制的紧急情况,临床医学工程部门应明确应急响应等级和范围,启动相应应急预案。

(二)呼吸机应急预案制度

呼吸机作为重要的急救设备,应专门制定相应的应急预案。

1.应急预案要求

临床医学工程部门应制定相应的专项制度,配合医院紧急状态管理预案与实行的体制,同时在各个方面要有充分的准备。对于应急管理预案及实施细则,要定期组织演练。

(1)当急救设备发生故障后,相关设备维修工程师应及时到达现场并做相应处置,以确保在突发事件下损坏的仪器能够及时得到修复。

(2)维修人员应保持与医疗设备维修方的联系畅通,建立医疗设备意外事件维修应急通信录,包括厂家维修人员,医院设备维修人员。

(3)为了应对急救及故障设备替代需要,建立急救设备机动体系,有条件的可以配备备用机,维修工程师负责每月一次对所有备用机进行一次维护保养,确保设备能保持完好。

(4)如若发生突发急救,需要使用急救设备备用机时,急救设备机动体系对急救设备进行调拨使用,确保临床的急救工作能及时、顺利地进行。

(5)如若由于某些原因,院内设备确实无法完成急救工作时,相关维修人员应及时向上级领导报告,可联系外院寻求设备支援,确保临床的急救工作能及时、顺利地进行。

(6)设置急救设备应急联络人及联系方式。

(7)设置休息日、夜间、节假日的应急对策体制。

2.应急预案的必要内容

呼吸机的应急预案制度必须包括下列内容:

(1)应建立应急调配程序,包括呼吸机不能满足临床使用时,启动该程序的授权人;

(2)应配置无创呼吸机或简易呼吸器,确保紧急情况时临床可以获得治疗呼吸机的生命支持;

(3)当发生呼吸机无法正常使用时,使用人员将故障呼吸机从诊疗区域撤离,粘贴"临时故障"标识,并及时向医疗器械管理部门报修的程序。

(三)案例:急救类、生命支持类医学装备应急预案制度

急救类、生命支持类医学装备应急预案

为有效保障医院急救及生命支持类医学装备正常使用,提高救援的反应速度和协调水平,保障广大患者和装备操作者的生命安全,根据《医疗器械监督管理条例》医疗器械临

床使用安全管理规范(试行)》《×××医院医学装备应急管理程序与规范》,结合我院的实际情况,特制定本预案。

1.本预案适用范围

(1)当突发性公共卫生事件发生急需调用急救及生命支持类医学装备时。

(2)当急救及生命支持类医学装备突然发生故障时。

2.组织机构

医院成立急救类及生命支持类医学装备应急小组,统一指挥我院急救及生命支持类医学装备应急工作。应急小组负责预案启动后急救及生命支持类医学装备的调用、维修及协调处理等各项工作。

表 5-23 医学装备应急小组成员表

姓名	部门	职务	电话	分工

3.公共卫生事件应急处置

(1)当发生重大突发公共卫生事件时,急救及生命支持类医学装备应急小组人员应及时到达现场,服从医院应急工作领导小组的统一指挥,协调从各科室调配闲置急救设备。急救及生命支持类医学装备所在科室,应提供操作技术支持,并按照正确的操作规程指导、协助各调用科室正确操作使用。各科室不允许以任何理由拒绝调用本科室未在使用的急救及生命支持类医学装备。

(2)医学工程处实行 7×24 小时备班制。值班电话为×××××。夜间及节假日发生事件时,急救及生命支持类医学装备由院总值班负责院内协调,必要时通知医学工程处备班人员到院处理。

(3)当医院遇到突发重大群体事件而备用急救及生命支持类医学装备又无法满足各科室使用时,应及时报告院领导,必要时从院外借调。

(4)急救及生命支持类医学装备使用完毕,调用科室应做好装备的清洁、消毒工作,并及时送回装备借出科室,院外用的装备由医学工程处归还。

4.设备故障应急处置

(1)临床工作中出现急救及生命支持类医学装备突然故障时,装备操作人员应先初步判断使用不当的可能,并采取补救措施。如仍不能排除故障,应及时报告科主任,并通知医学工程处维修人员或总值班。处置流程参考图 5-20 所示。

(2)操作人员应熟知本病房、本班使用的呼吸机的性能及特点,按程序关闭故障设备,与病人连接的急救及生命支持类医学装备应脱机,并采取替代措施,如简易呼吸器、人工气囊替代呼吸机等,保障病人的生命安全。操作人员应熟知使用患者的病情,严密观察生命体征,严密观察患者的呼吸、面色、意识情况等。同时操作人员应及时记录停机经过及处理,及患者生命体征的变化情况。

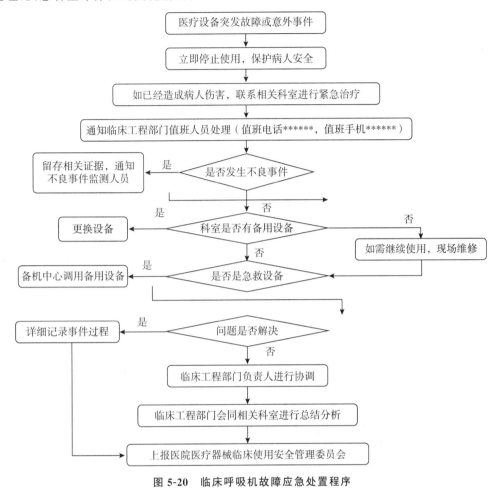

图 5-20　临床呼吸机故障应急处置程序

(3)医学工程处负责维修人员应第一时间到达事发地点进行维修,同时向医学工程处负责人报告设备状况。维修过程及维修结果应及时登记记录,暂时无法维修的、故障的呼吸机应粘贴相应的故障标识,以免误用造成医疗事故,并做好交接班。

(4)医学工程处技术负责人根据故障性质程度,决定是否由其他相关科室调拨装备或院外借用,以保证病人的救治,使装备故障对病人救治造成的影响程度降至最低。

(5)医务处根据病人的病情安排应急救治专家组成员,参加装备突然故障后的救治,医务处通知相关科室准备床位、抢救设备及物品,做好接受因装备突然故障而转来的病人的各项准备工作。

5.预案结束后

急救及生命支持类医学装备应急小组应对本次预案执行情况进行评价、总结,并根据实践经验对本预案进行补充改进。

三、医疗设备应急调配

医疗设备应急调配的目的是在有限的资源条件下快速、准确地响应临床对医疗设备的需求。医疗设备的应急调配过程涉及的人员包括临床医护人员、临床工程师、调配负责人、医院管理者及其他相关行政部门人员。

对于紧急调配过程需要分解调配步骤，明确整个过程可能涉及的人员、信息、资源和制度四大要素。信息主要包括临床一线对医疗设备的需求、设备库存量等；资源主要指可提供清单内医疗设备的院内临床科室、医疗设备生产厂家和其他医疗机构；制度主要包括涉及医疗设备验收、储存、维护、不良事件等全过程管理，以及外来医疗设备管理和急救设备供应管理等制度。

(一)医疗设备应急调配管理的要求

医疗机构应根据医疗设备资源配置的基本需求，以及应急设备所处位置情况，医学工程部门通过模拟调配过程，建立多方协同应急调配机制，梳理应急调配流程。通过定期开展应急调配演练，不断完善应急调配机制和流程，确保调配过程高效顺畅。主要包含以下要点。

(1)归口管理。作为医疗设备行政与技术管理合一的部门，医学工程部门应承担起医疗设备的归口管理和统一协调任务，中心库房、急救设备管理部门和各临床科室应积极配合。

(2)重点备货。医学工程部门根据医疗设备清单，对可能需要调配的重点设备进行适当备货。综合考虑临床需求和设备应用特点，备货设备储存在中心库房或医院规定的场所。有条件的建议建立统一的医院急救设备应急调配中心，24 小时负责全院的设备调配供应。

(3)应急值班。医学装备管理部门应设置值班点，做好临床工程师值班安排，实行7×24 h 值班制和补休制，及时在全院范围公布值班电话。

(4)权责分明。要明确调配过程中关键人员的权利和责任，建立三级调配机制，做到任务明确、责任到人，将有限人力资源最佳利用。

(5)流程明确。综合上文提到的人员、信息、资源和制度四大要素，模拟紧急调配过程，医工部制定医疗设备应急调配标准流程，通过在实践中优化完善。

(6)定期演练。定期开展急救设备应急演练，并对演练进行评价，总结经验，持续改进。

(二)呼吸机调配流程

为了进一步保证发生重大突发公共卫生事件或临床在用呼吸机供应不足时，呼吸机能够迅速调配到位，应制定呼吸机应急调配管理办法。明确呼吸机应急调配流程及本院设备无法满足时请求外院支援或者紧急购置的管理制度，每个科室配备应急调配流程图，保证应急调用时能够立即执行调用程序,调配流程参见图5-21。

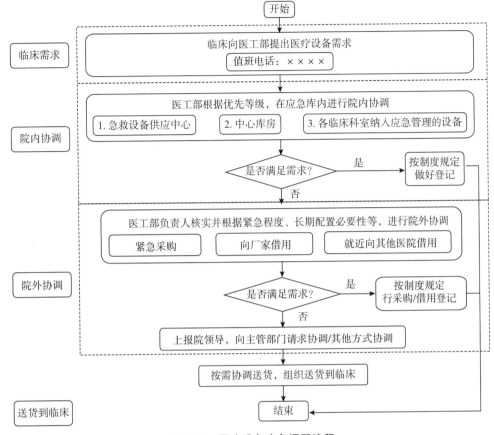

图 5-21　医疗设备应急调配流程

作为医学工程部门,应建立急救设备的科室分布表;明确各个时段调配联系人和联系方式;使用完毕后,调用科室应做好装备的清洁消毒工作,并及时送回装备的借出部门;建立出借和归还的信息记录。

(三)应急演练

对于制定的应急流程,应定期开展急救设备应急调配演练。呼吸机是高风险医疗设备,应急调配过程是其质量管理中的重要一环。通常应每年组织2次医学装备应急调配演练,演练由应急管理小组组织,应急管理中心与临床科室人员共同参与,模拟突发事件呼吸机的借调过程。应急调配演练过程应有详细的记录,记录表中应详细地记录每个节点的时间,以便演练后的分析论证。应急演练记录表参见表5-24。

演练结束后参加人员共同讨论总结。演练重点为检验各部门协调沟通的能力,同时检查应急物资是否充足完好,最后评定应急预案的充分性和适应性,对于发现的影响调用时间的因素及时改善。通过应急演练改进调配流程,简化突发事件的应急调用程序,提高调配效率。

表 5-24　××××医院·医学工程处医学装备应急调配演练记录

演练日期：＿＿＿＿＿＿＿

演练目的：			
申请科室		演练负责人	
调配装备		数量	
开始时间		完成时间	
参加科室			
参加人员：			
时间	演练完成步骤		
演练评价			

第七节　报废评估

医疗设备的报废处置作为医疗设备全生命周期管理中的最后一个环节,科学合规地进行资产评估和残值利用是提高医院资产管理水平的重要前提。2016 年 2 月 1 日起实施的《医疗器械使用质量监督管理办法》中明确提出,医院临床在用的医疗器械存在安全隐患时,必须及时维修处理,对经评估仍不符合安全标准的应予以报废处置。

一、报废处置管理存在的问题

医疗设备科学合理及时的报废更新对于保证医疗设备的安全有效运行至关重要。通常,对于医疗设备报废的鉴定评估环节,多为定性评价,没有定量决策数据。有的是简单的"经审批同意报废",也有取自然使用寿命、技术使用寿命、安全使用寿命三者中的最小值。这样,一方面,应该报废的设备没有及时处置而使医疗质量得不到保障,甚至酿成医疗事故;另一方面,受到"升级诱惑"的影响,不乏有为了引进新设备而让正常使用的旧设备提前报废的情况,造成资源浪费。

二、报废评估考虑的因素

医疗设备有自己的生命周期,使用时间长、技术落后、性能差、丧失使用精度、失去工作能力、损坏无法维修及存在缺陷影响使用安全等问题的医疗设备必然面临淘汰报废。呼吸机的报废可以从技术性能、维修费用、大修次数、服役时间、开机时间等主要指标。

1.技术性能

医疗设备的技术性能主要包括工艺结构、环境适应性、使用准确度和精度、使用安全性等。医疗设备的技术性能是衡量该设备能否适应环境、胜任工作的重要指标。可以将设备的技术性能划分为 3 个等级:性能落后、基本堪用及性能先进。

2.维修费用

维修费用指某医疗设备一次性修理费用,用来衡量该设备单次维修所需的资金。

3.大修次数

医疗设备大修的目的是彻底消除设备维修前存在的隐患和故障,将医疗设备的状态恢复到其固有的精度和技术要求。

4.服役时间

服役时间指医疗设备从启用到申请报废截止的总时间,一般以年为计算单位,是设备报废中较为重要的指标之一。

5.开机时间

开机时间指医疗设备从启用到申请报废过程中具体的工作运行时间,一般以小时为计算单位,是设备报废中较为重要的指标之一。

三、呼吸机报废管理中的几个问题

(一)评估方法的选用

根据设备的类型不同,可以根据经济效益或社会效益或安全质量的角度对设备进行报废评估。组建由临床医护人员、设备科工程师和财务人员组成的评估小组。对于呼吸机的报废评估,应以安全质量评估为主,并考虑经济效益评估,合理做出报废决策。

(二)超期服役

超期使用设备比较普遍存在,特别是超过"建议使用年限"设备,虽暂时检测合格但存在安全隐患。呼吸机通常性能比较稳定,超过使用年限继续使用的情况比较普遍。但是,医院需要根据国家上级相关文件精神和行业标准,结合医疗机构工作实际制定管理实施细则,对需要强制报废的设备进行强制报废更新。对因合理维修后能达到使用标准的设备合理进行使用监测和风险管理,在保障安全的前提下使用残值。

(三)残值利用体系

在呼吸机报废处置中,通常报废的设备仍具有一定的价值,为提升医院资产回收利用率,应制定医疗设备残值利用体系,包括:①医疗设备零部件的再利用,为相关设备提供维修配件;②医疗设备的原厂回收,通过折价处理给设备厂商,实现互惠互利的目的;③医疗设备的转赠,将医疗设备赠送给基层医院或医学院校,服务于基层诊疗或人才培养;④医疗设备的报废拍卖,采用合规、公平的方式进行设备价值的变卖回收。

第六章 临床使用管理

第一节 基本使用操作管理规范

为了确保呼吸机在临床治疗中的安全性和有效性,必须加强对呼吸机科学的使用管理,并严格遵守操作规范和定期维护。

根据 WS/T655 有关呼吸机的安全管理要求,医院应建立使用操作管理制度,其内容应包括下列内容:应依据呼吸机不同型号制定相应的操作流程,保证可行性;操作人员应遵照 WS 392 呼吸机临床应用要求的使用流程和监测指标进行操作;建立使用操作交接班制度,对患者诊断、基本情况及其变化、呼吸支持治疗情况及其疗效、注意事项等进行交接;应填写呼吸治疗记录和使用运行记录。

一、临床呼吸机使用要求

(一)使用前常规检查

使用前应对呼吸机进行常规检查,主要包括以下几个方面。

(1)外观检查:呼吸机应标有生产厂家、型号、出厂日期及编号、电源额定电压、频率、气源名称与压力范围;呼吸机面板上的控制旋钮档位正确,步跳清晰,旋转平滑;呼吸机外置回路标识及标记清楚;使用说明书及随机的附件齐全。

(2)通用报警检查:防误操作电源开关;静音功能;静音时限;报警设置;断电报警;内部电源。

(3)危险输出检查:空气、氧气混合系统一路气体缺失或供气压力不足;误调节的预防措施失灵;病人回路过压保护装置失效。

(4)通气参数报警功能检查:分钟通气量报警;气道压力报警;氧浓度报警;通气频率报警;呼气末正压报警;通气窒息报警。

(5)通气性能检测:潮气量;通气频率;吸气压力水平;呼气末正压;吸气氧浓度;气体温度。对新购置的和维修后的呼吸机应进行检测,检测合格后方可交付临床使用。

(二)使用前安全确认

在使用呼吸机治疗之前,临床使用人员或医疗器械管理部门的技术人员必须仔细检查其气源、电源、呼吸管路和湿化罐连接的安全性,以确保其符合上述要求,并将检查结果及时记录下来,以便在患者使用时能够得到安全有效的治疗。

在使用呼吸机时,需要确保它的性能符合以下要求:①所有零部件都完好,并保持在备用状态;②报警系统运行正常;③在吸入端或呼气端安装有过滤器;④在辅助/控制(A/C)模式下定容通气,设置基本参数后连接模拟肺,呼吸机监测呼出潮气量与设定的潮气量之间的差值范围≤10%;⑤设置氧浓度分别为21%和100%,氧电池监测氧浓度数值与设定值差值≤5%。

(三)外部连接确认

为了安全起见,呼吸机应使用三相插头直接与电源连接,并将其置于操作者的可见范围之内,不应通过电源转换器或者接线板连接电源。

呼吸机使用的氧气气源应满足 GB 8982—2009《医用及航空呼吸用氧》的要求。氧气和压缩空气压力应在 0.25～0.65 MPa 之间。

(四)呼吸治疗记录

在临床使用呼吸机时,应当记录完善的呼吸治疗单,其中应当包括患者的个人信息、设备信息、治疗的起止时间、参数的调整、治疗的模式、患者的生命体征、报警的记录及更改治疗参数的原因等。呼吸治疗记录和使用运行记录单如表 6-1 所示。

表 6-1 呼吸治疗记录单

姓名:	性别:男□ 女□	年龄:	体重/kg:	住院号:		诊断:	
床号:	气管插管□		气管切开□		面罩□		
内径:	管深/cm:		Cuff/cm:		呼吸机型:		
日期及时间							
参数设置	通气模式(mode)						
	频率(frequency, f)/吸入气体氧浓度(fractional inspired oxygen, FiO_2)				/	/	/	/
	潮气量(tidal volume, V_T)压力控制(pressure control, PC)						
	压力支持通气(pressure support ventilation, PSV)/呼气末正压(positive end-expiratory pressure, PEEP)				/	/	/	/
	吸气时间(inspiratory time, T_i)流量(flow)						
	流量触发(flow triggering, vtrigger)/压力触发(pressure triggering, ptrigger)				/	/	/	/
	波形(waveform)						
	气道吸气正压(inspiratory positive airway pressure, IPAP)/气道呼气正压(expiratory positive airway pressure, EPAP)				/	/	/	/

续表

呼吸支持	呼吸机总频率($f_总$)(控制频率和自主频率之和)/吸呼比(ratio of inspiratory time expiratory time,$I:E$)	/	/	/	/
	呼出潮气量(exhaled tidal volume,V_{TE})/同步呼出潮气量(spontaneous exhaled tidal volume,V_{TE} spont)	/	/	/	/
	分钟通气量(minute volume of ventilation,V_E)				
	峰压(peak pressure,P_{peak})/平台压(plateau pressure,P_{peak})	/	/	/	/
	平均气压(mean pressure,P_{mean})/自动 PEEP(the positive difference between end expiratory alveolar pressure pressure and the end expiratory pressure,auto PEEP)	/	/	/	/
生命体征	心率(heart rate,HR)/温度(temperature,T)℃	/	/	/	/
	血压(blood pressure,BP)				
	血氧饱和度(oxygen saturation ofblood,SpO_2)/意识	/	/	/	/
	分泌物(色/量/性状)				
	呼吸音(吸痰后)				
报警	P_{peak}/f	/	/	/	/
	高 V_E/低 V_E	/	/	/	/
	高 V_E/低 V_E	/	/	/	/
参数改变原因：					
签名：					
呼吸治疗病程记录：					

注:V_T、V_E(mL);压力(cmH$_2$O);cuff(mL);体温(℃);FiO$_2$、SpO$_2$(百分比值);HCO$_3^-$(mmol/L);PaO$_2$、PaCO$_2$(mmHg)。

二、使用操作规程制定

国家相关法规规定:医疗机构及医务人员临床使用医疗器械,应当按照诊疗规范及操作指南、医疗器械使用说明书等,遵守医疗器械适用范围、禁忌证、主要风险、关键性能指标及注意事项。操作规程是规范使用人员对医疗设备使用的重要文件,制定操作规程并认真落实是医疗设备风险控制的重要内容。

(一)操作规程的内容

操作规程应当包含设备的标准操作流程、注意事项、适用范围、操作禁忌等,并且应当建立岗位责任制,明确专人负责使用和保管设备。操作规程具体应包括以下内容。

(1)在工作中需要注意的事项、设备及场地的安全风险提示、设备使用的适用证及禁忌证,并在开机之前进行必要的检查程序。

(2)为了保证病人的安全,应该采取必要的预防措施,包括妥善处理病人的标本。

(3)基本操作程序。

(4)关机程序。

(5)日常维护保养内容。

(6)制定有效的处理措施来应对医疗设备使用可能出现的不良事件。

(二)操作规程的管理

医院临床医学工程部门应与相关科室共同制定有关医疗设备操作的规范,并且要求操作人员认真学习,熟悉每项规范的要求,以确保操作过程的安全性和准确性。操作人员应严格执行操作规程,合理且安全地使用医疗设备,降低设备使用过程中产生的风险,从而保障患者得到安全且有效的治疗。

首次执行的操作指南必须经过至少两周以上的测试,并且必须提交给相关的医疗管理部门进行审核、存档。对于固定使用场地的设备、操作规程应张贴于使用场地的醒目位置;对于移动使用的设备,操作流程应以塑封形式悬挂或者张贴在设备的适当位置。操作使用人员必须严格考核,按照操作规程操作。如有必要,对操作规程进行定期修订,其修订流程和要求应与初订时相同,由设备管理部门对前段流程一起作废并全部收回存档。

(三)操作技术实例

1.呼吸机的开机方法

(1)接上呼吸管道和模拟肺。每次使用之前应检查气体人口处的积水杯是否有残留的水或颗粒。若有,应给予清除。

(2)打开空气压缩机,并确认所使用的空气压缩机为完全的压缩机。

(3)确认所使用的交流电源的可靠性之后,打开主机。

(4)打开氧气减压器。

(5)按患者情况设置基本参数。

(6)试机正常后去掉模拟肺接到患者。

(7)按患者情况细调各种参数。

2.呼吸机的关机方法

(1)脱离患者。

(2)关掉氧气瓶的开关。

(3)按逆时针方向完全松开减压器的调节栓,输出压力指针回零位。

（4）关掉空气压缩机。

（5）关掉主机。有的呼吸机设有掉电报警,应予关闭。

（6）拆卸呼吸管道,清除接水杯中的积水,进行消毒。

3.呼吸机自检

患者使用前或者更换管路后,通常应利用呼吸机自带的自检功能进行自检,各品牌呼吸机通常都具有不同的自检流程,以 PB 840 呼吸机为例:

当打开电源开关时,机器将自动执行一个上电自检(POST),在呼吸机进入服务模式之前,大约 10 s,就能够看到 GUI(图形用户接口)和 BDU(呼吸传送器)的电力自检,然后开始 SST 简短功能测试,具体流程如下。

（1）装好呼吸机管路。

（2）打开电源开关(在机器前面)。

（3）将屏幕中 SST 位置按下,然后按下位于呼吸机旁的测试按钮,持续按压 5 s。

（4）当 SST Set up 屏幕显示时,请选择治疗病人需要的管道类型和湿化器模式,并按下 ACCEPT 按钮。

（5）流速传感器测试接吸气过滤器不接湿化器,如果完成按一下 ACCEPT 钮。

（6）流速传感器测试需堵住与病人相接的 Y 形接口处,堵住后按一下 ACCEPT 钮。

（7）流速传感器测试接上湿化器(如果有使用),当接好时按一下 ACCEPT 钮。

（8）堵住 Y 形接口即可通过管道压力测试,确认压力传感器功能正常。

（9）管路漏气测试,根据 10 s 内管路压力下降情况以确定是否漏气,将与病人相接的 Y 形接口处堵住 10 s 即可。

（10）呼气过滤器测试,将与呼气过滤器相连的管道脱开,然后按下 ACCEPT 按钮。

（11）接回呼吸机管路,完成按下 ACCEPT 钮。

（12）管路阻力测试开放用于连接病人的 Y 形接口,然后按下 ACCEPT 钮。

（13）顺应性测试堵住用于连接病人的 Y 形接口,然后按下 ACCEPT 钮。

（14）顺应性测试完成后开放用于连接病人的 Y 形接口,然后按下 ACCEPT 钮。

（15）SST 完成。

4.有创呼吸机简要操作流程

（1）洗手、戴口罩。

（2）评估(1.病情;2.意识;3.人工气道;4.了解呼吸机参数设置)。

（3）准备用物(简易呼吸囊、呼吸机及管路、模肺、听诊器、灭菌纯化水、吸引装置、吸氧装置)。

（4）携用物至床边、核对。

（5）装呼吸机。

（6）接电源、气源(氧气、压缩空气)。

（7）开机（先开压缩机、再开主机，调整机器工作压力）。

（8）开机自检。

（9）选择成人或儿童模式、选择呼吸模式。

（10）设定参数（VT、RR、$I：E$、FiO2、PSV、PEEP 等）。

（11）设置报警范围。

（12）接模肺，供检测呼吸机功能。

（13）检测正常后连接患者管路。

（14）安置患者（病情允许抬高床头 30°～45°）。

（15）严密观察生命体征及呼吸机运转情况。

（16）及时正确处理报警。

（17）终末处理、洗手、记录。

（18）半小时后测血气，并根据血气等调节参数。

5.转运呼吸机简要操作流程

以 MEDUMAT Transport 呼吸机为例。

（1）检查各管路、连接线及呼吸阀的各圆膜，确认没有缺损、卷曲变形等。如果呼吸机将用于新的病人，还须确认可重复使用的管路部件已经过消毒处理。

（2）牢固连接氧气瓶、减压阀、压力软管、通气管路、监测管路和流量传感器连接线；谨防管路末端的传感器意外跌落或遭受猛烈撞击。

（3）如果使用氧气瓶，则缓慢打开氧气瓶阀门，并根据减压阀指示估算瓶内氧气可使用时间；如果使用中心供氧，则须将中心供氧接入呼吸机对应快速接口。

（4）快速按下并放开开关键，启动呼吸机。

（5）待呼吸机进入准备工作界面后，建议首先根据界面引导提示进行功能检查。

（6）选择"新病人"，并按照界面引导选择设置病人类型、通气模式、通气参数、氧浓度。

（7）设置报警限值、高级通气参数、窒息通气参数等，然后开始进行通气。如果有必要，可以选择 NIV 无创漏气补偿功能。

（8）如果有必要，可以调整屏幕输出的波形和监测参数组合、屏幕反色/亮度、报警音量等。

（9）通气过程中，应密切关注界面中相关的病人实时监测参数，及时调节通气模式或参数；如果有报警，则应及时查找报警原因，排除报警。

（10）结束通气时，首先关闭氧气瓶阀门，或者断开中心供氧连接。

（11）按下开关键 2 s，进入待机模式；按下开关键 10 s，则可完全关机。

三、临床应用护理管理

为了确保患者获得长期的稳定通气治疗，建立一套完善的呼吸机使用维护流程，定期检测和评估机器可能存在的风险,显得尤为重要。研究发现,通过使用中维护流程的应用,呼吸机管道积水、漏气脱落和湿化水过多或不足等风险因素的发生率明显减少,也是确保呼吸机安全使用的重要措施。

(一)呼吸回路的固定

如果患者的呼吸机管路没有得到妥善的固定,就可能产生不良的结果,如呼吸机相关性肺炎、肺部感染、压疮等。做好呼吸机的管路固定,对保证患者正常通气功能和临床疗效有着重要意义。

1.橡胶手套固定法

在临床护理实践中,使用一次性橡胶手套是较为常见的应用。采用这种技术,能够确保气管导管位于中立位。该种方法固定管路较为牢固,不易脱落,确保 Y 形管道的通畅,还能够防止管道内的积水逆流,减少感染。

2.呼吸机管路支架固定法

呼吸机管路支架固定法是将呼吸机的螺纹导管固定在支架上,呼吸机和患者气管插管通过螺纹导管连接,通常螺纹导管长度在 1.3～1.5 m 左右。在临床实践中,护理人员通常会将支架固定的螺纹管路放在床栏上,然后再用绷带进行固定。绷带固定可能会造成呼吸管道的弯曲或者狭窄,从而可能导致呼吸机不能达到设定参数而报警。同时,在日常护理中,还需要经常地解开和重新绑系,增加了护理工作量和护理风险。

3.一次性气管插管管芯固定法

一次性气管插管管芯固定法将一次性气管插管管芯进行 S 形弯折,并将其两端分别悬挂于头架和呼吸机回路。该方法操作简单便捷,可以避免因为管道的松动而导致的通氧量下降,可以提高术后的治疗效率,还能够有效地降低护理人员的工作量,提升护理质量。

4.床旁可调式呼吸机管路固定手臂固定法

床旁可调式呼吸机管路固定手臂有三个主要部件组成,分别为底座、鹅颈金属软管和管托。使用可调节固定手臂来安装呼吸机管路时,将 U 形缺口紧紧地夹紧到 Y 形管路分叉处,间隔 5～10 cm,确保呼吸机管路相对积水杯处于高位,避免冷凝水反流,从而减少呼吸机相关性肺炎及感染的危害。

5.改良型呼吸机管路固定帽的应用

传统的呼吸机固定帽容易产生变形,从而降低了固定效果,增加了患者脸面部皮肤压疮的风险。一些医院对呼吸机管路固定帽进行了改良,采用了具有较强抗拉力的高弹性全棉材料,提升牢固度,拥有更强的韧性。通过将气管固定在帽体的背后,可以防止对患者的头脸造成过大压力,降低了患者的压疮风险。

6.移动式床边呼吸机导管固定装置

移动式呼吸机导管固定装置通过固定夹固定在床栏上,再通过支架把呼吸机管路 Y 形分叉口进行固定,保证了患者体位调节的需求。该固定装置结构一般包括固定夹、可伸缩竖杆、连接管托的可伸缩横杆。可伸缩竖杆带双侧挂钩,用于放置呼吸机管路,杆芯放置在外管内部,可以 360°旋转,方便护理人员调节。横杆向斜上方伸出,保证呼吸机管路相对积水杯处于高位。整个装置保证呼吸机管路得到稳定的支撑,并能够防止冷凝水倒流,提升了呼吸机使用的安全性。

(二)冷凝水的管理

在机械通气的过程中,由于管路内外的温度差,因此会产生大量的冷凝水,冷凝水的产生可能会导致细菌的繁殖,存在感染的可能性,因此,在护理过程中,对于呼吸机冷凝水的处理必须给予高度重视,以确保护理质量和安全性。

1.减少冷凝水的形成

为了更好地防止呼吸机管道中冷凝水的出现,一般会选择使用带加热导丝的湿化装置。呼吸机加湿器是通过金属底板加温来把加湿器里的水蒸发出来的,通过蒸发的水分来提高呼吸机气流湿度。由于蒸发的水分带有温度,当温润潮湿的空气通过温度较低的管路时就会产生冷凝现象。加热导丝的作用是保证呼吸管路的温度,从而抑制冷凝的发展,减少冷凝水的产生。

2.积水杯的管理

将积水杯的位置与呼吸机管道的水平面保持垂直,确保积水杯的位置处于呼吸管路的最低点,并且低于湿化器位置和患者气道水平位置。保证非积水杯位置不出现 U 形弯曲,以防止冷凝水滞留在呼吸管道内,这样才能更好地收集冷凝水,并发挥积水杯的最大效用。在给患者翻身前,首先处理管路积水,翻身后重新将管路放置妥当。

3.及时倾倒冷凝水

护理人员应该对呼吸机管路和积水杯的冷凝水进行定期清理,积水杯满二分之一就须倾倒,冷凝水积存过多而又未及时倾倒,将会使管路内径缩小,从而使气道阻力增加。气道阻力的加大都会增加患者的呼吸做功,潮气量减少。冷凝水在气流过大时直接倒灌入呼吸道,会增加呼吸机相关性肺炎的发生。

4.呼吸机管路的管理

在安装呼吸机管路时,应该遵循呼吸机的使用步骤,保证呼吸机管路的安装正确。同时,应该确保呼吸机管路的通畅及气密性。此外,在呼吸机管路的放置过程中,积水杯的位置一定要低于气管插管和湿化罐的水平高度,并确认非积水杯管路无 U 形弯曲。避免呼吸管路中有冷凝水滞留,或因积水杯水平位置过高导致冷凝水进入患者的呼吸道或者湿化罐中,给患者带来一定的危害。

(三)湿化效果的管理

呼吸系统的非特异性防御功能体现在呼吸道会将吸入的气体温化和湿化。呼吸机的主要功能就是将气体加温或者湿化,使人们吸入的空气湿润且温暖,防止吸入寒冷干燥的气体对病人呼吸道造成伤害。气道的湿化对于机械通气非常重要。

1. 人工鼻

人工鼻加温加热的效果较好,优点主要有使用、维护和安装的操作简单,与加热型湿化器相比不容易发现管内堵塞,可保持管内的清洁。但其会使得吸气和无效腔容积做功以及气道阻力增加,故对慢性呼吸衰竭患者不推荐使用。研究表明,人工鼻和加热型湿化器相比能够降低肺炎的发生率。

(1)常见分类。人工鼻主要是将患者呼出气体中的水分以及热量加以收集,进而对这部分气体进行湿化处理以降低患者呼吸道水分流失的比率。临床中对于人工鼻的具体划分包括了对细菌具有过滤功能的热湿交换滤器(HMEF)和热湿交换器(HME),以及吸湿性冷凝湿化器(HCH)和吸湿性冷凝湿化过滤器(HCHF)共四种类别。

(2)优缺点。

人工鼻作为被动型热湿交换器,模拟人体解剖湿化系统的机制,具有适度湿化、有效加温和滤过功能,从而维持了呼吸道黏液-纤毛系统的正常生理功能,保持了呼吸道内恒定的温度和湿度,广泛适用于建立人工气道的病人。

与加热型湿化器比较,人工鼻既没有导致呼吸机管道的阻塞,又能够保证呼吸机管路内部的干燥,减少细菌滋生的条件。然而,它会导致气道阻力和呼吸做功增加,无效腔容积变大,并不额外提供热量与水气。因此,对原来就存在脱水、低温或肺部疾患引起分泌物潴留患者使用 HME,效果并不理想。

2. 湿化器

在机械通气时,加热湿化器以湿化效果为依据调节湿化器的温度和湿度。湿化效果主要根据监测分泌物的量即气道痰液的量、黏稠度来判断。经人工气道吸入气体温度达到37℃、水分子 44 mg/L、相对湿度100％时可达到最佳温湿化效果。

针对湿化罐的使用,我们应该优先考虑使用一次性的、封闭的、可以随时进行湿化补给的湿化罐,以便更好地满足患者的需求,同时也可以减少护理人员的工作时间,从而更好地实现机械通气的最佳效果。

(四)使用中的维护要点

呼吸机使用人员在使用呼吸机中,应关注呼吸机的状况。通常的关注要点如表 6-2 所示。

表 6-2　有创呼吸机使用中维护流程及要点

维护项目	维护要点
电源	插座是否专用,用电显示是否为交流电
气源	气源导管是否有扭曲牵拉,是否与地面垂直
通气管路	与人工气道、积水杯、湿化罐、呼吸机吸入端和呼出端的连接处是否有松脱,是否有扭曲、打折、牵拉和挤压,管路中是否有积水
积水杯	位置是否处于低垂状态,杯中积水是否超过 2/3

续表

维护项目	维护要点
湿化罐	位置应不高于呼吸机吸入端；水位应不高于 max 线和不低于 max 线下 2 cm
呼出端	有无松动，是否有积水
近心端流量传感器	2 根测压管的位置始终向上，是否有积水

第二节 常用参数设置

呼吸机在呼吸支持治疗、急救复苏和大手术期间的麻醉呼吸管理中占有十分重要的位置。但是，为了获得更佳的治疗结果，我们必须根据患者的实际情况来合理地选择通气模式和治疗参数，同时避免治疗风险。

在开始使用呼吸机之前，医护人员应该仔细检查患者是否有呼吸困难的症状，并确定是否存在呼吸困难的禁忌证。如果存在这些禁忌证，医护人员应该立即采取必要的措施。

一、通气模式的选择

一般来说，通气模式分为控制及混合、支持、自主呼吸这 4 大类。在选择呼吸机通气模式时，应综合考虑患者的病情、临床表现及自身的呼吸能力，以确保人机协调达到最佳状态。此外，还要尽可能地利用患者的自主呼吸能力，以减少肺部损伤，并且有效地锻炼患者的呼吸技能，以便尽快实现撤机。

(一)考虑机械通气的目的

通气模式的选择首先要考虑机械通气的目的。针对任何疾病导致的通气和氧合功能障碍可以采取机械通气，机械通气的目的包括：改善肺泡通气，纠正急性呼吸性酸中毒；纠正低氧血症，改善组织氧合；降低呼吸功耗，缓解呼吸肌疲劳；防治肺不张；确保镇静和肌松药物的安全使用；稳定胸壁等。

(二)考虑患者状况

1.无自主呼吸

无自主呼吸的患者，可以考虑选用控制呼吸，如 IPPV、PRVC。

2.有自主呼吸但通气不足

有自主呼吸，但通气不足的患者，应采用辅助呼吸。

(1)呼吸频率小于 10，潮气量小于 300 mL，可以考虑选用 MMV、SIPPV。

(2)呼吸频率为 10～20，潮气量小于 300 mL，可以考虑选用 SIMV、PSV、CPAP、VCV。

(3)呼吸频率为 20～30，潮气量小于 200 mL，可以考虑选用 SIMV＋PSV。

（4）呼吸频率大于 30，潮气量小于 100 mL 的，应给予必要的镇静剂或呼吸抑制剂，可以考虑选用 SIMV、MMV、SIMV＋PSV；如果患者呼吸过于浅和快，则应用肌松剂后，采用控制呼吸。

二、呼吸机常用参数设置

呼吸机的功能是直接或者间接地辅助病人完成整个呼吸过程。为了保证能安全有效地完成整个呼吸过程，不产生人机对抗，我们必须设定与监测一些呼吸参数，常见参数包括：吸入的氧气浓度 FiO_2、潮气量 V_t、呼吸频率 f（也叫 RR）、分钟通气量 MV＝呼吸频率×潮气量、呼吸比 $I：E$、吸气时间 T_{insp}、平台时间 T_{plat}、呼气末正压 PEEP（相对于大气压）、流速 FLOW、压力上升时间 Rise Time 等。

（一）潮气量设置

对于潮气量的选择，一般分儿童和成人。成人潮气量一般为 5～15 mL/kg，8～12 mL/kg 是最常用的范围。潮气量的设置决定了容量控制下强制呼吸期间气体输送到病人的容量。容量控制通气时，潮气量设置的目标是保证足够的通气，并使患者较为舒适。潮气量大小的设定应考虑以下因素：胸肺顺应性、气道阻力、呼吸机管道的可压缩容积、氧合状态、通气功能和发生气压伤的危险性。气压伤等呼吸机相关的损伤是机械通气应用不当引起的，潮气量设置过程中，为防止发生气压伤，一般要求气道平台压力不超过 35～40 cmH_2O。对于压力控制通气，潮气量的大小主要决定于预设的压力水平、病人的吸气力量及气道阻力。

对于儿童，足月儿为 6～8 mL/kg，早产儿为 10～12 mL/kg。另外还要考虑是不是有 ARDS。新生儿插管的确很少有气囊，在机械通气时会有漏气。因此定压通气更为常用。足月儿为 10～15 cmH_2O，2 500 g 以下的早产儿为 15～25 mL/kg，1 500 g 以下的早产儿为 25～30 mL/kg。这些都是基本理论设置，具体要根据患者的血气分析情况作进行进一步调整。

（二）通气频率的设置

通气频率的设置决定了每分钟呼吸机触发的强制呼吸的最小次数。一般成人为 10～15 次/min；7～12 岁为 16～18 次/min；4～6 岁为 18～20 次/min；1～3 岁为 20～25 次/min；1 岁为 25～30 次/min；新生儿 30～40 次/min。

设定通气频率时需要综合考虑多种因素，包括通气模式、潮气量的大小、肺部损伤程度、代谢率、动脉血二氧化碳分压目标水平和患者自主呼吸能力等。对于急慢性限制性通气功能障碍成人患者，应设定较高的机械通气频率（20 次/min 或更高）。机械通气 15～30 min 后，应根据动脉血氧分压、二氧化碳分压和 pH，进一步调整机械通气频率。另外，机械通气频率的设置不宜过快，以避免肺内气体闭陷、产生内源性呼气末正压。如果出现内源性呼气末正压，将影响肺通气/血流，增加患者呼吸功，并使气压伤的危险性增加。

(三)呼吸机吸呼比的设置

"吸/呼时间比"是一个重要的机械通气参数,它反映了一个呼吸周期中吸气和呼气的时长比例。在呼吸生理学中,吸气时长有助于控制氧气的吸入,但也可能会对呼吸系统的正常运行产生一定的负面影响。相反,呼气时长则主要影响二氧化碳的排放。在确定吸/呼时间比的最佳值时,应当充分考虑上述各项因素。

1. 吸/呼时间比设置值的选择

根据病情的不同,在呼吸功能良好的情况下,建议采用 1：(1.5～2)的吸气/呼气时间比。如果存在阻塞性通气功能障碍的情况下,则建议采用 1：(2～2.5)的吸气/呼气时间比。如果存在限制性呼气功能障碍,则建议采用 1：(1～1.5)的吸气/呼气时间比。再者可以根据患者是否存在缺氧或者二氧化碳潴留的情况,同时考虑到患者实际的心功能状况或血流动力学改变情况,对缺氧相对严重的患者,只要心功能状况允许的话,可选择吸气时间适当长一些的吸/呼时间比;对二氧化碳潴留相对严重的患者,则可以选择呼气时间稍长的吸/呼时间比。

值得强调的是,无论缺氧情况如何严重,刚开始进行机械通气调节参数时,不建议应用反比呼吸(1.5～2)：1,即使患者在接受呼吸机治疗之前,已经出现了严重的低碳酸血症。机械通气一段时间后,再结合动脉血气分析指标,以及患者的心脏功能和血流动力学状态,进行相应的调整。

2. 吸/呼时间比设置方法

依据呼吸机类型不同,吸/呼时间比设置的方式有很多种。

(1)直接设置:是最简便的设置方式,即将呼吸机的吸/呼旋钮或开关放在相应的位置。

(2)以设置吸气时间设置:即通过调节吸气时间,达到满意的吸/呼时间比,此法比较麻烦,一般均需计算在呼吸频率固定的前提下,预计设置的吸/呼所需要的吸气时间,然后再将吸气时间旋钮调至相应的位置。

具体的计算方法是

$$60(s) \div 呼吸频率(次/min) = 呼吸周期时间(s/次)$$

$$呼吸周期时间(s/次) \div 预计设置的吸/呼时间比 = 吸气时间(s)$$

例如:所设置的呼吸频率是 15 次/min,预计设置的吸/呼时间比是 1：1.5,计算所需设置的吸气时间(s)：$60(s) \div 15(次/min) = 4$ s(呼吸周期时间)

$$4 \text{ s}(呼吸周期时间) \div (1+1.5=2.5) = 1.6 \text{ s}(吸气时间)$$

所以所需设置的吸气时间为 1.6 s,依次将吸气时间旋钮调至相应的位置,就可以得到预定的吸/呼时间比,当呼吸频率改变时,应重新计算吸气时间,并作相应地调整,否则会使原先设置的吸/呼时间比发生变化。该法操作复杂,目前已很少有呼吸机使用这种方法设置吸/呼时间。

（3）通过调节流速，可以实现两种不同的设置吸/呼时间比。①直接显示：首先，将呼吸频率和潮气量设置为固定值，然后通过调节流速大小，从而实现对所需设置的吸/呼时间比的调节。该方法通过调节流速大小直接显示吸/呼时间比。但呼吸频率或潮气量的大小需要改变的话，则需要再次调节流速大小，以保证吸/呼时间比恒定不变。②间接显示：应用拉计算尺的方法。首先，将呼吸频率固定，然后在计算尺上测算出预期的吸/呼时间比所需要的吸气时间，最后，调节流速旋钮，使得可以从显示屏上直接读取或显示出所需的吸气时间。此外，由于呼吸频率和潮气量变化的影响，还需要经常拉动计算尺，以确保测量出的吸气时间达到预期的吸/呼时间比，再通过调整吸气的流速，以保证吸/呼时间比恒定不变。总之，吸/呼时间比设置重要而方法多变，应该经常检查和核实。当考虑吸气屏气（inspiratory pause）的时候，应当将其纳入吸气的范围内，以确保其准确性。

（四）呼吸机吸入氧浓度的设置

在机械通气中，氧浓度初始值设定一般在 $30\%\sim60\%$，既要纠正低氧血症，又要防止氧中毒。要以最低的吸氧浓度使患者体内动脉氧分压 PaO_2 大于 $60\ mmHg$。吸入氧浓度的设置一般取决于动脉氧分压的目标水平、呼气末正压水平和平均气道压力。如果血气检测中动脉氧分压逐渐恢复，可适当调节氧浓度来维持动脉氧分压的稳定。也可以根据监护仪或者氧饱和度仪监测患者的血氧饱和度，来观察氧浓度参数设置是否合理。如给氧后还原性血红蛋白未能下降可加用 PEEP。低浓度氧为 $24\%\sim40\%$ 维持通气，一般适用于 COPD 患者；中浓度氧为 $40\%\sim60\%$，适用于缺氧而二氧化碳无潴留时；高浓度氧大于 60%，适用于 CO 中毒、心源性休克及严重创伤大型手术后，高浓度氧吸入时间一般不应超过 $24\ h$，否则容易引起氧中毒。

当使用呼吸机进行治疗时，为了尽快改善低氧血症，建议使用较高浓度的 FiO_2（$>60\%$），最高可达 100%，但应该控制在 $30\ min\sim1\ h$。一旦低氧血症得到有效改善，建议将 FiO_2 逐步降低到小于 60% 的安全水平。对于低氧血症未能得到有效治疗的患者，不能仅仅依靠提高 FiO_2 来改善缺氧状况，而应该采取更有效的措施，比如使用 PEEP 等。对于低氧血症有明显改善的患者，建议将 FiO_2 控制在 $40\%\sim50\%$，应尽量将 FiO_2 控制在小于 60% 水平。综上所述，FiO_2 的设定应当尽可能地将 PaO_2 保持在 $60\ mmHg$，以达到最佳的 FiO_2 水平。

（五）触发灵敏度

呼吸机吸气触发机制有压力触发和流量触发两种。即触发呼吸机启动下一次呼吸的参数临界值，呼吸机触发灵敏度应设置相对灵敏的情况但又不至于被误触发。压力触发水平一般在基础压力下为 $0.5\sim1.5\ cmH_2O$；流速触发水平一般在基础气流下为 $1\sim3\ L/min$。由于呼吸机管路和人工气道可能会产生相对附加阻力，为减少患者的额外做功，应将触发灵敏度设置在较为敏感的水平上，压力触发过程中，呼吸周期结束时，吸气阀和呼出阀全部关闭，患者需要在管路里吸气直到达到设定的阈值负压，呼吸机才会送气，病人做的呼吸功相对较高。流速触发过程中，呼吸周期结束时，吸气阀和呼出阀并非完全关闭，而是由一股连续气流从吸气阀送出,经过呼吸管路后,从呼气阀排出。这股持续气流就叫作基础气流(base flow)或偏流(bias flow)。如果病人不吸气,从呼气阀排出的基础气流流量不变,如果病人吸气,呼吸阀排出的气流就会比吸气阀送出的气流有所降低,降低到设定的流速阈值时,呼吸机被触发。在临床实践中,触发值的设定应注意结合病人的病情而调节。也就是说,如果病人呼吸急促、窘迫时,应增大触发的绝对值,以避免呼吸频率过快;如果病人吸气能力较弱,则应降低触发的绝对值,以保证病人的吸气肌能得到有效的休息,并同时保证吸气的同步性。

(六)吸气流速的设置

呼吸机吸气流速是控制呼吸机输送潮气量的速率,吸气流速通常设为 $40\sim100$ L/min。定容型通气模式可以设定吸气流速。定压型模式的吸气流速不可设定,只能监测,受预设压力、呼吸顺应性和患者用力程度影响。相同潮气量,流速快,气道峰压就高,应通过观察呼吸波形、辅助呼吸肌是否用力、测定气道闭合压力等方法来确定合适的吸气流速。设置流速的同时需要选择波形,流速波形包括方波、递减波、递增波、正弦波等,前面两个较常用,方波更适用于循环功能障碍或低血压患者,因为它维持高流量,吸气时间短,峰压高,平均气道正压时间短,较少影响血压;而递减波更适合有气压伤的患者,因为吸气时间长,平均气道正压时间长,吸气峰压低。如果患者呼吸深快、气道阻力大或内源性 PEEP 高,应选择递减波和较高峰流量;如果呼吸平缓、气道阻力较低,可选用方波或递减波,且峰流量偏低。如果患者充分镇静、肌松,采用控制通气,那么对波形和流量无须过分强调。

(七)气道峰压

气道峰压(peak airway pressure)是指整个吸气过程中气道的最高压力,用 P_{peak} 表示,在送气末测得。在潮气量恒定条件下,可反映整体通气阻力的大小。当肺部功能正常时,气道峰压(PIP)的设定范围通常为 $10\sim20$ cmH_2O,而肺部出现病变的情况下,峰压可能会达到 $20\sim30$ cmH_2O,而肺部病变较严重的情况下,峰压可能会超过 30 cmH_2O,甚至在肺出血或急性呼吸窘迫综合征(ARDS)的情况下,峰压也可能超过 60 cmH_2O。影响通气压力的因素很多,如呼吸机的工作压力、设置的 TV,病人的气道阻力等。这些因素均与通气压力成正比,即这些因素的水平越高,通气压力的水平也会越高,一般主张小于 25 cmH_2O 水平为妥,通气压力与肺、胸的顺应性成反比,如肺水肿、ARDS、广泛肺纤维化时,须适当提高吸气压力,才能达到满意的潮气量,吸气压力最高可达 60 cmH_2O,但必须严密观察,防止气压伤。有时为减轻心脏负担,可以缩短吸气时间来补偿。

(八)呼气末正压(PEEP)

呼气终末正压(PEEP)是在应用呼吸机时,于呼气末期在呼吸道保持一定正压避免肺泡早期闭合,使一部分因渗出、肺不张等原因失去通气功能的肺泡扩张,使减少的功能残气量增加,达到提高血氧的目的。外源性 PEEP 可用于增加氧合,当患者出现严重换气障碍时须增加 PEEP,一般在 $4\sim10$ cmH_2O,病情严重者可达 15 cmH_2O 甚至 20 cmH_2O 以上。外源性 PEEP 也会显著减少呼吸功。这对于顺应性低的僵硬肺尤其重要。外源性 PEEP 的使用也会引起一些并发症。正常的呼吸生理学起着负压系统的作用。会降低心输出量，进而导致平均动脉压（MAP）下降。外源性 PEEP 其他不利影响包括其产生气压伤的能力，尤其是通过增加平台压力在非顺应性肺中产生气压伤的能力，以及对右心导管患者血液动力学测量的干扰。临床上使用外部 PEEP 应根据治疗指南及患者具体情况来决定。

(九)呼气末负压

应用间歇正负压呼吸机时，呼气时的负压水平也要设置。虽然呼气时的负压有利于增加静脉回流和心排量，能提高血压，适用于心功能不全的患者，但因其能引起肺泡萎陷和小灶性肺不张，尤其对 COPD 病人。所以，仍然主张逐渐增加，一般首次设置以小于 5 cmH_2O 为妥。

三、参数调节

调整呼吸机参数是正确使用呼吸机的关键，因为这样才能有效地实现治疗目标，避免出现各种并发症，如果使用不当甚至可以导致病人死亡。例如，当机械通气导致气胸时，如果没有及时发现，而是盲目地继续使用呼吸机，将会加剧低氧血症，从而加速病人的死亡。

在选择使用呼吸机时，需要根据患者的动脉血气分析水平以及心血管系统状态来决定各项参数。要尽量减少对肺组织气压伤的可能。

在临床实践中，为了确保呼吸机的有效运行，应当遵循以下基本原则。

(1)通过调节呼吸压力，使新鲜空气能够有效地进入肺泡，从而实现气体的有效交换。

(2)根据每公斤体重，确定机体所需的通气量。

(3)尽可能使用自动同步的模式来避免人机对抗。

(4)为了确保患者的安全，应该调整必要的报警参数，例如窒息、高压和低压等。

(5)通过调整治疗模式和参数，帮助患者逐步脱离呼吸机。

(一)动脉血气分析指标

动脉血气分析指标是评估呼吸机治疗参数的重要手段，它可以帮助医护人员更精确地了解患者实际情况来调整治疗参数。一般在使用呼吸机 20～30 min 后，就会对患者进行常规动脉血气分析，以便更好地观察和评估治疗的有效性。其中，PaO_2 和 $PaCO_2$ 是最主要的指标。

1. PaO_2

血氧分压 PaO_2 指血液中的氧分子所产生的张力。动脉血氧分压的高低，主要取决于吸入气体的氧分压和外呼吸的功能状态。PaO_2 低于 60 mmHg 是评估患者是否患有低氧血症的重要参考指标，而在接受呼吸机治疗的患者中，纠正低氧血症是评估呼吸机治疗的重要依据。

如果患者在使用呼吸机进行治疗之后,他们的血氧分压 PaO_2 大于 60 mmHg,这表示他们的低氧血症已被纠正。使用的呼吸机的治疗参数是适宜的。

在经历了一段时期的呼吸机治疗之后,若低氧血症依然无法达到理想的改善效果,应考虑调整其他参数来改善患者的情况。

2. $PaCO_2$

$PaCO_2$,又称动脉血二氧化碳分压,指物理溶解的二氧化碳所产生的张力。是衡量肺泡通气情况,反映酸碱平衡中呼吸因素的重要指标。呼吸性酸中毒预示通气不足,即高碳酸血症;呼吸性碱中毒预示通气过度,即低碳酸血症。

当病人出现过度通气,患者的动脉血二氧化碳分压水平低于 35 mmHg 时:一般可通过降低潮气量、缩短呼气时间(调整吸/呼时间比)等方法进行调节。

当病人出现通气不足,患者的动脉血二氧化碳分压水平超过 50 mmHg 时,确保呼吸道通畅后,可以考虑调整通气参数来改善患者的呼吸状况。

(二)心功能和血流动力学状况

当选择适当的呼吸机参数时,需要考虑患者的心脏功能和血流动力学状况。如果患者患有严重的心功能障碍和血流动力学紊乱,例如心力衰竭或血压异常等,那么就需要谨慎使用一些呼吸机的功能,例如 PEEP、吸气末屏气、吸气延长及反比通气等。但是,如果患者的心脏功能和血流动力学稳定,就无须担忧上述问题,大胆使用各种对纠正缺氧和二氧化碳潴留有效的通气模式和功能。

(三)肺组织气压伤

肺组织气压伤(pulmonary barotrauma,PBT)是指当肺内压相对于外界环境压力过高或过低时,肺组织和肺血管被气体撕裂,肺泡内气体沿撕裂空隙进入肺血管和破损后的组织间隙,产生气泡栓塞及气肿等变化而造成的疾病。当使用呼吸机进行治疗不当时,可能会导致肺气压伤。为此,在机械通气时,既不能忽视病人可能存在的易发因素,如先天或后天性肺大疱、肺损伤,也要熟悉了解容易引起气压伤的通气功能和模式,如 PEEP、PSV、高 TV 等。如因病情需要,确须使用上通气模式或功能时,为了保护患者的安全,应密切观察是否出现肺组织气压伤,并及时处理。对于没有肺组织气压伤易发因素的患者,也不能忽略机械通气过程中可能产生的肺组织气压伤。

四、呼吸机报警管理

呼吸机是一种重要的生命支持类设备,呼吸机报警是对病人的一种保护性措施,使病人获得安全有效的治疗。因此,生命支持设备需要包含报警技术系统,重在关注和判定紧急报警的不同水平。

(一)报警设置

(1)变量反应:是呼吸机必须对更改设置或引起呼吸力学上的变化做出反应的能力。

变量的安全范围是通过预先设定的阈值来确定的,用来防止操作者调节参数时,设定出超出安全范围的数值,以确保患者安全。

(2)报警临界值的选择:通常是定在对可能发生的问题非常敏感的水平上。完美的报警器应当是100%的敏感性和100%的特异性。每一台呼吸机都有一个由治疗医生根据病人的具体特点设定的临界值。一般是声学(听觉)和光学(视觉)两种报警系统使医生发现呼吸机的变化。国际标准组织ISO建议视觉报警的两种颜色为红色和黄色。声音报警的要求是无须刺耳,不必是连续性的,可以被片刻中断(silence,即静音),可以持续1~2 min。

(3)报警信息显示规则:①当某个报警被触发时,它会产生一个或者多个相关的报警,这些报警被统称为附属报警,原报警为主报警;②这些附属报警的意义在于它们提供的有关主事件的分析信息;③主报警引起的相关附属报警级别小于或者等于主报警级别;④时间上先发生的报警不可以作为后发生报警的附属报警。

(4)报警(alarm)以紧急程度来分层:为便于医务人员做出相应速度的反应以保证病人的安全。高级报警预示处于危险状态,是紧急的具有生命危险的事件,必须马上做出反应;中级报警预示有不正常的情况,可能是呼吸机事件,如果不能正确处理可能威胁生命,需要迅速做出反应;低级报警预示通气有状态改变,可能是病人本身方面的事件。警报的目的是及时发现危险,以防止造成严重的后果。

(5)报警设置原则:①尽快通知相关医务人员,及时发现报警原因,将可能造成的伤害降到最低;②根据报警,制定有效的相应措施并解决问题;③熟悉报警的紧急程度;④提供快捷、简单的报警功能设定。

(二)报警的处理

在日常呼吸机的使用过程中,处理呼吸机报警时,首先应检查患者的气道是否存在堵塞,是否能完成基本的通气和氧合功能。如果不能完成通气或者氧合,应立即将呼吸机和患者分开,并用简易呼吸气囊对患者进行通气保证患者安全。呼吸机连接模拟肺,检测能否正常通气,来判断引起报警的原因是发生在患者端还是机器端。如果没查明报警原因而盲目消除报警,可能造成严重后果。作为医疗工作者,应当熟悉掌握报警信息和报警级别,报警处理时要以患者的生命安全作为首要考虑问题。如果呼吸机本身出现故障并不能立即排除故障,应继续使用简易呼吸气囊辅助通气,并及时更换呼吸机。在更换呼吸机时,应快速设置好患者类型、呼吸模式、通气参数、报警参数等,连接好呼吸管路与模拟肺,测试呼吸机正常运行后再连接患者。避免没有经过完整测试的呼吸机直接用于患者,出现故障报警导致延误病人上机。

(三)报警机制

呼吸机报警可以通过声音或光线来实现,美国呼吸治疗学会(AARC)推荐将呼吸机报警按其紧迫和危险程度分为3个等级:第一级别,危害生命安全的报警;第二等级,可能危害生命安全的报警;第三等级,虽不危害生命安全但需要医护人员注意或警惕的报警。大部分呼吸机将第一级别报警设置为紧急的尖叫声报警,将第二、三级别的报警设置为声音柔和、灯光闪烁的报警,医务人员可以根据报警声音和灯光来判断报警等级。在呼吸机使用过程中,报警是对患者的一种保护性措施。

呼吸机报警一般包括三方面的原因:

①由于呼吸机参数设置不当、管路弯曲或脱开、呼吸机故障等原因;

②患者因素,如咳嗽或气胸等;

③人工气道因素,如人工气道阻塞、扭曲、脱出等。

一旦呼吸机报警,医务人员必须立即查看,判断报警原因并尽快解决,必要时断开呼吸机用简易呼吸器辅助患者呼吸以便于查找原因,明确报警原因后立即处理,保证患者的安全。

(四)常见报警参数

1.窒息报警

窒息报警是在一定时间内,呼吸机没有监测到呼吸而发生的一类报警。此时既没有自主呼吸,也没有机械通气,这个时间段称为窒息时间 T,窒息时间只能通过窒息通气模式里设定。当病人成功触发两次呼吸后,窒息报警自动复位,这意味着病人的吸气动力能够维持正常通气。窒息报警产生的主要原因:①患者自身原因,使用辅助机械通气模式下,患者无力触发或者患者呼吸频率太低;②呼吸机回路泄露导致机器监测不到触发信息;③操作者因素,使用辅助机械通气模式时,窒息报警时间设定不正确或容量阈值设定不正确。

2.回路脱开报警

回路脱开报警是指呼吸机管路与病人或者呼吸机连接处脱开。在该报警期间,呼吸机停止机械通气。当管路被重新连接后,报警自动复位并恢复正常通气。病人回路脱开报警是很重要的,特别是当病人不能自主呼吸时。进行常规吸引痰液期间,能够检测到呼吸回路脱开,从而避免呼吸模式的变化,不进入窒息通气。

3.高压报警

是指当前的气道压力大于或等于设定的高限。高压报警可以发生在所有通气模式的指令呼吸和自主呼吸中,也可以发生在吸气相和呼气相,或回路严重阻塞时。提示气压伤的危险,也可提示要求使用其他模式。

气道压力增高的常见原因有以下几种。

(1)高吸气流速。

(2)呼吸机回路或气道阻力增高,譬如气道内有分泌物潴留、气管插管的位置改变而导致的扭曲、气道水肿、气管或主支气管内出现狭窄或异物等。

(3)患者自身原因,人机对抗、支气管痉挛、胃肠胀气、呼吸道分泌物增加。

(4)肺泡的过度膨胀。

(5)呼吸机故障,呼出阀或者吸气阀故障、压力传感器故障。

4.低压报警

是指当前的气道压力小于或等于设定的低限。常见原因是漏气,包括呼吸机本身、回路(积水瓶、螺纹管及连接处等)、Y型管、气管套囊等方面的漏气。有时病人自主呼吸用力很强时,也会低压报警。

5.高呼出潮气量报警

高呼出潮气量报警是指机械呼吸或自主呼吸时所监测到的呼出潮气量大于所设定的呼出潮气量的上限,能够监测呼出潮气量的升高,防止在压力控制通气或压力支持通气时的过度通气,可以关掉报警以免误报警。但在容量切换时过度通气与顺应性增高无关,因为潮气量是由医生选择预先固定的。

6.低呼出潮气量报警

包括指令呼吸和自主呼吸两种。指令呼吸模式下的低呼出潮气量报警是指所监测到的指令潮气量低于设定的潮气量的下限,能够监测容量切换通气时的阻塞、漏气或压力切换通气时的顺应性或阻力改变。而自主呼吸的报警是指所测得的自主潮气量低于设置的潮气量的下限,能够检测漏气或单次呼吸期间病人呼吸力的改变。

7.高每分通气量报警

是指测得的每分通气量(指令呼吸的或自主呼吸的)大于或等于设置的每分通气量的上限。提示呼吸频率过快,病人有可能存在高热、人机关系不协调、代谢性酸中毒等情况。

8.低每分通气量报警

是指测得的每分通气量(指令呼吸的或自主呼吸的)小于或等于设置的每分通气量的下限。能够检测回路的漏气或阻塞、顺应性的改变和阻力的改变。

9.高呼吸频率报警

是指所测得的呼吸频率大于或等于所设置的呼吸频率的上限。能够检测呼吸急促,也能够指示潮气量太低或病人的呼吸功增加。

10.高氧浓度报警

是指在呼吸任一时间的氧浓度超出所设置的氧浓度的误差百分比并至少持续30 s。在纯氧吸痰、窒息通气、回路脱开或空气输入压力过低时,高氧报警限值会自动调节。因为在这些情况下,氧浓度的变化是可以预料的,呼吸机在30 s后会发出高氧浓度报警,以避免由于暂时的氧浓度波动而发生的误报警。

11.低氧浓度报警

是指呼吸期间所测得的氧浓度低于设定的氧浓度以下允许范围至少持续30 s。虽然呼吸机能够自动设定低氧报警,但是氧传感器有时可人为地关闭(不使用)。当由于窒息通气、回路脱开或无氧供应报警而使氧浓度改变时,呼吸机会自动调整低氧浓度报警。该报警能够检测气体输送或氧浓度传感器的故障,确保病人得到足够的氧气。在窒息通气、回路脱开或空气输入压力过低时,低氧浓度报警限值能够自动调节。因为在这些情况下,氧浓度的改变是可以预料的。

第三节　呼吸机日常保养

日常保养是及时消除呼吸机隐患、避免损坏、提高抢救成功率及延长呼吸机使用寿命的重要环节。保养工作一般根据呼吸机性能及附件使用寿命的要求,定期清洗、消毒管路,更换消耗品,检测主机功能等。由于呼吸机价格昂贵,种类繁多,结构复杂,各自的性能保养要求不同,故应该由接受过专门训练的人员负责管理。

一、三级保养制度和日常保养工作

(一)三级保养制度

为了确保呼吸机的安全性、可靠性,延长呼吸机的使用周期,提高呼吸机的完好率,以及降低后期的维护成本,我们应该根据呼吸机的特点和使用频率,制定一套切实可行的三级保养维护制度,以确保临床科室的医疗工作能够顺利进行。

(1)一级保养(即日常维护保养):一级维护是指临床科室进行的维护,以确保医疗设备的正常运行。这包括对其外观进行定期擦拭、清洁、消毒,设备运行需要的附件(如流量传感器、呼出阀、湿化器、电源线等)的检查,呼吸机定期的自检等。在发生故障时,应及时向相关部门汇报,并建立详细的维护使用记录。

(2)二级保养:医学工程处的工程师会定期按照设备的技术手册对设备进行二级保养,包括对其性能的检查、各个参数的校准、设备内部的除尘和清洁。为了确保设备的正常运行,建议保养周期为半年一次,并详细记录维护保养内容作为设备档案并存档。

(3)三级保养:指的是指由厂家技术人员对设备的全面性能检查和更换保养套件,同时给出完整的检测报告和维护报告,并由设备管理部门存档,旨在确保医疗设备的正常运行。建议保养周期至少每年一次。

(二)日常保养的主要工作内容

呼吸机的日常维护保养是为了保证呼吸机完好率,随时处于备用状态,应对随时可能发生的抢救情况。由于呼吸机结构复杂,品牌型号较多,呼吸机的日常维护保养应由使用科室的专人负责,做好外观检查、清洁消毒和使用前开机检测。

1.维护保养的要求

(1)根据呼吸机的使用年限、维修频率、使用频率等因素制订出呼吸机维护、保养方案,至少保证每年进行两次保养。

(2)定期检查呼吸机的易损部件,如流量传感器、氧传感器、呼出阀膜片、过滤网、密封圈等。按照生产企业的维护要求或实际使用情况进行维护。

（3）根据厂家的建议保养周期或者实际使用情况定期更换易耗部件。

（4）详细记录维护保养的具体日期、维护人员、维护内容和维护的质控检测，并将其归档保存。此外，还要记录呼吸机自检的时间、结果和参与者，并将"备用"标识牌悬挂在检测合格的呼吸机上，最好使用机罩进行防尘，并将其统一摆放，以便于随时取用，以确保"备用"状态的呼吸机随时可以抢救患者。

2.维护保养内容

（1）在准备使用呼吸机之前，应该选择合适的管路，并将其安装，以确保它能够随时使用。在管路安装完成后，必须进行自检。这些自检通常包括传感器、安全阀、氧电池、空氧混合器、报警系统、管道系统的密封性、阻力和适应性等方面。检测结果一般分为通过（passed）、报警（a-lert）与失败（failed）。检测结果为"报警"，说明该项目已经出现问题，但尚不影响临床使用，须尽快进行解决；若结果为"失败"，则不能使用，应根据提示及时维修。

（2）呼吸机若无自检功能，可进行手动检测。手动检测时采用容量控制模式，设定参数后观察监测的呼出潮气量、PEEP、送气频率与吸入氧浓度，然后对比监测值与设定值的差别，以此检测呼吸机性能。各品牌呼吸机默认的正常值范围有所不同，以 Maquet Servo 呼吸机为例，若监测的呼出潮气量在设定值的±10％、监测的 PEEP 在设定值的±2％、监测的吸入氧浓度在设定值的±5％、设定的频率与监测的频率一致，说明呼吸机与管路系统正常。手动检测报警系统时，首先预设报警范围，然后按模拟肺，通过手控模拟肺，人为制造超过报警范围的通气，即可检测呼吸机声光报警系统是否完好。

（3）对于带有空气压缩机的呼吸机，开机前必须先连接上气源，即先连接氧气快速接头，打开空气压缩机电源，待空气氧气压力稳定后，再打开呼吸机主电源。呼吸机关机顺序是先把空气氧气断开并开到待机模式，等到呼吸机内部无压力且进气阀关闭，再关闭呼吸机电源。在使用过程中，应确保不能有任何物品，特别是液体在呼吸机主机上方，以免液体渗入主机内部造成电子元件的损坏。呼吸机一旦出现故障，应立即停止使用，并由专业人士对呼吸机进行检修。此外，为了确保设备的安全，建议每 5 000 h 对设备进行一次全面的维护和保养，以便保障呼吸机的安全使用。

（4）空气压缩泵的保养非常关键，因为它由多个机械零部件组成。一般来说，当空气压缩机运行 5 000～8 000 h 后，就应该进行定期的维护保养，其中包括对泵的阀门、活塞圈和马达进行除尘。气路部分维护的重点在于定期检查水气分离器，包括更新铜芯过滤器、垫圈、去除内壁的污垢、检查空气压缩泵各部分管路的连接状态。

（5）在使用瓶装氧气作为氧气源时，必须定期对氧气钢瓶和减压阀的安全状况进行检查，并保持压力表和减压阀的清洁。一旦发现氧气的压力低于 0.05 MPa（5 kg/cm²），就必须停止使用，及时更换氧气钢瓶。

（6）在使用期间，也要注意呼吸机的维护，包括将积水杯放置在最低点，及时将积水杯的液体排出，在湿化罐中注入适当的灭菌注射用水，以及定期对流量传感器进行校准等。

空压机保养前后对比如图 6-1 所示,氧气流量表及减压阀如图 6-2 所示。

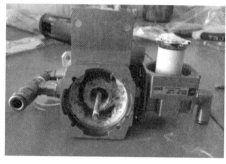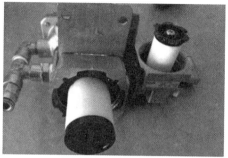

图 6-1　空压机配件保养前后对比

（左边为保养之前,右边为保养之后）

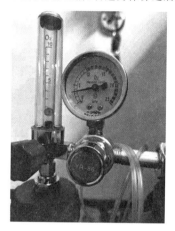

图 6-2　氧气流量表及减压阀

3. 常见呼吸机的特别维护事项

（1）消毒:对于重复使用的部件消毒应结合厂家的清洁消毒方案和院感部门的要求来操作,在进行清洁和消毒时,必须严格遵守使用说明书的操作,以避免消毒不到位或者对设备及其附件产生损坏。

（2）校准:在使用过程中,某些呼吸机如 Drager Evita 2 cap 需要手动校准传感器,须在查看监测参数之前进行校准,以保证参数的准确。Maquet 的呼气盒可在 Servo 系列呼吸机中通用,但在每次安装后须进行自检。

（3）雾化吸入时:当采取雾化吸入技术时,由于会有较多的气溶胶进入管路,这可能会对呼出端的流量传感器造成损坏,此时应尽量选择气雾剂型药物进行雾化吸入治疗,或在使用喷射雾化器时在呼出管路末端加一个一次性滤器,以过滤气溶胶。

（4）过滤网（trap valve）简称滤网,是一种网状过滤装置,是呼吸机的常备净化装置。安装在呼吸机的空气入口处,空气须经过该装置过滤、净化后,才能进入空气压缩泵或呼吸机。一般需要每周检查一次,并定时清洗或更换,避免滤网被灰尘堵塞,影响呼吸机的运转,如图 6-3 所示。

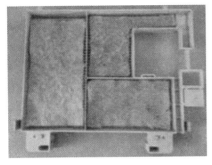 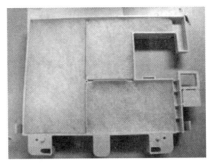

保养前　　　　　　　　　　　　　保养后

图 6-3　呼吸机过滤网保养前后对比图

二、常见易损件管理

(一) 氧电池

氧电池又称氧气传感器(oxygen sensor)、氧浓度传感器、氧电极等。它可以测量呼吸机内混合气体的氧浓度,测量范围为 0%～100% 氧浓度。目前使用较多的是化学氧电池和顺磁氧电池。

在有效使用寿命期内,氧电池的输出电压值会保持相对的稳定。但如果氧浓度的监测值与预设的范围偏差较大时,呼吸机就会发出氧浓度偏差报警,这时候就应该对氧电池进行定标。标定结束后报警仍然存在,大概率是氧电池失效,但并不排除机器本身可能产生的故障,需要进一步判断。通常来说,氧电池的使用寿命只有一年。顺磁氧电池通常不需要定期更换,但由于其对外界气体压力的变化非常敏感,因此必须要进行压力补偿。

1.性能检测:氧电池失效的判断

当呼吸机发出氧浓度偏差报警时,即测量值与设置值结果存在出入。先检查氧源问题,看氧气压力(240～600 kPa,一般在 400 kPa 左右)、流量(一般在 120 L/min)、氧浓度(100%)是否正常,另外考虑空氧混合器是否正常,排除以上可能,如果氧浓度测量值与设置值比较偏差超过 10% 至 30%,可判断为氧电池已经失效。有些厂商对氧电池的检测是分别在 21%、100% 氧浓度环境下测氧电池输出电压(假设分别为 x、ymV),如果两者的输出电压与出厂设定值偏差超过 5% 则认为氧电池失效。另一种更直观的方法就是利用氧浓度计来核对。通过带显示屏的氧浓度计,能在短时间内测出氧气浓度,精度可达到 1%～2%。当呼吸机出现氧浓度偏差报警时,可在通气管路吸入端中接入氧浓度计,观察氧浓度计的测量值,并与呼吸机监测的氧浓度值做对比,偏差超过 5%,则认为氧电池失效。

2.更换标准:氧电池的定标

如果氧浓度测量值与设置值比较偏差超过 2%,并且为第一次出现,那么,可以尝试对氧电池进行定标。化学氧电池随着使用时间的延长,其能量不断消耗,相同氧浓度环境下氧电池输出电压发生变化,导致氧浓度监测值和设定值不一致,所以定标是非常重要的,如果定标能通过,说明氧电池还没有完全失效,在这种情况下,氧电池还可以继续使用。

一般定标的原理:将输出氧浓度分别设定为 21% 和 100%,然后调节氧电池增益,使测量值和设置值保持一致,如此反复多次仍无法调到 21% 和 100%,通常说明氧电池需要更换,待两点定标完成后,在 21% 和 100% 输出范围内,多点比较氧浓度设定值与显示值,如果偏差在 5% 以内,说明氧电池控制和监测基本没有问题。定标通过不代表氧电池就是好的,因为大部分为两点定标,氧电池坏了一般情况下定标通不过。目前,呼吸机一般都采用自动定标。不同品牌不同型号的呼吸机氧电池定标过程不一样。有些型号呼吸机可以在通气过程中进行校正氧传感器,如德尔格的 Evita 4、泰科的 PB840 等。有些型号呼吸机则必须在待机状态下进行校正氧传感器,如泰科的 PB760。

3. 兼容氧电池选择

化学氧电池的使用年限只有一至两年,质量好的氧电池寿命能达到三年,使用寿命受设备工作环境影响,如在高氧浓度或高温环境下使用,氧电池使用寿命会缩短。

因为原厂氧电池价格太贵,很多医院尝试选择兼容氧电池。氧电池的兼容选择不单单是外形大小及接口,一般兼容厂家都有产品替换目录。目前,氧电池兼容厂家主要有德国 IT、EnviteC、美国 Teledyne、英国 City Technology 等公司。对市场上常见的呼吸机品牌如 NPB、Ohmeda、Drager、Hamilton 等的氧电池都有相应的兼容替换产品。

Maquet 呼吸机 Servo-i 及 Servo-s 的氧电池里面带记忆芯片(记忆芯片内包括氧电池序列号、更换 E_i 期、有效时间等),因此没有正规的兼容氧电池,但是目前国内市场具有很多在售的兼容氧电池,大多的是非正规公司生产的。更换新的氧电池必须做自检,电池的序列号及容量都能在状态栏里显示出来,目前还没有可以替代的产品。

化学氧电池属于呼吸机耗材,而进口氧电池价格昂贵,某些科室考虑到成本效益,觉得氧电池作用与调节氧浓度无关,仅仅起到监测的功能,所以就关闭氧浓度监测功能,以减少氧电池的消耗,这种行为是危险且不负责的。因为氧电池是用来监测呼吸机机械通气的氧气浓度是否达到预设值的重要手段。作为医院设备管理部门和设备使用部门,应正确认识氧电池在呼吸机中的重要作用,定期进行相关安全性能检测,保证设备正常运行。

(二)流量传感器的保养

在临床应用中,呼吸机的流量传感器是一个易损部件,特别是呼出端的流量传感器,更是极易被污染和损坏,而且价格也比较昂贵。

1. 流量传感器的清洗

随着持续的机械通氧,患者的分泌物、冷凝水和雾化治疗剂的残留物都有可能会被吸附在流量传感器的铂金丝表面,从而降低其准确性。严重的可见到传感器有霉斑,用酒精浸泡也无法彻底清除。这时可用多酶清洗剂进行清洁。

由于酶遇水后即被激活,因此必须现配现用。由于水温过高会使酶的活性降低,水温应保持在 30～40℃。清洗液的配比比例应按使用说明来配。

通常情况下,将流量传感器在多酶清洗剂中浸泡 2～10 min 即可,污染严重者可浸泡数小时,甚至浸泡 24 h。取出后可立即放入酒精中进行消毒。

如果没有多酶清洗剂,也可用有机溶剂(如汽油)进行浸泡(时间为 30 min),取出后自然晾干。

2. 流量传感器的消毒

常用的消毒方法是将流量传感器浸泡在 75% 的酒精中,时间为 30～60 min,取出后自然晾干。如果流量传感器污染较严重,则应分两步走,先进行清洗,再消毒。可用的消毒药液还有 2% 的戊二醛溶液、酸性氧化电位水等,浸泡时间为 30 min。

需要注意的是,有的流量传感器的电极部分不能浸泡,操作时应采取措施避免电极部分沾上液体。

其他消毒方法还有气体熏蒸法(环氧乙烷气体)、高压蒸汽灭菌法(134 ℃)。

3. 不同类型流量传感器的保养要求

根据流量传感器的性能特点,结合呼吸机的日常使用,应该根据其不同形式和不同应用部位的流量传感器,采用不同的维护保养措施。例如,测压式流量传感器可以通过药物浸泡或气体熏蒸的方式进行消毒;热丝式流量传感器可以通过气体熏蒸或高压蒸汽灭菌的方式进行消毒;超声式流量传感器可以通过药物浸泡或气体熏蒸的方式进行消毒,部分流量传感器可用高压蒸汽灭菌。具体如下。

(1)压差式流量传感器通常包括两种类型:内置式和外接式。内置型为吸入式,外置型为呼出式,按设置位置可分为近端型和远端型两种形式。近端型的材质一般为有机材料,所以多为一次性使用,该传感器被放置在靠近患者插管或气管插管的地方,容易被患者分泌物影响准确性。远端型安装在呼气回路的末端,可配置过滤保护器,其材质一般为耐用的铝合金或有机材料。维护近端和远端压差式流量传感器,以保持流量传感器的清洁,通常采用多种方式,如浸泡、气体或高温。在清洗过程中,一定要注意冲洗内部的时候,水流不能太大,否则会造成限流片变形,影响测量准确性。

为了避免冷凝水进入而影响传感器的精确性,日常使用时应将检测孔放置在上方。对于耐用型的传感器,可以采取多种清洁和消毒措施,例如浸泡、气体或高温等。在使用液体清洁时,应尽量避免过度冲洗,以防止限流片受损。

(2)压力感应式流量传感器的测量通道较小,它们很容易被呼吸道的分泌物、灰尘等附着,监测准确性受影响。使用时尽量加上过滤器,并定期用酒精浸泡清洁和消毒,自然晾干后使用。

(3)热丝式流量传感器使用时对于安装在远端的,建议最好使用细菌过滤器,可以保证检测精度和延长热丝使用的寿命。耐用型设计的可以用气体、液体或高温消毒,液体清洁一定要小心地将其进行浸泡,避免传感器的热丝断裂。

热丝式流量传感器可以根据其安装位置的不同而分为外置型、内置型和耐用型三种。

其中,外置型由有机材料制作,有一次性和耐用型两种。由于安装和检测的位置靠近患者插管或气管插管,会受到分泌物的影响。内置型安装在呼吸机呼气回路的末端,通常由耐用的有机材料制造,不受分泌物影响。无论何种热丝式流量传感器,它们都会因为热丝的破裂而受到损伤,其中最常见的原因就是患者的呼吸道分泌物黏附在传感器上,从而腐蚀传感器。因此必须保持热丝流量传感器的清洁,目前的消毒方式主要通过气体、液体或高温消毒,消毒时注意避免在液体中剧烈摇晃,造成热丝的断裂。

(4)超声式流量传感器以根据其安装位置的不同而分为外置型、内置型两种,使用时不会受到患者呼吸道的分泌物影响,故而维护保养相对其他类型的流量传感器有较少的工作,对于超声式流量传感器的清洗,一般采取气体或者液体的方法,个别的可以使用高温来进行消毒。在进行清洗的过程中,一定要避免过度的冲刷,否则会损坏晶片,并且在完成消毒清洁后,确保电信号接头处的干燥。

(三)蓄电池

呼吸机一般都配置内部蓄电池,以保证在停电的场合下,呼吸机还可以正常使用。当呼吸机接通外部电源时,不论是否开机,都可以对电池充电。在突然断电的情况下,系统将自动使用电池对呼吸机进行供电,而不会导致呼吸机工作的中断。当外部电源在指定时间内恢复供电时,系统停止使用电池供电,自动使用外部电源供电,保证呼吸机的连续工作。蓄电池通常分为铅酸类电池或锂电池,使用保养时要结合蓄电池的类型来制定相应的措施。

1.电池使用指导

临床使用部门和设备管理部门应定期检查和更换电池,根据厂家使用说明书定期更换电池。电池的使用寿命取决于使用的频率和时间。如果对电池的维护盒存储适当,蓄电池的使用寿命会达到厂家使用说明书的预期。如果不正当地使用电池,其寿命可能缩短。

2.优化电池性能

第一次使用电池时,应优化电池,进行不间断的充电,然后放电直至呼吸机关机,再进行不间断的充电。电池使用过程中,应定期进行优化以维持其使用寿命。

优化时,可参照以下步骤进行:

①断开呼吸机与患者的连接,关闭呼吸机;

②将呼吸机接通外部电源,对电池不间断地进行充电10 h以上;

③断开外部电源,使用电池对呼吸机进行供电,直至呼吸机关闭为止;

④重新将呼吸机接通外部电源,对电池不间断地进行充电10 h以上;

⑤该电池优化完毕。

3.检查电池性能

为了确保安全,医疗设备使用人员必须每半年对其电池性能进行一次测试。此外,在呼吸机维修前或者怀疑电池故障源时,也需要进行电池性能检查。电池的性能可能会随着电池使用时间的增加而下降。检查电池性能时应:

①断开呼吸机与患者的连接,关闭呼吸机;

②将呼吸机接通外部电源,对电池不间断地进行充电 10 h 以上;

③断开外部电源,使用电池对呼吸机进行供电,直至呼吸机关闭为止;

④电池供电时间的长短即反映了电池的性能。如果电池的供电时间明显低于使用说明书中的时间,建议更换电池。

4.电池存储

存储电池时,请务必确认电池的正负极不会与任何金属部件相连,并且要把已经充好的电池放置于 15～20 ℃ 的阴凉、通风的环境。如果呼吸机长期不用,应将电池取出,否则电池会过量放电,使充电时间明显加长。如果将电池放置在 38 ℃ 以上的温度下,它的预期使用寿命将会显著降低。

5.电池回收

如果电池有明显的损坏,或者电池无法存储电量时,应进行更换,并将其正确地回收。蓄电池的寿命和电池的类型、使用频率、保养情况、使用环境都有较大的关系,一般为 2～5 年。处理废旧电池时,应遵循相应的法规。

(四)模拟肺

呼吸机模拟肺是机械通气应用过程中必不可少的配件,在患者行机械通气前、改变通气模式及撤离呼吸机的过程中,须将模拟肺及呼吸机管道与呼吸机连接,进行呼吸机工作状态的检查和工作参数的调节。也可通过模拟肺来判断呼吸机报警是由患者因素引起还是呼吸机功能失常所致。以保障患者机械通气安全,在 ICU 使用频繁。但是模拟肺极易被污染,并且不易被彻底消毒。被污染的模拟肺可将各种致病菌带入呼吸机管道接口处,成为机械通气患者呼吸机相关性肺炎(VAP)的传播媒介。目前尚无有效措施切断模拟肺作为传播媒介在不同患者之间存在的交叉感染链。

模拟肺的管理多采取分散式的管理,各医院 ICU 对模拟肺的消毒管理重视程度不一且无统一的消毒管理措施。尽管对模拟肺实施规范化管理后有助于降低 VAP 的发生及使用中模拟肺的带菌率,但仍须进一步循证,同时如何根据呼吸机的使用率来配备模拟肺的数量、模拟肺的最佳终末消毒方式等问题仍须进一步的临床调查研究。

1.夹板模拟肺

夹板型模拟肺是在皮囊型的基础上增加双面硬塑料夹板,相较于皮囊型模拟肺,夹板型模拟肺的功能全面,用途也较为广泛。一方面,可通过顺应性调制夹或者用不同重量的重物压住夹板来模拟不同患者的气道阻力和肺顺应性;另一方面,也可以徒手掰两侧夹板模拟病人的自主呼吸,实现一物多用。但由于夹板型模拟肺的结构复杂,其生产成本较高,价格 1 000～3 000 元不等。此外,原则上模拟肺每使用一次后均须消毒,也会增加临床科室的使用成本。

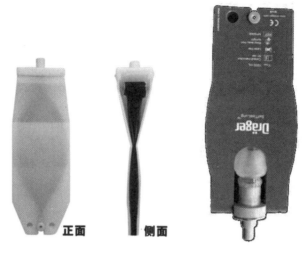

图 6-4 夹板模拟肺

在夹板模拟肺的基础上,为了更好地模拟病人的呼吸顺应性,市面上有一些可调节顺应性的夹板肺,通过调节顺应性调制夹具,以适用于不同的潮气量。其结构和使用如图 6-5 所示。

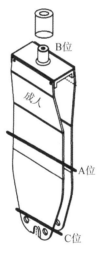

3. 潮气量400~600 mL/min将RP20气阻适配器置于B位,R=2 kPa/L/s

4. 潮气量800~1 000 mL/min,RP5气阻适配器已永固定肺入气口,R=0.5 kPa/L/s

1. 将顺应性调制夹具置于A位,C=200 mL/kPa,潮气量适用于400~600 mL/min

2. 将顺应性调制夹具置于C位,C=500 mL/kPa,潮气量适用于800~1 000 mL/min

图 6-5 带有顺应性调制的夹板模拟肺

2. 呼吸气囊

气囊型模拟肺是由硅胶制成的皮囊和设置在皮囊内的两个膜片组成的。气囊型模拟肺多用于麻醉机的使用前模拟,很少用于呼吸机的模拟。一般地,呼吸机的预先检查需要使用模拟肺模拟患者的肺部真实运动,即在肺顺应性和气道阻力方面,表现为对气囊的扩张须有一定的阻力,而气囊的充气扩张的阻力较低。同时,将气囊用于呼吸机的模拟检查时会出现检测仪与呼吸机潮气量等参数示值出现较大偏差的情况。呼吸气囊如图 6-6 所示。

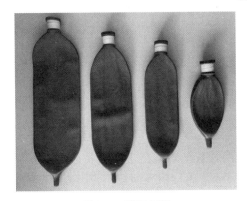

图 6-6 呼吸气囊

3.可调节模拟肺

可调模肺简言之就是可以调节的模拟肺,根据模拟肺功能的复杂程度,其可以调节的模拟参数有顺应性、阻力等,因此既可以模拟行机械通气患者肺的顺应性变化,也可以模拟患者呼吸系统气体传输部分呼吸阻力的变化。而行机械通气的患者的呼吸系统的变化主要是呼吸阻力和肺顺应性的变化,因此我们完全可以使用该可调模肺模拟患者呼吸系统的变化,进而为检测、比较和了解呼吸机提供便利条件。精密可调节模拟肺如图 6-7 所示。

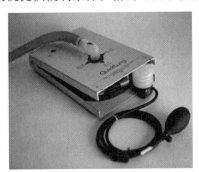

图 6-7 精密型可调节模拟肺

在实际临床应用中,可调模肺主要是测量各呼吸机在相同的通气模式下,设置相同的相关参数来观察其潮气量的控制精度和控制稳定性。一般情况下,测试条件都是使各呼吸机工作在定容通气模式下,同时设置流速波形、呼吸频率、峰值流速、呼气末正压、流量触发灵敏度、吸入氧浓度等与该通气模式相关的参数为相同数值,通过测试模拟肺不同顺应性下各呼吸机在所设定的不同潮气量情况下所监测到的呼出潮气量的准确性和稳定性,来检测和比较各呼吸机的情况。

可调模肺在呼吸机中的应用概括来说主要有以下几点临床应用。

(1)可辅助监测呼吸机从购入到报废全生命周期的性能指标衰减过程,为更新呼吸机提供科学依据。

(2)可辅助呼吸机的日常检测,为保证呼吸机始终处于良好工作状态提供科学依据。

(3)可辅助选购呼吸机,为临床医生和医工人员选购性能更好的呼吸机提供科学依据。

（4）可辅助教学，为临床医生和医工人员熟悉呼吸机的操作奠定基础。可调模肺在辅助呼吸机检测以及辅助临床教学方面将会起到越来越重要的作用。医工人员用好可调模肺这类辅助工具，可以为临床医护人员提供更好的技术支持。

（五）气源过滤网

空气压缩机和呼吸机主机风扇都有气源过滤网（如图 6-8 所示），过滤网在气路的进气端，如不及时清洗，过滤网被灰尘堵塞后进出气和散热不畅，因此必须定期对其进行清理。一般来说，过滤网的清理是通过把它们取出，用温开水冲洗，再利用吸尘器把污垢去除。然后放回原位。但是有些呼吸机（如 BIPAP VISION 呼吸机）的过滤网属于一次性耗材，不可重复使用。

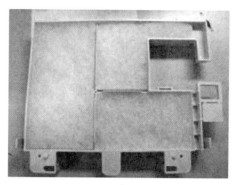

图 6-8　气源过滤网

（六）气体过滤器

气体过滤器的作用为滤除呼吸机气体通路中的细菌，保证进出患者的气体的洁净，如图 6-9 所示。过滤器的型号不同，在管路中的位置不同，其更换时间也不同，要根据使用说明及时更换，保证过滤效果。

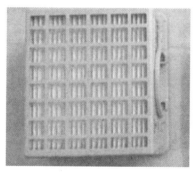

图 6-9　气体过滤器

（七）呼吸机维护的其他问题

按照前文介绍的医疗器械风险级别的确定依据，呼吸机设备属于超高风险类。呼吸机的定期维护周期，应该是至少每个季度一次（即每年 4 次）。设备管理部门可以据此制订维护计划。但如果其中的一台机器，在一年内的故障次数超过 4 次，则每年定期维护的次数要相应增加,维护的周期间隔应缩短,不能机械地执行每年 4 次的标准。

1.配电插板的问题

呼吸机由主机、空气压缩机、加温湿化器几部分组成,由于各部分独立工作,都有自己的独立供电线,因此,呼吸机在使用过程中,就往往需要 3～4 个电源插座。如果配电板的质量不好,就容易导致供电事故。如果使用了质量较差的电源转接板则容易引起供电事故,此外有时医护人员从机器旁边走过,或者打扫卫生碰到电线,也会使电源插头与转接板接触不良,使机器掉电。

2.电磁干扰

高频电外科设备、除颤器或短波治疗设备的运转,可能会影响呼吸机的正确运行,不得在高压舱中使用呼吸机,否则会损害设备,并给病人带来危害。原则上,在设备附近 10 m 范围内不得使用移动电话,否则会干扰呼吸机的运行。

三、呼吸机配套耗材的使用和管理

呼吸机耗材应统一管理,分类放置。将呼吸机耗材统一收归于一处(专柜专放),按照有创、无创分类摆放,小接头最好放置于透明容器内,便于查找。应设立专人负责管理耗材,建立耗材使用、管理、登记制度,避免在抢救时因寻找耗材耽误抢救时间、同时避免出现耗材过保质期等一系列问题。呼吸机常用的耗材主要包括管路、各种接头、过滤器、过滤网及传感器等。

(一)呼吸回路

呼吸机应备有一定数量的呼吸机管路,以作消毒、损耗的补充之用。通常分为一次性呼吸回路、可重复消毒的呼吸回路。如图 6-10,图 6-11 所示。

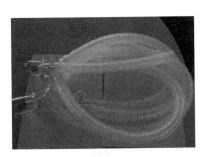
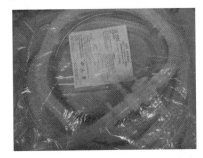

图 6-10 可重复消毒的呼吸回路　　　　图 6-11 一次性呼吸回路

早期的呼吸机使用的是由橡胶材料制成的橡胶螺纹管。为防止管腔扭曲引起管腔狭窄或阻塞,采用螺纹折叠结构,橡胶制品虽有不易阻塞的优点,但内壁不平,增加气流阻力,且随气压变化而伸缩,增加呼吸机的无效腔效应。近年来,通过使用柔韧的软塑料制成的导管,并在其中加入具有螺旋弹力的钢丝,大大改善了原来的不足。

(二)呼吸面罩

应用呼吸机治疗时,根据病人病情的需求,对于患者是否建立人工气道、选择呼吸机通气模式方面,针对不同的疾病的严重程度,选用相应的呼吸支持方式。无创呼吸机无须建立人工气道,通过鼻面罩等方式,将呼吸机与患者相连。经面罩给氧在 CPAP 和双水平正压通气中被普遍采用,患者容易接受。

有创呼吸机通常须建立人工气道,须通过气管插管,气管切开等,将一特制的气管内导管通过口腔或鼻腔,经声门置入气管或支气管内保障呼吸机与人体相连。常用通气面罩如图 6-12 所示。

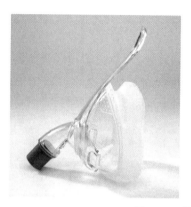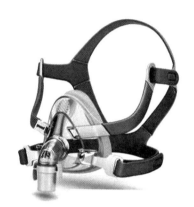

图 6-12　常用通气面罩

1.面罩种类

目前呼吸机的面罩大概分类三大类:面罩、鼻罩、鼻枕,面罩就是罩住鼻子和口腔呼吸,鼻罩就是罩住鼻子呼吸,鼻枕就是插入鼻孔进行呼吸。市场上大部分呼吸机都取了脸、鼻子、枕头三个词的英文首字母区分产品型号,一般 F 开头的型号为口鼻面罩,N 开头的型号为鼻罩,P 开头的型号为鼻枕。

(1)口鼻面罩是鼻部和口部均被覆盖的面罩,对于张口的阻塞性睡眠呼吸暂停低通气综合征(OSAHS)患者适用,对于普通慢性呼吸衰竭患者无创通气治疗是首选,对于下颌短小、面部消瘦、皮肤松弛、无法闭口呼吸的患者适合。有长期鼻炎、鼻腔堵塞尽量选择口面罩。

(2)全面罩,即全脸面罩,这种面罩全脸被覆盖,对于面部或鼻部有创伤或者解剖异常患者适用,对于不可纠正的其他款型局部漏气的患者适用。

(3)鼻罩,使得鼻尖或整个鼻部被覆盖,这是一种较为常用的面罩类型,适用于普通阻塞性睡眠呼吸暂停低通气综合征(OSAHS)患者睡眠通气治疗,对于部分经口呼吸少的呼吸衰竭患者也适用,理想状态下,鼻罩治疗效果最好,但是舒适性较低。

(4)鼻枕接触面积最少,仅仅托住鼻翼部分,对于幽闭恐惧症的患者是首选,用鼻枕视野开阔,适合轻中度阻塞性睡眠呼吸暂停低通气综合征(OSAHS)患者,适合中低水平压力的治疗。

2.性能要求

面罩分大、中、小号三种规格,应根据患者的具体要求进行选择,大小应适当。密闭性好和舒适性好是衡量面罩使用效果的主要指标,理想的面罩应具有以下特点。

（1）面罩必须是透明的，以便能及时观察到患者的呕吐物、分泌物和凝结的水分。

（2）能承受固定带的拉力而不变形，以便与患者面部密闭。

（3）面罩的基底能适合不同面部形状的患者。目前多用硅胶面膜来密封气体，组织相容性较好。

（4）面罩有单向活瓣，能及时排出呼出气体。以前的设计是面罩和单向活瓣分离，使用时先连接在一起，现在多采用面罩和单向活瓣一体化制造的方式，便于携带和保管。

（5）与呼吸机的连接管可以转动，以方便患者头部的活动。

（三）喉罩

喉罩（laryngeal mask airway）适用于麻醉或药物镇静的病人以及急救和复苏时须紧急进行人工通气支持的病人，以确保上呼吸道通畅。喉罩主要由套囊、喉罩插管、指示球囊、充气管、机器端接头和充气阀组成。喉罩有第一代普通单管喉罩、第二代插管喉罩、第三代双管喉罩及其他新型喉罩等。传统的一二代喉罩与呼吸道密封不完全，口腔分泌物增加，易移位，无法有效隔离呼吸道和消化道，可引起胃胀气，严重时并发返流或误吸，限制了其在临床麻醉中的应用。

2000 年，Brain 首次将第三代喉罩应用到临床实践中，而近年来，随着科学技术的不断提升，第三代喉罩不仅保留了一二代的许多优势，而且还拥有更多自己的特点，其中最突出的：①采用 90° 的主管，配备了一根通气管与一根引流管，其中一根可以插入胃管，以便引导胃液，从而避免胃胀气及反流的情况；②采用双重气囊结构，以提供良好的密闭效果；③喉罩远端位于食管开口，固定好，不易移位。

临床研究表明，临床手术中使用第三代喉罩具有操作简单、置管成功率高、血流动力学稳定、诱导期用药少、和发生并发症少的优点，有效性和安全性大大提高。

1. 喉罩使用

（1）喉罩的使用方法。喉罩的使用主要适应于神志清楚、安静、合作，且使用时间较短的患者。使用方法是将一个大小适中的可充气的喉罩，从口腔插入，放置在患者的咽喉部（喉头），向密封气囊内充气，将喉罩固定在气管的开口处，如图 6-13 所示。

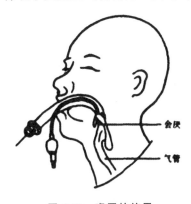

图 6-13　喉罩的使用

（2）喉罩规格。不同年龄患者可选用的喉罩规格如下。

①普通成人：4 号尺寸，气囊的充气量为 30 mL。

②体重≥25 kg，但体型较小者：3 号尺寸，气囊的充气量为 20 mL。

③体重为 6.5～25 kg：2 号尺寸，气囊的充气量为 10 mL。

④小儿体重≤6.5 kg：1 号尺寸，气囊的充气量为 2～4 mL。

2.与气管插管和面罩相比的优劣势

（1）喉罩的优点。与气管插管相比，喉罩刺激小，呼吸道的梗阻少，操作时心血管系统的反应小，术后发生咽喉疼痛少，操作简便易学，无须喉镜或肌肉松弛便可置入。侧卧位也可置入，适用于心肺复苏等急救场合。与面罩相比，喉罩在操作时无须另一只手扶持，减少抢救人员。

在使用上，喉罩易于固定和密闭，操作简单易学，较少引发胃肠胀气，患者易于接受，适用于急救、麻醉、呼吸衰竭的治疗，可以减少气管插管的使用机会。

（2）喉罩的缺点。①由于喉罩只能插到环状软骨的下方，不能完全阻塞食管，可引起胃内容物的反流，造成吸入性肺炎。

②使用喉罩时必须禁食，如果出现胃内容物吸入，应改用气管插管。

③由于喉罩的气囊壁较厚，气囊内压较高，可塑性小，不适应咽喉部的解剖结构。

④由于气囊的弹性阻力大，不易人为控制气囊内的压力，应选择合适规格的气囊。

⑤不利于气道的湿化和吸引，不适合呼吸道分泌物多的患者。

（四）湿化耗材

1.人工鼻

人工鼻采用了一种仿生学技术，它利用高分子材料来模拟人体内部的湿化系统。通常属于一次性使用耗材。在给患者使用时要注意更换时间的管理。

目前，尽管国内外相关的专家学者尚未提供统一的 HME 更换周期的标准，但是大多数的临床实践表明，HME 的更换最佳时间是 24 h。近年来，通过大量的实证分析，我们发现，HME 的更换时间与其最终的湿润效果、气道堵塞程度、VAP 的出现频率等一系列指标没有显著的联系。根据其他的研究结果，当 HME 的使用寿命超过 7 天，VAP 的出现几乎没有变化，但是，如果经常性地更新 HME，也可能使 VAP 发生率增加。

2.湿化罐

湿化罐用于主动湿化。用加热器将吸入气体加温、加湿。其缺点是不可避免地使呼吸机管路中出现冷凝液。湿化罐通常可消毒复用，但目前市面上也出现了一些一次性使用的湿化罐，参见图 6-14。

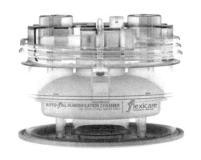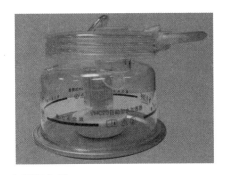

图 6-14　一次性湿化罐

第四节　辅助器械的管理

一、人工气道

(一)人工气道的概念

1.建立人工气道的意义

人工气道是将气管导管从患者口或者是鼻腔插入,或切开气管人为创建气管通道,有助于确保患者呼吸通畅,并可与其他气源进行连接,达到引流和机械通气的效果。

人工气道是患者的肺和呼吸机的连接装置,它将机器和患者气道形成一个密闭的系统,以完成可控制的机械通气。

2.建立人工气道的目的

(1)为了解除上呼吸道的梗阻,形成通畅的呼吸气路。

(2)建立密闭的呼吸系统。不形成密闭的系统,就无法对机械通气的呼吸参数和氧浓度进行准确控制。

(3)为了吸引、清除下呼吸道的分泌物,以保持气道通畅。

3.人工气道的分类

人工气道的建立又分为喉上途径和喉下途径,喉上途径主要是指经口或鼻气管插管,喉下途径主要是环甲膜穿刺,或者叫气管切开。

(二)建立人工气道应考虑的因素

在选择人工气道的连接方式时,应考虑以下几个因素。

(1)病情的急缓程度;

(2)机械通气的时间;

(3)患者气道分泌物的多少;

(4)患者的意识情况;

(5)气道阻塞的部位；

(6)特殊通气方式。

二、气管插管

气管插管是将一特制的气管内导管通过口腔或鼻腔,经声门置入气管或支气管内的方法,为呼吸道通畅、通气供氧、呼吸道吸引等提供最佳条件,是抢救呼吸功能障碍患者的重要措施。气管插管被视为建立机械通气人工气道的首选方法,如图6-15所示。

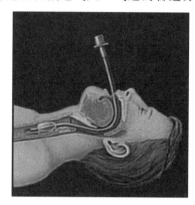

图 6-15　气管插管

气管导管是插入患者气管和/或支气管,为患者特别是不能自主呼吸患者创建一个临时性的人工呼吸通道的一种医疗器械。常见气管导管的插管头部有一个或两个套囊,套囊充气后可以起到固定插管和密封气道的作用,也可以不带套囊。插管管身通常由高分子材料制成,管身内埋有钢丝线圈,以提高径向强度和轴向柔软度。部分插管管身采用抗激光材料或复层,以抗激光照射。为经鼻/口或经皮插入病人气管的插管,一端通过呼吸管路与麻醉呼吸机连接,以维持病人呼吸。无菌提供,一次性使用。

(一)气管插管的优缺点

1.气管插管的优点

①有效解除了上呼吸道的梗阻,保持气道通畅,减轻气道阻力。②方便对下呼吸道的分泌物的吸引。③不容易漏气,能有效形成密闭的呼吸系统,可对呼吸参数进行准确控制。④经鼻气管插管容易固定,可以长时间使用达数天。

2.气管插管的缺点

气管插管的缺点是容易发生并发症,需要认真护理和及时拔除,对使用人员要求较高。经口气管插管不容易固定。

(二)气管插管的设备和材料

气管内导管的规格为2～10号不等,其大小按导管的内径(LD)以mm表示,常用气管内导管的规格如表6-3所示。导管细一些,气囊充气后也不会漏气,但过细会使吸引分泌物困难,因此应尽量选用大管径的导管,以降低气道阻力,并便于分泌物的吸引。

表 6-3 常用气管内导管的规格

年龄	导管内径/mm	最短长度/mm
新生儿	3	110
6 月	3.5	120
1.5 岁	4	130
3 岁	4.5	140
5 岁	5.0	150
6 岁	5.5	160
8 岁	6	180
10 岁	6.5	200
16 岁	2	210
成人男	7.5～9	240～250
成人女	7～7.5	225～240

由于聚氯乙烯和硅胶导管的组织相容性较好,目前临床上普遍使用聚氯乙烯和硅胶导管材料的气管内导管。

导管上有一条不透 X 射线的线性标记,以便于进行胸部 X 线检查和定位。

导管的连呼吸机端为一个 15 mm 的标准接口,能与所有呼吸机的标准管道、雾化吸入器的标准接口相配套。

导管的前端有气囊,气囊通过细管与引导球囊相连,使用时通过引导球囊向气囊内注入气体,使之充盈,使气道不漏气。插管的气囊有低容量高压力和高容量低压力两种。目前使用最多的是高容量低压力气囊,低容量高压力气囊的使用已经越来越少。

(三)气管导管的基本结构

1.气管导管的一般结构

包括:①导管远端呈斜面开口;②远端附有袖套状充气套囊;③近端有与呼吸器连接的衔接管;④套囊由细导管与测试小气囊连接,借以了解套囊的胀缩及其充气压力;⑤Murphy侧孔,位于气管导管远端套囊远方的侧壁上,其用途是当气管导管斜口粘贴于气管壁时,呼吸气体可改经此侧孔进出。

按使用部位分为经口气管导管、经鼻气管导管两类。两者有外形的区别,口腔与鼻腔气管导管前端斜口的角度分别为 45°和 30°;经口导管前端的斜面都向左侧方向开口,经鼻导管的斜面则有向左或向右侧开口两种。按有无套囊分为带套囊导管、无套囊导管。5岁及以下导管内径小于 5.5 mm,一般不用套囊;成人及 8 岁以上年长儿童选用带套囊的导管。

2.几种气管导管的特点

(1)传统的气管支架结构牢固可靠,不易出现脱出,而且安装简单且方便口腔护理,在临床上较为常见。它们通常是由 PVC 制成的,但是在使用的过程中,由于导管材质等问题可能会对患者的黏膜造成破坏,从而引发出血症状,给患者正常治疗带来较大影响。加强型气管导管比传统型气管导管在材质及构成上有明显优势。

(2)加强型气管导管:也称弹簧管,它的主要原料是特殊软质树脂,内有螺旋钢丝。此种加强型气管导管具有极佳的韧性,能够根据上呼吸道的不同状况而调整形态,从而减少对黏膜的磨损,从而有效预防和减少并发症的出现。

(3)可冲洗型气管导管:气管插管时,吞咽反射、咳嗽反射和下呼吸道的纤毛运动可能会受到影响,导致气管气囊内易积聚口咽部分泌物及定植菌形成"黏液糊",从而使得导管气囊内的细菌数量增加。采用冲洗式的气管导管,比传统的气管导管能更加高效地清洗导管壁上的分泌物,有助于降低医院内术后肺部并发症的发生率。

(4)单腔支气管导管:一种安置于支气管内的单腔导管。实施肺隔离和单肺通气的人工气道统称为支气管内导管。特点为管体细长,套囊短。

(5)双腔支气管导管:广泛应用于临床单肺通气的双腔支气管导管,品种较多,主要有 Carlen、White 和 Robertshaw 三种类型。设计原理基本相同:两段两个开口,其中一个被放置在管道的远端,而另外一个则被放置在主支气管,并且每个开口都配备了一个气囊。双腔气管导管插管对术者要求较高,因右主支气管解剖结构的特点,难以确保导管位置正确。

(6)小儿气管导管:适用于小儿,在距前端 2 cm 与 3 cm 处分别标有单个或双个黑圈标记,其目的是在指导导管插入气管的长度,以防止插入过深。有些小儿导管壁上还涂有一条能放射显示的纵向黑线,以利于 X 线可显影。5 岁以下的小儿须采用无套囊气管导管,以增加使用安全性,这与小儿气道狭窄部在环状软骨处有关。

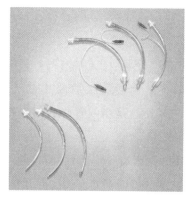

图 6-16 气管插管导管

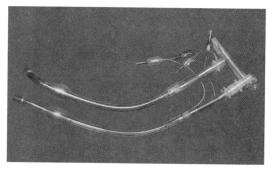

图 6-17 一次性双腔气管插管导管

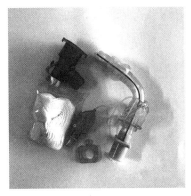 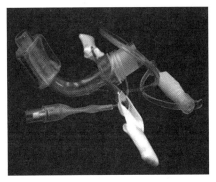

图 6-18　气管切开导管

三、呼吸球囊

(一)简易呼吸球囊的简介

简易呼吸球囊是一种人工呼吸辅助装置,与口对口呼吸比较,供氧浓度高,且操作简便。可以有效替代传统的口对口呼吸,减轻施救者的负担,同时也能有效防止医护人员与患者之间的感染。主要用于心跳呼吸骤停、气管插管前、转运、外出检查、呼吸衰竭等情况,尤其当病情危急,来不及气管插管时,可利用加压面罩直接给氧。简易呼吸球囊由面罩、呼气阀、单相鸭嘴阀、压力安全阀、球体、进气阀、储气阀、储氧安全阀、氧气连接管、储氧袋等组成。球囊容量根据患者类型分类,成人一般为 1.5～2 L、儿童为 550 mL、婴幼儿为 200 mL。简易呼吸球囊产品结构如图 6-19 所示。

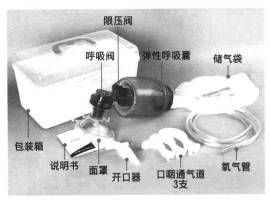

图 6-19　简易呼吸球囊产品结构

(二)简易呼吸球囊的检测

通常,每周至少一次对简易呼吸球囊进行检测,检测步骤如下。

(1)取下单向阀和储气阀时,挤压球体,将手松开,球体应很快地自动弹回原状。

(2)将出气口用手堵住,挤压球体时,将会发觉球体不易被压下。如果发觉球体慢慢地向下漏气,请检查进气阀是否组装正确。

(3)将单向阀接上球体,并在患者接头处接上呼吸袋。挤压球体,鸭嘴阀会张开,使得呼吸袋膨胀,如呼吸袋没有膨胀时,检查单向阀、呼吸袋是否组装正确。

（4）将储氧阀和储氧袋接在一起,将气体吹入储氧阀,使储氧袋膨胀,将接头堵住,压缩储氧袋气体自储氧阀溢出。如未能觉到溢出时,请检查安装是否正确。

四、喉镜

由于喉部位置深,生理结构复杂,所以无法通过肉眼直接进行观察。喉部检查时需要借助一些特殊的检查方法,如间接喉镜、直接喉镜、纤维喉镜、电子喉镜、频闪喉镜、超高速电影摄影、声图或声门图等。

（一）间接喉镜

间接喉镜是最常用的喉部检查方法。间接喉镜是一个有柄的圆形平面镜,镜面与镜柄相交呈 120°,镜面的直径各有不同,应根据受检者的咽腔情况选取合适大小的间接喉镜检查,如图 6-20 所示。检查时受检者正坐在椅子上,身体前倾,张口伸舌,用清洁纱布包住舌前三分之一,将舌拉向前下,将间接喉镜加热但不烫后置于口咽部,通过额镜对光或头灯照亮间接喉镜镜面,观察镜中的影像来检查喉部结构。

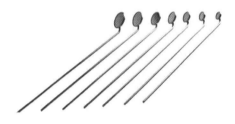

图 6-20　间接喉镜

（二）直接喉镜

直接喉镜检查属于喉部检查中的有创方法,需要用直接喉镜将舌根及会厌直接挑起,一般不属于常规检查方法,通常需要住院,在全身麻醉条件下进行。直接喉镜能详细了解喉部结构的异常,明确病变的部位及范围,必要时对病变组织进行活检,直接喉镜如图 6-21 所示。

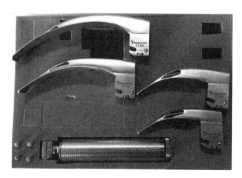

图 6-21　直接喉镜

直接喉镜检查无法获得喉的功能性指标。自纤维喉镜及电子喉镜应用以来,直接喉镜作为一种检查手段使用越来越少,但作为一种手术操作手段广泛应用于临床。直接喉镜按其用途不同可有多种类型,如薄片形喉镜(片形有直、弯两种,一般用于麻醉科)、普通直接喉镜、侧裂直接喉镜、前联合喉镜、支撑喉镜及悬吊喉镜等。按其大小又有婴儿、儿童和成人喉镜之分。如果附加特殊设备,如显微、激光系统、内窥镜系统、照相机及摄像系统等,更便于检查、手术治疗及教学。

(三)纤维喉镜

纤维喉镜是目前在耳鼻咽喉科广泛应用的检查方式。纤维喉镜利用透光玻璃纤维的可弯曲性、纤维光束亮度强和可向任何方向导光的特点,制成镜体细而软的喉镜,光源用卤素灯的冷光源。纤维喉镜检查系统由镜体、冷光源和附件三部分组成,因其可经前鼻孔插入而检查鼻咽、口咽、喉咽和喉部,故又称之为纤维鼻咽喉镜,如图 6-22 所示。纤维喉镜有不同的种类和规格,其常用的纤维喉镜的镜体有效长度为 300 mm 以上,远端可向上弯曲 90～130°,向下弯曲 60～90°,视角为 50°。目前临床上常用的纤维喉镜的外径为 3.2～6 mm,可应用于儿童及成人的检查,同时纤维喉镜内具有管腔,能够放入钳子进行活检及手术,同时可利用管腔进行负压吸引以及通过管腔喉部局部给药。纤维喉镜可与摄像系统及计算机系统连接,可利用计算机对记录的图像及视频进行处理。纤维喉镜如图 6-22 所示。

(四)电子喉镜

电子喉镜外形和纤维喉镜类似,也是软管纤维内镜,近年来广泛应用于临床,如图 6-23 所示。电子喉镜内镜影像系统在内镜尖端配以 CCD 片,作为超小型摄像机,获得的影像转换为电子信号后传输,采用电子导像系统取代导光纤维束,同时连接数字影像处理系统,可以获得更高清晰的图像。电子导像系统包括屏幕显示、录像装置等,和纤维内镜组装成一体。通过与电子喉镜连接的计算机,可以通过计算机对电子喉镜图像进行相关处理。电子喉镜如图 6-23 所示。

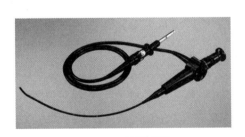

图 6-22　纤维喉镜

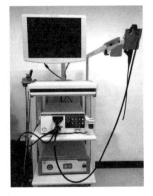

图 6-23　电子喉镜

(五)动态喉镜

动态喉镜检查又称为频闪喉镜检查,主要用于观察发声时声带的振动特性,是唯一能看到声带黏膜波移动方式的检查。它可以观察到声带的振动规律,为声带疾病的诊断(如声带囊肿、早期声带癌)以及声带手术前后的对比提供了客观依据。随着电子技术的进步,目前已实现了将动态喉镜的图像通过电子计算机分析,使动态喉镜检查更多地排除主观因素,并向定量化发展。

　　动态喉镜的检查方法与直管放大喉镜基本相同,其不同点是光源为间断的闪光光源,即将直管放大喉镜与闪光喉镜冷光源通过光导纤维连接。摄像系统在直管放大喉镜的目镜端,可以将声带真实振动状态记录下来,然后通过录像重放,细致地观察声带的振动和喉部病变的情况。

五、支气管镜

　　支气管镜是一种经口或鼻置入患者下呼吸道,用于做肺叶、肺段及亚段支气管病变的观察、活检采样、细菌学和细胞学检查,配合 TV 系统可进行摄影、示教和动态记录的医疗器械。通过连接的活检取样附件,可以协助发现早期病变,可以开展息肉摘除等体内外科手术。它适用于支气管、肺部疾病研究及术后检查等操作,如图 6-24 所示。

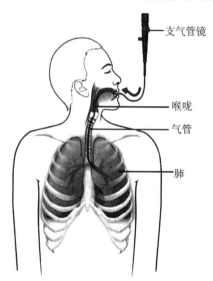

图 6-24　支气管镜检查

(一)发展历程

　　德国喉科医生 Gustav Killian 于 1897 年进行了第一次支气管镜检查,20 世纪 20 年代 Chevalier Jackson 改进了硬质支气管镜,他使用这种硬质气管镜对气管和主干支气管病变进行观察。与 Jackson 合作的英国喉科医生 Victor Negus 改进了内窥镜的设计,包括后来的"Negus 支气管镜"。

　　1966 年 Shigeto Ikeda 发明了软性支气管镜。软性气管镜最初采用光纤束,需要外部光源进行照明。这些支气管镜的外径约为 5~6 mm,能够弯曲 180°并延伸 120°,使其能够进入肺叶和节段性支气管。近年,纤维气管镜已被末端具有电荷耦合器件(CCD)视频芯片的电子支气管镜所取代。

(二)硬支气管镜

硬支气管镜为一空心不锈钢管,管径均一,管壁厚 2~3 mm,如图 6-25 所示。成人硬镜直径为 9~14 mm,长度约为 40 cm,远端是斜面,以便通过声门和气道狭窄区域,同时也利于铲切除去气道壁上的肿瘤,远端 1/3 镜体的管壁上带有侧孔,便于镜体进入一侧主支气管时对侧气道保持通气。硬镜的操作端有多个接口,包括呼吸机接口、光源接口、吸引管和激光纤维接口。开口的近端可被封闭或开放,以利于观察目镜和其他设施通过。观察目镜长为 50 mm,外径为 4.5 mm,接光源后可通过硬镜管腔做窥视检查。

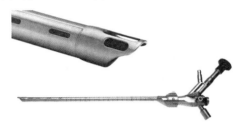

图 6-25　硬质支气管镜

(三)软支气管镜

软性支气管镜又称可弯曲支气管镜(flexible bronchoscopy),分为纤维支气管镜和电子支气管镜。

1.纤维支气管镜

纤维支气管镜由光学和非光学 2 个部分组成,如图 6-26 所示。其基本组成部分是玻璃-纤维束。每束纤维直径为 8~12 μm,外包第 2 层玻璃,即外膜。光线不断被束壁来回反射,以每分钟反射 10 000 次的速度从镜头到达操作者手中的目镜,在此过程中外膜有助于维持影像的稳定。光缆中也有一条操作通道(直径大于 2 mm 的空腔),自远端延伸至柄部。该通道可用于吸引、吹氧、滴注冲洗液或药物。但外径小于 2 mm 的纤维支气管镜没有操作通道。自柄部杠杆发出的 2 条钢丝行走在光缆中,能控制末端在矢状面上的运动。金属"外衣"保护了直至远端的整条插入光缆,光缆末端呈铰链式运动。冠状面上的运动是通过控制杠杆和旋转自柄部至远端的整条纤维支气管镜共同实现的。最后一个组成部分是光源,由 1 束或 2 束独立的玻璃-纤维束将光线从柄部传播到远端,从而照亮目标。从柄部引出一条"通用"光缆可以连接到医用内镜电源上。

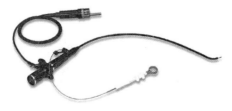

图 6-26　纤维支气管镜

2.电子支气管镜

电子支气管镜是在纤维内镜的目镜处连接一微型电荷耦合器(charge coupled device,CCD)接口,可将图像转变为数字信号,再在电子系统显示,能够提供适时图像捕捉、录像、编辑等功能,如图6-27所示。这种CCD能将光能转变为电能,再经过视频处理,即对图像进行一系列加工处理并通过各种方式将图像储存和再生,并最终显示在电视屏幕上,具有影像清晰,色彩逼真,分辨率高,还有放大、照相、录像、微机处理、资料储存、易于操作、更为安全及便于消毒等优点。

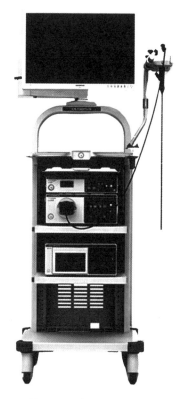

图6-27 电子支气管镜

第五节 标识管理

为保障在用设备的安全有效运行和及时知晓设备的当前状态,需要进行可视化管理,而状态标识是一种简单经济有效的管理手段。狭义的状态标识包括设备正常与否,是否故障等。广义的状态标贯穿医疗设备全生命周期的各个阶段,包括正常使用、待维护、故障维修、待质控、精准定位、是否需要报废等。其中,需要运用信息化手段对设备状态进行实时监控,以达到实时掌握设备运行状态等。

一、标识分类

(一)固定资产标识

(1)设备标识:用于在用设备的身份信息识别与管理,包括设备档案号、所属科室、设备名称、厂家、型号、医院编号、科室编号、启用日期。医疗机构医学工程管理部门应统一制作设备编号和二维码并粘贴在设备上,可通过扫描二维码获得设备相关更详细信息,包括运行状态、设备管理人、设备检定/校准信息等。每台医疗设备均应具有唯一性编号和二维码。

(2)试用设备证:用于试用设备的身份信息识别与管理,包括试用设备名称、规格型号、生产厂家、使用科室、保管人、试用设备编号、启用日期等信息。

(二)安全性能状态标识

依据 WS∕T 655—2019《呼吸机安全管理》的要求,对于呼吸机应使用安全性能状态标识。

1.标识样式

呼吸机应作为强制检定的医疗设备,对每台呼吸机粘贴安全性能状态标识。安全性能状态标识分为"合格证""停用证"和"临时故障证"三种。合格标识为绿色,停用标识为红色,临时故障标识为黄色。

样式如图 6-28 所示。

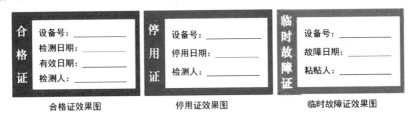

图 6-28　安全性能状态标识样式

对于安全性能状态标识的尺寸,一般建议如图 6-29 所示。

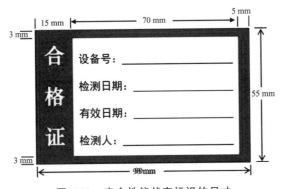

图 6-29　安全性能状态标识的尺寸

2.文字颜色和字体、字号

"合格证""停用证""临时故障"为白色,华文中宋一号加粗。

"设备号""检测日期""有效日期""检测人""停用日期""故障日期""粘贴人"等为黑色,黑体四号。

3. 标识颜色

使用 RGB 颜色代码如下:合格证——绿色 ♯008B00;停用证——红色 ♯EE0000;临时故障——黄色 ♯9A00;卡中心部——白色。

在规范的标识之外,使用单位还可以根据医院自身的管理需要设置一些其他的标识,比如对需要检测/质控的呼吸机进行标识。

4. 应用规范

呼吸机在进行质控检测后,应由医疗器械技术检测人员根据检测结果粘贴性能状态标识。检测合格的粘贴"合格"标识,不合格的粘贴"停用"标识。

置于病区或其他临床诊疗环境的呼吸机因故障或其他原因不能正常使用时,应由呼吸机使用人员粘贴"临时故障"标识,并报医疗器械管理部门检修。应根据呼吸机使用频度、使用时间等因素制定呼吸机维护保养计划,每年维修保养次数大于等于 2 次。对呼吸机内置或外置空气压缩机、氧传感器、皮垫、过滤器或过滤网等易损、易耗部件,应按照生产厂家要求和使用实际情况进行维护保养。根据使用情况定期更换易耗部件,保证易损部件性能状态完好。应详细记录维护保养的日期、人员、具体内容及维保后性能状态,维护保养记录应归档保存。医疗机构医疗器械管理部门可自行维修呼吸机,也可委托有条件和能力的维修服务机构进行。应详细记录维修日期、维修人员和维修内容,包括检测项目与结果、配件和易耗部件维修和更换情况。

(三)计量检定标识

1. CMA——计量认证标志

CMA 是"China metrology accreditation"的缩写,中文含义为"中国计量认证"。它是根据《中华人民共和国计量法》的规定,由省级以上人民政府计量行政部门对检测机构的检测能力及可靠性进行的一种全面的认证及评价。

标志由 CMA 三个英文字母形成的图形和检验机构计量认证书编号两部分组成,图形标志如图 6-30 所示。有取得计量认证合格证书的第三方检测机构,表明该机构已经通过了国家认证认可监督管理委员会或各省、自治区、直辖市人民政府质量技术监督部门的计量认证,可按证书上所限定的检测项目,在其检验报告上使用 CMA 章。通常适用在检测报告上,不用于粘贴。

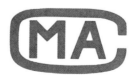

图 6-30　CMA 标识

2.计量器具检测标识

医学计量后的医用设备应粘贴医用设备计量器具标识,标识上注明设备编号及使用单位,以表明该设备已进行了计量检测;经计量检测合格的使用合格证(绿色),不合格的使用停用证(红色),限制使用的为准用证(黄色)。计量标识必须注明检测时间、有效期(下次检测时间)、检测机构和计量检测员。计量器具检测标识没有统一的格式要求,通常各检测单位制定的标识有所不同。例如图 6-31 为某计量检测单位的检测标识。

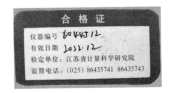

图 6-31　计量器具检测标识样式

(四)医用设备电子标识

二维码/基于物联网的射频识别 RFID(radio frequency identification)。借助信息化、物联网等先进技术实现医疗设备的可视化管理。将射频识别阅读器作为无线接入点设备,由无线局域网传输射频识别信息与设备位置信息,由此识别医疗设备。

二、标识管理要求

应由医疗器械技术检测人员根据检测结果粘贴性能状态标识。检测合格的粘贴"合格"标识,不合格的粘贴"停用"标识。置于病区或其他临床诊疗环境的呼吸机因故障或其他原因不能正常使用时,应由呼吸机使用人员粘贴"临时故障"标识,并报医疗设备管理部门检修。当设备维修人员完成设备维修、检测后根据设备当前状态及时调整标识,并与设备管理员/护士长及时做好沟通说明,确保设备和人员安全。

医疗机构应安排专人(科室设备管理员/护士长)经培训后负责设备状态标识的管理。根据设备状态及时、准确做好标识,以免造成设备、人员等危险。设备管理人员还要通过培训等方式向科室人员传达相应标识的代表含义,防止识别错误而造成设备误操作。对出现标签脱落、字迹不清等情况的,应及时报备医疗设备管理部门,及时更新标签。

第六节　感染控制管理

机械通气破坏了人体正常的呼吸道防御功能,特别是随着机械通气患者的增加及带机时间的延长,呼吸机相关并发症随之发生,最常见的是呼吸机相关性肺炎(ventilator-associated pneumonia,VAP)。预防 VAP 始终是医疗机构呼吸机使用中要关注的重点和难点。加强呼吸机消毒管理可有效降低 VAP 的发生。

一、呼吸机管路系统的临床管理

(一)严格无菌操作

严格无菌操作被公认为是最有效预防 VAP 的措施之一。医护人员在接触患者和无菌操作前后要严格实施洗手、戴口罩、帽子、手套等,以切断传染环节,防止交叉感染。

(二)加强人工气道的管理

在对人工气道的管理中,保持呼吸机通畅是关键。吸痰时,要严格遵循无菌操作,先清除口鼻咽部分泌物,更换吸痰管后再吸气管内的痰液;要注意保持气管切开周围敷料清洁干燥防止感染。

(三)注意管道中冷凝水的处理

在使用加热式湿化器的呼吸机时,其管壁内极易存有冷凝水,并会被来源于患者口咽部的细菌污染。应注意将积水杯放在呼吸管路的最低位,及时排空积水杯,并尽量减少管道的移动以防止污染的冷凝水反流至患者的肺部。

(四)选用合理的更换管路时间

国内外大量研究表明,机械通气数小时后呼吸机管道系统就被污染,为减少 VAP 的发生,应该重视对管道的更换消毒。现普遍认为 7 天更换呼吸机管道较为合理,能有效地预防 VAP 的发生,同时又能使机械通气患者病死率降低,明显缩短患者住院时间,而且减少了患者住院费用和医务人员的工作量。

二、主机外表的清洁

呼吸机外表面(包括主机外壳、插件式模块外壳、备用空气气源模块外壳、电源线、气源软管、台车与支撑臂、触摸屏等)在每个病人使用后可以选择擦拭或者紫外线消毒。风扇防尘网、主机出风防尘网、空气入口防尘网等每个月或者根据使用环境需求进行浸泡消毒。呼吸机安全阀组件、呼气阀膜片、呼气阀组件、病人管路等(包括积水杯、Y 形接头,转接件)每个病人使用后或者按需进行浸泡或压力蒸汽消毒。轮胎部分的污垢用软布清除后再用含氯消毒液擦拭,最后用紫外线灯进行照射消毒。

三、外部气路消毒

呼吸机气路分为外部气路系统和内部气路系统两部分,呼吸机内部电子器件不能用消毒液浸泡,须用干净的软布轻轻擦拭。外部气路系统包括呼吸机外置管路、湿化罐、积水杯、面罩、细菌过滤器、外置传感器及加热导丝等组成部分。呼吸机的外部气路系统,由于其安装拆卸方便,因此目前根据材质及要求,在使用结束后对其进行清洗后,采用高压灭菌处理或消毒液浸泡处理的方式进行消毒。

(一)传感器的消毒

各种内置式流量、压力传感器须由厂家工程师定期清洁;外置式流量传感器不可自行用水冲洗或用消毒液浸泡,必须根据说明书进行清洁。以下列举几种常见的外置式流量传感器的消毒方法。

1. Drager 呼吸机呼气端流量传感器

放在酒精中浸泡 30 min,晾干后使用。切不可用水冲洗,以免损害金属丝。

2. Galileo 呼吸机的外置式流量传感器

在进行浸泡消毒时,将传感器前端 30 cm 的部分浸泡于戊二醛消毒液中,10～15 min 后取出,将浸泡的部分放在清水中轻轻摇荡,去除残留的消毒液。消毒时注意防止消毒液进入测压管内,以避免使用时监测的数据存在偏差。

3. Maquet Servo 呼吸机的呼气盒

首先将呼气盒取下侧放,一端接水管,让水流自由流经呼气盒中空管腔,水流速度不超过 10 L/min。冲洗完毕,可将醇类消毒剂(如酒精)倒入呼气盒中空管腔中,浸泡约 30 min 后倒出。然后用蒸馏水再次冲洗呼吸盒中空管腔,晾干后以备下次使用。

(二)管路的消毒

有条件的医院应尽量采用一次性呼吸机管道,如为可重复使用管道应对其进行严格消毒。消毒的管路部件包括 Y 形接头、螺纹管、连接头、湿化罐、人工鼻、积水杯和雾化器等。

管路系统的消毒过程包括清洁与消毒两步:首先用冲洗的方法去除尽可能多的微生物,然后用化学消毒或者热力消毒的方法去除残余的微生物。

1. 管路的清洁

呼吸机管路在消毒前,首先将各种连接部件脱开,用清水彻底冲洗,尤其是接触患者的呼出气体部分,将痰痂、血渍和其他残留物彻底清除干净,然后进行消毒。

2. 管路的消毒

常用的消毒方法有三种:药物浸泡消毒法、气体熏蒸法与热力消毒法。

应用何种消毒方法,一般根据自己医院或者科室的实际情况选择,三种消毒方法各有优缺点,但是不管选择哪种方法,均应建立质量控制机制,定期检测所消毒管路质量,保证消毒效果。

(1)药物浸泡消毒法:药物浸泡消毒法是呼吸机管路消毒中最常用的方法。其特点是方法简单,消毒时只须准备一个大容器,配制好药液,即可进行。以化学消毒剂消毒时管路应该完全浸泡在溶液中,管腔中不可留有气泡,消毒后的呼吸机管路最好用蒸馏水清洗,以免造成再次污染。常用的消毒液有戊二醛溶液、0.5% 过氧乙酸溶液、含氯消毒剂等。

①戊二醛溶液浸泡法:戊二醛具有广谱、高效、低毒安全、刺激性小、腐蚀性弱、易溶于水和稳定性好等优点,是较为理想的高水平消毒剂。

在碱性条件下,戊二醛生物活性较高,pH 在 7.5～8.5 时杀菌活性最强,对芽孢、一般细菌繁殖体、分枝杆菌、病毒、真菌等均具有很好的杀灭作用,但有效期较短;酸性戊二醛活性弱,但有效期较长。戊二醛的常用浓度是 2%,美国感染控制和流行病专业协会(APFC)建议 1% 是用于高水平消毒的最低有效浓度。戊二醛用于灭菌必须作用 10 h 以上,消毒时须作用 20~45 min。关于戊二醛的存放时间,目前尚无定论,但是一般推荐反复使用时,放置时间不应超过 14 天,以保证消毒效果。

2% 戊二醛溶液对人的皮肤黏膜有轻微刺激作用,对眼睛刺激较重。戊二醛除对铝有轻度腐蚀外,对铜、碳钢、不锈钢基本无腐蚀性。

②0.5% 过氧乙酸溶液:0.5% 过氧乙酸溶液杀菌能力强,可用作灭菌剂;浸泡 2 h 后可杀灭细菌、真菌和病毒,分解成无毒成分,无残留毒性;易溶于水,使用方便。缺点是对金属有腐蚀性,易分解,不稳定;对物品有一定的漂白和腐蚀作用。

③含氯消毒剂:如漂白粉、健之素、84 消毒液等,以次氯酸钠为有效杀菌成分,属高效消毒剂,具有广谱、高效、低成本的特性,对细菌、病毒、芽孢均有快速有效的杀灭效果。使用 5% 有效氯溶液浸泡管路 2 h,杀菌率高达 99.9%。其缺点为具有强烈的刺激性气味,对金属有腐蚀性,织物有漂白作用,受有机物影响很大,消毒液性质不稳定。

(2)气体熏蒸法:常用方法为环氧乙烷气体熏蒸消毒,是一种效果可靠、使用安全的低温灭菌法。环氧乙烷对真菌、细菌、病毒和芽孢等各微生物均有杀灭作用,无腐蚀性及破坏性,是比较理想的消毒方法,有效期为一年。但环氧乙烷沸点低,遇火易燃易爆,应避免与明火接触;环氧乙烷是致癌物质,环氧乙烷消毒后的管路不可立即使用,需经一周时间待环氧乙烷挥发尽后方能使用。

环氧乙烷的缺点是对于 HBsAg 毫无杀伤力,因而临床大多不推荐使用这一方法消毒灭菌。

(3)热力消毒法:可以使用全自动清洗机消毒或高压蒸气消毒法。

①全自动清洗机消毒法:全自动清洗机消毒呼吸机管路完全是纯净水的热力消毒(消毒温度因设定程序而异,一般为 80~93 ℃),不添加清洗剂、消毒剂,对呼吸机管路和人体呼吸道黏膜没有任何刺激。设置完成后,机器按设置的程序执行,避免了人工操作的不规范性,同时减轻了医务人员的工作量。与化学消毒法相比,全自动清洗机消毒法具有节省人力、操作简便、消毒效果佳等优点。但该清洗机必须使用去离子水或软化水,使用成本相对昂贵。

②高压蒸气消毒法:呼吸机须消毒部件的金属部分和耐高温的部件,如可重复使用的过滤器等可根据具体情况,送供应室进行高压蒸气消毒。

四、内部回路消毒

呼吸机内部气路系统位于主机内部,除了内部气体管路之外还包括多种精密元器件,如流量传感器、压力传感器、温度传感器及湿度传感器等多种传感器,以及电磁阀、单向阀等多种控制阀等。由于内部气路系统其位置的特殊性和结构的精密性,消毒处理不仅需要考虑消毒效果的有效性,还需要考虑消毒对呼吸机内部管路及电磁元器件的性能稳定性的影响。通常,临床无法完成对呼吸机内部气路系统的消毒灭菌处理,比较常用的方式是在呼吸机的内外进出气口安装细菌过滤器。

(一)呼吸机内部消毒的必要性

呼吸机的气路部分与患者的呼吸回路直接相通,会接触到患者的呼吸道分泌物,其温度和湿度有利于微生物的生长,容易发生细菌定植,在气道有气流经过时细菌菌落会形成气溶胶,造成患者感染。呼吸机相关肺炎是临床常见的因呼吸机使用而导致患者获得性感染的一类疾病,其发病是导致危重患者死亡的重要原因。有研究显示,对呼吸机的日常维护与及时消毒,能降低呼吸机的污染和细菌定植情况,减少呼吸机相关肺炎的发生。

目前,对呼吸机内部气路系统的日常维护主要是在呼吸机进出口安装细菌过滤器,虽然有研究显示,在呼吸机的进出气口处安装有效的过滤器滤过呼出气体中99％的颗粒物,但对于发生严重污染或患有特殊病种的患者,如乙型肝炎、人类免疫缺陷病毒(HIV)患者等,使用的呼吸机,除外置管路需要进行高压灭菌处理,内部管路也需要进行有效的消毒灭菌后方能继续使用。虽然病毒在体外的生存能力较差,但是多种致病微生物包括肺炎杆菌、金黄色葡萄球菌、铜绿假单胞菌、鲍曼不动杆菌及大肠杆菌等能够在呼吸机上长期存活。因此,加强对呼吸机内部气路系统消毒的研究,对于保障呼吸机的安全卫生使用、医护人员和患者的健康具有重要意义。

(二)呼吸机内部气路系统消毒所面临的问题及对策

呼吸机内部气路系统位于呼吸机主机的内部,包括了众多的传感器和精密电磁元器件,其内部结构进行拆卸消毒的过程比较复杂,美国CDC公布的针对呼吸机相关肺炎的指南中明确指出,不建议对呼吸机内部气路系统进行常规的拆卸消毒。因此,呼吸机内部气路系统进行消毒处理须解决以下问题。

1.致病微生物的类型及分布

(1)呼吸机内部气路系统中常见致病微生物的类型及分布。需要明确:①呼吸机常规使用过程中内部气路系统可能感染的致病微生物;②致病微生物在呼吸机内部气路系统的分布聚集位置;③发生严重污染事件后呼吸机内部气路系统致病微生物的污染分布情况;④特殊患者包括HIV病毒或乙肝病毒或严重急性呼吸综合征(SARS)病毒等感染患者使用后,致病微生物在呼吸机内部气路系统的污染及分布情况。

(2)针对性消毒。对呼吸机内部气路进行拆分取样或对呼吸机的呼出气体进行细菌培养及生化与分子生物学检测,分析不同情况下呼吸机内部气路系统微生物的分布情况,并研究探讨适用于不同情况的呼吸机内部气路系统有效的消毒方法。

2.消毒方法的选择

(1)如何选择消毒方法。选择消毒方法须考虑呼吸机内部气路系统位置及电磁元器件等因素。由于呼吸机内部气路系统位置的特殊性,在不进行拆卸条件下,呼吸机内部气路系统消毒处理无法按照常规的消毒方法进行,消毒剂的选择既要保证消毒效果的有效性,又要适合内部气路系统位置的特殊性。

(2)消毒方法的确定。①探索使用消毒气体或消毒液体灌注的方法进行消毒处理,由于呼吸机内部气路系统中包含多种传感器及相关电磁元器件,所以对其消毒处理须考虑消毒剂及消毒过程对电磁元器件结构稳定性及功能有效性的影响;②对呼吸机内部气路系统的电磁元器件进行分类及相关的消毒分析,使用不同的消毒方法处理后,对电磁元器件及相关材料进行适当的消毒处理,并进行通电检测,对电磁元器件的结构及性能稳定性进行分析,确认消毒方法的可行性。

3.消毒效果的检测

对呼吸机内部气路消毒后,如何对呼吸机内部气路系统消毒的效果进行检测,应探索快速简便的检测方法,确定消毒方法的可行性。目前,对呼吸机内部气路消毒后的检测通过拆卸后拭子取样分析是最准确和灵敏的检测方式,但是取样过程繁琐,且容易造成二次污染;通过对呼吸机的进入气体和排出气体进行微生物检测是比较简便的方法,但这种方法的灵敏性和有效性需要进行科学的比较分析。可通过对呼吸机进气和排出气体中微生物的培养来检测,或者通过拆卸呼吸机内部气路系统后进行拭子取样培养检测,比较两种方法的灵敏性与可行性,探索对呼吸机内部气路简单快捷的消毒方式。

(三)呼吸机内部气路消毒的可行性探索

1.常见的消毒模式

目前,常用的消毒模式包括:①常规消毒剂消毒模式,即通过使用清水和消毒剂(如75%的酒精,1%的次氯酸,0.2%的过氧乙酸和2%的戊二醛等溶液等)对医疗设备的外表面进行清洁和消毒处理,提高外表面的清洁和消毒水平;②非接触消毒模式,即通过不接触设备的外表面,如运用紫外线照射消毒以及过氧化氢蒸汽消毒等对设备外表面进行消毒处理;③设备自身消毒模式,该模式因需要致病微生物接触设备的外表面,因此也称为接触消毒模式,自身消毒方法,是在设备外表面采用银及铜等重金属涂层作为自身消毒措施来实现对致病微生物的消毒。

2.呼吸机内部气路系统消毒方法

(1)环氧乙烷气体灭菌,是最常见的低温消毒灭菌方法。但是,环氧乙烷气体具有较强的致癌性,对人体毒性较大,需要进行特别的回收排放,这就限制了其在呼吸机内部气路系统消毒中的应用。

(2)过氧化氢低温等离子灭菌,是医疗机构常用的医疗设备低温灭菌方式,但是由于其需要一定能量的电磁波对过氧化氢进行电离,而呼吸机内部电磁元件较多,电磁辐射对内部元器件的影响较大,也限制了其应用。

(3)过氧化氢蒸气和臭氧气流消毒模式。过氧化氢和臭氧是两种比较常见的气体消毒剂,由于其消毒效果好,且后处理简单,对人体危害较小,可以作为呼吸机内部气路系统消毒的气体消毒剂。

(四)内部回路消毒机

近年来,随着呼吸道传染性疾病的多发,越来越多的医院使用麻醉机、呼吸机内部回路消毒机。但是,由于目前的呼吸机大多为正压呼吸机,不同于麻醉机的气体回路结构,即使使用内部回路消毒机,其消毒物质也无法进入呼吸机的内部管路。所以内部回路消毒机对呼吸机内部管路的消毒作用存有较大的疑问,目前尚未有研究进行效果比对。

1.机器原理

(1)消毒原理。麻醉机、呼吸机内部回路消毒机选用臭氧和过氧化氢气体作为消毒剂,通过泵,臭氧、过氧化氢经雾化分离混合,输出复合气体,对麻醉机、呼吸机内部回路系统进行消毒。目前市场上各种消毒机可选用的消毒剂较多。

(2)主要杀菌因子及杀灭微生物类别。主要杀菌因子:麻醉机、呼吸机内部回路消毒机采用臭氧和过氧化氢。可杀微生物的类别:细菌繁殖体、芽孢、病毒、真菌和原虫孢体。

(3)适用范围。对麻醉机、呼吸机内部回路和钠石灰罐,以及呼吸机外部管路和湿化瓶进行消毒。

2.机器结构

以某型号内部回路消毒机为例。

(1)基本结构。麻醉机、呼吸机内部回路消毒机由机壳、一体式臭氧发生器、雾化器、送气泵、抽气泵、解析箱等组成,如图 6-32 所示。

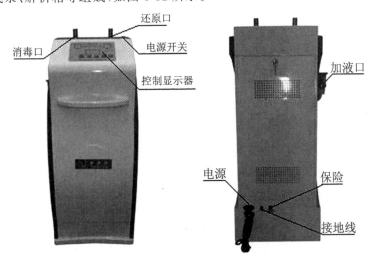

图 6-32 麻醉机、呼吸机内部回路消毒机结构图

(2)内部回路消毒机工作条件。环境温度为 5～40℃;相对湿度≤95%;大气压力为 700～1 060 hPa;电源连接条件为 220 V,50 Hz;③安全防护分类:Ⅰ类。

(3)常用麻醉机、呼吸机内部回路消毒机性能。技术参数:①输气口的 O_3 浓度≥100 mg/m³;

②H_2O_2 浓度为 12%（w/w）；③输气口流速（5±1）L/min；④抽气口流速为（8±1.6）L/min；④工作场所为 O_3 浓度≤0.16 mg/m³；⑤枯草杆菌黑色变种芽孢平均杀灭对数值＞5.00；⑥噪声≤55 dB；⑦功率为 70 W。

3. 使用操作规范

以使用过氧化氢作为消毒剂为例。

（1）取一根螺纹管，一端连接消毒机的消毒口，另一端与被消毒设备的进气口连接，取一次性过滤组件一只，插于消毒机的还原口，再与消毒设备的出气口连接。

（2）向雾化杯中加 10% 过氧化氢 6 mL。

（3）连接好机器外部管路，检查各连接出口连接是否紧密。

（4）接通电源，打开开关。工作时间分为 75 min、90 min、100 min、120 min，四个时间。按下时间预置后，再按"启动/停止"按钮即可。

（5）消毒结束后，蜂鸣器自动提示。

（6）关闭开关，切断电源。

4. 设备使用的注意事项

（1）机器内部工作时带有高压电，维修安装时必须断开电源。（注：开机维修时，必须对高压电容进行放电。）

（2）易燃易爆场所禁止使用。

（3）消毒机使用前，应先将一次性使用空气过滤器连接好。

（4）消毒机开启前，最好能够关闭室内所有电源（不包括通风换气设备）。

（5）消毒机使用中，被消毒部位不得有易被消毒剂腐蚀的材料。

（6）一次性使用空气过滤器为一次性使用产品，必须及时更换，不得重复使用，以免设备排放超标，损坏它物。

（7）对已消毒的麻醉机、呼吸机，使用单位应妥善保管，再次使用时，使用单位应根据设备情况，确认是否需要消毒。

（8）雾化装置内添加有过氧化氢或其他消毒剂的，注意勿碰到皮肤，以免化学损伤。

（9）使用过氧化氢的，过氧化氢液体要随配随用，不要配好后存放。雾化装置中注入 H_2O_2，总水位不得超过水位线。

（10）消毒气体对铜、铝材质有不同程度的腐蚀，建议使用单位在使用消毒机时卸下铜、铝装置，避免损坏部件。

第七章　常见故障分析维修案例

第一节　医疗设备的维修管理

一、维修管理的一般要求

维修维护指的是在用医疗设备发现存在故障的情况下,恢复设备性能、安全功能的完整性过程。维修维护工作是医院临床工程部门的重要工作内容。

(一)维修方式

医疗设备维修维护工作分自主维修和外修两大类,医疗机构医疗器械管理部门可自行维修呼吸机,也可委托有条件和能力的维修服务机构进行。

1.自主维修

自主维修指医疗设备使用单位临床工程师自行对医院医疗设备进行维修维护,包括医院集团、医联体内部的维修服务。自主维修首先要保证医院有一定数量的医院工程技术人员,将器械总值与工程师人数配比提高到合理的水平。

2.外修

外修指非医疗设备使用单位承担负责的维修维护工作,一般由生产厂家或外包专业公司完成。医院考虑的是完成设备维修任务以及维护成本控制在医院可接受的范围,以解决医院维护维修人员数量不足、素质不高的问题。外修一般分为保修期内维修;保修期外厂家合同维修;第三方合同/托管维修;临时叫修;送修等方式。

(二)维修工作分类

(1)故障维修:指使用科室在设备使用中出现故障后的维修。

(2)检测后维修:指在进行计量检测、质量检测后,发现设备的安全、性能、功能不合格,需要进行必要的维修。

(3)预防性维修:指在进行日常巡检、PM 工作中发现设备在安全、性能指标方面存在安全隐患,经过校准仍无法恢复正常,需要进行必要的维修。

(三)维修工作内容

(1)修理:指对损坏部件或电路板不是整体更换,而是采用修理或更换元器件的维修方式修复。如更换部件与电路板,指维修中采用整体部件更换或电路板维修(板级维修);更换附件,指更换损坏的设备附件。

(2)调试与校正:指由非部件损坏引起的,可通过重新调试或校正部分的偏离即可解决的故障,如呼吸机潮气量校准。

(3)维护、保养:由于使用人员缺少日常维护保养引起的故障。如设备没有及时充电、通风部分没有及时清洁、除尘,造成散热不良出现"热保护"等。仅仅须对设备管路、光路、机械部分进行防尘、加润滑油等维护保养工作。

(4)重新设置或安装软件:指设备系统软件、操作控制软件因各种原因引起出错或因存储介质部分损坏引起软件不能正常工作或启动的,也包括系统感染"病毒",须进行软件重新设置、"杀毒"和系统重新安装,以恢复设备的正常工作。

(5)排除外界因素:指对因外界水、电、气、温度、湿度及特殊环境等要求引起设备不能正常工作时,找出引起故障原因进行排除,包括水,压力、流量、纯度;电,电压、电流、电源内阻、外接不间断电源;气,气体压力、流量、气体纯度(如氧气浓度)、压缩空气(含水、含油、含尘)、气体报警设备等;温度,空调、散热、加热、温控故障;湿度,去湿、加湿机故障;特殊环境要求,外界电磁干扰、噪声干扰、振动等。

(四)维修结果和后处理

设备维修后状态指设备维修后的状况,包括工作恢复正常,可以供临床使用;基本功能恢复正常,但须进一步修理;无法自行完成,须外送修理;无法修复。

维修后医疗设备需要进行质量检测验收,以确认设备达到规定的技术指标。并需要对设备的各种安全警报功能、安全保护功能进行确认。对维修后部分功能未恢复正常而临床又急需使用的,应提示操作人员对设备功能使用的限制,或就可能对临床应用产生影响的结果给予说明,必要时应签署风险告知单。维修后应按照校准规范进行呼吸机的安全检查与检测。

维修中信息需要有完整的记录,维修记录可以用纸质报告单记录,在实现信息化管理的情况下,也可以在移动终端和工作站直接登录,自动生成维修报告电子版。维修记录应详细记录维修日期、维修人员和维修内容,包括检测项目与结果、配件和易耗部件维修和更换情况,参见表7-1。

表 7-1 维修服务单示例

×××医院医学工程处·维修服务单

编号：

用户信息	科室(病区)		联系人	
	联系电话		时间	
设备信息	设备名称		设备型号	
	购置时间		设备编码/序列号	
故障描述				

——————— 本线以上的内容由临床科室填写 ———————

现场查勘/初步意见	现场查勘情况、初步处理意见、是否需要询价、紧急程度：						
解决方案/维修措施	方案1						
	公司性质：	□原厂/授权代理 □第三方	报价：		备用件：	□有□无	
	其他：						
	方案2						
	公司性质：	□原厂/授权代理 □第三方	报价：		备用件：	□有□无	
	其他：						
	方案3						
	公司性质：	□原厂/授权代理 □第三方	报价：		备用件：	□有□无	
	其他：						
服务结果	□服务后,设备正常工作。 □设备未能完全正常工作。原因:_____ □设备无法恢复正常使用。处置意见:_____						

续表

遗留问题或其他	是否涉及费用:□否;□是,发票号:_____ 金额:_____ 其他:					
更换配件信息	配件名称	数量	旧序列号	新序列号	更换日期	质量保证时间
临床科室确认	同意按照□方案 1　□方案 2　□方案 3 处理。 意见反馈: 签字确认:　　　　　　日期:					
谨证明现场工程师已完成本报告的现场服务!						
工程师签字				审核人签字		
完成服务时间:	_____年_____月_____日_____时_____分					

二、故障维修的基本分析

(一)故障

仪器投入使用,经过一段时间以后,出现不同的故障是正常现象。不同仪器出现的故障现象不同,原因各异。所以要针对不同仪器的不同故障现象和不同仪器的测试原理进行由表及里、由浅入深地分析判断、测试分析才能找出故障的原因。

1.故障产生的规律

仪器出现故障的规律一般有三种情况。

(1)早期故障:仪器使用不久即出现故障,即发生在早期的故障。这往往是仪器刚刚投入使用时,使用人员不熟悉操作或操作失误引起的。也可能仪器本身元器件质量不达标、设计不合理或装配调试工艺有缺陷,以及运输过程中造成损坏。

(2)中期故障:仪器经过一段时间运行后,仪器的各个部件经过正常运行进入稳定期,即有效使用期,此期间故障率较低仪器很少出现故障。

(3)损耗故障期:经过长时间运行,随着元器件的老化,机械部件的损耗逐渐增加,故障率上升,此期间称为故障损耗期。一般早期故障多发生在电子元器件上,而损耗期故障多发生在机械零部件、光学系统部件或光源上。

2.故障现象

故障现象是医疗设备发生故障的表现方式,可以分为如下几种。

(1)故障停机:指设备出现故无法开机工作。

(2)部分功能失灵:指设备能正常开机,但一部分功能失效无法工作,常见于多功能、多块组成的医疗设备。

(3)附件损坏:指主机功能正常,但部分附件损坏,不能正常使用。如超声探头、血氧饱和探头、心电导联线等损坏。

(4)不规则或偶发故障:指一些无规则或偶尔出现的故障,故障可能要观察很久才出现,如偶尔出现死机、报警功能时好时坏等情况。

(5)性能指标偏离:指各种检测中发现技术指标偏离已超出规定允许范围,影响临床诊断治疗要求,如呼吸机的潮气实际值与设置值偏离。

3.故障原因分类

故障原因分类指在维修中,对医学装备出现故障的原因进行判断、分类。仪器故障大概可以分为必然故障与偶然故障。必然故障一般为仪器的元件及零部件经过长期使用老化、变质、损坏,使得使用性能或结构发生变化导致仪器不能正常工作。偶然故障是指仪器受外界条件的影响,如外部的冲击或震动使得仪器的结构发生变化,例如仪器工作中突然断电以后,又突然来电而产生的浪涌电流冲击,造成仪器损坏。

从产生故障的原因来看,一般故障原因分为人为因素、设备自然故障及外界环境因素三类。

(1)人为故障。指使用操作人员因使用操作错误、设置错误、没有按时校正或日常保养不当引起的设备不能正常工作。因此,使用之前要仔细阅读使用说明书和注意事项,才能减少故障的发生。

(2)设备故障。指设备使用中由于内部电子、机械、光学等部件,因长时间使用后,元器件寿命或老化造成的设备故障。同时也包括报警功能、软件功能故障。

(3)外界环境因素。指排除设备本身质量或使用操作问题以外的外界因素造成的故障,包括供电问题,如突然停电、电压过高、过低、波动过大、电源内阻和接地等问题;环境温度问题,工作环境温度超过设备容许范围;湿度问题,湿度超过设备容许范围;气源问题,压力、流量不符合要求,气源质量异常;水源问题,压力、流量不符合设备要求,水压波动等;电磁干扰及自然灾害等外界因素造成的设备故障。

(二)基本维修方法

1.部件、器件替代法

仪器的部件、器件是组成仪器的"细胞",是构成仪器的基本"单元"。因此,要掌握元器件的检查、基本知识和判断方法,对于维修仪器非常重要。仪器常用的电子元件有电阻、电容、电感、变压器、各种晶体管及集成块等。除此之外,仪器通常还使用有专用部件、各种传感部件、机械部件、马达、电磁阀等部件。

2.仪表测试法

对仪器发生的实质性故障,特别是电路故障,优先使用仪表测量,也就是参数测量法。

仪表测量主要是使用万用表、示波器、逻辑笔、钳型表、电感电容测试仪、集成电路在线测试仪等。使用仪表检查电路的工作电压、电流、波形、静态工作状况、工作时的波形、对地电阻、电阻阻值、电感量、电容量、半导体元件、集成块等元件参数情况。用测量结果来判断和确定故障的原因、部位和元器件的好坏。

3.信号注入法

信号注入法也叫信号跟踪法,它是处理电路故障的一种有效方法。方法是使用示波器沿着电路的信号通道,由前级到后级逐级观察信号是否正常、波形是否正常、有无畸变或异常情况,用以确定故障范围出在哪一部分哪一级电路。

三、呼吸机维修方法

(一)充分利用机器的自检功能

随着现代电子技术在呼吸机上的广泛应用,目前新购的呼吸机都具备了功能完善的自检系统,可以对机器的各个部分和执行单元进行检测和校准。机器的绝大部分故障可以通过自动检测来发现。因此,维修人员应熟悉机器的自检功能,充分发挥机器自检功能的作用,可以起到快速高效和事半功倍的效果。如 Evita 机型的自检内容包括报警声音、呼出阀、空/氧混合器、安全、流量传感器和氧电池标定等;PB840 的自检内容包括回路压力、回路气、流量传感器、呼出过滤器和管道顺应性测试等。机器的自检系统一般包括开机自检和全面自检两个部分。

1.开机自检

每次开机时,机器会进行简略的自检(power-on self-test,POST)。自检通过后机器才进行运行状态。如果自检没有通过,机器会显示错误信息,要求维修,而不能进入运行状态。有的机器会保留曾经发生但已经消除的故障信息,可以由操作人员手工消除。

开机自检主要是针对机器的主要部件,一般不需要操作人员动手,完全由机器自动完成。自检通过,说明机器主要的功能正常,在可接受的范围,可以使用。

2.全面自检

现代呼吸机都具有完善的检测功能,但需要由操作人员选择进入维修模式,并按程序提示,进行一些手动工作,如连接管道。系统的自检项目十分丰富,操作人员可以选择所有检测项目,进行全方位检测,也可以针对性地选择其中的几项进行检测。一般的机器都含有系统泄漏(密闭性)和管道顺应性测试、近端测压传感器校准、流速传感器校准、吸入氧浓度传感器校准、大气压校准等重要的基本功能。

例如,Maquet Servo-i 呼吸机的自检(pre-use check,用前检查)内容包括:①内部测试(internal tests);②大气压力测试(barometer test);③气源供给压力测试(gas supply test);④内部泄漏测试(internal leakage test);⑤压力传感器测试(pressure transducer test);⑥安全阀测试(safety valve test);⑦氧传感器测试(O$_2$ cell test);⑧流量传感器测

试(flow transducer test);⑨电池切换测试(battery switch test);⑩回路泄漏测试(patient circuit leakage test);⑪报警状态测试(alarm state test);⑫外部报警测试(external alarm system test)(需要购买相应装置)。

(二)通过使用培训,使操作人员初步解决故障问题

呼吸机的所有故障中,2/3 以上是电源、气源、湿化器、呼吸管路等外围设备的故障,主机的故障并不多。一些统计显示,在呼吸机的报修原因中,操作行为不正确占绝大多数,而真正发生呼吸机主机和空气压缩机的硬件故障的比例不到 20%。由此可见,呼吸机的正确使用和维护是相当重要的。此外还有一些使用不当造成的报警,因此对使用人员的培训是相当重要的,也是减少机器故障的最有效的手段。

对于操作行为不当而引发的一些故障或报警,可以通过培训,让操作人员掌握外围设备故障的排除,从而提高维修效率。

(三)熟悉各种呼吸机的基本结构

呼吸机的治疗介质是氧浓度高于空气的气体,因此设备具有复杂的患者通气支持系统和气体的流量、流速、含氧浓度的监测系统,既有运算功能很强的电子控制单元,又有精密的机械部件(特别是阀门等可调的动作部件)。机器的这些部件还必须耐受不同的消毒和灭菌条件。围绕着机器的通气回路和各种监测传感器,熟悉机器的工作流程,有助于快速地正确判断故障原因。

第二节　气路系统报警及故障维修

一、通气状况报警及故障维修

(一)分钟通气量报警

每分呼出气量高限或低限报警:高限报警表明高通气(机械自主触发或患者呼吸过快触发)超出分钟通气量最高限值;低限报警表示通气量低于最低限值,可能原因是呼吸暂停、患者回路脱节或低通气。

1.案例:外管路漏气

品牌型号:德尔格 Evita 4。

(1)故障现象。Evita 4 呼吸机分钟通气量过高报警。

(2)故障分析。分钟通气量是德尔格呼吸机的重要监测参数之一,而引起呼吸机分钟通气量过高或过低报警的原因是多方面的,包括机器自身故障、患者病情变化、参数设置不当和使用操作不当等。具体地,主要有呼吸管道回路异常、患者自身病情变化、呼吸机分钟通气量报警极限设置过低或过高、模式设置不合理、流量传感器未校准或有故障、气管插管异常等,而回路漏气是分钟通气量低限报警中最常见的故障。

(3)故障排除。首先要确定呼吸机当前设置的呼吸模式、分钟通气量的报警限值是否与患者病情相匹配,检查无恙,则进一步做机器的气密性测试,发现呼吸管路老化破损、接口松动,经过更换管路、严密连接接口后,故障排除。

2.案例:宝石阀故障

品牌型号:德尔格 Evita 4。

(1)故障现象。机器在使用过程中潮气量不稳定,时常出现偏高,同时氧浓度偏高。

(2)故障分析。①流量传感器损坏;②氧电池失效;③控制氧气的高压伺服阀故障(俗称红宝石阀,或称氧阀)。

(3)故障排除。①首先检查流量传感器,观察外观未发现异常,重新标定流量后,故障依旧,排除流量传感器故障;②与确认正常的机器对调氧电池,标定通过,但氧浓度仍偏高;③检查空气模块,将氧浓度调至 21%,拔掉氧气接头,单一空气供气,潮气量正常;④检查氧气模块,将氧浓度调至 100%,拔掉空气接头,忽略低空气压力报警,用纯氧供气,发现潮气量偏高;⑤此时将呼吸机调至待机状态,将吸气管道末端置入满水容器中,可见有连续气泡冒出,约 5~6 个/s,至此可以判断出故障为空氧混合器中控制氧气的高压伺服阀漏气,且漏气量较大。关闭机器电源,打开机器取下氧阀并拆解,发现控制通道阻断的"红宝石"外表面黏性较大并有黏着物。清洁"红宝石"后装机测试,机器潮气量和氧浓度均恢复到正常范围内,故障排除。

3.案例:内部气路漏气

品牌型号:VELA。

(1)故障现象。VELA 呼吸机出现潮气量输出误差,且随时间推移而增大,设定值与显示值出现偏差。

(2)故障分析。呼吸机可以正常工作,在所有模式下均可正常通气,无其他故障报警,可以排除控制模块故障。虽然所有误差数据均在允差范围,但可以明显发现会随着时间推移逐渐增大,并有上升趋势,同时结合设定值与示值偏差的现象,可能的原因有以下三种:①呼吸机内置流量传感器存在潜在故障;②内部传感器对接管路出现松脱等问题;③外置压差式流量传感器出现偏差。

(3)故障排除。根据故障分析对故障进行排查:①对外置流量传感器进行拆卸观察,判断其金属压差片是否垂直或出现形变;②将外置流量传感器进行替换,排除外置流量传感器问题;③拆卸主机外壳,观察内置流量传感器与管路,判断与内置流量传感器相连的软管有无松动迹象(见图 7-1);④进入工程师模式(开机键与复位键同时按下),用 VT650 对流量传感器重新定标,排除内置流量传感器故障;⑤故障排除后,将主机复位,重新进行质控测试,潜在故障现象消失。

最终确定此潜在故障是由内置流量传感器与内部管路松脱造成的(见图 7-2),该故障原因也验证了随潮气量增加误差增大的现象。所以当发现设定值与显示值出现偏差时，应引起重视。同时要将常规质控数据及时统计归纳，方便与最大允差进行对比。

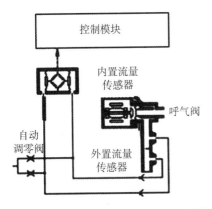

图 7-1 内置流量传感器松脱位置示意图

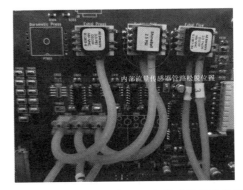

图 7-2 内置流量传感器与内部管路位置实物图

4.案例：呼出阀接口泄露

品牌型号：北京谊安 580。

(1)故障现象。潮气量设定 500，实际为 0。

(2)故障分析。开机连接模拟肺后开始打气，将呼出端的阀堵上，呼吸机可以打气，推测呼出端与阀之间接触不到位，将呼出阀拆出后发现其卡扣变形，用手按紧呼出阀后，机器呼出潮气量可达到 350，但无法达到机器设定值。此外，氧阀旋钮经调试后无反应，说明氧阀本体接触不良。

(3)故障检修。使用热风枪将变形的呼出阀卡扣加热重新定型，更换氧阀，故障消失。

5.案例：呼气过滤器阀膜故障

品牌型号：PB 840。

(1)故障现象。一台使用超过 3 年的 PB 840 呼吸机，突然报警潮气量低，呼吸管道脱开。

(2)故障分析及解决。正常情况下，机器的吸入气流量和呼出气流量接近相等，当呼出端流量传感器故障时，监测到的呼出气流量较小，呼吸机便会认为管道脱开，报警呼出潮气量低。

(3)故障维修。根据上述分析进行扩展自检(extended self-test，EST)，检查呼出端流量传感器，流量传感器交叉测试失败，测试结果反馈参数发现，流量传感器交叉测试失败为呼出端流量传感器故障所致，于是更换呼出端流量传感器并校准，然后重做 EST，测试项全部通过。

而后，须完成快速自检(speed self-test，SST)才能进入工作模式，但 SST 的呼气过滤器测试无法通过，并报错 FS0304、AS0308。查阅技术手册，FS0304 指向呼出过滤器故障，导致呼出端与吸入端的压力差大于 3 cmH$_2$O 时报该错误代码，但更换呼气过滤器后，故障依旧；AS0308 指向呼气部分堵塞，呼出端与吸入端的压力差大于 3 cmH$_2$O 且小于 4 cmH$_2$O 时报警该错误代码。根据提示,查看呼气部分,发现呼气过滤器上端直接连接的阀膜上有污垢结晶,对呼气过滤器上端的阀膜进行清理,SST测试通过,维修完成。

6.案例:空气流量传感器故障

品牌型号:飞利浦 V60。

(1)故障现象。使用或测试过程中出现潮气量过低报警,不能自主触发。

(2)故障分析及维修。首先,确认呼吸机和报警设置适当,排除人为操作因素引起的故障;若报警持续存在,则先关机,正确安装测试呼吸回路和模拟肺后,按下并按住右上角导航环中间的圆形'('按钮,并通过按下左下角电源键打开呼吸机,屏幕显示"再次按'('以执行诊断或等待通气"时,在不超过 5 s 时间内释放并再次按下导航环中间的圆形'('按钮,屏幕上出现"诊断菜单"进入诊断模式,选择"维护"进入维护模式,此时屏幕显示的是该呼吸机的相关信息及电路板使用时间等,点击显示屏幕最下面一栏的"Pneumatics",屏幕将显示实时诊断信息和参数控制界面,在此界面上,点击"FLOW"按钮,可以在 0～240 SLPM 之间设定一个值,如 50,然后点击"Accept"之后,正常情况下屏幕最上方第一个实时监测 Avg Air 值应该为 50 左右,但实际上 Avg Air 值却接近于 0 或者相差很大,而且输出口有气流输出,于是怀疑空气流量传感器故障,此时点击"O$_2$ 21％"按钮,将氧浓度调到 100％,即表示由纯氧供气,点击"Accept"之后发现屏幕上面 Avg O$_2$ 实时监测值为 49.9,即很接近 50,输出口也有气流输出,说明氧气流量传感器没有问题,于是判定空气传感器故障,厂家售后更换整个空气和氧气流量传感器模块,维修价格较为高昂。经分析可知,空气流量传感器主要由一个电路板及一个霍尼韦尔 AWM42300V 传感器组成,AWM42300V 传感器内含一块独特的基于先进微结构技术的硅芯片,该芯片采用薄膜和绝热桥结构,内含加热器和温度传感元件,由于气流中存在的尘粒可能会导致该传感器受损,该型号设备出现的空气流量传感器故障较为常见的原因正是 AWM42300V 传感器损坏,所以考虑更换 AWM42300V 传感器。重新测试正常,设备可正常使用。

(二)流量传感器报警

1.案例:气体模块故障

品牌型号:Maquet Servo-i。

(1)故障现象。Maquet Servo-i 使用前检查发现"流量传感器测试失败"。

(2)故障分析。Servo-i 使用前检查的"流量传感器测试"一项是对呼吸机吸入、呼出流量传感器进行检测和校准。这款机器共有三个流量传感器,其中,两个吸入流量传感器分别位于空气、氧气模块中,一个呼出流量传感器位于呼气盒内。

(3)故障排除。机器在使用前检查时发现"流量传感器测试失败",首先更换确认功能完好的呼气盒后,依然报错,排除呼气盒故障。之后,使用单气源(断开空气或氧气)进行使用前检查,看流量传感器测试是否通过,从而判断是空气模块还是氧气模块故障(使用单气源执行使用前检查时,气体供应测试、氧气传感器测试会失败)。拆开有故障的气体模块,用万用表测量 1336-002D 压力传感器,1336-002D 的 Pin1～Pin4 对应惠斯特电桥的四臂,正常情况下静态时 Pin1～Pin2、Pin2～Pin3、Pin3～Pin4、Pin1～Pin4 之间的阻值约为 3.8 kΩ,且输出阻抗(Pin1～Pin3 阻值)在 2.5～6.0 kΩ 之间、输入阻抗(Pin1～Pin3 阻值)在 4.0～6.0 kΩ 之间。电桥不平衡或者输入输出阻抗超过范围,都会导致使用前检查流量传感器测试不通过。更换 1336-002D 压力传感器后,使用前检查通过。

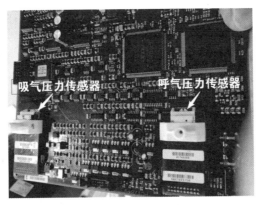

图 7-3　压力传感器

2.案例:宝石阀故障

品牌型号:德尔格 Evita 4。

(1)故障现象:呼吸机流量报警。

(2)故障分析和处理。德尔格 Evita 4 呼吸机流量报警的原因包括:①流量传感器故障;②流量测量线异常;③呼吸回路漏气;④空氧混合阀故障。首先应排除流量传感器或流量测量线故障,可重新标定流量传感器,如测试不能通过,更换传感器重新测试。排除流量传感器故障后,如呼吸机仍无法标定成功,则须重点检查呼吸回路。当呼吸回路发生泄漏时,可通过密闭性测试,逐一排查呼吸管路、湿化罐、呼出阀等部件,并检查呼出阀膜片密封圈是否老化,及时清理异物,保持清洁,确保安装正确。最后,检查呼吸机的空氧混合阀。连接呼吸机回路与模肺,将氧浓度设置为 21%,断开氧气,只接空气,观察呼吸机运行情况,再调至待机模式,将吸入端插入水杯中观察有无气泡冒出;将氧浓度设置为 100%,断开空气,只接氧气,观察呼吸机运行情况,再调至待机模式,将吸入端插入水杯中观察有无气泡冒出。若检查过程中出现报警且有气泡,则证明对应的宝石阀漏气,更换对应红宝石阀即可排除故障。

3.案例:热敏电阻故障

品牌型号:Maquet Servo-s。

(1)故障现象:使用前进行检查时,屏幕报错"技术性错误,自检不通过,设备无法正常使用"。

(2)故障分析。首先进行外观及外围附件检查,包括管路、压缩机、气源等,未发现异常;重新启动设备并自检,提示未通过,且与先前报错相同;更换呼气盒再进行自检,三个呼气盒均提示存在技术性错误。分析故障原因可能如下:① Maquet Servo-s 呼吸机的呼气盒采用了双超声波原理,可重复进行消毒灭菌和干燥,干燥不彻底或者有液体渗入均会造成故障报警;②Maquet Servo-s 呼吸机呼气盒内部的温度传感器故障。

(3)故障排除。使用万用表测量各个电子元件与电阻,发现一个 R5 电阻的阻值较低,另外两个 R5 电阻的阻值均在 100 kΩ 左右,经查询相关资料后得知,负温度系数热敏电阻是随温度升高而阻值减小的传感器电阻,即正常的 R5 电阻阻值应在 100 kΩ 左右。更换新的 R5 电阻后开机自检,自检通过,设备可正常使用。

4.案例:电磁阀故障

品牌型号:德尔格 Evita 4。

(1)故障现象:呼吸机流量标定失败,泄漏测试不通过。

(2)故障分析。呼吸机流量标定关系着机器能否准确检测病人的呼出气体以及呼气量,这关乎病人的生命安全。根据德尔格 Evita 4 气路图,分析该故障可能的原因如下:①流量传感器故障;②流量传感器线与流量传感器及 Pneumatic Controller PCB(启动传感器 PCB 线路板)连接不通;③Pneumatic Controller PCB 上处理流量传感器电信号的电路模块失效,或者加热电热丝的控制电路失效;④流量传感器标定过程中有气流通过导致标定失败(标定时呼吸机处于吸气相,此时 PEEP Valve 产生最大压力 P_{max} 大小的压力气流顶住呼出阀上的膜片,从而阻止气流从呼出阀流出后经过流量传感器;如果呼出阀上的橡胶件老化并与呼出阀的塑料边沿贴合不紧闭,就会使得膜片无法顶住气流,从而导致气流流经流量传感器而使得标定失败);⑤由于 PEEP Valve 内部电圈阻值及机械部件老化,无法产生 P_{max} 的压力,会相应地使膜片对气流的阻止压力过小,气流在吸气相时漏出,导致流量标定失败,但是,若 PEEP Valve 提供的 P_{max} 压力异常,除了 PEEP Valve 本身故障的原因,还可能是由输入 PEEP Valve 的电信号异常所导致的,这时的故障源可能是 Pneumatic Controller PCB;⑥PEEP Valve 能够为呼出阀膜片产生压力的一个条件是,有压强为 2 bar 左右的气流流入 PEEP Valve,反之,会使得下游部件的功能均失效,根据设备的气路图(见图 3-14),图中的 Y1.3 电磁阀无法切换通路,使得气流无法顺利通过 PEEP Valve,也会使得标定失败,此时应考虑 Y1.3 本身机械结构出现问题或 Y1.3 未接收到 Pneumatic Controller PCB 的激发电压。

(3)故障排除。首先,更换相同型号流量传感器后发现故障仍然存在,因此暂时排除流量传感器的故障。其次,检查设备流量传感器到 PCB 电路板的通信电压是否正常,以判断流量传感器到 PCB 电路板的线路是否导通,采用万用表测量两端电压,万用表显示的电压值正常,因此排除流量传感器到 PCB 电路板线路故障。最后,采用检查压力表测量 R1.1 下游处的压力,压力表显示数值为 0,说明没有气流通过 Y1.3 电磁阀到达呼出阀以及 PEEP Valve;用万用表测量 Pneumatic Controller PCB 的 PEEP Valve 针脚以及 Y1.3 电磁阀针脚上的电压,万用表显示电压值正常,由此判断 PCB 电路板无异常,故障可能出现在 Y1.3 电磁阀;拆下 Y1.3 电磁阀,通过外接直流电源测试其是否能正常开关(由电磁阀吸合时产生"啪嗒"的声音来判断),接通直流电源后未听到开关正常动作的声音,说明 Y1.3 电磁阀存在故障;更换新的同型号 Y1.3 电磁阀后,经过测试发现呼吸机流量标定正常,故障排除。

5.案例:呼气阀故障

品牌型号:德尔格 EvitaV300。

(1)故障现象:呼吸机流量报警。

(2)故障分析。德尔格 Evita V300 呼吸机采用电热丝式的 Infinity ID 流量传感器。该传感器与其他 Evita 系列的不同之处在于其在叉式探针的前端连接双加热导丝,后端连接约 1 cm^2 的身份识别芯片。每次执行设备检查或手动标定流量之前,Evita V300 通过加热自动清洁 Infinity ID 流量传感器。在打开设备 30 min、更换流量传感器或者药物雾化后,机器加热流量传感器导丝也会进行自动清洁程序并执行自动标定。

呼吸机开机后,导丝加热到 180℃ 高温。通气时气流带走加热丝上的热量,使其冷却,导致其电阻值变化。呼吸机将流量传感器导丝保持在温度 130℃ 时所需的能量,就是流量测量值。这些变化产生的电信号被采集和处理,最终转变为临床使用参数。

德尔格 Evita V300 呼吸机一般在机器自检、重新安装流量传感器和药物雾化后,自动标定流量传感器;当流量监测发生明显异常时,机器会自动标定流量传感器;也可以打开主菜单栏中的传感器/参数对话框窗口,进行手动标定。

(3)故障排除。首先检查流量传感器的完好性。按图 7-4 步骤向外侧移取下流量传感器,对光目检加热丝是否完好。如发现加热导丝断裂或粗细不均,则更换新的流量传感器;如发现加热导丝上有冷凝水,则放在通风处晾干。流量传感器完好,则再检查呼出阀。取下呼出阀,卸下阀膜,清除积水或附着异物。发现塑料部件裂缝、橡胶部件硬化和变形,更换呼气阀。将处理后的呼出阀安装回机器,通过设备检查测试,排除故障。

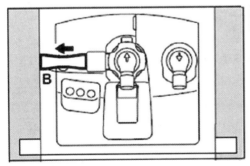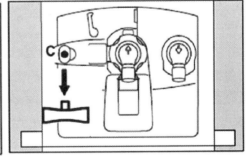

图 7-4　流量传感器装卸示意图

6.案例:传感器故障

品牌型号:PB 840。

(1)故障现象:呼吸机故障,机器开机报警系统错误,不能设置患者参数,不允许进行

SST 导致机器无法使用。

（2）故障分析。打开机器,发现空气进气端明显有液体,清理液体后,进入维修模式,准备开始安全阀校正和流量传感器校正。在进行流量传感器校正时,机器报警氧气超出范围（O$_2$ offset out range）。比例阀和 Q2 都有可能损坏,该机氧气和空气比例阀通用,调换比例阀试机,故障依旧,由此可以确定机器为 Q2 传感器故障。

（3）故障排除。更换 Q2 传感器,做流量传感器校正通过,再进行 EST 自检通过,机器恢复正常。

7.案例:呼气膜瓣污染

品牌型号:Maquet Servo-i。

（1）故障现象:机器开机进行自检,流量传感器检测失败,自检失败。

（2）故障分析。对于这款呼吸机而言,流量传感器主要指的是可拆卸的呼气盒,其主要有两个作用:①过滤病人呼出的气体;②内部的超声组件检测呼气端的流量。该项自检不通过的可能原因:①呼气盒安装不当,检测芯片未检测到呼气盒;②呼气盒消毒后,未充分干燥,盒内积聚了一定的水;③呼气盒破损或达到使用寿命;④气体模块故障;⑤PC1784和 PC1785 呼气板故障。

（3）故障排除。列出了所有可能的故障原因后,进行逐一排查。①取下呼气盒,将机身与呼气盒连接的金属接口处,用酒精进行擦拭。再插上呼气盒,听到"咔哒"一声,说明呼气盒安装成功。②如自检仍不通过,取下呼气盒,用专用工具或止血钳,取下呼气膜瓣（如图 7-5 所示）,用酒精纱布擦拭膜瓣,用干纱布擦拭呼气盒内部。完成清洗后,绝大多数呼气盒能通过自检,如若还是出现报警,则可判断呼气盒已达到使用寿命。

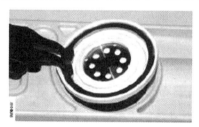

图 7-5　用工具取下呼气盒上膜瓣

需要注意呼气盒内部装有超声流量传感器,属于易损坏精密器件。在消毒过程中要轻拿轻放,勿磕碰或剧烈晃动。此外,虽然维修手册中提及的故障可能还包括气体模块故障或 PC1784 和 PC1785 呼气板故障。但在实际使用中,这两种故障的发生概率较低,一般在无法处理故障时再予以考虑。

8.案例:传感器故障

品牌型号:PB 840。

（1）故障现象:呼吸机在使用过程中出现异常呼吸波形,呼出曲线的基线不为零,同时仪器不报警。见图 7-6 中 V-T 波形。

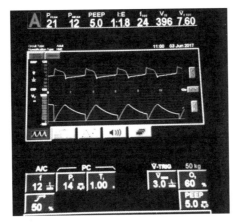

图 7-6　故障时的 V-T 波形

（2）故障分析。呼吸机设置模式为 A/C 模式,采用压力控制方式,即使呼吸机基线不为零,测得的潮气量只要在报警设置的范围内,便不会触发报警。判断呼出单元是否有问题,则需要执行 SST 和 EST 全面自检。

（3）故障排除。先执行 SST,Flow sensor cross check test failed,报错码为 FS0001、FS0003（说明硬件有问题）;进入呼吸机的维修模式,执行 EST 全面自检,在执行 Flow sensor cross check test 时,报错码为 FE0001、FE0003;提示流量传感器在交叉测试偏差太大,在 O_2 和 AIR 测得吸入流速在正常允许的偏差范围之内（5%）,而呼出流速偏差达到 40% 以上。

从检测异常数据判断,应该是 Q3 呼出流量传感器有问题,拆下 Q3,用无水酒精浸泡半小时以上,风干呼出传感器,装回仪器,执行 EST,测试到 Flow sensor cross check test PASS。GAS supply SV test,Exp flow zero offset:0.05 L/min,全面检测各项测试通过。然后再执行快速自检 SST,各项检测通过,呼吸机恢复正常。Q3 呼出流量传感器出现问题,还是与使用科室使用超声雾化有关,药物颗粒进入呼出单元附着在 Q3 铂金属丝表面所致,通过浸泡清洁还是可以恢复。

9. 案例:流量检测压力差传感器故障

品牌:鸟牌。型号:VELA。

（1）故障现象:报警分钟通气量低,呼吸管路错误等。屏幕显示压力曲线正常,无呼出潮气量,不断触发吸气。

（2）故障分析。由于有吸入潮气量,呼气时没有呼出潮气量显示,检测不到呼气潮气量,导致不断触发吸气。检测不到呼出潮气量,排查外置流量传感器等管路连接都正常。基本确定了主板上的呼气流量传感器损坏,打开主板上的 1 号波动开关后开机进入维修模式,查看呼气流量传感器,确定呼气流量压力差传感器损坏。

（3）解决方案。更换主板流量检测压力差传感器后,恢复正常。

(三)窒息报警

窒息报警表明呼吸机没有检出呼吸,既没有患者的自主呼吸也没有通气机输送的呼吸。部分呼吸机窒息报警时间预设为 20 s,也有些呼吸机会让操作者自定义窒息报警时间。此外,气源报警时常伴有窒息报警,原因及处理见气源报警,窒息报警常伴随着低压或低 V_e 报警。可能原因:①患者无自主呼吸或自主呼吸频率太低;②呼吸管道及连接处脱开或漏气;③机器故障,流量传感器检测功能不良或损坏,定时板等机械故障;④不恰当地触发灵敏度(或内源性 PEEP 的发生可能使患者不能触发,导致无效触发用力),设置的窒息报警参数不恰当,流量传感器安装位置不合适,分钟通气量设置太低等。处理:首先明确患者是否正在通气,根据患者的情况,予以重新连接呼吸机、更换通气模式(部分呼吸机自动转换为后备通气,一旦发现了患者用力,就会自动取消后备通气)、简易呼吸器辅助通气等处理;明确患者正在通气后进一步查明纠正原因(指令呼吸的频率、触发灵敏度及其他设置是否合适,依情况正确设置,纠正回路漏气,检查流量传感器功能或予以更换,必要时更换呼吸机)。

案例:呼吸机"堵塞"报警

品牌型号:PB840。

(1)故障现象:在使用 PB840 呼吸机治疗病人的过程中,屏幕突然报错"OCCLU-SION"(堵塞),无法正常使用。

(2)故障分析和排除:

①首先,检查病人端是否由积痰、呼吸不畅等导致管路堵塞,检查后排除病人端原因;

②其次,考虑管路及过滤器堵塞。更换全套呼吸管路、吸入端过滤器及呼出端过滤器后发现报警仍然存在;

③最后排查呼吸机本身出现的故障。

首先,进行 SST(short self test,快速自检)。第一项流量传感器检测失败,报错 FS0003 及 FS0001,无法继续进行检测,见图 7-7。

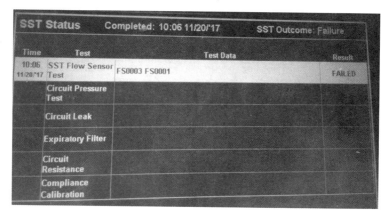

图 7-7 SST 流量传感器检测失败

然后，进行 EST(extended self test，扩展性自检)，前四项检测均失败。其中，前四项检测内容为气道压力测试、流量传感器对比测试、气源供应/安全阀测试及系统漏气测试。通过对比检测流量及实际测量流量值，鉴于空气及氧气流量传感器同时损坏概率较小，初步判断呼出端流量传感器 Q3 损坏。将另一台 PB840 的呼出模块换至故障机，测试通过，因此确认 Q3 损坏。拆开呼出模块更换 Q3 后重新进行校准，重新进行 EST，前四项检测仍旧失败，依此判断气路中仍存在其他漏气的部分。检查呼出模块发现呼气阀内积存大量药物粉末，导致单向阀无法完全闭合，从而影响整体气路的密闭性。清理呼吸阀后重新进行 EST 检测，测试通过，呼吸机可正常使用。

（3）总结。PB840 机器呼出过滤器堵塞严重，出现阻塞报警，还可能会提示气道压力过高，出现"Device Alert"报警信息。对于呼吸机使用频率较高，过滤器应每半年更换一次，否则严重影响过滤效果。同时若使用呼吸机进行雾化治疗，过滤器过滤效果差导致药物粉末进入呼气阀，影响单向阀膜片闭合，同时会造成呼气端流量传感器损坏，导致呼吸机故障。

(四)频率报警

案例：呼出阀不适用导致误触发

品牌型号：EVITA4。

（1）故障现象。Evita4 呼吸机开机测试能够通过，在 IPPV 模式下，触发灵敏度设置为 2.0 L/min，呼吸频率为 12 次。接模拟肺试机，发现呼吸频率会到 20 次甚至更高，处于不稳定状态。

（2）故障分析。由于模拟肺是被动测试设备，没有自主呼吸，不会引起触发，所以在接模拟肺测试机器时，检测频率和设置频率应该是一样的。分析引起误触发原因可分为两部分：①呼吸机主机控制出错，引起不必要触发；②呼吸机管路系统中存在触发因素，引起误触发。

（3）故障排除。首先确定是否为呼吸机主机故障。先排除管路触发因素，将触发灵敏度关闭，接模拟肺试机，若呼吸频率和设置频率一致，则可以排除主机故障。判断故障来自外部管路触发，对管路系统做进一步检测。标定流量传感器通过，再将触发灵敏度设为 2.0 L/min，试机，频率又出现过高现象。仔细观察整个管路，有段下垂的波纹管晃动，怀疑是故障原因，将外部管路接成两短管，确保没有晃动，再试机，故障依然存在。检测管路最后部分呼出阀，发现为一次性呼出阀。替换原装阀，故障消失。

(五)无创呼吸机气体泄漏报警

1.案例：无创呼吸机空气泄漏

品牌型号：飞利浦 Bipap Synchrony。

（1）故障现象：空气泄漏报警。

（2）故障原因。不同于有创呼吸机分别有独立的吸气管路和呼气管路，无创呼吸机只有一根管路,且通过平台阀排除废气,因此允许一定量漏气,只有漏气量超过系统设定值(即存在意外漏气)时才会报警,漏气部位在于管路或口罩。

(3)故障排除。首先进行外观检查,包括观察管路是否有破损,以及管路与面罩和机器的连接处是否漏气。外观检查无恙,再检查面罩漏气情况,发现面罩未完全贴合患者面部,边缘有气漏出来。在面罩与患者面部之间垫上纱布块并重新调整面罩位置后勒紧绑带。漏气量明显减少,报警消失。

(4)总结。佩戴不合适的无创呼吸面罩会造成人机不协调及机器通气报警。理想的面罩要求是密封性好、舒适、重复呼吸少和安全。面罩的大小应与病人的脸型相匹配。固定合适的面罩以能插入1~2个手指为宜,良好的固定应该做到位置居中、松紧合适。该故障为典型的非机器本身原因造成的故障,也进一步说明机器使用前培训的重要性。

2.案例:流量传感器进水

品牌型号:飞利浦 Bipap harmony。

(1)故障现象:机器开机后无气流输出,系统报警灯和病人报警灯同时闪亮,蜂鸣器连续声响报警。

(2)故障分析和处理。有多种可能的因素会导致机器无气体输出,如电源故障和 PCA 电路板故障、鼓风机故障等,这些故障均可能导致呼吸机不工作。

①首先考虑电源部分的输出是否正常,因为该机器可以交流(90~240 V AC)、也可以直流(11.5~17 V DC)供电,但值得注意的是,交流电源与直流电源不能同时使用,否则会损坏机器。当使用交流电源时,观察面板上交流指示灯亮与否,可以初步判断电源模块是否正常,也可以通过测量 J1(在主 PCA 电路板上)VBULK 的电压(3、2 两脚之间的电压为+28 V),来判别电源模块是否存在故障。

②当鼓风电机不能旋转时,此时的系统报警灯为常亮状态。进一步判别故障点位于主 PCA 电路板还是鼓风电机的快速方法是,断电时,用万用表测量鼓风电机线圈的电阻,三相绕组的阻值分别为 1 Ω 左右,说明鼓风电机基本正常。

③由于该款呼吸机可以外接湿化器使用,可能会导致湿化水进入机器内部,造成机器故障。呼吸机内部鼓风电机流速通道上有个 Flow Element 的部件,流量传感器的两个采样管道分别接在该部件两端,用于检测流速的大小。Flow Element 部件是个蜂窝状的金属网,一旦有水进入,会使金属网堵塞,当堵塞不严重时,尚能通气,只是所需的吸气压力不足;而当金属网严重堵塞时,压力检测超出范围,报警电路启动就会出现上述的报警现象。解决方法的是,清洗晾干内部呼吸通道所有部件,尤其是 Flow Element 部件的清洁。

机器经过清洗后,功能恢复正常。

二、压力报警及故障维修

(一)气道压力报警

压力报警是呼吸机重要的患者保护功能之一,主要用于对患者气道的压力监测。报警阈值的设置主要依据患者正常情况下的气道压水平。高压数值的设定通常比实际吸气峰压高 10 cmH$_2$O,限定值一般不超过 45 cmH$_2$O。低压设定与能保持吸气的最低压力水平相关,一般设定低于吸气峰压 5～10 cmH$_2$O。

1. 案例:气压计故障

品牌型号:Maquet Servo-s。

(1)故障现象:Maquet Servo-s 开机出现"技术性错误 38""技术性错误 3",进行使用前检查时气压计、氧气传感器和流量传感器均失败。

(2)故障分析。该故障是 Servo-s 型号呼吸机较为频发的一种多发性、关联性故障。查询使用手册可知"技术性错误 38"代码指向机器 PC1772 板卡的气压计"BARO_UPPER_LIMIT_EXCEEDED",气压计读数超过气压计上限值,该气压计正常值为 630～1 080 kPa。"技术性错误 3"代码解释为 12 V 电压过低,指向开关电源。气压计传感器见图 7-8。

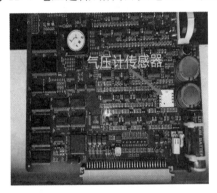

图 7-8　气压计传感器

(3)故障排除。机器开机时,点击状态栏可以看见气压计压力值,明显超过其合理范围,导致开机报气压计自检失败。在这里,气压计主要是提供一个标准值供给氧传感器进行校准,因为氧传感器校准时要考虑海拔而引起的大气压压力值变化,一旦气压计范围超过正常值,则会导致氧传感器自检失败。而且海拔的高低还会引起通气量的变化,直接影响到流量传感的校准是否正常。所以针对以上故障现象,初步断定故障出现在气压计,更换气压计之后,开机正常,自检项目全部通过。由此可以判断此机器一系列报警是因为气压计出现故障导致电源问题,氧传感器和流量传感器均失败。类似的还有"技术性错误 39""技术性错误 4"等,均应先考虑气压计问题。

2. 案例:药物晶体引起内部管路气道阻力增大

品牌型号:VELA。

(1)故障现象:某台 VELA 呼吸机出现压力输出误差,报警记录中有过高峰压提示。

(2)故障分析。高峰压报警是呼吸机出现频率较高的故障报警,一般多为呼吸机外围附件故障,包括呼吸机管路弯折或患者端问题等,这些故障原因的频繁发生容易导致临床忽视设备本身问题。经测量,该台 VELA 呼吸机压力输出误差达到 5%,逼近允差范围。

结合潜在故障出现背景,可能有以下三种原因:①外置压差式流量传感器故障;②内部压力传感器故障;③气路管路堵塞。

(3)故障排除。根据故障分析对故障进行排查:①拆除外置流量传感器和呼气阀进行观察,判断传感器和呼气阀膜片(见图7-9)是否堵塞或存在附着物;②拆卸主机外壳,全面排查内部管路,判断内部管路是否堵塞或存在附着物;③ 将外置流量传感器、呼气阀膜片和内部管路进行清理复位;④器件进入工程师模式(开机键与复位键同时按下),用VT650 连接内部压力传感器进行定标,排除压力传感器问题;⑤故障排除后,将主机复位,重新进行质控测试,潜在故障现象消失。

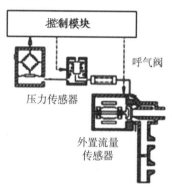

图 7-9 气路堵塞位置示意图

最终确定此潜在故障是由药物晶体引起内部管路气道阻力增大所致(图7-11)。这提醒我们在每次呼吸机雾化治疗时须在患者端和机器端加装过滤器,防止药物晶体对呼吸机造成慢性损伤。

3.案例:氧气控制阀故障导致气体压力和潮气量不稳定

品牌型号:Drager Evita2。

(1)故障现象:呼吸机开机运行报警混合器失灵,如图7-10 所示,在 IPPV 模式下接模拟肺试机,屏幕上的压力和潮气量曲线不定时突增、不定时出现潮气量猛增。

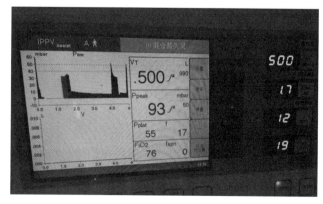

图 7-10 呼吸机开机运行报警混合器失灵

(2)故障分析。吸入潮气量不定时增多,流量标定失败,始终无法通过。采取单气源供气测试机器,观察机器能否正常运行。进行单空气气源供气,需在机器中设置氧浓度为21%,提示供氧压力低,机器运行稳定。进行单氧气气源供气,设置氧浓度为100%,此时机器压力和潮气量曲线出现异常,由此可以确定氧气控制阀端出现了故障。

(3)故障排除。机器压力和潮气量曲线显示出异常,通过单气源测试出机器氧气控制阀异常,更换氧气控制阀后,试机正常。

(二)压力测量故障

1.案例:压力传感器故障

品牌型号:德尔格 Savina。

(1)故障现象:开机报警压力测量失灵,其他运行正常

(2)故障分析。报警压力测量失灵,首先考虑机器气道压力传感器的问题。该机型共有两个气道压力传感器,分别为吸入端气道压力传感器和呼出气道压力传感器,可以通过进入机器内置的维修模式检查这两个压力传感器。按住屏幕亮度键和配置键开机进入维修模式,选择 23 进入,可以观察到两个压力传感器的监测参数 Offset Paw insp. sensor 5 V/Offset Paw sensor −0.002 V,如图 7-13 所示。正常情况下,在没有压力时两个传感器电压应该是 0 V 左右,由此可以判断出吸入端气道压力传感器损坏。

(3)故障排除。更换吸入端气道压力传感器后,开机试机正常,显示 Offset Paw insp. sensor、Offset Paw sensor 均为 0 V 左右。故障排除。

2.案例:压力标定阀故障

品牌型号:德尔格 Savina。

(1)故障现象:设备开机自检不通过,其中安全阀一项标红;之后进行呼吸回路密闭及顺应性测试,结果同样不通过,提示泄漏 9 999 mL/min;尝试进入通气模式,但设备无法建立足够的气道压力,同时在设备吸入端能听到明显的漏气声;1 min 后,设备报警,提示信息为"压力测量失灵"。

(2)故障分析。使用 Info Logger 软件下载错误代码,显示该代码指向吸入和呼出压力传感器的标定错误。因此,维修思路确定为依次判断电路中的电信号传输以及设备内部元件的功能两部分是否异常。

(3)故障排除。首先,检查电路中的电信号传输:进入维修模式,在电压数值显示页面查看压力传感器的参考电压和实际电压值,结合厂家提供资料上的允许数值范围进行横向对比,发现各值均处于正常范围内,确认电信号传输正常。

其次,检查设备内部元件的功能是否异常,由于吸入模块和压力测量管路均可能出现故障,因此通过以下检查确定具体故障位置。

①进入维修模式,进行阀组检查,发现安全阀测试同样无法建立压力;进一步排查,打开设备,检查内部元件,发现压力测量管路无泄漏,排除压力测量管路故障的可能,怀疑吸入模块泄漏。

②更换新的吸入模块后,设备自检可通过,表明泄漏原因可能为吸入模块长时间以恒定气压供气,未进行预防性保养,导致内部元件老化损坏,从而无法完成吸气相和呼气相的互相转化,表现为设备漏气。这一故障会导致患者在吸气相无法得到足够的供气,呼气相无法将气体由呼出管道排出,使呼出端后方的流量传感器的测量不准确,流量传感器无法监测到应有的呼出潮气量,导致分钟通气量、呼出潮气量等呼吸参数的监测值出现异常。呼吸机根据这些监测值产生的反馈出现误差,进而导致设备在下一次呼吸过程中对泄漏进行补偿,表现为设备机械通气混乱。

③解决吸入模块故障后,重新进行自检,发现呼吸回路密闭及顺应性测试仍不通过,且呼吸机工作 3 min 后显示屏上出现红色等级的报警信息"压力测量失灵";同时在设定的通气模式和参数下,显示屏上的压力波形不平稳,存在毛刺状波形,故障代码提示气道压力传感器和压力标定阀均可能存在故障,须进一步检查气道压力传感器模块中是否仍存在局部问题导致压力波形紊乱;考虑到气道压力传感器会定时对大气压力进行标定,并以此作为基准判定患者的气道压力是否在设定的允许范围内,因此怀疑故障原因可能为压力标定阀无法切换至气道压力传感器对大气压力的标定。

④更换压力标定阀后,设备自检通过,工作 3 min 后观察各参数均正常,呼吸回路密闭及顺应性测试结果显示泄漏 0 mL/min,即密闭测试通过,开机自检通过,故障排除。

3.案例:无创呼吸机压力传感器故障导致泄漏阀堵塞报警

品牌型号:德尔格 Carina。

(1)故障现象:呼吸机使用过程中泄漏阀堵塞报警。

(2)故障分析。德尔格 Carina 呼吸机气路原理(见图 7-11):首先,环境空气经过压力单元进行气体压缩后进入控制及处理单元,氧气由氧气端口进入氧气测量单元再进入控制及处理单元;然后,由控制及处理单元反馈信号给氧气测量单元及压力单元,实现对混合气体流量和压力的调节,主要是通过计算德尔格呼吸软管的设定值和流量阻力导致的压力损失,结合通气算法得出的结果,并通过对流量和压力的持续计算,以保持潮气量处于恒定;最后,气体会通过患者系统选择的呼气阀类型进入呼吸回路,最终到达患者。

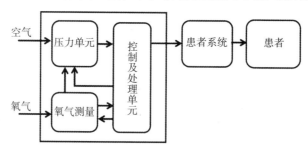

图 7-11　德尔格 Carina 呼吸机的气路原理

通过气路分析,可知引起该故障的原因一般是患者吸气管路压力异常增高,结合气路原理和结构可知,与该故障有关的关键部件为压力传感器、患者管路和呼吸回路。

（3）故障排除。首先，排查呼吸回路选择是否正确。经检查，发现使用的是带泄漏阀的呼吸回路；接下来检查呼吸管路，未发现扭结或积水现象，并且呼气阀未有堵塞现象，故考虑压力传感器故障。由于此款呼吸机的"Service"模式中无相应的压力传感器监测功能，故只能通过外接压力表比对设备测量值。在使用压力通气模块进行长时间压力测试时，发现通气初期不会报泄漏阀堵塞，而是经过约 2 h 后才报警出现，此时外接压力表与设备的显示压力不一致，设备显示压力高于外接压力表并有 10 mbar 左右的波动，因设备各部件外观完好无破损，气路及电路连接良好，故认为此次故障很可能是由压力传感器引起的，经更换压力传感器后，未再出现泄漏阀堵塞报警，故障排除。

三、气体供应相关报警及故障维修

（一）氧浓度报警

呼吸机实际输入氧气浓度高于或低于设置氧浓度的 10% 以上时会出现报警。原因主要包括：①空气压缩机电源未接好或开关未开，此时机器为纯氧供气导致报警；②机器故障包括：氧电池故障/耗尽/需校准，空气-氧气混合器故障，空气压缩机故障；③报警界限设置不当；④其他相关硬件故障。在处理氧浓度报警时，应首先考虑的是氧电池校准和更换。

1. 案例：氧电池失效

品牌型号：VELA。

（1）故障现象：呼吸机使用过程中提示"O_2 Range Error（氧气范围错误报警）"。

（2）故障分析。VELA 呼吸机可能出现的与氧电池相关的报警如下：①检查氧气校准（CHK O_2 CAL）；②氧浓度范围错误（O_2 Range Error），此时误差超过了 8%；③ 吸入氧浓度过低（Low FiO$_2$）或吸入氧浓度过高（High FiO$_2$），此时误差大于 6% 小于 8%；④氧传感器失效（O_2 Sensor Failure）。

当氧气浓度的监测值超出设置范围的 4% 时，可触发呼吸机氧气范围错误（O_2 Range Error）报警。引发该故障的主要原因为氧气气源压力异常、氧电池失效及未及时进行空气氧气校准。

如果出现以上四种情况中的任何一种或几种，都需要进行"氧电池校准"，氧电池校准程序的如下：① 连接呼吸机电源、氧气源后开机；②确认在"主屏幕—扩展功能—呼吸机设置"中的"氧浓度监测"处于开启状态；③将氧气百分比设定为 21%；④按住"Accept（确认）"键开机；⑤进入"用户确认测试启动"界面后松开 Accept（确认）键；⑥点击"脱开患者于呼吸机连接"按钮，进入"用户确认测试选择界面"；⑦点击"扩展功能"按钮，进入"用户确认测试"界面；⑧点击"吸入氧浓度监测定标"按钮，进入"氧浓度传感器定标界面"此时已经进入氧电池校准程序，等待 50 s 进行传感器预热；⑨点击"开始大气氧浓度定标"后会出现"大气氧浓度定标正在进行"，当"大气氧浓度定标正在进行"消失后，点击"开始

"100％氧浓度定标"后会出现"100％氧浓度定标正在进行",该行字消失后,整个氧电池校准程序结束。如果连续 3 次校准程序后,报警仍未消除,则需更换氧电池。

(3)故障排除。首先检查病房的氧气压力表,其显示值在正常范围内(0.4～0.5 MPa);然后通过扩展功能屏幕且在脱离患者的情况下访问"Extended function",选择"FiO₂ Monitor Calibration(吸入氧浓度监测校准)",对呼吸机依次进行"Start ABM Calibration(使用空气校准)"和"Start 100％ O₂ Calibration(使用 100％氧气校准)",整个校准过程完全自动化;校准结束后,呼吸机仍然提示氧气范围错误报警,考虑氧电池失效,更换氧电池并进行吸入氧浓度监测校准后,呼吸机恢复正常使用,故障排除。

2.案例:气体模块故障

品牌型号:德尔格 Savina。

(1)故障现象:Savina 呼吸机 FiO₂ 低报警,FiO₂ 设置为 60％,监测值显示为 50％。

(2)故障分析。Savina 内部带有高转速的涡轮机,且内部结构紧凑,故体型较小、方便转运,但因此也导致它的故障率偏高。O₂ valve PCB 原理框图见图 7-13。O₂(控制板)提供压力传感器的工作电源(＋5 V),由板上的压力传感器 S5、S6、S7 分别监测供氧压力、混合容器压力、大气压力,将测量信号经放大后输送至 Control PCB(控制板),同时对来自Control PCB 的氧校正阀、雾化阀、氧浓度比例阀的信号放大并驱动相关阀门。Savina 呼吸机 FiO₂ 低报警,FiO₂ 设置为 60％,监测值显示为 50％,分析原因可能是氧传感器的测量准确性出现问题。

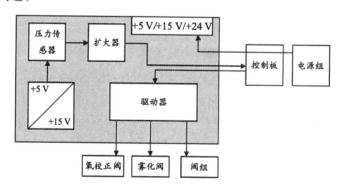

图 7-13 O₂ valve PCB 原理框图

(3)故障排除。首先考虑氧传感器的测量准确性,开始进行氧传感器校正,约 2 min后校正通过,但故障现象依旧存在,故排除氧传感器问题。氧传感器 S3.1 是氧校正时的测量值,氧传感器 S3.2 是正常呼吸时的测量值,故更换氧传感器 S3.2,但故障现象依旧存在。因此判断可能是氧气比例阀 V7.1～V7.8 中有部分阀门不能打开,检查比例阀组和氧阀板有无异常,发现氧阀板未打开,经过维修处理后氧阀板正常打开,呼吸机正常运行,故障排除。

3.案例:氧电池标定模块故障

品牌型号:德尔格 Savina。

(1)故障现象:呼吸机开机自检通过,正常工作时无任何报警,但是氧浓度监测值始终偏高,呼吸机自动标定氧电池 S3.1 可以通过,传感器菜单内手动标定氧电池 S3.2 也可以通过。

(2)故障分析。使用 InfoLogger 软件下载错误代码,发现该代码和氧浓度无关。维修思路如下:首先,判断两个氧电池能否正常工作,氧浓度电路测量是否错误;其次,判断是否因供气源的混合度存在偏差导致氧浓度监测值偏高;若可排除上述两个原因,则最后判断是否因氧电池的标定错误导致氧浓度监测值偏高。

(3)故障排除。

首先,进入维修模式,检查氧电池及氧电池板的供电电压,确认均未超出允许的电压范围;更换新的氧电池并手动进行标定,标定可以通过,但故障现象依旧存在;在维修模式中标定氧电池的 offset 漂移值(设备设计的一个误差值,用来保障测量精度准确,当该误差过大时标定失败),通过后重新进行氧电池的标定,故障现象依旧存在。因此,可排除氧浓度电路测量错误的可能。

其次,排查供气源问题。①检查空气源是否存在影响氧浓度的可能:该设备通过涡轮机抽取环境空气后进行空氧混合,如果空气抽入过程中发生堵塞,导致空气流量不够,则可能会引起氧浓度偏高,检查进气端过滤器无异常,进入维修模式检查涡轮机转速对应的供气流量未超出范围。②检查氧阀模块是否存在漏气现象:氧阀泄漏可能会将部分氧气漏出,漏出的氧气伴随涡轮机抽气被患者吸入,可导致氧浓度监测值偏高;断开氧气供应,设备单纯抽空气进行工作,空气中的氧浓度为 21%,检查呼吸机的实际氧浓度监测值为 25%;连接中心供氧,将氧浓度调整为 21%,检查呼吸机的实际氧浓度监测值依然为 25%,可以排除氧阀泄漏的可能。③检查氧阀模块的功能是否正常:连接氧阀模块出气口至三管流量计和大量程流量计,开机进入维修模式,依次打开氧阀模块的 8 个阀组(8 个阀组在对应的供气压力下允许通过固定范围内的流量),检查流量计的流量均在允许范围内,可确认氧阀的功能正常,至此,可排除供气源的问题。④最后检查氧电池的标定过程:该设备在进行氧电池标定时,纯氧根据气阻 R3 和 R6 所允许通过的流量在规定时间内充盈氧电池的腔室,如果气阻的孔径发生变化,导致其允许通过的流量减小,会有部分空氧混合气残留在氧电池腔室内,此时腔室内的气体不是纯氧,而氧电池完成标定后的监测值会始终比实际的氧浓度偏高;更换气阻 R3 和 R6 后,重新进行氧电池的标定,氧浓度能正常显示,重新开机自检通过,故障排除。

4.案例:氧传感器的连接线松动

品牌型号:PB760。

(1)故障现象:PB760 呼吸机在使用过程中氧浓度不稳定,出现"O₂% HIGH(氧浓度过高)"报警。

(2)故障分析。PB760 呼吸机在使用过程中出现"O₂% HIGH"报警的常见原因:

①长时间未对氧传感器进行定标或氧传感器失效;②空气引入口过滤器阻塞或未接入空气气源。

（3）故障排除。检查空气气源的供应情况,对于配置有空气压缩机的机器,查看空气压缩机是否正常工作、有无堵塞或漏气现象,观察空气引入口过滤器是否阻塞,结果发现气源供应正常;进入氧传感器菜单功能,进行氧浓度定标,定标程序运行后,报"FiO$_2$ sensor Calibration failed(氧传感器定标失败)";拆下氧传感器,查看其生产日期,发现氧传感器使用时间未超过1年;检查和清洁氧传感器的安装处、连接线等与氧传感器关联部位,发现连接氧传感器的连接线与电路板连接处的接头松动且有氧化现象,拆下连接线,清洁被氧化处污物,加固连接接头,然后再重新接上连接线,安装氧传感器,再做氧浓度定标,结果显示氧传感器定标通过;重启机器,连接呼吸回路和模肺进行试机运行,呼吸机显示氧浓度值与设定氧浓度值符合PB760呼吸机的氧浓度报警限值范围,机器运行正常,故障排除。

5.案例:电磁阀连接线故障

品牌型号:德尔格 Savina。

（1）故障现象:机器使用过程中,呼吸机氧浓度过低报警。

（2）故障判断。设置氧浓度60%,监测氧浓度45%,首先需要判断氧电池是否正常。把维修模式调节第22～24步,进行标定氧电池,发现S3.1与S3.2测量值非常同步,且最终会达到100%,如果不连接氧气,测量值会稳定在21%,说明氧气测量没有问题。为了排除大气压力的影响,进入维修模式第27步,标定大气压力传感器,发现故障依旧。这时候可以怀疑是否为氧阀V7.1～V7.8其中某一个阀组堵塞或者无法打开,如果堵塞或者无法打开的话,氧气输送比例会降低。进入维修模式第5步,依次打开V7.1～V7.8,然后听电磁阀打开关闭的声音。结果发现其中一个阀没有反馈声音,因此判断很可能是此电磁阀故障。

（3）故障排除。拆开机器,发现其中一个电磁阀连接线断了,将其焊接好后再装上,故障解决。

6.案例:气动控制板故障

品牌型号:德尔格 Evita4。

（1）故障现象:氧浓度报警,同时伴有混合器失灵故障的报警。

（2）故障分析。此款呼吸机单纯的氧浓度报警可能的原因包括:①氧电池失效;②供氧压力不足;③控制氧气的高压伺服阀(以下简称氧阀)故障;④控制空气的高压伺服阀(以下简称空阀)故障。对于同时伴有混合器失灵故障的报警,主要考虑以下原因:①控制氧气的高压伺服阀(以下简称氧阀)故障;②控制空气的高压伺服阀(以下简称空阀)故障;③气动控制板故障。

空\氧混合器部分包含控制空气和氧气通路的高压伺服阀及其驱动板,用于为患者调控吸入气体的流量和成分、触发压力及实现一定程度的漏气补偿。

Evita 系列红宝石阀的内部结构如图 7-14 所示,红宝石阀的工作过程为呼气时中心供气进入阀体,高气压将小球(红宝石)往内部推进使得阀门关闭;吸气时驱动板利用电磁感应原理驱动活塞移动将小球向外顶出,此时驱动电流越大则顶出幅度越大从而使得通气量越大,因此可通过控制驱动电流的大小控制阀门开启程度进而控制通气量。

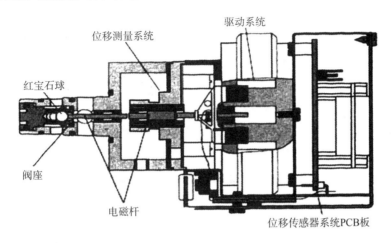

图 7-14 Evita 系列红宝石阀内部结构

机器经过长时间高强度的使用,中心供气特别是压缩空气中的水分、颗粒物、油等杂质会黏附在红宝石小球上导致摩擦上升,甚至会造成红宝石的磨损,进而使得阀体闭合不严,此时高压伺服阀即会有漏气现象,严重时还会导致驱动电流异常进而损坏驱动板。

(3)故障排除。连接呼吸回路与模拟肺,将氧浓度调至 100%,拔掉空气接头纯氧供气,观察此时送气波形正常且模拟肺充放气扩展程度和节律与波形基本一致;将氧浓度调至 21%,切换到单一空气供气,此时送气波形失常严重,且模拟肺的扩展程度较低;拆机,对换空阀和氧阀的接口,发现单一空气供气时恢复正常,而纯氧供气时出现波形失常现象;由此,可判断故障是由气动控制板的氧阀驱动部分损坏引起的,更换气动控制板后故障排除。

7.案例:内部管路故障

品牌型号:德尔格 Carina。

(1)故障现象:呼吸机氧浓度设置值与呼吸机显示测量值不一致。

(2)故障分析。德尔格 Carina 呼吸机内部详细气路见图 7-15,在气路控制方面,首先,通过高压氧气入口供应氧气,氧气经过过滤器 F5,进入电控氧气流量阀 V5,其作用为控制氧气流量;其次,氧气通过文丘里管 R4 进入氧气测量装置,最后,氧气进入涡轮机中与空气混合;在电路控制方面,使用氧气流量传感器 DPS3 对氧气流量进行测量,通过测量结果来调节氧气流量阀 V5,以达到控制氧气流量及浓度的目的;因此,若气路控制或电路控制出现故障,均可能导致呼吸机的实际氧浓度达不到设置值。

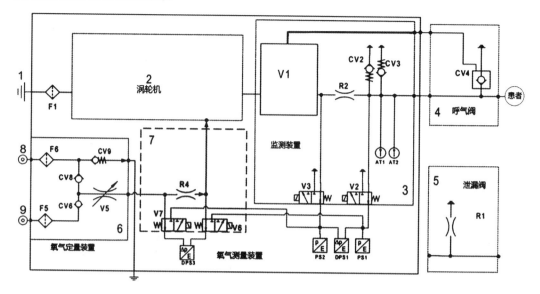

图 7-15 德尔格 Carina 呼吸机的内部气路

1—进气口；2—涡轮机；3—监测装置；4—呼气阀；5—泄漏阀；

6—氧气定量装置；7—氧气测量装置；8—氧气端口 LPO；9—氧气端口 HPO。

（3）故障排除。首先，检查电路，未发现氧气流量阀 V5 和氧气流量传感器 DPS3 显示的标准数值存在异常；其次，检查气路，因可能造成气流不稳定的单元部件包括过滤器 F5、止回阀 CV6、文丘里管 R4、氧气定量装置、氧气测量装置、涡轮机及相应的管路，所以需要打开设备外盖，对上述部件进行逐一排查，在检查的过程中，发现氧气测量装置与涡轮机之间的管路快速接口处有形变，其余各部件外观均完好无破损且连接良好；最后，更换发生形变的连接管并进行测试，发现设备运行正常，故障排除。

（二）开机自检气路故障

1. 案例：内部管路泄露

品牌型号：Maquet Servo-i。

（1）故障现象：机器开机进行自检，显示"Internal Leakage Test Failure"，即内部泄漏测试失败，自检未通过。

（2）故障分析。对于 Servo-i 系列呼吸机而言，使用前检查内部泄露测试失败，其主要有以下几个原因：①测试管路问题；②呼气盒安装不当或呼气盒老化；③内部吸气管路故障或污染；④气体模块故障。

（3）故障排除。逐一排查以上可能的故障原因：①检查测试管路是否有破损，若有破损需更换新的测试管路；②关机后取下呼气盒重新安装，再次进行自检。③自检仍无法通过，更换新的呼气盒重新进行自检。故障依旧，则考虑内部呼气管路的问题，打开呼吸机外壳，取出内部的吸气管路，进行拆卸、清洗、晾干。重新安装后，自检通过，故障排除。

（4）讨论与总结。呼吸机的日常消毒只能对其管路、湿化罐和呼气盒进行清洗消毒，但是呼吸机内部气路也需要定期的清洗及更换耗材,以保证呼吸机内部的洁净、避免细菌滋生。厂家建议是每5 000 h进行一次内部耗材的更换,这些耗材包括:A.气体模块过滤器;B.气体模块喷嘴;C.吸气压力传感器过滤器;D.氧电池的滤菌器。(如图7-16所示)

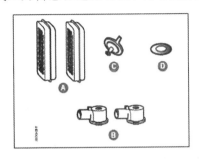

图7-16　呼吸机内部更换的耗材

2.案例:压力传感器故障

品牌型号:Maquet Servo-s。

(1)故障现象:Maquet Servo-s开机自检"内部泄露测试""压力传感器测试""安全阀测试"失败,"内部泄露测试"提示"泄露过多!请检查各项连接和呼气封闭盒",如图7-17所示。

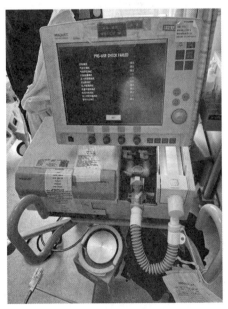

图7-17　开机自检失败

(2)故障分析。开机自检内部泄露测试不通过,说明机器检测到机器气体管路内的压力不足,故障原因可能有两个方面:一方面是机器气体管路中的某一环漏气,导致气体内部压强较低;另一方面是机器的压力测量模块出现故障,导致机器误报。

(3)故障排除。首先检查机器气体管路是否漏气,依次更换可能漏气的模块。在更换呼气盒、氧气模块、空气模块、氧电池密封圈、压力传感器连接管等气体通路上的部件后,机器仍然报错。于是考虑机器气体压力测量模块的故障,拆开机器侧面板取出位于呼气盒下方的 PC1784 板,该板上有两块 PC1781 板,每一块 PC1781 板上有一个压力传感器,分别负责吸气、呼气压力的测量。经过检查,PC1784 板上其中一块 PC1781 板左上方有明显的不明液体腐蚀的痕迹,如图 7-18 所示,更换 PC1784 后,机器自检通过,故障解决。

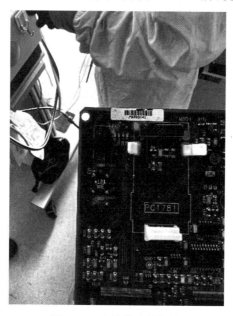

图 7-18　腐蚀故障的板件

3. 案例:安全阀密封胶垫缺失

品牌型号:迈瑞 SV600。

(1)故障现象:迈瑞呼吸机 SV600 自检同时报"压力传感器测试""呼气阀测试""安全阀测试"失败。

(2)故障分析和处理。SV600 呼吸机在进行系统测试时,会对安全阀、呼气阀、氧传感器及外接管路进行测试。测试时,要求测试管路内压力能够大于 50 cmH_2O。当漏气过大,导致测试时气道压力不能大于 50 cmH_2O 时,就会导致测试失败。首先,通过现场检查管路的连接,将其拧紧未发现漏气现象,排除管路泄漏;其次,检查机器内部漏气情况,进入阀门诊断工具,设置"涡轮"压力为 80 cmH_2O,"大通径吸气阀"流速为 10 L/min,"呼气阀"压力为 50 cmH_2O,查看此时"吸气压力传感器""实际值"和"呼气流量传感器"实际值,发现内部泄漏声音非常大;最后,检查安全阀和呼气阀,发现是安全阀密封胶垫缺失造成该故障,重新安装新的密封胶垫,安装自检通过,机器正常使用。迈瑞呼吸机 SV600 安全阀、呼气阀单患者一般会在使用后送供应室消毒,消毒送回后有可能出现两个阀的密封圈或者垫片缺失装反现象,应加强消毒供应方面的培训。

4. 案例:气体供应故障

品牌型号:PB840。

（1）故障现象：护理人员更换呼吸管路后做了快速自检（SST），SST 无法通过。

（2）故障分析。SST 的主要内容是检测呼吸管路中漏气情况，以及对呼吸过滤器和管路顺应性测试。查看 EST/SST 日志 Diagnostic Log，测试步骤在 SST Flow Sensor Test 失败，报警为"AS0011 和 FS0004"，根据代码指示，表明空气流量传感器、空气源、空气比例式电磁阀失效故障。

（3）故障排除

首先考虑管道回路中是否出现漏气，经检查管道无破损，呼吸过滤器也完好无损，无漏气；其次检查空气压缩机，显示压力数值低于正常供气压力，判断出空气压缩机供气不足，检查空气压缩机，找到故障问题，重新安装好压缩机，连接呼吸机后再做 SST 正常通过，故障消除。

（三）气源报警

当呼吸机无法提供充足的空气或氧气时，就会发生气源报警。产生气源报警的原因以及处理方法一般包括：①由空气压缩机故障或部件老化或磨损等，导致压力不足；②空气压缩机的管道连接错误、未打开开关等；③中心供氧压力不足或是氧气瓶的压力不足。

1.案例：压力传感器故障

品牌型号：Maquet Servo-s。

（1）故障现象：使用前检查发现"气体供应测试失败"。

（2）故障分析。气体供应测试对呼吸机氧气供气压力和空气供气压力进行检测，正常范围是 200～650 kPa。出现该报警时，首先应检查并确保所连接的供气压力（氧气和空气）均在指定的范围之内，点击呼吸机屏幕右上角"状态"查看呼吸机监测到的空气和氧气压力。检查空气、氧气在正常范围内正确连接，但在"状态"中显示空气压力为 0，怀疑空气模块中的压力传感器故障。

（3）故障排除。拆开空气模块，静态测量 MEAS1230-100G 压力传感器 Pin1～Pin4 间的阻值，发现电桥不平衡，需更换压力传感器。MEAS1230-100G 型压力传感器已停产，查资料找到 210A-100G 可进行同等替换。更换压力传感器后"状态"中空气压力显示正常，使用前检查通过，用呼吸机质控检测设备测量各参数均在要求范围内。

2.案例：高压氧气控制阀故障

品牌型号：Hamilton Medical C2。

（1）故障现象：呼吸机连接高压气源时，出现氧气源缺失报警，呼吸机无法正常工作，如图 7-19 所示。

（2）故障分析和排除。根据报警指向信息，先检查高压供氧设备，检查确认氧气瓶供气的压力正常，关闭氧气瓶总阀门，并拆除连接在呼吸机的氧气管路后，发出巨大的气爆声，由此判断高压氧气被封闭在氧气管路中而无法输入进设备。首先更换氧气瓶上的减压阀，排除减压阀故障。故障未解除，再按照提示测试 O₂ input 项目，测试无法通过，由此判断高压氧气控制阀损坏。更换高压氧气控制阀后,测试通过,设备恢复正常,故障排除。

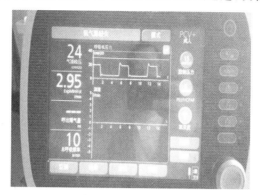

图 7-19　哈美顿 C2 氧气源缺失报警

3. 案例:气源压力监测压力传感器故障

品牌型号:德尔格 Evita 4。

(1)故障现象:报警供气压力低。

(2)故障分析。开机运行潮气量正常,氧浓度实时显示正常,说明气源是有供气的。进入维修诊断菜单,查看空气氧气实时压力显示,氧气压力显示正常,空气压力显示很低,断开空气源和接上空气源,压力显示无变化,初步判断为不是气源问题,而是气源压力监测压力传感器存在故障。打开呼吸机,检查红宝石阀处的压力传感器,发现有水渍,应该是有进水导致损坏,如图 7-20 所示。

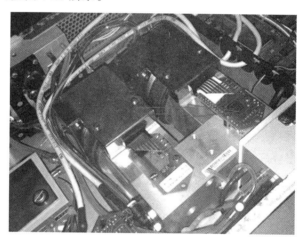

图 7-20　气源压力监测压力传感器故障

(3)故障排除。解决方案:更换压力传感器电路板后,压力显示正常,试机运行正常,不再报警。并且加装空气源进气端积水杯,避免后期异常进水导致损坏。

(4)总结。空气被压缩后水分子会形成液态水,压缩空气在除湿效果不好的情况下,会一起随压缩空气进入呼吸机,加装空气源进气端积水杯,避免异常情况下引起的呼吸机进水损坏的损失。

4. 案例:气体模块进水故障

品牌型号:Maquet Servo-i。

(1)故障现象:呼吸机使用过程中出现"空气压力高"报警。

(2)故障分析和排除。出现该报警后,首先开始做"使用前检查",气源测试失败。退出测试,在显示屏右上角的状态栏内查看气源压力,发现氧气压力为 3.7 kPa * 100,空气压力为 10 kPa * 100。呼吸机正常的气源压力一般为 3～6 kPa * 100,故空气压力确实超出范围。检查吊塔气源压力,发现气源终端氧气压力、空气压力均正常。考虑可能是电路导致压力传感器测量错误。拆卸吸气端空气模块和氧气模块,拆卸过程中发现空气模块和氧气模块连接的电路板稍有水渍。继续拆卸,将此连接板拿下后发现,该电路板上有大片水渍,许多焊点均有氧化的迹象。将此连接板用酒精擦拭,并将明显氧化的焊点重新焊接后装回,开机,"空气压力高"报警不再出现,状态栏内的空气压力显示为 3.8 kPa * 100,测试也通过,故障排除。

(3)总结。基本所有呼吸机内都有空气、氧气压力传感器用来测量气源压力,因为气源压力不同则气体密度则不同,气体密度不同则比例阀打开相同程度输出的气体量也不同。故机器须根据压力传感器测得的气源压力来精确控制输出的潮气量。

5. 案例:空气引入口过滤器故障

品牌型号:PB 760。

(1)故障现象:PB760 呼吸机报警"AIR INTAKE ABSENT(无进气入口)"。

(2)故障分析。PB760 呼吸机在使用过程中出现"AIR INTAKE ABSENT"报警的常见原因:①呼吸机机体外壳右侧面未安装空气引入口过滤器;②呼空气引入口过滤器因集结了棉状物和尘埃而造成阻塞或损坏;③空气引入口过滤器未安装到位或空气引入口过滤器的接触感应开关(红色的小开关)未正常闭合。

(3)故障排除。根据维修经验判断,空气引入口过滤器的接触感应开关未正常闭合,导致故障报警的可能性较大,于是打开呼吸机机体外壳右侧面空气引入口过滤器的黑色盖板(转动黑色盖板的 2 个手旋螺钉),发现空气引入口过滤器的接触感应开关已经弹起,重新安装空气引入口过滤器,确保引入口槽面向下,使接触感应开关闭合(按压下去),盖上盖板,旋紧螺钉,重启机器,进入工作状态,连接呼吸回路和模拟肺,试机运行正常,故障排除。

第三节　电路系统报警及故障维修

一、开机故障

(一)电源报警

外接电源故障或蓄电池电量不足,应立即将呼吸机与患者的人工气道脱开,给予人工通气,并及时处理。建议在选购呼吸机时选购带内置电池的呼吸机,并配置稳压电源,以便在突然停电时机械通气仍可继续进行。

1.案例:电源板电容击穿

品牌型号:Maquet Servo-s。

(1)故障现象:开机黑屏,呼吸机无反应。

(2)故障分析。排除线路和电源开关问题,测量开关电源 PC1955E 的 AC/DC 板无直流 12 V 电压输出,Maquet 电源板如图 7-21 所示。电路结构如图 7-25 所示,R22、C14、IC1(HEF4069)的非门Ⅰ、Ⅱ、Ⅲ 组成多谐振荡器,振荡周期 $T \approx 1.4 \times R22 \times C14$。IC1(HEF4069)的三个非门Ⅳ、Ⅴ、Ⅵ 并联,其输出端与 T3、T4 基极连接,使驱动电流增加且输出波形接近方波,共同组成脉冲宽度变调电路(pulse width modulation,PWM)驱动电路。开关 T1、高频电源变压器 TR1、PWM 驱动电路、整流二极管 D8 及电容 C20～C22 等组成单端反激式开关电源电路。

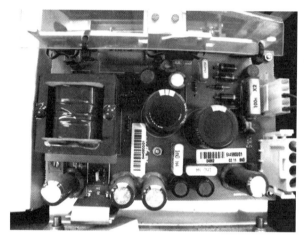

图 7-21　Maquet 电源板

相同型号 CMOS 门的阈值电压(threshold voltage,VTH)的差异,且非门输出导通电阻阻值会随负载大小而变化,以及采用不同的近似计算方法等都会直接影响振荡周期 T 值。IC2、T5、D5、R9、R10、R12 等元件组成输出电压稳压检测电路,根据负载的变化,调节 PWM 驱动电路输出脉冲高低电频、占空比和振荡频率值,使输出电压稳定。IC3、T2、T6、R3、R4、R11、C7、C8、二极管 D1 等组成过电流和抗干扰脉冲检测电路,保护开关电源。T7、D6、R13～R16、R18、变压器 TR1 初级绕组、D3、D4、C2、C13 等构成 IC1 控制 PWM 芯片的启动及工作状况下的供电电路。

(3)故障排除。该电路板的结构图如图 7-22 所示,经观察电容 C2(4 700 pF/1 kV)有被高压击穿拉弧现象,更换后 V_{cs} 电压值提升,说明电源 V_{cs} 供电有短路的可能。经过进一步检测,发现 IC1 与电源地端短路,更换同型号 IC1 后,开关电源正常工作。再次测量各器件电压正常,电源模块工作正常。

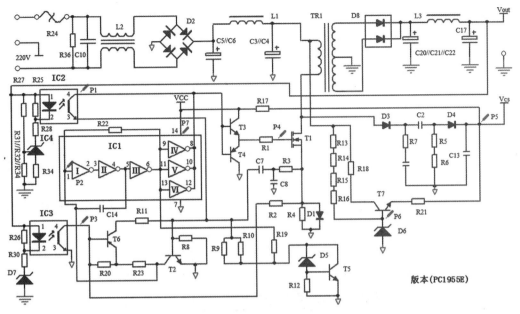

图 7-22　Maquet 电源板电路结构

2.案例:电源板电解电容漏液

品牌型号:Hamilton Galileo。

(1)故障现象:呼吸机在一段时间断电后,接通电源打开机器,正常自启进入主界面。在过了十分钟左右后机器报警长鸣,并且屏幕花屏,此时按任何按键,呼吸机均无反应,并且也无法取消呼吸机的报警声。如若强行断开电源再次重启,此时已经无法正常打开机器,此时机器出现白屏并持续报警。断开电源静待一段时间后又可以启动。

(2)故障分析。由于开机时可以正常自检进入系统,判断机器的主要部件没有损坏,主板、呼吸管路、传感器等应该都是完好的。由于报警时显示屏出现模糊闪烁等问题,重新开机直接就白屏了,据此判断应该是电源模块出了问题。

(3)故障排除。在确定了机器的问题之后,准备拆开呼吸机的电源模块检查。Galileo呼吸机的电源模块位于呼吸机的背板处,卸下六颗螺丝后很容易就看到了固定在背板上的电路板。

仔细观察发现电路板的接线正常,也没有电线老化等问题,于是直接拆下电源板观察电源板上的元器件是否正常。在仔细检查电源板的过程中,发现板子上有少量油腻的液体,液体正是边上的一个 50 V/1 000 μF 的高频低阻电解电容发生了漏液,焊下后很明显看到该电容的一只脚已经发黑。更换电解电容后,再次安装好电源模块,故障排除。

(4)讨论与总结。电解电容由于使用时间过长,容易造成电解液泄漏,造成电源板的供电不稳定。结合之前的故障现象,机器一开始正常运行后来出现问题,符合了电解电容损坏可能出现的情况。一开始正常接通电源,正常工作,电容开始充电,在工作了一段时间后,电容由于漏液无法充电完成,于是开始报警,重启也无法解决。等到静置后电容自然放电结束,机器又可以和原来一样开机了。

3.案例:电源整流桥短路

品牌型号:Drager Savina。

(1)故障现象:接通交流电无交流电提示,处于关机状态,通交流电无任何反应。依靠蓄电池开机运行正常,提示依靠内部蓄电池。

(2)故障分析。关机状态下接通交流电,电源部分应该工作,交流指示灯、内置蓄电池指示灯应该亮起。对蓄电池充电,散热风扇工作。该机依靠蓄电池可以正常工作,可以判断出该机电源交流电部分电路故障。

(3)故障排除。打开电源交流电保险丝查看已经烧断,更换保险丝再次烧坏,存在短路现象。打开电源清除电源模块内灰尘后,检查出开关电源整流桥处已经明显存在短路,拆除图片中箭头位置的整流桥(KBU8K),短路现象排除,如图 7-23 所示。更换保险丝(5A)与整流桥(KBU8K)后试机正常。

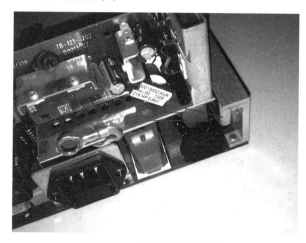

图 7-23　电源板整流桥故障

(4)总结。较大功率电子元件都会产生较高热量,灰尘过多,通风散热效果不好,可能导致电子元件温度上限容易损坏。或者进入灰尘过多,可能受潮会容易漏电,导致功率管烧坏。定期更换呼吸机通风进气过滤器,减少灰尘进入和良好的通风散热,可降低故障率。

4.案例:电源板三极管短路

品牌型号:PB840。

(1)故障现象:开机,接上 220 V 电源后指示灯不间断地频闪,导致不能开机。

(2)故障分析。对呼吸机检查发现,该故障是由电源部分引起的。用另一台同型号呼吸机电源替换后,该呼吸机可以开机且运行使用正常,由此可以判定为整体电源故障。

(3)故障排除。维修之前对整体电源进行了拆卸,并对基本电路组成进行了分析,PB840 的电源板电路图如图 7-24 所示。

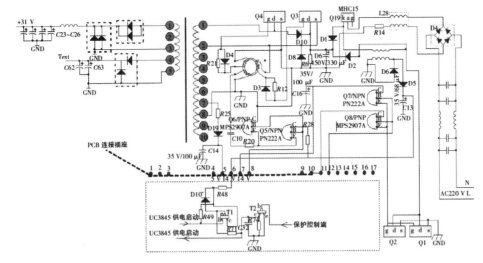

图 7-24　PB840 呼吸机电源部分工作电路图

PB840 呼吸机电源设计紧凑,故障不易查找和维修,可以使用开关电源电路上的基本元件查找电路测试点。通过电路分析,逐级查找故障可能存在的电路部分,此故障中找到开关变压器次级输出电压测量点,发现在输出电容 C23～C26 上没有电压,于是可基本确定故障位置在开关变压器前端初级电路。经过分析开关管及其脉冲控制模块 UC3843 电路工作状态,再根据 PFC 电路供电正常,开关变压器次级输出没有电压,断定故障的本质是开关电路没有启动振荡。

随后,通过电路测试排除开关管和开关脉冲控制模块 UC3843 的故障,判断故障可能出在 UC3843 的外围元件电路。进一步检测发现组成电压启动电路的 T1、T2 可能故障,使用相同性能的三极管替代重新焊接后进行固定,随后装好呼吸机,开机试验,正常,且运行一段时间再未发生故障。

5.案例:电源板电阻故障

品牌型号:PB840。

(1)故障现象。PB840 呼吸机开机立即触发右侧面上方的呼吸机单元的断路器,屏幕报警并显示"AC LOST"。

(2)故障分析。电源前级电路板只有在存在明显短路的情况下,接通电源才会立即触发断路器。因此故障可能在电源板。

(3)故障排除。拆下电源板,经检查发现,Q1 为 N 沟道 MOS 管,IRF450 的漏极与源极间已短路,限流热敏电阻 RL22—60003(最大限流电流 3 A 阻值约为 60 Ω 限流元件)已炸裂。更换这两个元器件。在 J37 的插头上,在其引脚 Pin23～Pin27 间外接开关,上电测量 J37 的待机电压以确定是否解除故障,测量结果的理论标称值见下表 7-2。检测前级电路各个元器件,发现电阻 R15 的阻值比标值严重降低,R15 是连接在 Q1 MOS 管的栅极,R15 阻值偏离太大使得电源功率因素调整电路无法震荡工作。更换 R15 的电阻,再次测量各电压直至均在允许范围之内。重新将电源板装回仪器后，开机正常。

表 7-2 测量电压数值对比

引脚间	理论标称值	允许误差
Pin1～Pin20	＋12 V	±15％
Pin3～Pin5	＋5 V	±15％
Pin7～Pin9	＋12 V	±15％
Pin11～Pin12	－15 V	±15％
Pin12～Pin13	＋15 V	±15％
Pin14～Pin37	＋5 V	±15％

6.案例：电源板电压比较器故障

品牌型号：Hamilton Medical Galileo。

（1）故障现象：开机机器电源报警，显示屏不亮。

（2）故障分析。该机器的电源工作原理框图如图 7-25 所示，打开机器后维修人员能闻到烧糊味道，根据现象，可大致判断为电源故障。

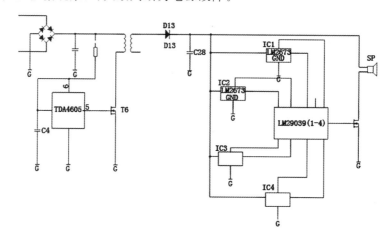

图 7-25 电源工作原理框图

分析该电路原理为：电路 220 V 市电经整流滤波，经电阻降压加到 TDA4605 的 6 脚，同时该电压对电容 C4 充电，6 脚电压由 0 V 开始上升，TDA4605 内部电源电压监测器开始动作，对 6 脚电压进行监控。当 6 脚电压上升到 10.3 V 以上时，TDA4605 内部振荡电路开始工作，此时将从 5 脚输出开关脉冲，电源开始启动。5 脚输出的开关脉冲经电阻加到开关管 T6 的栅极（G），开关管导通，开关变压器输出脉冲电压经 D13 整流，C28、C14、C15、C17 滤波后得到约 30 V 的直流电压。将 30 V 电压分别加到 IC1～IC4，同时 LM29039 电压比较器分别取 IC1～IC4 输出电压进行电压比较后分别控制 IC1～IC4 的第 7 脚启动脚。若电压不正常经 LM29039 电压比较器后控制蜂鸣器报警。

（3）故障排除。开机测量主电压（30 V）正常，输出＋12 V 和＋15 V 正常；＋5 V 和

—15 V 不正常。根据原理检测发现部分启动脚电压不正常,启动脚受 LM29039 控制,更换 LM29039 后工作正常。

(二)蓄电池故障

1. 案例:蓄电池失效

品牌型号:PB760。

(1)故障现象:呼吸机插上电源后,开机蜂鸣报警并有红色报警灯亮起,无法进入主界面。关机后,蜂报警鸣声依旧,无法消除。

(2)故障分析。根据故障现象及机器的使用年限判断为内部蓄电池失效,或者为软件程序故障。

(3)故障排除。首先将电源拔掉,将蓄电池取下来。但是蜂鸣声依旧,说明蜂鸣器由内部电池供电,将机器的外壳打开,拆下蜂鸣器排线(机器内部左上角的黑色排线)。再将外壳合上通上电源,开机进行大自检(EST),项目测试通过,自检正常。更换蓄电池后,蜂鸣消失机器可以正常工作。

2. 案例:蓄电池连接排线断路

品牌型号:MEDUMAT Transport。

(1)故障现象:呼吸机无法开机,连接电源充电无反应,交流电以及电池指示灯均不亮。

(2)故障分析。MEDUMAT Transport 呼吸机工作时,由一块可充电电池供电,此时电池指示灯亮;在呼吸机待机备用时,接电源适配器充电,可正常开机,此时交流电指示灯常亮,电池指示灯闪烁;待电池指示灯亮时,则表示电池已充满;交流电以及电池指示灯均不亮,可能为呼吸机电源板故障。

(3)故障排除。

断开电源适配器,取出呼吸机电池,电池自带电量显示灯表明电量正常;使用万用表测量电源适配器输出接口,发现输出电压正常;拆机,测量呼吸机充电接口至电源板线路未发生断路;检测电源板板载 2 个 1808 规格的保险丝,连接充电接口分别为 5 A 和 3 A,连接电池供电电路;排除保险丝故障,连接电源适配器,交流电指示灯亮,呼吸机可开机;此时发现呼吸机界面电池图标显示电池未充电,电池指示灯仍处于熄灭状态;进一步测量发现,电池至电源板连接排线有折痕和开路,更换排线后,重新连接至电源适配器,呼吸机交流电指示灯常亮,电池指示灯闪烁,且可以正常开机,机器界面电池图标显示正在充电;充电 1 h 后,电池显示已充满,脱离电源适配器仍可正常工作,故障解决。

3. 案例:蓄电池无法充电

品牌型号:Drager Savina。

(1)故障现象:开机运行偶尔报警蓄电池失灵。

(2)故障分析。先待机充电,电池指示灯一直处于红色状态,充不满电。蓄电池是依靠电源充电,不能正常充电与电源和蓄电池都有关系,断开蓄电池,用万用表测量对电池连接的正负端有 35 V 电压输出,一直充电蓄电池端的电压一直未能得到提升,蓄电池失去了蓄电功能。

(3)故障排除。更换一组蓄电池后,开机运行不再报警,充电 2 h 左右充满指示灯变为绿灯。

(三)主板故障

1.案例:电路板异物导致氧化断线

品牌型号:Maquet Servo-i。

(1)故障现象:呼吸机开机后无法正常开关机。

(2)故障分析。将机器连接好,按下开机键,机器无任何动作,无法做到开机动作,初步分析怀疑机器主板开机键失灵,或主板问题导致。更换一片正常开关键显示主板,问题依旧,确认并非显示主板问题,使用万用表,逐级测量开机信号是否正常,分析至电池板,发现机板上的贯穿孔疑似黑色异物,擦干净异物确认机板氧化,导致线路断线,确认为该点位断线导致。如图 7-26 所示。

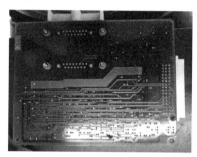

图 7-26 电路板氧化

(3)故障排除。将此点位绿漆层刮开,焊锡并使用专业导联线焊接好断线部分,故障消失。部分机器年久未做深度保养,导致主板湿气较重及灰尘覆盖,引起主板表面氧化。

2.案例:主板无信号输出

品牌型号:Maquet Servo-s。

(1)故障现象:开机显示"重启呼吸机",扬声器无声响,蜂鸣器报警。

(2)故障分析。查询维修手册得知,可能的故障原因为 PC1777 板与 PC1772 通信错误。故障指向 PC1777、PC1772 和 PC1862。PC1772 板功能主要是监测技术参数的运行状态和报警极限值的实时监测,输出报警信号并由扬声器发出报警。同时,扬声器和 +5 V/+3.3 V 电源任一发生故障时则由 PC1772 板上的蜂鸣器发出预警。

(3)故障排除。打开主机,将板面之间的连接线重新拔插,呼吸机重启后故障依旧。用万用表测量扬声器 +5 V/+3.3 V 正常,排除因扬声器和电源故障导致蜂鸣器报警。初步判断故障倾向于 PC1772 无信号输出,相关数据丢失。将备用呼吸机 PC1772 更换到故障机,开机显示正常,进行使用前检查,测试内容全部通过。

3.案例:中央处理单元电路板损坏

品牌型号:PB840。

(1)故障现象:呼吸机经常出现"Device Alert"。

(2)故障分析。引起此硬件故障的原因很多,查看该机器的维修故障代码是DT0002,按照故障代码分析是BDU中央处理单元电路板(CPU)损坏,也有可能是各线路连接接触不良。

(3)故障排除。

关闭呼吸机,查阅相关资料以及跟厂家工程师沟通,考虑BDU中央处理单元电路板损坏,更换该电路板,重新写入AK-1程序后,再做EST通过,模拟通气观察一周,期间未出现异常,故障消除。

4.案例:控制板芯片引脚断路

品牌型号:PB 760。

(1)故障现象:机器自检报错Post Fail,机器无法进行EST检测。

(2)故障分析。机器报错故障现象为Post Fail,机器无法进行EST自检,使用整体更换法,将机器post控制板更换后,试机故障现象消失,确认为post控制板不良,使用万用表测量各个芯片输出电压,测量到U11pin1发现无电压,测量其对地阻抗与良品板对比高出40,将U11芯片拆下量测pin脚对地阻抗无穷大,怀疑该点位线路问题,使用万用表量测相连线路,发现断线。

(3)故障排除。将断线部分使用专业连接线焊接好,开机试机正常,故障现象消失。此案例故障告诉我们维修主板,有必要时务必将零件取下来量测对地阻抗,避免因零件的对地阻抗而造成故障。

二、运行故障

1.案例:呼气控制板故障

品牌型号:Maquet Servo-s。

(1)故障现象:机器开机供气后,显示器显示红色报警及报警音。报警内容为"技术故障11"。

(2)故障分析。根据故障报警信息查阅维修手册,故障内容为安全阀打开。推断故障可能有以下几个原因:①呼吸机内部吸气管路;②安全阀吸合磁铁;③PC1784呼气板。

(3)故障排除。首先了解到该设备的购置时间较长,推断故障源于元件老化所致,且该故障实属间断偶发故障,即并不是每次开机运行就立刻报警。推断故障很可能为PC1784呼气电路板,即电路板元件老化所致。

按照先易后难的原则,第一步先开机进行机器自检,安全阀测试通过,能清楚地听到磁铁吸合的声音,因此排除安全阀磁铁问题。第二步拆下呼吸机内部吸气管路,发现膜瓣较脏,所以进行拆卸、清洁、晾干、组装。再次进行测试运行 24 h 以上,呼吸机不报警。但第三天运行时,呼吸机继续报警"技术故障 11",所以更换 PC1784 呼气板,故障解决。

2.案例:时钟系统故障

品牌型号:PB840。

(1)故障现象:两台已使用约 10 年的 PB840 呼吸机,在使用过程中发出刺耳的长鸣音的最高级别报警声,并立即停止给病人送气。故障出现的频率大约为 1 个月至 2 个月一次,出现过多次此现象。

(2)故障分析。呼吸机停止送气是相当致命的故障,医护人员不及时处理,会导致患者窒息。查看呼吸机的诊断日志 logo,无错码显示。由于呼吸机已使用约 10 年,在使用过程中发出最高级别报警声,可能是 BD CPU 板或 GUI CPU 板检测到不可恢复的出错信息,然后立即停止送气。需要执行 EST 全面自检,以检测硬件是否有故障。

(3)故障排除。进入呼吸机的维修模式,在仪器的启动过程中,按一下左侧面的 test 按键,即可进入 SERVICE MODE,执行 EST 全面自检。EST 通过,未检测到硬件问题,但仍会出现同样故障现象。发现机器在偶尔开机后提示时钟更改 Date/time have been changed,需要调整时钟,关机后仪器的时钟又出现错误。怀疑是 CPU 板上 Watchdog 的内部电池耗尽引起的,根据电路图得知为 DALLAS 公司芯片 DS1286,更换 BDCPU 板上的 DS1286。再次执行 EST,并调整时钟。关机后,一段时间后再开机,时钟仍然不准。查维修手册,GUI CPU 板也同样有一个 DALLAS 公司的 Watchdog 芯片 DS1286,更换此芯片执行 EST,并调整时钟。关机后,再次开机时钟正常,运行一段时间也未再出现该故障。

进一步分析得知,因为 PB840 呼吸机中的 BD CPU 板或 GUI CPU 板之间数据是互写的,时钟要尽量保持一致。当两个时钟相差过大时,CPU 板送出一个出错信息,呼吸机停止送气。必要时需要同时更换 2 个 Watchdog 芯片。此类故障,运行 SST 有时会报错误代码:"LB0045,KP0011"。LB0045 和 KP0011 同时指向 BDU CPU PCB 时间和日期时钟测试错误。

3.案例:电源分配板故障

品牌型号:PB760。

(1)故障现象:机器低电池报警,过段时间自动开、关机,自检显示 POST FAIL。

(2)故障分析。PB760 呼吸机电路系统由电源组件、内部电池、Pressure solenoid PCB,Controller PCB,用户接口(包括 AI PCB,键盘、旋钮)及其他杂项(包括报警扬声器、主机风扇等)组成。其中,电源组件由开关电源和 BBU PCB 组成,开关电源主要是提供输出 24 V 直流电压,BBU PCB 包括电池后备电路、马达驱动电路、电池充电电路等电路模块,其主要作用是在使用交流电的时候对电池进行充电,检测电池的充电电流和正在使用的电池的放电电流;Pressure solenoid PCB 主要作用是监测 EEPROM 储存压力传感器的偏移及增益,在呼气或者汽缸压力大于 115 cmH$_2$O 时,驱动电路使安全阀失电,从而打开安全阀;Controller PCB 主要作用是储存机器序列号和维修数据、校正数据、配置数据、操作设置、错误记录、SST 及 EST 测试记录,并且控制所有的电磁阀、光学开关、声音报警及 UI 上的 LED 状态。

机器开始低电池报警,有可能是电池电量已经耗尽,开机时机器自动进行 POST 检测,分析是电池电压有问题。

(3)故障排除。拆开机器后盖,取出电池,用万用表量其电压,显示严重低于正常电压(24 V)。替换电池开机后,机器仍报 POST FAIL,说明机器应该是硬件有故障。进入维修模式,选择菜单,查看报警记录,最近报警代码为 07089-12-8。查看维修手册,分析是电源分配板有故障导致电池不能充电。更换电源分配板开机后,自检 POSTPASS,故障排除。

4. 案例:流量传感器连接线故障

品牌型号:MEDUMAT Transport。

(1)故障现象:呼吸机开机,开机后屏幕正上方显示"检查 BiCheck"报警,连接模拟肺开始打气,发现流量、分钟通气量及呼吸频率等参数均无法显示。

(2)故障分析。运行呼吸机自检程序,显示 BiCheck 流量传感器故障,尝试移动 BiCheck 流量传感器到一定角度,参数有短暂显示,分析此故障主要是由流量传感器与主板未正常连接导致。

(3)故障排除。观察流量传感器接口未损坏,插针完好,流量传感器连接线无折痕或破裂;采用替换法更换 BiCheck 流量传感器后,故障依旧;拆机,观察 BiCheck 流量传感器仪器端接口,未见明显损坏;使用万用表测量接口与排线及主控板的连接情况,发现有一处接触不良;更换接触不良的连接线后,重新开机连接 BiCheck 流量传感器,运行仪器自检,自检正常通过,再连接模拟肺打气,未出现报警,参数均正常显示,故障解决。

5. 案例:涡轮驱动电容损坏

品牌型号:VELA。

(1)故障现象:机器开机后,电池指示灯为红色,报警有发动机故障、呼吸机故障、低分钟通气量报警、低压报警。

(2)故障分析与排查。观察发现内置电池指示灯为红色,怀疑电池充电不足,插交流电充电 15 min,指示灯仍为红色,故排除电池故障(若电池故障,则指示灯应为红黄灯交替)。之后排查 L 型电源板,拆机并用万用表测量电源电压,输入 AC 220V 之后测量 L 型电源板的输出电压。L 型电源板的输出电压应分别为 DC 24 V、12 V、5 V 和两个 48 V。其中对该故障而言最重要的是两个 48 V 电压(因为这两个电压分别为电池和涡轮驱动板供电),测量发现 48 V 电压均正常。进入机器维修模式(把主板 P/N52851 上的数字电位 1 号键抬上去)并开机,把转速调至 600,风流速调至 50,管路压力调至 20。观察发现病人送气端无气体输出,说明涡轮不转动。进而判断可能有三个原因,一是涡轮坏,二是涡轮驱动电容坏,三是涡轮驱动板坏。进一步拆开机器,遵循由易到难的排查原则,首先观察发现驱动电容表面有液体渗出,怀疑电容损坏,因为驱动电容损坏会直接使涡轮不运转。更换电容后开机,工作正常,问题解决。

6.案例:呼气伺服阀故障

品牌型号:纽邦 E360。

(1)故障现象:呼吸机通气时出现连续多次吸气,随后呼气一次的故障现象,并提示红色高级报警:"高气道压"。连接模拟肺,设定 400 mL 潮气量,呼吸频率 12 次,开始通气,呼吸机吸气一次停顿后再次吸气,共吸气三次,模拟肺已接近满载。

(2)故障分析。呼吸机出现多次吸气,三次吸气量接近 1 200 mL,随后呼气一次,能正常吸气但不能正常呼气,可判断为呼气系统故障,此故障常见原因为呼气阀瓣膜粘连未能正常打开、堵塞或呼气控制组件损坏。该机呼气阀为主动呼气阀,阀的开合和 PEEP 控制是通过呼气阀文氏管射流组件进行控制,空/氧混合气体在送入减压阀之前由一根小管路连接到一个空/氧切换电磁阀,然后通过呼气压力调节阀进入呼气伺服阀,作为文氏管工作流体。

(3)故障排除。呼气阀位于主机左下方,经拆卸检查发现呼气阀瓣膜正常无阻塞,有部分粘连且阀内有大量雾化药物沉积,清洗后重新安装,开机测试故障依旧,可确定故障点应在呼气控制组件上。打开机箱盖检查呼气气路,呼气阀经一根蓝色粗管与呼气伺服阀相连接,正常通气时测量呼气伺服阀工作电压为 5 V 无偏离,且与呼气时间吻合,由此可判定该故障原因为呼气伺服阀出现阻塞或卡死,导致呼气无法触发,而"吸气三次,呼气一次"的故障现象实际是气道压力过高导致安全电磁阀的释放。将呼气伺服阀拆解,调试气压弹片并清洗阀腔,重新安装后通气正常,故障排除。

7.案例:安全阀控制板故障

品牌型号:Maquet Servo-s。

(1)故障现象:机器在开机自检过程中"内部泄漏测试"项失败,出现红色报警栏"技术性故障5",并无法静音,自检失败。

(2)故障分析。自检时报内部泄露可能是呼吸通道流量有漏气或超出了系统规定的允许量,也有可能是设定输入流量与检测到的流量不一致。

①检查气体模块:首先判断是否为气体模块故障。造成气体模块故障的主要原因是,气体模块内部随气体进入杂质,从而导致流量传感器故障。可以用替换法从其他呼吸机拆下两个气体模块进行更换,故障未消除,排除气体模块故障。

②检查呼气盒:呼气盒在长期使用过程中,患者的体液及分泌物有可能进入其中,使呼出盒瓣膜关闭不牢,产生漏气导致内部泄露测试、流量传感器测试等测试失败。取下呼气盒,检查呼出阀膜片,未见粘连和结晶物,用替换法检测,该呼气盒也可在其他机器通过自检。排除呼气盒故障。

③检查气体回路:主要检查各种阀门、安全阀及氧电池这部分是否有漏气。打开外盖检查气路连接管、氧电池密封圈及滤片的完整性。另外检查氧电池和安全阀的接口是否

接好。都检查完后重新开机自检,故障仍未消除,排除气路部分故障。

④电源板检查:根据呼吸机报警代码查询产品维修手册,确定"技术性故障5"为电源故障。替换电源板,进行自检,故障未消除,排除电源板故障。

⑤安全阀检查:考虑到呼吸机自检故障时,氧电池位置附近有规律的"砰砰"声,怀疑为安全阀工作不正常。拆下安全阀模块(见图7-27),用实验电源测试安全阀,排除阀体自身故障,并确定安全阀的正常工作电压为12 V。

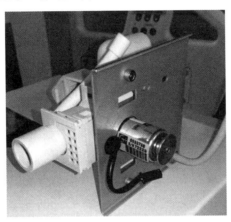

图7-27　Maquet Servo-s 安全阀模块

经测量,安全阀接口输出电压极低,确定故障原因为安全阀输出电压故障。

(3)故障排除。通过安全阀接口针脚用万用表查找电压输出端,确定安全阀接口板与控制板(见图7-28)连接,安全阀电压输出端为控制板第7脚。

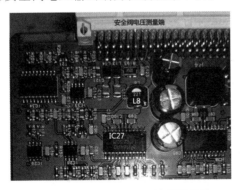

图7-28　Maquet Servo-s 控制板模块

拆下控制板,开机检测控制板第7脚电压仍极低,关机,测量控制板第7脚对地电阻为1 Ω,判断为安全阀输出电压电路故障。经测量电感L8有故障,拆下检测电感值为0 mH。更换电感L8,开机测量控制板第7脚电压,电压值为12 V。将安全阀安装复位后进行开机前检查,故障报警消失,各项自检均通过,故障解决。

8.案例:控制板故障

品牌型号:Maquet Servo-s。

(1)故障现象:Servo-i 型呼吸机开机自检失败,报流量传感器检测失败。

(2)故障分析。根据故障现象和技术手册,分析造成流量传感器检测失败的主要原因有:①呼气盒故障;②呼气盒安装不到位;③电路故障;④气体模块损坏。

(3)故障排除。首先判断呼气盒是否安装到位或者故障,取下呼气盒,用沾有 75% 乙醇的棉签或软布擦拭主机与呼气盒连接的金属接口,再用工具取下呼气盒上的呼吸膜瓣,清洁呼吸膜瓣后,装机测试,故障依旧;用另一台在用呼吸机的呼气盒更换测试,故障依旧。进一步排除空气模块和氧气模块的故障后,发现引起流量传感器检测失败的原因可能在呼气电路板 PC1784 或呼气电路板 PC1785 上。采用替代法排除故障,将一台相同型号的呼吸机的呼气板 PC1784 替换后开机测试,呼吸机自检通过,说明呼气电路板 PC1784 故障。更换相同型号的 PC1784 呼气电路板后,故障排除。

9.案例:AI 板故障

品牌型号:PB840。

(1)故障现象:PB840 呼吸机开机后显示"BD 后台故障"报警。

(2)故障分析。进入菜单查看机器出现的故障代码为 KB0033、KB0034,与维修手册的故障代码表对照后,可知故障报警是由呼吸机自动调零失败造成的,运行 EST PASSED,开机仍旧报"BD 后台故障";上机和背景检测自动调零的触发条件主要有两点,即开机吸气压力传感器(inspiratory pressure,PI)、呼气压力传感器(expiratory pressure,PE)。呼气开始时执行自动调零,当呼吸机升温时,PI 和 PE 无须经常自动调零,前 20 min 内,每一分钟自动调零一次,20 min 至 1 h 内,每两分钟自动调零一次,1 h 后每五分钟自动调零一次。

出现呼吸机自动调零失败的常见原因:①自动调零电磁阀故障;②压力传感器组件故障;③AI 板故障;④母板故障。

(3)故障排除。首先,检查自动调零电磁阀是否故障,自动调零电磁阀是一个 +6 V 三通电磁阀,以吸气压力传感器自动调零电磁阀(SOL 1)为例,SOL 1 定期通电以设置 PI 的零基准压力电压,在自动调零过程中,SOL 1 连接 PI 接通大气,当 SOL 1 不通电时,PI 接通内部管路,使用万用表测量电磁阀,数值正常,说明电磁阀完好;再根据维修手册故障代码表的内容逐一排查,由于故障代码均指向 AI 板,优先考虑 AI 板故障,更换 AI 板,进入菜单做 EST 自检测试,运行 EST PASSED,一切正常,无故障报警,故障排除。

三、显示故障

(一)无显示

1.案例:GUI 控制板故障导致黑屏

品牌型号:PB840。

(1)故障现象:使用人员反映 PB840 呼吸机开机闪烁花屏,随之将其关机,再开机,出现黑屏。

(2)故障分析。根据临床使用人员描述,故障原因可能为接触不良、无背光,也不排除GUI控制板损坏等。因为机器处于黑屏状态,无法进入系统查询错误代码。

(3)故障排除。先排除外部原因,显示屏表面无破损,重新拔插BDU与GUI连接排线接头,开机依旧黑屏,使用手电筒斜照显示屏,也无发现,观察显示屏背后指示灯显示,根据经验,很有可能是GUI控制板损坏,采用替代法,替换PB840呼吸机显示屏仍无显示,怀疑是该呼吸机GUI控制板故障,更换控制板后,屏幕正常显示,写入AK-1程序,进入维修模式,执行流量传感器、呼气阀和大气压定标工作,再做SST和扩展性自检(EST),之后设置好参数,模拟通气测试无异常,故障排除。

2.案例:高压板故障导致黑屏

品牌型号:PB840。

(1)故障现象:GUI显示屏的上半部分黑屏。

(2)故障分析。GUI显示屏故障是PB840的常见故障之一。由于GUI两个液晶显示屏都是通过各自专用的排线直接连接在GUI CPU板上的,而供给液晶屏灯管的高压是由GUI CPU板提供12 V的电压给背光板,然后转换成高压提供给灯管。

所以如果上下两块屏同时出现故障,应首先考虑GUI CPU板,反之则可以排除GUI CPU板。出现黑屏的故障有两种可能:①液晶屏本身的故障;②背光板故障,不能提供灯管所需的高压。

(3)故障排除。用电筒照射不正常显示的液晶屏仔细观察发现,屏幕上有显示的信息,所以初步确定是高压板故障。打开GUI对换上、下屏,发现上屏仍不能正常显示,确定背光板故障。更换同型号背光板后,故障排除。

(二)触摸屏故障

1.案例:灰尘过多导致触摸屏的工作异常

品牌型号:PB840。

(1)故障现象:呼吸机通电开机后,用手接触触摸屏反应迟钝,甚至没有反应,无法顺畅调整呼吸参数,呼吸机无任何异常报警。

(2)故障分析。首先经观察判断可能是触摸屏部位出现故障。PB840呼吸机的触摸屏电路原理图,见图7-29。根据PB840呼吸机触摸屏的工作原理以及电路原理图可知,触摸屏有问题的话一般有两种可能性:第一是光电发射、接收电路工作异常,或者是接收二极管反应迟钝、不灵或损坏;第二是触摸屏外框灰尘过多或者电路灰尘过多导致红外发射和接收二极管之间有光路阻断。对于前者就要具体判断到底是发射电路问题还是接收电路问题,再根据故障电路的情况更换相应的硬件。如果是因为灰尘过多造成的触摸屏问题,则只需要擦拭触摸屏和触摸屏电路就可解决。

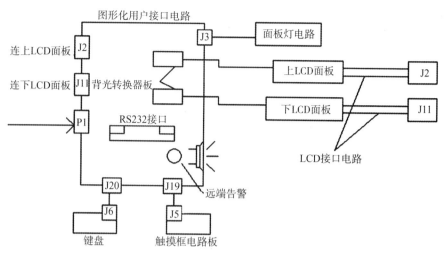

图 7-29　PB480 呼吸机触摸屏电路原理图

(3)故障排除。首先用棉棒蘸无水酒精擦拭屏幕的表面窗口,再使用半干的抹布清洁屏幕的周围,如果故障仍未恢复,则须对 GUI 屏进行拆卸,将 GUI 背面所有线路板拆卸下来,露出内屏幕四周的红外发光二极管和接收管矩阵。先用细毛刷蘸无水酒精擦,再用半干抹布擦拭,晾干后将 GUI 电路板恢复原样。这些措施完成后,发现触摸屏故障恢复,可见正是灰尘过多导致触摸屏的工作异常。

2.案例:触摸屏控制板腐蚀

品牌型号:迈瑞 SV600。

(1)故障现象:迈瑞呼吸机 SV600 触摸屏不灵敏,无法通过触摸屏有效操控机器。

(2)故障分析。SV600 系列呼吸机标配电阻触摸屏,对于触摸屏失灵故障,主要分软件故障和硬件故障。软件故障可以通过对触摸屏校准进行确认。

(3)故障排除。首先排除软件故障,对触摸屏进行校准,进行校正后,发现故障未解除。然后检查硬件模块,拆下 SV600 触摸屏外壳,检查触摸屏、触摸屏控制板及其相关连线部分,发现开关机触摸屏控制板腐蚀严重,应该是科室进行外观清洁时有液体进入,造成腐蚀。更换触摸屏控制板后,机器故障解除,机器正常使用。

3.案例:触摸框故障

品牌型号:PB840。

(1)故障现象:机器在开机时,出现黄色 Screen block 报警,操作者无法在 GUI 界面进行参数更改等操作。

(2)故障分析。报警意为屏幕阻塞,可能是由触摸屏表面附有灰尘引起。但也不排除与触摸控制有关的其他电路部分故障。

(3)故障排除。首先尝试采用无菌纱布和 75% 酒精擦拭屏幕外表面和边框,但故障依旧。进一步对触摸框板的红外发射管和接收管进行擦拭,故障仍不能排除。做 EST 对

GUI 触摸框进行测试,各项均能通过,说明 GUI 主板没有问题。但开机后,报警未能解除。进一步考虑到该机器使用年限较长,故怀疑触摸框老化。拆开显示屏面板,将触摸框拆下,采用替换法安装新的触摸框后,报警消除,故障解决,呼吸机正常运行。

第四节　其他常见故障维修

一、空气压缩机故障

空气压缩机故障通常包括无压缩气输出、供气压力不足、输出气体中有水、压缩机高温报警等。

无压缩气输出的原因通常为压缩泵坏、电源故障、内部管路断路、干燥棒严重受堵、内部电磁阀未正常工作等。供气压力不足的原因通常为压缩泵压力不足,内部管路破裂、干燥棒受堵、内部电磁阀漏气等。输出气体中有水的原因通常为水气分离器坏、排水阀坏、干燥加热系统未工作等。压缩机报警的原因通常有温度过热、散热风扇故障、电源故障、过滤网积尘过多等。

1.案例:空压机内部管路漏气

品牌型号:PB840。

(1)故障现象:将 PB840 呼吸机主机连接到墙壁气源,气源稳定且满足使用条件,开机后,806 空压机约每 2 分钟开启 1 次,每次工作几秒后停止工作,工作状态不正常。

(4)故障分析。806 空压机作为 PB840 呼吸机的选配模块为呼吸机提供后备压缩空气源。但不同于其他品牌呼吸机空压机,806 空压机的启停及工作状态完全由 PB840 呼吸机主机控制。在使用过程中,806 空压机可实时采集压力、温度、电流、电压等工作参数并将其反馈给 PB840 呼吸机主机,用于呼吸机主机对 806 空压机的监测、控制。因此,806 空压机无需人为操作,完全由 PB840 呼吸机主机控制。

806 空压机具体气路工作原理(见图 7-30):F12 为进气过滤器,可过滤吸入空气中的悬浮颗粒,净化吸入空气,同时作为消音器可减少进气时的噪声;空气经 F12 过滤后到达压缩机(M/C),M/C 为双活塞式,提高了输出气流的稳定性;RV 为过压释放阀,若经 M/C 压缩后的空气过压(压力超过 36 PSI),则 RV 泄压保护后级组件;经 M/C 压缩后的高温高压气体到达散热器(HE),在散热风扇的协助下冷却为常温高压气体,此时气体会产生冷凝水,冷凝水顺管壁流入集水杯(WT2),当积水杯内的水到达一定量后会自动排到蒸发盘(HB)内蒸发排走;常温高压空气进入干燥器(Dryer)进一步干燥压缩空气中剩余的湿气,剩余的湿气从消音器(F13)排走,干燥器结构如图 7-34 所示;气体经过卸载电磁阀(SOL3),其中一部分存储到储气瓶(Accumulator),一部分经过过滤器(F10)为呼吸机主机提供干净、干燥、稳定的压缩空气（NO 为卸载电磁阀的常开端，NC 为卸载电磁阀的常闭端，C 为卸载电磁阀的公共端）；在气体 F10 的下游有一个压力传感器（PC）和一个空气过滤器（R1/F11），其中，PC 可检测输出压力，确保输出压力在正常范围内，R1/F11 可保护 PC，防止空气中的颗粒污染 PC。

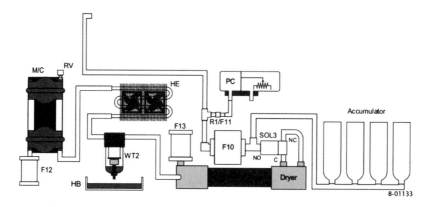

图 7-30　806 空压机具体气路工作原理

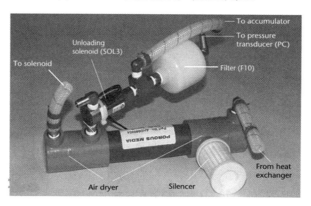

图 7-31　干燥器模块

　　PB840 呼吸机 806 空压机的正常工作状态：当 PB840 呼吸机主机连接到墙壁空气带上时，空气带上的气体压力若满足 35～100 PSI，则呼吸机主机内部空气压力开关闭合，提示呼吸机主机 CPU 外部高压气源可用，此时 806 空压机工作并将储气瓶内的压力填充到 27 PSI 以上，然后空压机停止工作并进入待机状态，若空压机内部存在轻微漏气或储气瓶内气体冷却导致压力降到 22.5 PSI 以下，则空压机再次工作，将储气瓶内气体压力再次填充到 27 PSI 以上，如此反复。由以上工作状态可知，导致 806 空压机反复启停的原因可能为空压机内部气路存在漏气现象。

　　（3）故障排除。首先开机进行扩展自检测试，发现 806 空压机泄漏测试失败，呼吸机系统提示检查空压机内部气密性，此时基本可以确定为气路问题；对 806 空压机进行拆机，仔细观察气路部分，利用有泡沫的肥皂水辅助检测，发现储气瓶的接口处存在沙眼漏气，怀疑是由气路管路老化导致漏气，采购同一规格尺寸的管路并进行更换后，用紧箍固定接口,再次进行 EST 测试通过,开机实验,经过 24 h 观察,设备正常工作,故障排除。

2.案例:空压机内部电路连接故障

品牌型号:PB840。

(1)故障现象:PB840 呼吸机开机后一直报"无空气供给(NO AIRSUPPLY)",806 空压机不工作。

(2)故障分析。当 PB840 呼吸机主机未连接到墙壁空气带,而是直接用 806 空压机来提供高压空气源时,空压机应持续工作,为呼吸机主机提供高压空气源,并发出空压机工作的轰鸣声。

(3)故障排除。维修人员经仔细观察主机右侧的空压机保险发现,保险已跳闸;复位保险,开机后空压机保险再次跳闸,故障依旧;初步判断空压机内部电路存在短路。

拆机,仔细观察所有电气连接,发现卸载电磁阀和电路板接口连接不紧密且有松动迹象。查阅相关资料了解到,此电磁阀的作用是降低 M/C 启动时的后级负载,而 M/C 启动时电流瞬间很大,容易过流保护,为了避免此现象,M/C 启动前 1 s 和启动后 0.5 s 内卸载电磁阀打开,释放 M/C 后级的阻力,将 M/C 后级经 F3 过滤器直接通向大气,降低后级负载,减少 M/C 的启动电流,但此次由于卸载电磁阀和电路板连接不紧密,导致 M/C 启动时卸载电磁阀未能打开,造成过流保护,针对此故障,更换卸载电磁阀和电路板之间的接头并进行固定,安装好空压机,连接主机,开机工作 24 h,未发现异常,故障排除。

3.案例:干燥棒使用寿命到期

品牌型号:德尔格 Evita 4。

(1)故障现象:开机运行报警供气压力低,运行过程中,潮气量、氧浓度等其他参数正常。

(2)故障分析。该机工作运行正常,除报警供气压力低外,潮气量、氧浓度实时显示正常,偏差不大。进入维修模式查看实时显示供气压力约 0.3 MPa,有压力显示且压力只偏低一点,基本确定存在压缩机供气问题。

(3)故障排除。打开空压机排查,调节积水分离器上的减压阀,压力始终没什么变化,肯定存在漏气。短接干燥棒试机,压力正常,确定了干燥棒使用寿命到期,有漏气或堵塞情况,导致供气压力不够。更换干燥棒后,调节压力减压阀至 0.5 MPa 压力左右,设备运行正常。

4.案例:压缩机阀故障

品牌型号:Maquet Servo-i mini 型空气压缩机。

(1)故障现象:空压机在通气过程中,有规律地反复待机,每分钟两次。

(2)故障分析。

Maquet Servo-i 呼吸机配套使用的是 mini 型空气压缩机,其样式如图 7-32 所示。该空气压缩机是螺杆式单级压缩空压机,一对相互平行啮合的阴阳转子在气缸内转动,使转子齿槽之间的空气不断地产生周期性的容积变化,空气则沿着转子轴线由吸入侧输送至输出侧,实现螺杆式空压机的吸气、压缩和排气的全过程。空压机的进气口和出气口分别位于壳体的两端,阴转子的槽与阳转子的齿由主电机驱动而旋转。由于气缸内压力的变化,使空气通过进气阀和空气滤清器进入气缸。在压缩行程中,由于气缸容积的缩小,压缩空气经过排气阀和排气管进入储气罐。当排气压力达到额定压力时,由压力开关控制压缩机自动停机。

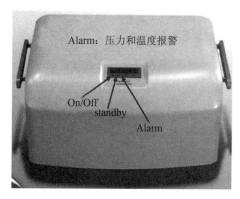

图 7-32　Maquet mini 型空气压缩机

当 mini 型空压机空载启动时,压力能达到 410 kPa,说明压缩机本身没有问题,问题应出在控制电路或压力检测上。该机使用单电路板设计,可以检测储气罐内压力 PS1 和外接压缩空气压力 PS2。当 PS1 检测到储气罐内压力达到一定值,并在一定时间内未释放时,判断呼吸机未通气,空压机自动待机。当储气罐内压力低于 300 kPa,时间超过 2 s,空压机将自动重新启动。当 PS2 检测到医院外接压缩空气压力超过 350 kPa,时间超过 30 s,空压机自动进入待机状态,转由医院外接压缩空气供气。当医院外接压缩空气压力低于 300 kPa,时间超过 2 s 时,空压机将自动重新启动。

打开空压机盖,在电路板下部,可以看到 PS1 和 PS2 压力检测管。首先怀疑 PS2 检测有问题,断开 PS2 端检测,空压机开始启动,并不再出现反复待机问题。故障集中在 PS2 采样上。

(3)故障排除。该空压机未连接医院外接压缩空气时,PS2 中压力应为 0 kPa,而实际不是,说明 PS2 采样管中已有压力。空压机压力输出管输出压力通过备用阀进入 PS2 采样管,空压机误认为有外接气体存在,空压机待机。而当储气罐内储气被消耗后,空压机压力输出管输出减少,PS2 压力也随着降低,空压机启动,导致机器出现反复待机的现象。更换该备用阀后,故障排除。

5.案例:冷凝器故障

品牌型号:Maquet Servo-i mini 型空气压缩机。

(1)故障现象:空气压缩机出现高温报警,停止工作。

(2)故障分析。空气压缩机在运行时,温度传感器实时监测内部温度,当内部热量无法及时排出至设备外部时,温度急速升高,达到警戒值,设备出现高温报警提示,随即启动过热保护并停止运转。维修人员可以从以下几个方面进行排查:①检查空气压缩机背部及底部过滤棉是否堵塞,空气压缩机运行时,过滤棉会吸附空气中的灰尘,长期运行则会积聚大量的灰尘,堵塞过滤棉,降低排气扇的工作效率,设备内部热量无法及时排出而导致高温报警;②检查鼓风机的运行状态,应定期润滑鼓风机轴承及清洁风机叶片,保持鼓风机良好的运行状态,以便保证设备运行时产生的热量及时排出;③检查电子冷凝器的运行状态,电子冷凝器属于换热器的一种,设备运行时,管路产生的热量能够通过电子冷凝器被快速带走。

呼吸机的半导体制冷模块可以快速地降低气体的温度,通过液化的方式将水汽压缩形成冷凝水排出机外。如果该模块发生故障,一方面是因为制冷设备的温度与外界的温度接近或者相同,造成制冷模块无法工作,另一方面是因为气库中的大量气态水,经过液化作用成为液态水,进入机器中造成空气模块的损坏。

(3)故障排除。按照以上分析,逐步排除故障,最终查明出现的空气压缩机高温报警为冷凝器故障导致,更换冷凝器后运行正常。

6.案例:空气压缩机泵高温导致气路漏气

品牌型号:Maquet Servo-i mini 型空气压缩机。

(1)故障现象:Servo-i 呼吸机处于通气状态时,空气压缩机压力十分低,只有 320 kPa 甚至更低,以至于压缩机产生低压报警。当呼吸机处于待机状态时,空气压缩机显示的压力为 370 kPa,与正常值有明显差异。用测试管路进行使用前检查,当进行到流量传感器测试时,压缩机有低压报警并且流量传感器测试失败。

(2)故障分析。引起以上现象的原因:① 高压空气管漏气;②进气口的过滤器灰尘堆积;③ 内部气路回路漏气;④ 压缩机主板故障。

(3)故障排除。首先检查高压空气管,排除高压空气管漏气可能。然后清洁进气口的过滤网,排除灰尘堵塞的原因。随后打开压缩机的外壳,拆开压缩泵的外壳,检查压缩空气回路,发现压缩泵附近的管路有明显的焦痕,检测发现焦痕处存在漏气。

更换此段管路后连接呼吸机通气,压缩机的压力恢复正常,未再出现低压报警。此故障原因为由于压缩泵长时间工作发热,导致与泵相接触的聚乙烯管路烫坏,使气路回路漏气,压力不足。可考虑在压缩泵与管路相接触的部分套上了隔热材料如弹簧丝等,可有效阻止管路被烫破。

二、中心供气故障

1.案例:压缩空气含水导致空气模块损坏

品牌型号:Maquet Servo-s。

(1)故障现象。Maquet Servo-s 呼吸机使用前检查时,内部泄漏测试、安全阀测试、流量传感器测试及病人呼吸回路测试失败。在内部泄漏测试时,出现了"系统容量过大,请检查内部连接"提示。

（2）故障分析。引起以上使用前检查项目通不过的原因:①气源达不到测试要求;②没有使用测试管或者未正确连接测试管;③呼出盒故障;④气体模块故障;⑤PC1771、PC1772、PC1784 等电路板故障。

（3）故障排除。点击呼吸机操作屏幕右上角的"状态",可以直接看到氧气源和空气源的压力,首先排除气源问题;然后清洁呼出盒或用替代法排除呼出盒的故障。

随后进行气体模块的测试,发现单独用氧气气源进行使用前检查,只有气体供应测试和氧传感器测试未通过;单独用空气气源做内部泄露测试、安全阀测试、氧传感器测试、流量传感器测试,病人回路测试失败。故判断出故障为空气模块损坏。

打开主机外壳,拆出空气模块,打开模块后盖,发现有很多水流出,水汽进入模块导致模块损坏。更换模块后再次做使用前检查,所有测试均通过。对于此故障,可以通过安装水汽分离器将中心供气的水汽过滤后再提供给呼吸机,可以有效避免类似故障的发生。

三、维护不当

1.案例:灰尘过滤器维护不当

品牌型号:德尔格 Savina。

（1）故障现象:呼吸机工作过程中偶发性报警"温度过高!!!",连接模拟肺机器可以正常通气工作。现场检查后发现报警规律如下:设备开机工作后未报警,但是正常通气 1 h 后报警。

（2）故障分析。温度是影响传感器参数精度的重要因素之一。该设备的适用环境温度为 5～40 ℃,超出此温度范围后,设备虽然可以正常通气,但潮气量的精准度和监测都可能出现偏差,无法达到最好的治疗效果。维修思路如下:首先,判断是否为温度传感器故障引发的报警;其次,考虑环境温度是否偏高及偏高的原因。

（3）故障排除。首先,设备进入维修模式,检查温度传感器本身的参数值,比对厂家提供的维修参数,判断温度传感器正常。

其次,判断环境温度是否偏高:通过 RS232 串口连接呼吸机至电脑,进入 HIT 测试界面,控制涡轮机转动抽气,模拟设备的正常工作状态,观察温度传感器的参数发现,起始温度为 33 ℃,涡轮机工作一段时间后,温度显著上升,一度达到 55 ℃,已经超过了该设备正常工作的温度限值范围,可确认故障为环境温度过高导致,需进一步排查环境温度上升过快的原因。

排查过程如下。①询问设备使用人员得知,该设备通常在 ICU 内使用,不存在导致温度上升过快的环境因素,且 ICU 内同时在用多台该型号呼吸机,其余设备均未出现"温度过高!!!"报警。②该设备使用涡轮机抽气来代替中央供气,涡轮机作为大功率部件,工作时会产生大量的余热,如果涡轮机本身故障,可能导致热量溢出,环境温度上升;进入维修模式,测试涡轮机的转速无偏差,使用呼吸机测试仪测试涡轮机固定转速下的输出流量,也在正常范围内,因此可以判断涡轮机本身功能正常,排除涡轮机热量溢出的可能。③考虑是否为散热不当导致的温度上升;拆机后观察发现,大量灰尘积覆在电路板和散热器上,严重影响了散热效果,清洗灰尘后重新安装设备,开机自检通过,设备可正常工作,未出现"温度过高!!!"报警。

与科室使用人员沟通后得知,科室使用人员使用清水冲洗的方式来清洁灰尘过滤器,导致灰尘过滤器发生了萎缩,无法完整覆盖冷却气体入口,导致有灰尘进入,大量灰尘堆积在设备内部,从而导致设备环境温度过高引发报警;为设备内部除灰后,更换新的灰尘过滤器后机器正常运行。

2.案例:内部灰尘过多未及时维护

品牌型号:PB760。

(1)故障现象:PB760呼吸机在使用过程中出现"FAN FAILED ALERT(冷却风扇故障)"报警。

(2)故障分析。PB760呼吸机在使用过程中出现"FAN FAILED ALERT"报警的常见原因:①机盖密封圈老化,造成漏风,流过传感器的气流过小;②冷却风扇老化导致其不工作或扇叶灰尘堆积较多导致送气不够;③冷却风扇过滤器上灰尘等杂质堆积过多,造成流速不够;④传感器脏污或发生了故障。

(3)故障排除。首先,检查呼吸机机身外观,呼吸机机箱外壳密封完好,观察机盖密封圈无明显破损;随后,拆卸冷却风扇盖板,发现冷却风扇口处的风扇过滤器有灰尘等污物堆积,集结了一层薄薄的皮棉状物,风扇叶上也有明显尘埃堆积;其次,清洗冷却风扇过滤器,为冷却风扇除尘,使用万用表测量风扇阻值,确认阻值正常,重新安装,该报警再次出现。运行EST进行自检测试,屏幕报警"FAN TEST FAILED(风扇测试失败)";最后,检查呼吸机机体内部右侧面的传感器(该传感器起监测呼吸机内部气流流速和温度的作用),发现传感器表面灰尘严重,使用万用表测量传感器电阻,阻值正常,拆下传感器,用75%的乙醇清洁干净,重新安装后,运行EST进行自检测试,风扇测试顺利通过,重启机器,未出现报警,故障排除。

四、其他故障

1.案例:大气压检测异常

品牌型号:德尔格 Savina。

(1)故障现象:机器提示大气压过高。

(2)故障分析。Savina 的使用对于气压环境有着严格要求。在大气压检测故障,无法检测当前气压值的情况下,Savina 会在 1 013 mbar 的基础上计算潮气量 VT 和分钟通气量 MV 的值。产生此故障的原因:①设备在过高的大气压下使用;②内置绝对压传感器故障。

(3)处理方法。使用其他设备检测当前环境的大气压力。如果当前大气压过高,应关注设备使用地区的一般大气压力。短暂的大气压过高的情况下,如果气道压力正常,报警设置正确,潮气量 VT 和分钟通气量 MV 的值尚可接受,则可继续使用 Savina,同时密切观察患者情况。如果使用其他设备检测当前环境的大气压力正常,则可能为内置绝对压传感器故障,应及时更换。

2.案例:喇叭失灵

品牌型号:Maquet Servo-s。

(1)故障现象:技术性故障 20004 报警。开机后,机器进入正常界面后在显示屏顶部出现"技术性故障 11"的红色报警,无法静音。

(2)故障分析。该款机器显示屏电路板上有一个麦克风,专门用来测量报警喇叭的音量,如果音量太低,即报警"技术性故障 20004"。

(3)故障排除。开机后,运行使用前检查,内部测试失败,其他测试均能通过。接模拟肺通气,通气正常。查询维修手册,引起"技术性故障 20004"的原因为报警音量太低,与其他正常的机器开机对比后发现,正常的机器开机进入正常界面后,显示屏内的报警喇叭会发出三声报警音,而故障机器则没有。因此判断,应该是显示屏内的喇叭故障,更换喇叭后测试全部通过。故障排除。

3.案例:板件松动

品牌型号:VELA。

(1)故障现象:呼吸机在使用过程中提示"Vent Inop(呼吸机故障报警)"。

(2)故障分析。当呼吸机遇到不可恢复情况所引发的故障时,会提示此报警。引发此类故障的原因主要为主板故障或主板断电。

(3)故障排除。由于呼吸机的主板启动时是由蓄电池供电的,因此首先检查呼吸机蓄电池的电量;将呼吸机与患者断开连接,关机充电一段时间后重新开机,呼吸机 DC 指示灯和 AC 指示灯同时点亮,蓄电池电量充足,但呼吸机依旧报警;此时关机检查呼吸机主板,发现涡轮压差、流量传感器松动,连接即将断开,将压差、压力及流量传感器均进行固定复位后,安装好主板,重新开机,故障排除。

5.案例:气水分离器故障

(1)故障现象:呼吸机空气供气不足。

(2)故障分析和处理。打开空气压缩机电源开关,发现其气水分离器底部有漏气声。气水分离器是空气压缩机的排水装置。压缩空气从气水分离器的上部进气口进入,从上部出气口出去;而冷凝水则从气水分离器的底部排水口排出。此排水口为浮阀式,正常情况下处于关闭状态。当气水分离器里冷凝水积累到一定量时会使分离器内浮子浮起,排水阀打开将水排出。由于气水分离器内没有水,故此时底部有漏气声是因为出现了故障。将气水分离器拆下,完全拆解清洗,完成后重新安装试机,漏气声消失,空气压缩机供气正常。

第八章 预防性维护与质控检测

第一节 预防性维护

一、呼吸机预防性维护的概念及意义

呼吸机作为重要的应急生命保障设备,如果频繁出现故障,可能会对患者的生命安全造成威胁。通过了解 ISO 14971:2019《医疗器械风险管理》的要求,以及经过对医院医疗设备的风险分析,发现呼吸机是各类医疗设备中临床风险最高的设备。其维护保养对临床工作的顺利开展具有重要意义。

(一)预防性维护的概念

预防性维护(preventive maintenance,PM)是通过定期对设备进行一系列科学的维护保养工作,可以提前发现设备使用中可能存在的故障隐患,预防和减少故障发生的可能性,延长设备的使用寿命以此确保设备安全、有效并处于最佳工作状态。其内容包括定期功能检查、校准、部件更换、润滑、清洁等预定活动,数字化医疗设备还包括软件维护与升级。

一直以来,医院普遍存在不重视 PM 工作的状况,根据《中国临床工程发展研究报告(白皮书)》报告,2014 年对全国 155 家医疗机构调研统计结果,全面开展 PM 工作的医院只有 10%,而基本上没有开展 PM 工作的医院占 35.5%,如图 8-1 所示。

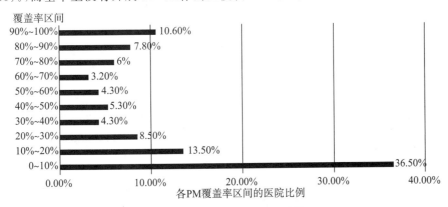

图 8-1 医疗设备 PM 工作开展情况

（二）维护不当的风险

呼吸机维护不当引发的安全事件十分常见，如呼吸机相关性肺炎（VAP），有很多与呼吸机的日常维护相关，例如细菌过滤器及湿化器没有按照要求进行消毒或更换，造成细菌过滤器及湿化器变成了致病源，并导致病人的反复感染，延误病情甚至造成死亡，所以正确使用并更换过滤器是呼吸机防止相关性肺炎发生非常重要的手段及风险控制点。

缺乏定期检测校正造成呼吸机性能指标偏离，是普遍存在的风险。2011 年六省市"生命支持与急救用医疗设备临床使用状况"调查分析报告显示，调查的 283 台呼吸机，机械通气性能测试参数中至少有一项偏离标准的为 91 台，占 32.16%，其中偏离率最大的参数为吸入氧浓度的最大输出误差，比例占 26.27%，其次为潮气量最大输出误差，比例占 21.79%。大部分是缺乏定期检测和预防性维护造成的。表 8-1 为此次呼吸机机械通气性能参数偏差的检测结果。

表 8-1　呼吸机机械气性能参数偏差检测结果

检测项目		最大允差	总台数	符合标准台数	偏离标准台数	数据缺失台数	偏离率/%	$x+s$
潮气量	最大输出误差	±15%	283	219	61	3	21.79	11.33±9.56
	最大示值误差	±15%	283	246	31	6	11.19	7.93±9.47
强制通气频率	最大输出误差	±5%	283	266	16	1	5.67	1.46±6.81
	最大示值误差	±5%	283	261	18	4	6.45	1.27±3.97
吸呼比	最大输出误差	±15%	283	205	40	38	16.33	8.22±8.35
吸入氧浓度	最大输出误差	±6	283	174	62	47	26.27	4.49±4.33
	最大示值误差	±6	283	148	4	131	2.63	1.67±1.85
吸气压力水平	最大输出误差	±10%	283	212	24	47	10.17	9.72±11.20
	最大示值误差	±10%	283	221	36	26	14.01	7.41±9.90
呼气末正压	最大输出误差	±2	283	255	21	7	7.61	0.97±1.03
	最大示值误差	±2	283	261	5	17	1.88	0.53±0.70

（三）预防性维护的职责分工

呼吸机的有计划预防性维护需要临床使用科室和设备管理科室的共同参与，具体职责分别列举如下。

1. 临床使用科室

临床使用科室负责呼吸机的日常管理，包括日常的安装、检测、消毒等；安装测试是指检查呼吸机是否正常开启，以及声光报警是否正常、模拟肺测试通气是否合格；消毒是指采用化学消毒法或热力消毒法对呼吸机管道进行清洗和消毒。

2.设备管理科室

做好有计划的预防性维护,预防性维护保养主要包括呼吸机内部清洁、耗材替换、电池替换、功能模块确认等;及时清扫电路板灰尘、清洁除尘过滤棉等;定期对呼吸机进行电气安全检查;对于发现的故障问题及时维修,无法修复的故障及时联系厂家维修,降低使用安全风险;参考制造商的说明书和相关行业标准进行呼吸机性能测试,保证各参数误差在允许的范围内。

(四)预防性维护的意义

呼吸机的预防性维护主要用来保证呼吸机的常规功能使用,对出现问题的模块及时整修,保证下次使用的安全、有效、卫生,具有深远的意义。

1.延长呼吸机的使用寿命

呼吸机内部模块结构丰富且较为复杂,这也是其功能稳定的原因,但是价格相对较高。因此,在非使用期间进行科学合理的保养维护,可以有效延长其使用寿命,更有效地节省医院资源。

2.避免交叉感染

要关注院内感染的风险,使用呼吸机的患者本身身体状态就比较虚弱,此时患者抵抗力较弱,如果呼吸机的清洁卫生不好,很容易造成气道阻塞,患者感染并加重感染过程。患者的病情加重同时导致他的治疗复杂化。

3.降低呼吸机临床使用风险

对呼吸机进行维护保养,确保呼吸机出现的问题得到及时有效的处理,可以使呼吸机的功能一直保持良好状态,防止治疗过程中因设备问题造成的医疗事故,保证患者救治成功率。

4.有利于降低成本

实施预防性维护可以降低成本,提高医院的经济效益。医疗设备的检查和维护并不贵,但是如果设备坏了需要更换,成本会比较高,而预防性维护可以减少设备损坏的可能性。

二、呼吸机预防性维护的管理要求

医疗设备预防性维护的最终目的都是确保其安全、准确并随时可用。设备的质量保证只有通过定期检查才能达到真正意义上的确保。建立基于设备风险的维护周期的目的是提供高质量和高效的检查,综合考虑设备故障风险、设备可执行的功能、记录历史问题数据和维护性能,以减少这些因素导致的故障。

具体管理要求主要分为以下几个部分。

(一)建立预防性维护的长效管理机制

医院相关部门应联合建立相关设备预防性维护的机制要求,制定相应的医疗设备管理规章制度,规范设备采购、使用、维修等过程的工作规范,将这些内容纳入制度化管理,做好从事质量管理工作。全程管控解决因管理人员个人失误导致设备质量不佳的问题,使预防性维护长期且可持续化发展。

(二)制定预防性维护计划

医疗设备的预防性维护计划是全院医疗设备管理计划的重要组成部分,是对医院内医疗设备管理维护的计划工作表,每位分管设备工程师根据风险管理的要求,再由设备管理部门负责人协调后上报至医院医疗设备管理委员会。预防性维护工作流程如图 8-2所示。

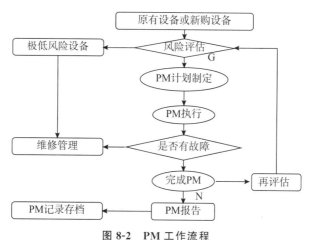

图 8-2　PM 工作流程

医院应制定合理的预防性维护周期,考虑设备的维护要求、风险分类、设备的功能和故障的发生历史。保养成本和维修更换成本相比较小,保养周期过长很可能导致设备使用途中故障并且造成更大损失。周期过短会产生不必要的人力物力成本和设备停用时间,影响设备效能。另一方面,由于接插件、机械部件等的寿命有限,过度频繁的保养反而有可能造成设备正常运行寿命的缩减,因此必须确定适当的保养周期。

(三)建立医疗设备巡查制度

制定生命支持类、急救类设备运行状况巡查记录表,检查呼吸机的运行状态,同时检查科室日常维护保养的规范性。由临床实验室科室负责设备日常维护保养,包括设备表面清洁、附件清洁消毒、用前各项功能检查,确保设备处于安全、最佳的工作状态。

(四)执行预防性维护计划

医学工程部门工程师每年两次对呼吸机进行专业维护检测,包括通气频率、潮气量、吸气氧浓度、呼气末正压、吸气压力水平等,同时也要检查科室日常维护保养的规范性,随时进行培训指导。

(五)做好预防性维护记录

预防性维护的及时记录对于工程师快速了解设备过去的状况具有重要意义,可以帮助工程师在设备出现故障时更快地恢复、更准确地判断设备问题,有利于更高效地排除故障,提高设备使用率,也有助于设备的安全周期管理。

(六)每年度对呼吸机进行计量检定

计量检定是预防性维护工作的一部分。通过法定计量检定单位的检测,进一步确定呼吸机的使用质量,确保安全性。

呼吸机作为临床不可或缺的抢救急救手段,临床科室和设备管理部门共同合作参与呼吸机的预防性维护方法,可以大大降低呼吸机故障频率,提高设备稳定性,有效保护患者安全。通过呼吸机推行预防性维护计划,越来越多的医院以此为重点,逐步扩大预防性维护设备范围,大大提高呼吸机的使用效果。更好地保障临床工作,提高服务质量。

三、呼吸机预防性维护的主要内容

(一)规范依据

为了规范管理呼吸机,提高呼吸机的技术水平和质量,国家有关部门参照国际标准,制定了一些规范和标准,例如:

(1)JJF 1234-2018《呼吸机校准规范》;

(2)YY 0461-2003《麻醉机和呼吸机用呼吸管路》;

(3)GB 9706.1-2007《医用电气设备 第1部分:安全通用要求》;

(4)GB 9706.28-2006《医用电气设备 第2部分:呼吸机安全专用要求治疗呼吸机》;

(5)YY 0042-2007《高频喷射呼吸机》;

(6)YY 0600.1-2007《医用呼吸机 基本安全和主要性能专用要求 第1部分:家用呼吸支持设备》;

(7)YY 0600.2-2007《医用呼吸机 基本安全和主要性能专用要求 第2部分:依赖呼吸机患者使用的家用呼吸机》;

(8)YY 0600.3-2007《医用呼吸机 基本安全和主要性能专用要求 第3部分:急救和转运用呼吸机》。

上述标准,主要涉及的内容有分类概述、环境条件、对电击危险的防护、对机械危险的防护、对不需要的或者过量的辐射危险的防护、对易燃麻醉混合气点燃危险的防护、对超温和其他方面危险的防护、工作数据的准确性和危险输出的防止、不正常的运行和故障状态的环境试验、机构要求等事项进行了详细规定,规范了呼吸机的安全专用要求,并提出了技术指标。

(二)预防性维护的工作内容

根据现有技术标准,在制定呼吸机控制试验和定期预防性维护保养规则时,要充分确认外观检查、性能试验、维护保养、电气安全测试、关键性能测试和性能维护测试周期。医疗器械质量控制、检测和预防性维护的内容包括标准化 IPM 和个性化 IPM 两部分。标准化 IPM 包括外观检查、功能检查、维护保养、电气安全检查、同类医疗设备基本性能指标检查,以及根据风险等级确定 IPM。周期由六部分组成,个性化的 IPM 包括个性化的性能指标,厂家手册中规定的 IPM 周期,或者根据实际情况做的周期调整。医疗设备质控检测与预防性维护通用内容细则如表 8-2 所示。

表 8-2　医疗设备质控检测与预防性维护通用内容细则

预防性维护通用内容	细则
外观检查	整体外观检查
	附件完整性检查
功能检查	自检功能检查
	显示功能检查
	报警功能检查
	按键及旋钮功能检查
维护保养	机械部分清洁及润滑
	仪器除尘
	保养件的检查或更换
电气安全检测	保护接地电阻
	设备漏电流
	应用部分漏电流
核心性能指标检测	性能指标 A
	性能指标 B
	性能指标 C
	……
维护周期*	高:不低于 2 次/年
	中:不低于 1 次/年
	低:不低于 0.5 次/年

注:* 按风险程度确定 IPM 周期。

1.外观检查

外观检查旨在确认设备外观完整度,包括外观完整度检查和附件完整性检查。

(1)整体外观检查。一般外观检查包括主机本体、电源线、显示屏、控制面板、脚轮等部件。呼吸机要求主机本体和电源线无破损,控制单元显示面板和窗口不得有任何损坏或其他影响正常操作的损坏,控制旋钮和按钮必须反应灵敏,滚轮不得有明显的毛发或灰尘缠结。

(2)附件完整性检查。附件完整性检查包括铭牌、说明书或操作卡、电源线等,设备功能维持运行的基础不能丢失,设备应带有清晰中文铭牌和便于查阅的操作规程(操作卡)。呼吸机铭牌应标有生产厂家、型号、出厂日期及编号、电源额定电压、频率、气源名称与压力范围等信息。呼吸机外置回路各连接部件应无破损,附件齐全,标识及标记清晰可见。

2.功能检查

功能检查内容包括自测能力、展示能力、警报能力、按键及旋钮功能等。详见第三节。

3.维护保养

维护保养包括对设备元件完整性、完好性的检测或者替换以及机械部分的清洁及润滑、仪器除尘等。

(1)机械部分清洁及润滑。机械部分清洁及润滑包括对设备台车脚轮、控制台升降螺杆或滑槽的清洁及润滑处理。

(2)仪器除尘。仪器除尘包括对电路板、通风口、散热风扇等部位的灰尘清理。特别是呼吸机的空气过滤网,应定期进行清洗。

(3)保养件的检查或更换。可维修部件的检查或更换是指检查或更换易损部件或消耗品,包括电池、过滤器、密封件等。呼吸机的许多部件都是消耗品,如气源过滤器、喷嘴、细菌过滤器、流量传感器、压力传感器、风扇过滤器等,应根据实际使用情况及时更换。氧电池以及蓄电池这类不同环境条件下保养维护周期略有区别,但是一般建议每两年左右更换一次。

4.电气安全检测

依据 GB9706.1-2007《医用电气设备　第1部分:安全通用要求》进行电气安全检测,呼吸机属于有源医疗设备,其电气安全监测也可以参考 YY/T0841-2011《医用电气设备周期性测试和修理后测试》的要求。通常电气安全检测参数包括保护接地电阻、设备漏电流和应用部分漏电流三项。详见第二节。

5.性能检测

在医疗设备质控检测与预防性维护通用内容基础上,针对呼吸机的技术要求,检测各技术参数的可靠性和稳定性,详见第四节。

第二节　电气安全测试

一、关注电气安全

电气安全是指医疗设备中用于限制电流对患者、用户或其他人的影响的保护措施,这样的防护需符合 GB 9706.1-2007 和 YY/T 0841-2011 的标准。

(一)"电击"风险

电气安全方面最受关注的风险是"电击",医疗设备使用中的"电击"事件可能导致医疗过程失败、患者、用户和护理人员受伤甚至死亡。电击导致休克的生理影响范围从灼痛到严重烧伤和电击。

电击可分为强电击和微电击。强电击描述电流在人体体表的作用,人体组织对50～60 Hz频率范围内的交流电非常敏感。图8-3显示电流从一个皮肤接触点到另一个地方时,不同电流强度对人体可能产生的不同反应和影响。强电击也称"宏电击",它可以对患者、设备使用和维护人员产生安全风险,尤其对于电易感患者具有更大的影响。微电击描述电流直接对心脏的作用,如在心脏介入治疗中,导管可以放置在与医疗设备相连的患者心脏中,因为人体的皮肤代表的阻抗大,而身体内部的组织器官,如血液、肌肉等,代表的阻抗小,实验表明,当导体与心脏直接接触时,低至20 pA的电流即可引起心室颤动。

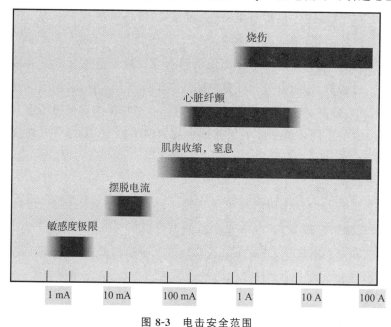

图 8-3　电击安全范围

(二)医疗设备造成电击的原理

触电主要是因为电流流过人体会引起个体呼吸窘迫、心室颤动、肌肉痉挛、电昏迷等。人体是电的良导体,人体阻抗与湿度、体表汗液、皮肤是否破损等因素有很大联系。人体阻抗一般为10 kΩ～10 MΩ,但当皮肤受潮或破损时,皮肤电阻可能变得等于正常值的1%,即最小值可以达到100 Ω左右。

触电的主要原因之一是对保护性接地短路,这会导致电流流过机箱并进入人体,通常情况下,保护地在通电时连接到医疗设备的底盘上,当电源出现故障时,电流会通过人体流向大地,此时流过人体的电流约为44 mA,足以对人体造成伤害。

触电的另一个原因是漏电流,漏电流是由仪器本身、L电源线、N线、保护地的寄生电容或绝缘失效引起的。线间产生的电流(约100 uA左右),当PE电阻小于1 Ω时也会出现此电流,大部分电流会通过PE流入地,当PE电阻保护接地电阻变大或断开时,电流会流向人体,使人触电。

触电的另一个原因是与带电病人接触的操作引起的触电,例如,病人躺在与地面隔离的治疗床上插入带电电极或导管,当操作员接触患者时,电流会通过操作员流向地面,从而引起电击。足以造成身体伤害甚至死亡,因为电流可以流过病人的心脏。

二、呼吸机电气安全测试

电气安全检测的依据主要包括:①GB 9706.1—2007《医用电气设备　第 1 部分:安全通用要求》;②医用电气安全国际标准 IEC60601-1;IEC 60601-1 Medical electrical equipment-Part 1:General requirements for basic safety and essential performance;③GB 9706.28—2006《医用电气设备　第 2 部分:呼吸机安全专用要求——治疗呼吸机》;④YY/T 0841—2011《医用电气设备和医用电气设备周期性测试和修理后测试》等。

(一)电击防护的类型

(1)按照电击防护类型,可将质量控制对象分为四种。

0 类电气设备:防触电保护取决于基本绝缘,即在电气设备的固定布线中没有将易触及导电部件连接到保护导体的措施。当基本绝缘失效时,防触电保护取决于环境。

Ⅰ类电气设备:指在防触电的基本绝缘保护之外,还采取附加安全措施(如采用双重绝缘或加强绝缘)的设备,此类设备不依赖于保护接地或环境保护措施。

Ⅱ类电气设备:防触电保护不仅取决于基本绝缘,还取决于附加安全措施,如双重绝缘或加强绝缘,不提供保护接地,或不取决于电气设备的状况。

Ⅲ类电气设备:防触电保护基于安全特低电压(SELV)电源,电气设备中不会产生高于特低电压的电压。

在 IEC60601-1 的第三部分中,医疗设备的分类可以分为三类:第一类,带电部分覆盖有基本绝缘和保护接地;第二类,载流部件覆盖有双重绝缘或加强绝缘;第三类,由内置电池供电。

(2)医疗设备通常按照电击防护程度进行分类,主要有以下三种。

B 型,设备的应用部分不隔离,但有特殊的防触电保护,允许有小程度的漏电和接地保护。

BF 型设备:F 型设备的 B 型应用部分。设备的应用部分与浮地隔离,对该部分进行带电压的电流试验,可在体外和体内应用,但应回避心脏部分使用。

CF 型在允许漏电流方面比 BF 型具有更高的防触电保护,并具有 F 型工作部件设备,可以在心脏位置使用。

(二)电气安全检测指标

医用电气安全与质量控制主要对医疗设备进行定量和定性检验,定性检验包括对设备本身、电池和电源线的检测;定量检验包括患者漏电流、绝缘电阻、护套漏电流、对地漏电流检查电阻、保护接地电阻、电源电压和辅助患者漏电流的安全质量检测。

1.定性检查

通常可以包括以下内容。

(1)对于设备电源线,检查插头是否变色、插针是否损坏或变形;检查电源接口是否接触良好,电源线是否变色或老化。

(2)对于设备本身,检查外壳是否损坏或设备的任何部件(开关、刻度盘等)是否缺失或损坏;检查设备是否有异常噪声或异物,如纤维和皮屑;检查设备内部是否有烧焦的气味,部分部件是否变色,必要的标签是否清楚地贴在指定的地方。

(3)设备电池要求充电正常,充电指示灯正常。

2.定量检查

GB 9706.1—2007《医用电气设备 第 1 部分:安全通用要求》中规定,医疗设备电气安全测试主要包括四项指标:漏电流、接地电阻、绝缘电阻和介电强度,其中,最能体现安全性能的两个指标就是漏电流和接地电阻,在检查呼吸机的电气安全性能时,最常用的测试也是这两个参数的测试。

(三)呼吸机电气安全性能检测和维修时注意事项

(1)呼吸机应在干燥通风处使用,周围不得放置任何物品,特别是易碎的装有液体等的瓶子,避免呼吸机内部电路板受潮导致绝缘材料失效和电容器短路,当液体溅到医疗设备上时,应立即关闭以避免故障蔓延,然后擦拭并修复。

(2)呼吸机的电源线要长短适中,不要过短造成拖拽,也不要过长造成打结,避免导线破损。

(3)维修工程师在维修风扇电路板时,必须消除自身的静电,以免损坏 CMOS 和其他电路,另外,焊接时尽量不要使用焊油等助焊剂,以免电路连接点之间受到污染,造成电阻值下降或短路。

电气安全测试作为医疗器械安全和质量控制体系中的重要环节,可以有效减少和消除对人的触电伤害。因此,无论是对医疗设备进行性能测试,其电气安全参数都是首要控制的对象。如果电气安全指标不符合要求,其他性能参数的可靠性就无从谈起。进一步开展医疗设备电气安全检测,对保障医疗设备安全高效运行具有重要作用。

三、检测项目及方法

(一)漏电流检测

GB 9706.1—2007《医用电气设备 第 1 部分:安全通用要求》中将医疗设备漏电流分为对地漏电流、外壳漏电流、患者漏电流、患者辅助漏电流。由于呼吸机通过橡胶管与患者间接接触,不被认为是工作部件,因此对患者漏电流和患者辅助漏电流可降低流量检测要求。

1. 对地漏电流检测

对地漏电流是指从市电通过或跨过绝缘流入保护接地导体的电流,如图 8-4 所示,测量内部保护地与电源保护地之间的感应电流,即正常情况下设备对地的漏电流,当设备使用 2 孔插座时,应更换电源插头并重新测量,取两次测量值中的较大值作为对地漏电流,如果设备有额外的保护接地端子,则在测量前必须将其与地断开,测量内部保护地与电源保护地之间的感应电流,即单一故障状态下的设备对地漏电流——开路中性线,测量内部保护地与电源保护地之间的感应电流,即单一故障状态-设备对地漏电流,极性反接。对地漏电流在两种状态下检测,正常状态≤500 μA;断开零线≤500 μA;所有单一故障状态下外壳漏电流均应小于 1 mA。

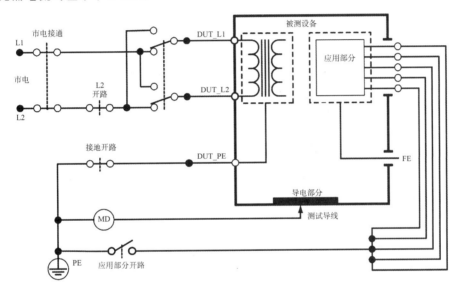

图 8-4　对地漏电流检测图

2. 外壳漏电流检测

外壳漏电流是指正常使用,操作者或患者可触及的身体或身体部位(不包括工作部位),电流通过保护接地导体以外的外部导电连接流向地面或机箱的其他部分,如图 8-5 所示,测量外壳开路部分(接设备内部保护地)与电源保护地之间的感应电流,即正常情况下设备外壳的漏电流,测量外壳裸露部分(接设备内部保护地)与电源保护地之间的感应电流,即设备外壳在单一故障状态——开路中性线下的漏电流;测量机箱外露部分(接设备内部保护地)与电源保护地之间的感应电流,即单一故障状态——地线断开时设备机箱漏电流,测量机壳上暴露部分(与设备内部保护地连通)到电源保护地之间的感应电流,即单一故障状态——极性反向下的设备外壳漏电流。外壳漏电流在两种状态下检测,正常状态≤100 μA;断开地线≤500 μA,所有单一故障状态下外壳漏电流均应小于 500 μA。

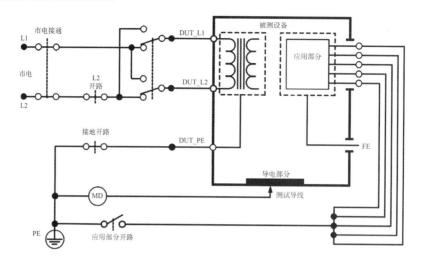

图 8-5　外壳漏电流检测图

3.患者漏电流检测

患者漏电流是指从应用部分经患者流入地的电流,或者是由于在患者身上出现一个来自外部电源的非预期电压而从患者经 F 型应用部分流入地的电流。如图 8-6 所示,测量设备所选应用部分与电源保护地之间的感应电流,即正常情况下的患者漏电流;测量设备所选应用部分与电源保护地之间的感应电流,也就是说,单一故障条件是在中性线开路时流向患者的漏电流;测量设备选定工作部分与电源保护地之间的感应电流,即单一故障——地线开路情况下的患者漏电流;测量从选定设备到电源保护接地的感应电流,即在单一故障条件下,患者泄漏电流极性反接。正常状态下,对地漏电流的容许值在正常状态下应≤5 mA,单一故障状态下应≤10 mA。

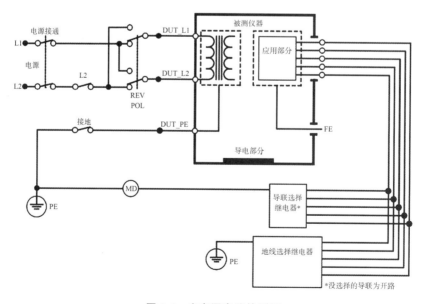

图 8-6　患者漏电流检测图

4.患者辅助漏电流检测

患者辅助漏电流是指在正常使用时,流经应用部分部件之间的患者漏电流,此电流预期不产生生理效应。如图 8-7 所示,测量设备上被选择的应用部分之间的感应电流,即正常状态下的患者辅助漏电流;测量设备上被选择的应用部分之间的感应电流,即单一故障状态——零线断路下的患者漏电流;测量设备上被选择的应用部分之间的感应电流,即单一故障状态——地线断路下的患者漏电流;测量设备上被选择的应用部分之间的感应电流,即单一故障状态——极性反向下的患者辅助漏电流。正常状态下,患者辅助漏电流(直流)应小于 $10~\mu A$,患者漏电流(交流)应小于 $100~\mu A$,所有单一故障状态下患者漏电流(直流)均应小于 $50~\mu A$,患者辅助漏电流(交流)均应小于 $500~\mu A$。

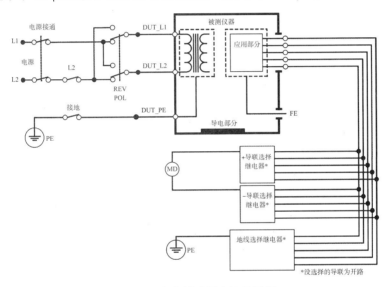

图 8-7　患者辅助漏电流检测图

(二)接地电阻检测

假设电源接地开路,接地电阻是指 EUT 的安全接地与电源接地之间的电阻测量值,如图 8-8 所示,测量设备外露部分(接内部保护地)与电源保护地之间的电阻,即接地电阻,接地电阻不得超过 $0.1~\Omega$(不带电源线的设备和带电源连接器的设备)或 $0.2~\Omega$(带固定电源线的设备)。

电气安全分析仪在检测保护接地阻抗前须校零,若保护接地阻抗偏大,可用乙醇清洁呼吸机电源插头和呼吸机接地端子,一般处理后可符合指标要求;若还是超出范围,则检查电源线和呼吸机内部电路。

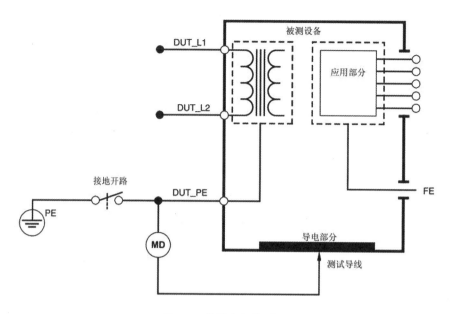

图 8-8　接地电阻检测图

(三)检测中的常见问题及处理

1.漏电流检测无数值

先要注意电源线的问题,一般情况下,好的电源线在理想状态下的阻抗可以认为是0,但是由于使用不当或者使用时间过长,可能会出现内部断线的情况,造成过大的阻抗。对于使用3年以上的设备,首先要进行电源线阻抗测试,如果地线接口长期不用,上面会有很多灰尘和污垢,会使电阻钳与风扇地线接口之间产生较大的电阻,导致测量结果不准确,使用前必须清洁风扇的接地连接。

对于使用寿命较长的设备,设备金属外壳的氧化现象更为常见,由于氧化后的金属外壳与新设备外壳存在色差,如果此时用万用表测量电器外壳,会出现较大的电阻,是由金属外壳引起的氧化导致的,设备内部电路或接线被氧化或局部氧化也会直接导致接地电阻增加,这种情况往往难以检测,即使检测到也很难消除,一般在可以明确排除以上两种情况后,用万用表的正负端接触设备内部的地线,逐段检查是否存在该区域的氧化问题,然后缩小到这个区域。

2.漏电流数值偏大

呼吸机使用频繁,按钮等经常用的旋钮可能造成不易察觉的金属部分裸露,此时会造成外壳漏电流过高;电源插头一般为三相交流电,最顶端的接头为地线,长期使用的接头不能保证内部对地的有效连接,此时会造成外壳漏电流偏高。

3.保护接地阻抗数值偏高

除电源线问题可能导致保护接地阻抗数值偏高之外,呼吸机接地保护端口一般裸露在外面,而且大多数在机器的下端,灰尘或者有些杂质覆盖不易被发现,检测时就会出现数值超过限值,因此,对呼吸机进行预防性保养时,要用酒精擦拭干净,避免阻抗值过高。

四、常见电气安全分析仪及其使用

电气安全是涉及医疗器械使用安全的重要领域,电气安全隐患可能造成医疗器械使用过程中的意外情况发生,致使医护人员或病人受伤,甚至死亡。

FLUKE ESA620 是新一代手动便携式电气安全测试仪的代表,采用 DSP 滤波技术,提高了泄露测量精密度,模拟 ECG 和性能波形,可对监护仪等医疗器械进行电气安全测试,利用专门的分析仪软件 Ansur,可以实现自动化测试系统。分析仪依照国际(IEC 60601-1、EN62353、AN/NZS 3551、IEC61010、VDE 751)和国内(ANSI/AAMI ES1、NF-PA 99)电气安全标准进行测试。集成的 ANSI/AAMI ES1、IEC60601-1 和 IEC61010 患者测试负载选择方便。可测试项目包括(市电)电源电压、保护接地(或接地线)电阻、设备电流、绝缘电阻、接地漏电流、外壳(机箱)漏电流、患者(导联对地)和患者辅助(导联对导联)漏电流、应用部分上的电源漏电流(导联隔离)、差值漏电流、直接设备漏电流、应用部分直接漏电、等效设备漏电、应用部分等效漏电流、可接触部分漏电流、接触电压、点对点漏电流、电压和电阻、心电图(ECG)模拟和性能波形。图 8-9 为 ES620 仪器示意图。

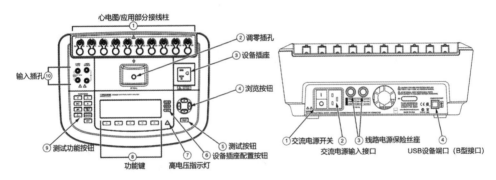

图 8-9 ESA620 仪器示意图

ESA620 的操作方法如下。

(1)ESA620 采用二线法进行电气安全检测,检测连接如图 8-10 所示。

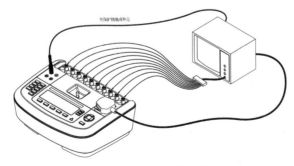

图 8-10 电气安全分析仪连接示意图

(2)执行电源电压测试,按功能键"V"进入电源电压测试菜单,如图 8-11 所示。按各个功能键分别执行下列三项测量:火线对零线、零线对接地,以及火线对接地。

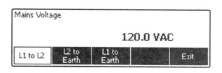

图 8-11　电源电压测试菜单

(3)执行保护接地电阻测试,关闭被测设备电源,按功能键"Ω"进入保护接地电阻测试菜单,如图 8-12 所示。进入菜单后选择 200 mA 或 25 A 两项测试电流进行检测,结果均≤0.2 Ω 为符合 IEC 标准。

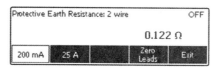

图 8-12　保护接地电阻测试菜单

(4)执行绝缘电阻测试,用测试线直接连接被测仪器表面的金属部分(如螺丝接口或接地柱),按功能键"MΩ"进入绝缘电阻测试菜单,如图 8-13 所示。按功能键"TEST"等待数据并记录,结果均≥2 MΩ 为符合 IEC 标准。

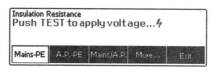

图 8-13　绝缘电阻测试菜单

(5)执行漏电流测试,按功能键"μA"进入漏电流测试菜单,如图 8-14 所示。

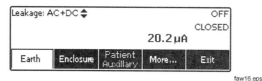

图 8-14　漏电流测试菜单

(6)执行接地漏电流测试,选择"Earth"菜单,自动开始检测,约 2 s 后显示测试值。在执行测试时,要选择适应的极性情况,如表 8-3 所示。

表 8-3　接地漏电流测试极性适应情况表

极性情况	仪器设置	IEC 标准值
一般情况	POLARITY (NORMAL) NEUTRAL (OPEN)	≤5 000 μA
断开零线	POLARITY (NORMAL) NEUTRAL (CLOSED)	≤10 000 μA

续表

极性情况	仪器设置	IEC 标准值
一般情况,互换零火线	POLARITY (REVERSE) NEUTRAL (OPEN)	≤5 000 μA
断开零线,互换零火线	POLARITY (REVERSE) NEUTRAL (CLOSED)	≤10 000 μA

(7)执行机壳漏电流测试,选择"Enclousure"菜单,自动开始检测,约 2 s 后显示测试值。在执行测试时,要选择适应的极性情况,如表 8-4 所示。

表 8-4 机壳漏电流测试极性适应情况表

极性情况	仪器设置	IEC 标准值
一般情况	P (N) N (O) E (O)	≤100 μA
断开零线	P (N) N (C) E (O)	≤500 μA
断开接地	P (N) N (O) E (C)	≤500 μA
一般情况,互换零火线	P (R) N (O) E (O)	≤100 μA
断开零线,互换零火线	P (R) N (C) E (O)	≤500 μA
断开接地,互换零火线	P (R) N (O) E (C)	≤500 μA

(8)执行患者漏电流测试,选择"More…"翻页至菜单第二页,按"Select"进入患者辅助漏电流,选择导联组合或单个导联,选择完毕后自动开始检测,约 2 s 后显示测试值。在执行测试时,要选择适应的极性情况,如表 8-5 所示。

表 8-5 患者漏电流测试极性适应情况表

极性情况	仪器设置	IEC 标准值
一般情况	P (N) N (O) E (O)	不同类型被检测设备(即 B、BF、CF 三类),标准值要求不同,详细参照电气安全检测记录表中患者漏电流测试标准
断开零线	P (N) N (C) E (O)	
断开接地	P (N) N (O) E (C)	
一般情况,互换零火线	P (R) N (O) E (O)	
断开零线,互换零火线	P (R) N (C) E (O)	
断开接地,互换零火线	P (R) N (O) E (C)	

(9)执行患者辅助漏电流测试,选择"Patein Auxiliany"菜单,如果被检设备有病人应用部分,先选择导联,选择完毕后自动开始检测,约 2 s 后显示测试值。在执行测试时,要选择适应的极性情况,如表 8-6 所示。

表 8-6 患者辅助漏电流测试极性适应情况表

极性情况	仪器设置	IEC 标准值
一般情况	P（N）N（O）E（O）	不同类型被检测设备（即 B、BF、CF 三类），标准值要求不同，详细参照电气安全检测记录表中患者辅助漏电流测试标准
断开零线	P（N）N（C）E（O）	
断开接地	P（N）N（O）E（C）	
一般情况，互换零火线	P（R）N（O）E（O）	
断开零线，互换零火线	P（R）N（C）E（O）	
断开接地，互换零火线	P（R）N（O）E（C）	

第三节　呼吸机功能检测

功能检查是指对呼吸机的基本功能进行检查和测试，内容包括自检功能、显示及触控功能、报警功能、按键及旋钮功能等。其中最主要的是报警功能的测试。

一、自检功能检查

自检功能测试是为了判断设备开机时自检结果是否正常，自诊断的目的是监视设备的运行状态，及时发现和排除故障，当自检表明设备有故障时，应及时处理，确保设备开机后无故障代码或故障指示灯。

二、报警功能检查

由于呼吸机属于超高危医疗器械，呼吸机具备完善、准确的报警功能非常重要，凡是用于临床治疗的呼吸机都必须具备对各种需要警示的事件进行报警的功能，既有声光信号，也有符号信息信号，呼吸机报警是对患者的一种保护措施，是机械通气时经常出现的问题，如果处理不当，不仅会影响呼吸机的使用，还可能危及患者的生命安全，及时处理警报，让呼吸机患者得到安全有效的治疗，对提高患者抢救成功率至关重要。

（一）呼吸机的报警功能

呼吸机报警及安全防护，通常包括呼吸机通用报警及安全防护和通气参数报警功能两项。

（1）呼吸机通用报警及安全防护包括下列功能：防误操作电源开关、静音功能、静音时限、报警设置、断电报警、内部电源、空气、氧气混合系统一路气体缺失或供气压力不足、误调节的预防措施、病人回路过压保护装置。

（2）呼吸机通气参数报警功能检查项目包含：分钟通气量报警、潮气量报警、气道压力报警、氧浓度报警、通气频率报警、呼气末正压报警、通气窒息报警。

(二)通用报警检查测试方法

报警系统必须具有报警优先级,报警初始启动时,报警优先级应为厂家指定的报警优先级,但之后优先级可能会发生变化,随着对患者的风险增加或减少,优先级相应地提高或降低,清除高警报条件后,应出现一个指示先前警报的视觉信号,如果声音报警可以自动复位,则不应在报警时间结束前复位。一般而言,静音不应阻止针对新的或不同的警报条件激活声音警报,在将呼吸机连接到患者之前,声音警报可以自动静音或由操作者静音,以防止声音警报引起的噪声危害。

JJF1234—2018《呼吸机校准规范》中删除了计量检测中对报警功能测试的要求。在医院开展的呼吸机质量控制检测中,可以参考 JJF1234—2010《呼吸机校准规范》,通常报警检查测试方法如下。

1.具有防误操作保护的电源开关

在开机状态下,触摸电源开关模拟误操作,评估电源开关是否可以防止误操作。

2.静音功能

模拟任意参数,调整报警限值,使其发出蜂鸣声并点亮,然后按下静音键,报警声应消失,并伴有相应的闪烁指示。

3.静音时限

如上,按下静音键后,同时用秒表记录静音时间,判断蜂鸣器是否会在 120 s 内重新启动。静默或暂停的时间不应超过 120 s。

4.报警设置

在查看通气参数报警功能时,可以同时查看报警设置是否在规定的调节范围内连续可调,是否一直显示。

5.断电报警

取出呼吸机内置电池,开启呼吸机,关闭外接电源,检查呼吸机声光报警功能是否开启,报警持续时间超过 120 s 用秒表记录,插入内部电池,开机后再次关闭外部电源,风扇应切换到内部供电,报警器不工作。

断电报警的特点是呼吸机在运行过程中突然"停机",重新启动后无反应,或启动后声光报警响起,并在显示屏上显示相应的故障代码,此类故障通常是由电源故障或电池电量不足引起的,确保呼吸机的电池处于良好状态非常重要,这样它才能在突然断电的情况下继续运行。

6.内部电源

在内部电源工作状态下,继续进行后续的测试和校准,直到内部电源耗尽,检查风扇是否启动声光报警,然后打开外部电源,检查风扇查看呼吸机是否运转,观察它是否处于充电状态。

(三)危险输出的检查测试方法

1.空气、氧气混合系统一路气体缺失或供气压力不足

在常规运行状态下,断开任何气源或氧源管路,检查呼吸机是否有相应的气源报警,检查呼吸机是否能在单一气源状态下继续保持通气状态;调整气瓶减压阀出口压力低于手动低压报警设定值,检查呼吸机是否有低氧压力报警。

气源包括氧气和空气,其稳定供应对呼吸机的正常运转非常重要,同时也要保证气体的纯净。各品牌呼吸机对气源压力要求不尽相同,常见范围为 0.3～0.6 MPa。一旦机器检测到压力超出范围,立即报警。发生原因:①人为因素,空气压缩机电源未接好或电源开关未开启,空气或氧气快速接头未接好,空气压缩机过滤网被灰尘堵塞;②机器故障,此类故障常见为空气气源故障,空气气源分为压缩机供气和中心供气。压缩机一旦发生故障,压力指示针回到"红区",压缩机会发生报警。检查空气、氧气压力是否在压力要求范围内,大多数品牌呼吸机可通过相关操作指令查看当前压力值。压缩机故障原因一般有机器过热保护、内部管路破损、电动机故障等。

2.误调节的预防措施

根据旋钮或软键盘检查此功能,防止错误设置,导致机械通气参数设置后,模拟错误操作,参数不应调整,并伴有警告信息。

误调保护措施可以是机械类保护装置,如阻断、屏蔽、负载阻尼和制动等一切预防措施,压敏键、电容式触摸开关和微处理器控制的软控件、控制按钮操作或某些开关序列被认为是适当的安全措施,可以按照使用说明书中的步骤,通过目视检查是否符合要求。

3.病人回路过压保护装置(最大压力上限)

将压力报警上限设定为 12 kPa,增大潮气量,当气道峰值压力达 12 kPa 时,应伴有声光报警,且过压保护功能启动,多余气体由旁路排放,呼吸机切换至呼气相。

(四)通气参数报警功能的检查测试方法

呼吸机工作于 VCV 模式,参数设置为潮气量 $V_T=400$ mL、通气频率 $f=20$ bpm、吸呼比 $I:E=1:2$、PEEP=0.2 kPa 和 $FiO_2=40\%$ 的条件下,依次检查通气参数各项声光报警功能。

1.分钟通气量报警

如果分钟通气量上限警报设置低于 8 L/min,则应触发分钟通气量上限警报;如果每分钟通气量警报下限设置在 8 L/min 以上,则应为每分钟通气量警报下限。

呼气分钟通气量高低报警原因:①呼吸回路原因,空气泄漏或线路断开可能会导致下限报警,管道内积水,当达到触发灵敏度时,风扇会频繁运转"送风",造成分钟通气量过大报警;②人为因素,报警上限和下限设置不正确,呼气的每分钟通气量等于通气率和潮气量的乘积,如果两个参数都设置得太高或太低,都可能引起通气报警,如果呼吸机触发灵敏度设置过高,呼吸频率会过高,引起上限报警;③病患原因。

2.气道压力报警

将呼吸机设置为容量控制模式,V_T 为 400 mL,RR 为 15 次/min,$I:E$ 为 1:2,高气道压力警报:将高气道压力限制设置为比气道峰值压力低 0.5 kPa(或 5 cmH$_2$O),并检查高气道压力警报是否激活,低气道压力报警:将低气道压力限制设置为比气道峰值压力高 0.5 kPa(或 5 cmH$_2$O),并检查低气道压力报警是否激活,或部分断开模拟肺或呼吸机回路,呼吸机应发出"低气道压力"或"电路关闭"警报。

压力报警是呼吸机重要的安全特性之一,也是最频繁、最危险的报警之一,主要用于监测患者的气道压力,当实际监测到的压力值超过压力报警设置范围时,呼吸机立即发出压力报警,如果报警参数设置与患者实际值非常接近,呼吸机会频繁产生报警;如果报警参数设置范围过大,报警将不被触发,高压警报设置通常为 5~10 cmH$_2$O,气道压力报警的原因:①高低压报警设置不当;②呼吸回路因素;③病人因素;④机器内部管路因素;⑤机器硬件故障。

3.氧浓度报警

设定呼吸机为容量控制模式,V_T 为 400 mL,f 为 15 bpm,$I:E$ 为 1:2,FiO$_2$ 为 40%。在呼吸机正常通气过程中,断开氧气供应管道连接,观察呼吸机有无氧浓度过低报警;接回氧气供应管道,断开空气供应管道连接,观察呼吸机有无氧浓度过高报警。

当呼吸机氧传感器检测到氧气体积分数超出设定值范围±5%时,机器会发出氧气体积分数报警,一般只须对氧电池进行校准即可解决故障。若无法校准或校准后仍有报警,则须更换氧电池,一块氧电池寿命大约 5 000 h,可预防性采购,以便及时更换。某些机型可关闭氧气体积分数监测功能,此举只适合紧急处理,一旦医院供氧系统发生故障导致氧气体积分数不纯,一时无法察觉,则严重影响患者安全。如果更换氧电池后,氧气体积分数依旧报警,则有可能是氧气阀漏气、空氧混合器故障等。发生气源(空气和氧气)报警时常伴随着氧气体积分数报警。

4.通气频率报警

将通气频率报警上限设定为低于 20 bpm 时,呼吸机应有通气频率上限报警;将通气频率报警下限设定为高于 20 bpm 时,应有通气频率下限报警。

呼吸频率高限或低限报警是指通气频率异常增高或降低。报警原因有患者病情变化,呼吸管路积水或漏气,呼吸频率报警高、低限设置不当。

5.呼气末正压报警

如果 PEEP 报警上限设置在 0.2 kPa 以下,呼吸机应有呼气末正压报警上限;如果将 PEEP 警报下限设置为高于 0.2 kPa,则应该有一个呼气末正压警报下限。

6.通气窒息报警

将机械通气模式设置为辅助或自主通气,在无触发或呼吸回路开放的条件下,呼吸机应有窒息报警。同时,观察呼吸机是否自动切换到控制通气或后备通气模式。

窒息报警是一种严重的必要紧急措施报警。如果呼吸机在设置的时间内没有检测到呼吸(既没有自主呼吸,也没有呼吸机的强制呼吸)时,即发生窒息报警。窒息报警阈值默认设置在20 s或不让患者超过2次机械通气输送呼吸的时间间歇。气源报警时常伴有窒息报警,窒息报警常伴随着低压、低潮气量、低分钟通气量报警。常见原因是呼吸机管路脱开,患者无力及时触发,潮气量过低,呼吸频率放缓,呼吸困难等。呼吸机发出窒息报警后,呼吸模式自动转换成后备通气,一旦检测到患者有呼吸信号,可以自己做个抉择。

三、显示及触控功能检查

显示功能检查包括检查显示屏、数码管、指示灯等各模块的使用能力,若设备屏幕带有触控功能则须一并检查或校准,并确定触摸屏触摸位置是否准确。

四、按键及旋钮功能检查

按键或旋钮是实现人机交互最常用的部件,须检查按键或旋钮的操控状态,及时排除卡滞或粘连现象。测试各按键是否正常,旋钮是否精准,按压按键是否灵敏有反应。

第四节　呼吸机性能检测

作为一种急救设备,呼吸机性能稳定和参数可靠与否对病人的救治紧密相关。通过开展呼吸机质量控制检测工作,提高呼吸机的安全运行率,保障医疗质量。

一、检测的时机

参考 DB32/T 3799－2020《治疗呼吸机临床使用安全管理规范》中对呼吸机使用过程中的质量检测的类别和时机的规定,呼吸机的质量检测通常分为新购验收检测、周期检测、日常检测、维修后检测和仲裁检测。

(1)新购验收检测:新购呼吸机须及时检测使用,检测合格后方可交付临床使用。

(2)周期检测:临床在用的呼吸机应进行周期性检测,每个周期检测不大于1年。

(3)日常检测:每年对呼吸机进行不少于2次的使用中检测。

(4)维修后检测:呼吸机故障维修后进行检测,合格后方能交付临床科室使用。

(5)仲裁检测:呼吸机性能参数数值发生争议时,应由法定计量技术机构进行仲裁检测。

除了上述五种检测,当出现下列情况时,也需要对呼吸机进行安全确认和性能检测:

(1)呼吸机在清洗消毒后三个月以上未使用,准备用于病患时;

(2)呼吸机连续使用3 000 h以上时;

（3）呼吸机出现明显异常时（如异响、震动、屏幕闪烁、花屏等）；

（4）呼吸机出现报警，且报警原因不明或报警无法消除时；

（5）呼吸机用于重大疫情等突发应急事件救治工作前时；

（6）呼吸机使用者发生意外引起医疗纠纷时。

二、呼吸机性能检测内容

（一）通气参数检测项目及要求

呼吸机通气参数包括潮气量、通气频率、吸呼比、吸气压力水平、呼气末正压、吸气氧浓度等。目前笔者所在地区使用的检测规范，主要有国家规范 JJF1234－2018《呼吸机校准规范》和地方规程 JJG(苏)79－2012《呼吸机检定规程》。JJF1234－2018 仅适用于有创呼吸机的校准，目前其他类型呼吸机的国家检测规范正在逐步完善。JJG(苏)79－2012 可适用于包括有创呼吸机、无创呼吸机、急救转运呼吸机等多种呼吸机。依据 JJG(苏)79－2012 的具体技术要求如下。JJF1234－2018 的相关检测方法和技术指标见本章第五节。

1. 潮气量（V_T）

将呼吸机设置为容量控制（volume control）模式，参数设置如下：呼吸频率 $f =$ 20 bpm；吸呼比 $I : E = 1 : 2$；吸入氧浓度 $FiO_2 = 40\%$；呼气末正压 $PEEP = 5cmH_2O$；其他参数置零或者关闭。设置好参数后，将潮气量分别设置为 300 mL、500 mL、800 mL，每次设置后等待 1 min 左右，待数据稳定记录数据。呼吸机自身监测数值为示值，气流分析仪监测数据为实测值。

对于输送潮气量（V_T）大于 100 mL 的呼吸机，潮气量的监测功能应工作正常，最大输出误差与示值误差均为 ±15%。对于输送潮气量小于 100 mL 的呼吸机，参照使用说明书提供的最大允许误差要求，一般儿童呼吸机最大输出误差与示值误差均为 ±10%。

2. 通气频率（f）

将呼吸机设置为容量控制模式，参数设置如下：潮气量 $T_V = 400$ mL；吸呼比 $I : E = 1 : 2$；吸入氧浓度 $FiO_2 = 40\%$；呼气末正压 $PEEP = 5$ cmH_2O；其他参数置零或者关闭。设置好参数后，将通气频率分别设置为 10 bpm、25 bpm、40 bpm，每次设置后等待 15 s，待数据稳定记录数据。呼吸机自身监测数值为示值，气流分析仪监测数据为实测值，通气频率最大允许误差为 ±10% 或 1 次/min，两者取绝对值大者。

3. 吸呼比（$I : E$）

将呼吸机设置为容量控制模式，参数设置如下：潮气量 $T_V = 400$ mL；呼吸频率 $f =$ 20 bpm；吸入氧浓度 $FiO_2 = 40\%$；呼气末正压 $PEEP = 5$ cmH_2O；其他参数置零或者关闭。设置好参数后，将吸呼比分别设置为 2 : 1、1 : 2、1 : 2，每次设置后等待 15 s，待数据稳定记录数据。呼吸机自身监测数值为示值，气流分析仪监测数据为实测值，吸呼比（$I : E$）最大输出偏差均为 ±10%。

4. 吸气压力水平(IPL)

将呼吸机设置为压力控制(pressure control)模式,参数设置如下吸呼比,$I:E=1:2$;呼吸频率 $f=20$ bpm;吸入氧浓度 $FiO_2=40\%$;呼气末正压 PEEP$=0$ cmH_2O。其他参数置零或者关闭。设置好参数后,将呼吸末正压分别设置为 0 cmH_2O、5 cmH_2O、10 cmH_2O,每次设置后等待 15 s,待数据稳定记录数据。呼吸机自身监测数据(峰压)为示值,气流分析仪监测数据为实测值,压力最大允许误差为$\pm(2\%$满刻度$+4\%$实际读数),简化条件下可以认为最大输出偏差均为±0.3 kPa。

5. 呼气末正压(PEEP)

将呼吸机设置为压力控制模式,参数设置如下:吸气压力为 10 cmH_2O;吸呼比 $I:E=1:2$;呼吸频率 $f=20$ bpm;吸入氧浓度 $FiO_2=40\%$。其他参数置零或者关闭。设置好参数后,将呼吸末正压分别设置为 0 cmH_2O、5 cmH_2O、10 cmH_2O,每次设置后等待1 min,待数据稳定记录数据。呼吸机自身监测数值为示值,气流分析仪监测数据为实测值,呼气末正压最大允许误差为$\pm(2\%$满刻度$+4\%$实际读数),简化条件下可以认为最大输出偏差为±0.2 kPa。注意,本项测试需要调整气道压力上限高于 20 cmH_2O,保证 PEEP 值为最高 10 cmH_2O时仍可以通气。吸气压力水平数值指去除 PEEP 值后气道内通气压力尚余 10 cmH_2O。

6. 吸气氧浓度(FiO_2)

将呼吸机设置为容量控制模式,参数设置如下:潮气量 $T_v=400$ mL;吸呼比 $I:E=1:2$;呼吸频率 $f=20$ bpm;呼气末正压 PEEP$=5$ cmH_2O;其他参数归零或者关闭。设置好参数后,将吸入氧浓度分别设置为 21%、60%、100%,每次设置后等待 2 min 左右,同时将模拟肺取下片刻,加快气体更替,这样测试数据更快捷、准确,待数据稳定记录数据。呼吸机自身监测数值为示值,气流分析仪监测数据为实测值,氧浓度最大输出误差和示值误差均为$\pm5\%$(体积分数)。

7. 机械通气模式评价

主要对容量预制模式、压力预制模式、流量触发功能、压力触发功能等 4 项内容进行评价。

通常可以按照以下步骤进行检测。

(1)将被测呼吸机的控制模式设置为容量控制通气(VCV),将分析仪测得的压力-时间曲线与标准的 VCV 模式曲线进行比较,评价被测呼吸机在该通气模式下的效率。

(2)检查呼吸机是否支持压力控制通气(PCV)、压力支持通气(PSV)、同步间歇指令通气(SIMV)、持续气道正压通气(CPAP)模式。模式设置为 PCV 通气模式。PSV 通气模式、SIMV 通气模式、CPAP 模式,以及压力-时间曲线和流量-时间曲线进行观察对比。

(3)将呼吸机设置为容量控制模式,$V_T=400$ mL,用力呼吸频率 15 次/min,$I:E=1:2$;流量曲线形状为矩形。

(4)在呼气保持周期中,轻轻抬起模拟肺的后部,轻轻均匀地拉动,施加负压,以不同的强度重复几次,看看风扇是否正常工作。

(二)常见不合格原因分析

在日常使用中,根据呼吸机的基本结构、工作原理和故障情况,结合呼吸机报警代码和厂家技术手册,做好呼吸机的日常维护和质量控制工作,确保呼吸机在治疗过程中的安全和效率。以下是呼吸机质量控制结果出现偏差的常见原因

1.潮气量不合格原因

潮气量是单次吸入或呼出的空气量。在呼吸机的质控检测中,经常会出现潮气量不准确的问题。请注意以下几点:①正确设置通气模式,在测量时尽量使用容量控制模式,测量过程中等待数据稳定后再记录结果;②不同品牌的呼吸机,部分需要做传感器流量校准;③部分质控仪器使用前需要将流量调零,不同品牌呼吸机需要不同的校正补偿模式;④检查测试管路是否连接湿化器,质控检测时不需要连接湿化器,测试时不需要连接加湿器,加湿气体通过检测仪的流量传感器会形成冷凝水,导致流量读数误差;⑤检测管路是否存在漏气,尤其是管路接口处、集水杯、过滤器等位置。

2.呼吸频率不合格原因

呼吸频率可以解释为每分钟呼吸的频率,在容量控制模式和压力控制模式下均可测量呼吸率。在正常情况下,整体呼吸频率没有问题。呼吸稳定后,呼吸频率与设定值基本一致,存在小误差。但当管路中有一定的漏气时,呼吸机会增大容积以达到设定的潮气量,此时表现为呼吸急促,导致呼吸频率过高。

3.氧浓度不合格原因

氧气浓度是指氧气在混合气体中所占的比例。氧浓度异常基本上是氧电池的问题,一方面是氧电池没有标定,另一方面是氧电池已达到使用寿命,需要更换。需要注意的是,呼吸机和呼吸机检测仪都含有氧电池,所以氧电池的问题不能仅仅认为是呼吸机本身的问题。

4.吸气压力不合格原因

检查呼吸机气道压力不合格,常见有以下几点原因,①呼吸机自身设置问题,首先,呼吸机必须设置为机械控制方式下的压力控制模式;其次,部分品牌呼吸机的气道压力上限取决于报警压力值,因此在检测时需要提高报警压力范围,避免限制压力升高,还有一个压力上升太快会造成瞬时压力过高,影响检测。②模拟肺规格不匹配,一般用的都是夹板式模拟肺,但是有的模拟肺顺应性差,容易导致压力偏高。③读数不正确,呼吸机显示的峰压是吸气压和呼气压之和,必须从读数中减去呼气末正压以获得吸气压力。④呼吸机检测仪问题,检测仪检测前要求进行归零校准,避免零点漂移产生误差。

5.呼气末正压检测不合格原因

呼气末快完成时,气道内保持一定的压力,以防止肺泡关闭,呼气末正压测量以及呼

吸压力测量的制约因素很多,不准的原因可能有气压不同,即气体泄漏是引发 PEEP 偏低的主要原因;呼吸机呼吸阀或监测器的检测膜片氧化,造成灵敏度降低;外部管路泄漏或呼吸机内部储气罐泄漏,这种情况下泄漏的气体量较少,不易察觉,但是会造成 PEEP 始终测量不准确。呼吸机的呼出阀作为外接压力控制端,反复使用和消毒也会出现问题,一般是由于呼出膜片破损或呼出阀周边毛糙导致气道闭合性变差。另外,检测仪检测前同样需要压力校零,夹板肺质量的好坏等会影响呼气末正压的检测,建议使用检测仪随机自带的模拟肺。

(三)检测的不同类型

由于呼吸机的种类较多,如治疗呼吸机、家用呼吸机、急救转运呼吸机、高频喷射呼吸机等,各具特色,在物理参数方面存在一定的差别。现将它们的标准进行整理,如表 8-7 所示。从表中可以看出,不同类型呼吸机各自的标准不同,气道压力的准确度不同,潮气量精度不同,氧气的要求不同。对于麻醉机,虽然没有潮气量的要求,但对气体流量的精度提出了要求(低于 10 L/min,精度为 0.5 L/min;10~30 L/min,精度为 1 L/min;大于 30 L/min,精度为 5 L/min)。

表 8-7 呼吸机检测参数对比

项目	标准	气道压力	呼气量	氧气
重症护理用呼吸机	GB9706.212—2020	$\pm(2\ cmH_2O+4\%*$ 实际读数)	$\pm(4.0\ mL+$ 经患者连接口呼出的实际气量 15%) 以内	呼吸机应能向患者提供含氧的气体,其浓度从环境氧浓度到至少 90% 氧浓度
急救转运呼吸机	YY0600.3—2007	$\pm(2\%*FS+8\%*$ 实际读数)之内	潮气量大于 100 mL 或分钟通气量大于 2 L/min 准确性要求为实际读数的 $\pm20\%$ 以内	浓度达到 85%
家用呼吸机支持设备	YY0600.1—2007	$\pm(2\%*FS+8\%*$ 实际读数)之内	潮气量大于 100 mL 或分钟通气量大于 3 L/min 测量精度应为实际值的 $\pm20\%$	—
依赖呼吸机患者使用的家用呼吸机	GB9706.272—2021	应在使用说明书中公开,作为最大偏移误差和最大线性误差来使用	应在使用说明书中公开,作为最大偏移误差和最大线性误差来使用	符合 YY0601—2018 的氧气浓度监护仪

项目	标准	气道压力	呼气量	氧气
高频喷射呼吸机	YY0042—2018	±(2% * FS+8% *实际读数)	—	符合 YY0601—2018 的氧气浓度监护仪
麻醉工作站	GB9706.213—2021	—	对于 100 mL 以上潮气量或 1 L/min 以上分钟通气量,监护显示值的精度应为实际读数的±20%	—

注:YY0601—2018《医用电气设备 呼吸气体监护仪的基本安全和主要性能专用要求》氧气要求:±(2.5%的体积百分比+气体浓度的2.5%)

(四)检测的注意事项

(1)修正系数对潮气量的影响:气流分析仪通常针对不同品牌的呼吸机,甚至相同品牌不同型号的呼吸机,均有不同的修正模式,加之呼吸机出厂时厂家会根据呼吸机性能设置不同的校准模式进行补偿,因此在检测潮气量时,要根据厂家设置的校准模式进行检测,错误的校准模式会对潮气量的检测结果产生较大影响。

(2)呼吸机和气流分析仪均须开机预热:充分预热后调零可防止温漂(温度变化所引起的半导体器件参数的变化),保证实验结果的准确性。

(3)在检测仪的接口前应考虑连接"纸型过滤器",并根据工作气体环境与检测呼吸机的数量,及时更换该过滤器,以保证校准设备的各种传感器的准确度以及使用寿命。

(4)管路内壁或积水杯应完全干燥:积水会影响潮气量检测结果,因此应确保管路内壁或积水杯完全干燥,确保无积水。

(5)质控检测设备应定期送至检定机构进行校准标定,保证检测结果的可靠性。例如,校准装置使用1年左右,如果测量氧浓度误差较大,及时更换氧电池,并进行相应校准,以保证测量氧浓度数值的准确性。

(五)检测结果与处理

1.检测合格的设备

经过检测合格的呼吸机,应粘贴相应的合格标签,并标注下一次检测的时间。

2.检测不合格的设备

对于检测不合格的呼吸机,应首先对照常见的问题排查和故障分析,看是否能快速地判断和解决故障,找到原因并解决后,立即重新检测,检测通过的,可以继续使用。无法找到原因,或找到原因但无法立即解决的,应立即停用。若该设备属保修期内,则要求退(或换)货;若属保修期外,则检修后经检测合格方可投入临床使用。

通常,有时工程技术人员对呼吸机的质量控制或计量检测中出现了一些项目的不合格,但是临床使用人员认为其风险程度可以接受,或者考虑到当前病人急救的紧急需求,需要暂缓进行设备的维修或者维护，先行开展病人救治的。工程技术人员应与临床使用人员进行充分的沟通，告知风险及可能存在的安全隐患，可以填写风险警示告知单，以做好记录，参见表8-8所示。

表8-8 医疗设备使用安全风险警告表示例

×××市第一人民医院·医学工程处

医疗设备使用安全风险警告

编号：_____

用户 信息	科室（病区）		联系人	
	联系电话			
设备 信息	设备名称		设备型号	
	购置时间		设备编码	
设备 状态	蓄电池续航时间为　　　分钟。设备要求续航时间不低于30分钟。			
风险 告知	医学工程处在_____年_____月_____日的设备质控检查中，发现该设备因以上状态，存在以下一些风险： 1.因意外停电导致的呼吸机停止工作； 2.因插头误拔、脱落导致的呼吸机停止工作。 出现以上情况时，可能存在没有警告出现，进而导致医护人员未能及时关注病人的呼吸状态。			
处理 意见	建议对设备进行以下处理： 立即更换蓄电池。			
临床 确认	因临床科室原因，暂缓处理该项目的维修。 科室负责人：_____ _____年_____月_____日			
补充 说明				

3.检测记录的管理

对每一台的检测结果,应进行归档保存。有条件的医院应使用信息化的方式进行记录和管理,在医院的管理网上建立质量状态标识。记录表目前没有强制的要求,可以根据医院的检测项目制定相应的表格,可以参照表8-9所示。

表 8-9　呼吸机临床应用质量检测和风险评估记录表

××××医院

呼吸机临床应用质量检测和风险评估记录表

科室及编号				出厂序号			
品牌型号				地点			
技术人员				时间			
温度(℃)				湿度(%)		大气压力(mmHg)	
测试种类			□验收		□维修后		□定期质控

所需测试设备:

呼吸机分析仪:　　　　　　　　电气安全分析仪:

肺模型:

软管、连接器(连接呼吸分析仪使用)　　　　　　　　预计时间:60分钟

结果				备注(最大允差)
合格	不合格	不适用	外部条件 & 外观状态	
			具备接受过操作培训的临床使用人员	
			设备干净整洁	
			主机、底座、台车及其余组件无外观损坏	
			控制开关正常	
			日间显示亮度足够	
			有正确清晰的出厂编号、标签和警示	
			进口、软管、管道和连接器	
			电源线、电池(主机)、电缆配件	
			过滤器、通风口清洁	
合格	不合格	不适用	电气安全	
			接地电阻	<0.3 Ω
			机壳漏电流	<100 μA NC(通常状态) <500 μA SFC(单一故障状态)
			绝缘测试 500 V	>2 MΩ
合格	不合格	不适用	性能测试	
			气瓶和调节器/压缩机/墙上气源	
			开机自检功能	
			呼吸机在电池供电状态下的工作情况	

续表

			潮气量精度 （VCV）	设定值	□成人	300	500	800	潮气量≥100 mL 的，允差为 ±15%；潮气量＜100 mL 的， 按使用说明书提供的精度
					□儿童	50	100	250	
					□婴儿	5	15	25	
				示值					
				分析仪实测值					
合格	不合格	不适用	性能测试						
			呼吸率	设定值（bpm）	10	25	40		±2 bpm
				示值					
				分析仪实测值					
			吸呼比	□设定值 □示值					±10%
				分析仪实测值					
			压力精度	设定值（cmH₂O）	10	20	30		±10% 或 ±3 cmH₂O±0.3 kPa
				示值					
				分析仪实测值					
			呼吸 末正压	设定值（cmH₂O）	0	5	10		±5% 或 ±2 cmH₂O 或 ±0.2 kPa
				示值					
				分析仪实测值					
			O₂ 精度	设定值（%）	21	60	100		±5%
				示值					
				分析仪实测值					
合格	不合格	不适用	安全报警功能检查						
			安全报警系统的通用要求						
			电源安全报警功能						
			气源安全报警功能						
			病人回路脱落报警						
			窒息报警						
			氧浓度监护报警						
			气道压力上/下限报警						
			病人回路过压保护功能						
			分钟通气量上/下限报警						
			按键功能检查（含键盘锁）						
			机械通气模式评价						
			容量预置模式					应具有 VCV、SIMV 模式	
			压力预置模式					应具有 PCV、PSV、CPAP 模式	
			触发功能						
			完成该型号特定的性能测试						
			检测结论						

检测人：   审核人：

三、检测设备的要求

呼吸机的各项参数是否准确直接关系到患者的治疗效果和生命安全。许多医院相继购买呼吸机质量检测仪对呼吸机定期做质控,可以提高临床救治的成功率,避免因呼吸机故障导致的医疗事故的发生。

1.常见的检测设备

目前,市场上使用的呼吸机检测设备主要有美国 FLUKE 公司生产的 VT-PLUS HF、VT900 气流分析仪、原瑞典 METRON 公司生产的 QA-VTM 呼吸机检测仪(现已被 FLUKE 公司收购)、瑞士 imtmedical 公司生产的 FlowAnalyserTM PF-300 呼吸机检测仪。其中,VT-PLUS HF 气流分析仪和 PF-300 呼吸机质量检测仪是现今开展呼吸机质控工作的常用设备。

2.检测设备的技术要求

无论采用何种可应用于呼吸机流量参数、压力参数、氧浓度参数、时间参数测量的检测设备,通常技术上其参数范围和允差如下:流量参数为 0~300 L/min,允差±3%;压力参数为 −2~12 kPa,允差±0.1 kPa;时间参数为±0.1 s。

3.最佳检测环境

通常可以在呼吸机随机文件中允许的环境条件下进行检测,但环境的变化可能会改变在一些标准条件下表示流量、通气量的修正值。

通常情况下采用:

温度为 23±2℃;

湿度为 60±15%;

大气压力为 86~106 kPa(645~795 mmHg)。

4.气流分析仪的修正模式

无论使用何种检测设备,在检测中,要注意使气流分析仪修正模式的设置与呼吸机制造商使用的模式相匹配,呼吸机制造商使用的模式通常能在呼吸机服务手册中查到。表 8-10 列出了通常可能包括的修正模式。

表 8-10　气流分析仪的修正模式表

类型	解释
BTPS	body temperature,ambient pressure,saturated (体温和大气压下水蒸气饱和气体)
ATPX	ambient temperature,ambient pressure,actual (环境温度和大气压下的实际湿度气体)
STPD	standard temperature and pressure dry (0 ℃ or 21 ℃) (标准温度和压力的干燥气体,0 ℃ 或 21 ℃)

续表

类型	解释
ATPS	ambient temperature，ambient pressure，saturated （环境温度和大气压下水蒸气饱和气体）
ATPD	ambient temperature，ambient pressure，dry （环境温度和大气压下的干燥气体）
NTPD	normal temperature，normal pressure，dry （通常温度和压力的干燥气体）

四、常见呼吸机检测仪的使用介绍

（一）瑞士 imtmedical 的 PF-300 呼吸机质量检测仪

1. PF-300 的工作原理

PF-300 呼吸机质量检测仪能够直接测量流量、压力、氧浓度等参数。需要注意的是，PF-300 型和 VT-PLUS HF 型吸机检测仪均采用压差传感器，通过测量跨越阻力筛网或薄膜的压差进行流量测定，测得的压差与体积流量接近呈线性关系，通过简单地修正即可进行校正。涉及的物理参量有气体压力差、气体的动态黏滞系数、气体的密度及与气体通道相关的常数，因此检测仪上气体种类、温湿度、大气压及修正模式的设定都会对流量的测量结果产生一定的影响。PF-300 实物正面及背面图如图 8-15 所示。

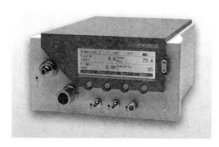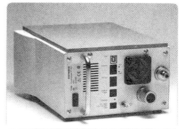

图 8-15　PF-300 实物正面及背面图

（1）流量检测工作原理。管道内的气流流经限流器时将形成一个压力差，测量结果即是基于这一差压得出的。压差传感器原理示意图如图 8-16 所示。

限流器是通过"测试筛"实现的。压差的测量与气体的密度、黏性以及流量管的几何参数（如节流孔径）有关。

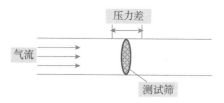

图 8-16　压差传感器原理示意图

$$\Delta P = C_1 \cdot \eta \cdot Q + C_2 \cdot \rho \cdot Q^2$$

式中：C_1、C_2 为设备的特定常数（与通道几何特性相关）；η 为气体的动态黏滞系数，Pa·s；ρ 为气体的密度，kg/m^3；Q 为气体流量，L/min。

媒质的黏滞性是指介质对切应变和流动的阻碍。黏滞性具有很高的温度相关性，对湿度和压力具有较小的依赖性。

密度指媒质单位体积的质量，密度有非常高的温度和压力相关性。

因此，呼吸机质量检测仪上气体类型（见表 8-11）、温湿度、大气压及气体标准（见表 8-12）的设定对流量的测量结果会产生一定的影响。

表 8-11　气体类型解释表

缩写	解释
Air	空气
Air/O$_2$-Auto	空氧混合气体，氧浓度根据测量浓度自动确定
Air/O$_2$-Man	空氧混合气体，氧浓度根据手动输入数值确定
N$_2$O/O$_2$-Auto	N$_2$O、O$_2$ 混合气体，氧浓度根据测量浓度自动确定
N$_2$O/O$_2$-Man	N$_2$O、O$_2$ 混合气体，氧浓度根据手动输入数值确定
Heliox	21% O$_2$
He/O$_2$-Man	Helium（氦气）、O$_2$ 混合气体，氧浓度根据手动输入数值确定
He/O$_2$-Auto	Helium（氦气）、O$_2$ 混合气体，氧浓度根据测量浓度自动确定
N$_2$O	100% N$_2$O
CO$_2$	100% CO$_2$

表 8-12　气体标准解释表

缩写	解释	温度	压力	相对湿度
ATP	环境温度和压力	当前气体温度	当前环境压力	当前气体湿度
BTPS	体温、环境压力、饱和湿度	37 ℃（99 ℉）	当前环境压力	100%
ATPD	环境温度和压力、干燥气体	当前气体温度	当前环境压力	0%
ATPS	环境温度和压力、饱和湿度	当前气体温度	当前环境压力	100%
AP 21	21 ℃、环境压力	21 ℃（70 ℉）	当前环境压力	当前湿度
STP	标准条件（美国）	21.1 ℃（70 ℉）	1 013.25 mbar	0%
STPH	标准条件（美国）、潮湿气体	21.1 ℃（70 ℉）	1 013.25 mbar	当前湿度
BTPD	体温、环境压力、干燥气体	37 ℃（99 ℉）	当前环境压力	0%

续表

缩写	解释	温度	压力	相对湿度
0/1013	标准条件(DIN1343)	0 ℃(32 ℉)	1 013.25 mbar	0%
20/981	标准条件(ISO 1－1975/DIN 102)	20 ℃(68 ℉)	1 013.25 mbar	0%
15/1013	标准条件(API)	15 ℃(60 ℉)	1 013.25 mbar	0%
25/991	标准条件(Cummings)	25 ℃(77 ℉)	991 mbar	0%
20/1013	20 ℃/1 013 mbar	20 ℃(68 ℉)	1 013.25 mbar	0%

(2)压力检测工作原理。压力的测量采用高、低压传感器,高压传感器采样口直接在主机面板下方设置单独压力接口,低压传感器采样口在高流量通道内部,直接通过测流量时直接测得气道峰压和呼气末正压,低压量程为 0～150 mbar,高压量程为 0～10 bar(bar是非法定计量单位,1 bar＝100 kPa)。

(3)氧浓度检测工作原理。氧浓度检测采用氧电池,为电化学传感器,其采样口一般安装在检测仪的高流量通道下游。氧电池一般使用 18 个月应更换。

(4)呼吸频率检测工作原理。PF-300 内部安装呼吸检测算法,此算法通过检测流量-时间波形判断呼吸动作的产生。当正向流量达到所设置的阈值时,吸气动作开始,此时间即为吸气时间的起点,也是潮气量计算积分的起点,当反向流量小于所设置的阈值时,呼气动作结束。高流量端口默认的呼吸检测阈值为 2 L/min,低流量端口默认的呼吸检测阈值为 0.5 L/min。检测阈值的大小对潮气量的检测会产生一定的影响。

2.PF-300 的操作方法

(1)不接任何管路,PF-300 开机,自检完成后预热 5 min,以保证测量数据准确。

(2)如图 8-17 所示,将模拟肺和被检呼吸机与 PF-300 连接。

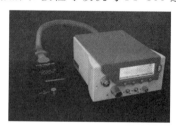

图 8-17　PF-300 连接图

(3)PF-300 界面详解及参数设置。首次使用,须了解 PF-300 的界面功能及参数设置(见图 8-18～图 8-20)。

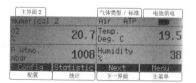

图 8-18　PF-300 测量主界面 1 图　　图 8-19　PF-300 测量主界面 2 图

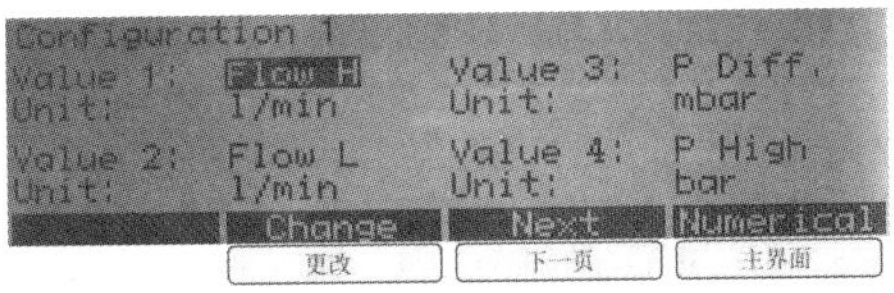

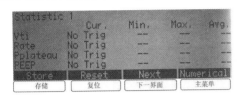

图 8-20　PF-300 参数配置界面图

选中参数或单位后按 Change 键,可完成更改。整个界面可配置成用户需要的布局。
PF-300 统计界面如图 8-21、图 8-22 所示。

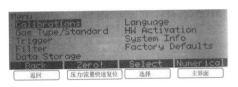

图 8-21　PF-300 统计界面 1 图

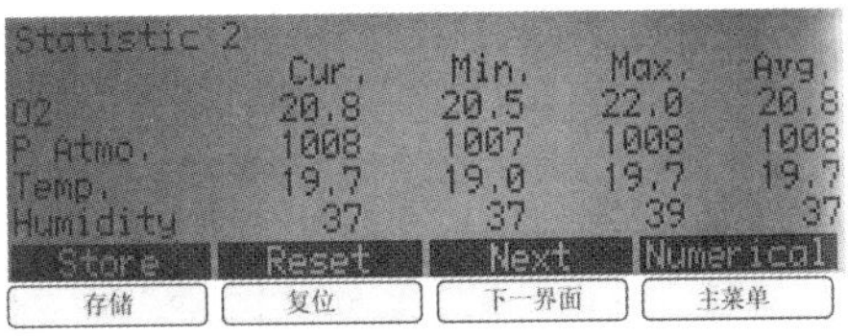

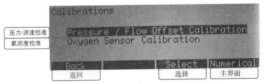

图 8-22　PF-300 统计界面 2 图

按主菜单(Main),如图 8-23 所示。

在主菜单(Main)页面中选择校准(Calibrations),如图 8-24 所示。

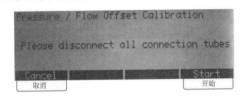

图 8-23　PF-300 主菜单图

图 8-24　PF-300 校准界面图

在校准(Calibrations)页面中选择压力流速校准,如图 8-25 所示。

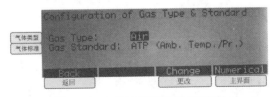

图 8-25　PF-300 压力流速校准图

注意:压力流量复位校准前,应保证 PF-300 所有通道呈未连接状态且无空气流动。

气体类型/标准(Gas Type/Standard),如图 8-26 所示。

图 8-26　PF-300 气体类型/标准图

注:气体类型见表 8-10,气体标准见表 8-11。

触发设置(Trigger),如图 8-27 所示。

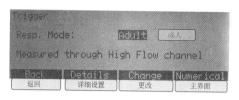

图 8-27　PF-300 触发设置图

触发模式可选择成人、婴儿、高频模式。根据被检设备的类型，选择对应的触发模式。

滤波设置（Filter），如图 8-28 所示。

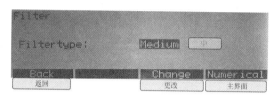

图 8-28　PF-300 滤波设置图

滤波可设置为高、中（默认）、低。

根据呼吸机校准规范要求设置被校呼吸机的相应参数，PF-300 检测仪直接测量对应数据（如潮气量、呼吸频率、气道峰压等参数）。

（二）美国 FLUKE 的 VT900 气流分析仪

FLUKE VT900 检测仪是一款结构紧凑、携带方便且功能强大的呼吸机、麻醉机专用检测设备，具有较高的测量精度和稳定性，通过了国家计量院的标准检定。其常用的气体校正技术有 ATP、BTPS、ATPS、STPD 等 10 种，分别对应不同的环境类型的转换。

1. VT900 的工作原理

VT900 气流分析仪能够测量流量、压力、氧浓度、呼吸频率等参数，其流量、压力、氧浓度、呼吸频率的工作原理与 PF-300 基本相同。

2. VT900 的操作方法

（1）开机，无须预热，卸下气路防尘盖，不接任何呼吸管路进行调零（如图 8-31 所示）。

（2）如图 8-29 所示，将被检呼吸机与 VT900 连接。

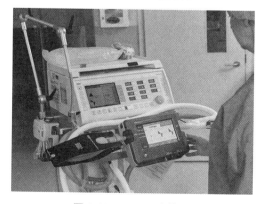

图 8-29　VT900 连接图

（3）VT900界面详解及参数设置。

主菜单，如图8-30所示。

VT900调零，如图8-31所示。

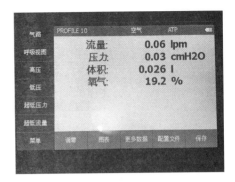

图 8-30 VT900 主菜单图   图 8-31 VT900 调零图

气体类型、校正模式、呼吸测试，如图8-32所示。

根据测试环境设置相应气体类型，如图8-33和表8-13所示。

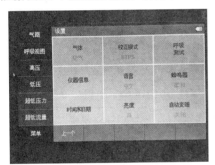

图 8-32 VT900 气体类型、校正模式图、呼吸测试图   图 8-33 VT900 气体类型图

表 8-13 VT900 气体类型解释表

气体类型	解释
空气	标准室内空气
N_2	100%氮气
O_2	100%氧气
Ar	100%氩气
CO_2	100%二氧化碳
N_2O	100%一氧化二氮
氮氧混合气	21%氧气和79%氮气
O_2 和 N_2O 混合气	测量氧气，等量一氧化二氮
O_2 和 He 混合气	测量氧气，等量氦气
O_2 和 N_2 混合气	测量氧气，等量氮气

根据被测呼吸机选择相应的校正模式，如图8-34和表8-14所示。

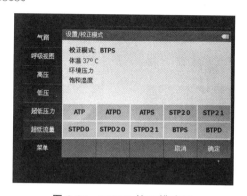

图 8-34 VT900 校正模式图

表 8-14 VT900 校正模式解释表

气体类型	解释
ATP	环境温度和压力（实际湿度）
ATPD	干燥条件下的环境温度和压力（湿度 0%）
ATPS	饱和条件下的环境温度和压力（湿度 100%）
STP20	标准温度 20 ℃,标准压力 760 mmHg（实际湿度）
STP21	标准温度 21 ℃,标准压力 760 mmHg（实际湿度）
STPD0	标准温度 0 ℃,标准压力 760 mmHg,干燥条件下（湿度 0%）
STPD20	标准温度 20 ℃,标准压力 760 mmHg,干燥条件下（湿度 0%）
STPD21	标准温度 21 ℃,标准压力 760 mmHg,干燥条件下（湿度 0%）
BTPS	机身温度 37 ℃,环境压力,饱和条件下（湿度 100%）
BTPD	机身温度 37 ℃,环境压力,干燥条件下（湿度 0%）

市场上部分型号呼吸机的校正模式,如表 8-15 所示。

表 8-15 部分型号呼吸机对应校正模式

厂家	型号	校正模式
Bird	Avion、Gold、T-Bird Legacy	BTPS
Breas	PV-403、501、IMP-2	ATP
Drager	Evita2、Evita4、Babylog8000	BTPS
Hamilton	Galileo	ATP
Newport	E100i	ATP

根据气体流向、触发模式、呼吸机类型设置呼吸测试。气流流向分为双向、单向吸气、单向呼气,日常检测主要选双向模式,如图 8-35 所示。

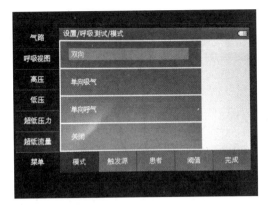

图 8-35　VT900 气流模式图

双向回路连接,如图 8-36 所示。

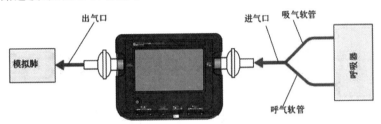

图 8-36　VT900 双向回路连接

单向吸气连接,如图 8-37 所示。

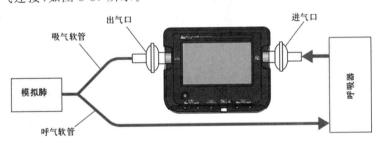

图 8-37　VT900 单向吸气回路连接

单向呼气连接,如图 8-38 所示。

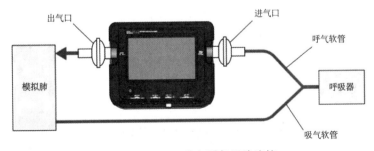

图 8-38　VT900 单向呼气回路连接

触发模式主要流量、压力、外部,根据检测需要选择对应触发,如图 8-39 所示。

VT900 患者类型分为成人和小儿(如图 8-40 所示),根据呼吸机的类型选择对应成人或小儿。

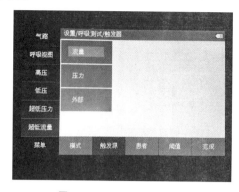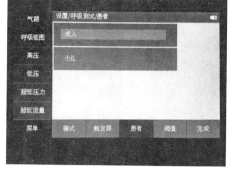

图 8-39　VT900 触发模式　　　　　　图 8-40　VT900 患者类型

（4）根据呼吸机校准规范要求设置被校呼吸机的相应参数，VT900 检测仪直接测量对应数据（如潮气量、呼吸频率、气道峰压等参数），如图 8-41 所示。

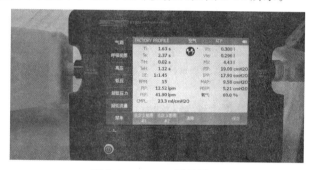

图 8-41　VT900 测量界面

第五节　计量管理

一、计量的管理要求

由于医疗设备测量结果的安全可靠直接影响到患者的人身安全和身体健康，且其安全性和可靠性是衡量医疗设备好坏的重要指标，因此，医院必须对医疗设备定期进行计量管理，计量管理将会成为医院医疗设备管理的重要组成部分，也是医疗设备管理的关键环节。

（一）检定、校准、确认的概念

计量检测工作可以分为计量检定、计量校准和计量确认。

1. 计量检定

计量检定是指查明和确认计量器具是否符合法定要求的程序，它包括检查、加标记和（或）出具检定证书。计量检定又分为强制检定与非强制检定。强制检定是指由政府计量行政主管部门所属的法定计量检定机构或授权的计量检定机构对列入国家强制检定目录的工作计量器具,实行定点定期检定;非强制检定可以由计量器具使用单位自己或委托具有社会公用计量标准或授权的计量检定机构,依法进行的一种检定。

计量检定后的结果可以分合格准用、限用、禁用。必须在计量器具上粘贴计量结果标记。按计量器具检定所确认的结果,用不同颜色加以区别。计量标记由计量检定人员填写发放,每台计量器具都应有计量标记。

检定目的是查明和确认计量器具是否符合有关法定要求。故而做好检定工作必须清楚目前有哪些计量器具列入《实施强制管理的计量器具目录》,不能漏检,否则违反《中华人民共和国计量法》。检定必须由法定计量检定机构,或授权的计量检定机构执行。

2.计量校准

计量校准是指在规定条件下,为确定测量仪器设备或测量系统所指示的量值,或实物量具或参考物质所代表的量值,与对应的由标准所复现的量值之间关系的一组操作。校准是量值传递溯源的一种方式。

校准是"在规定条件下的一组操作,其第一步是确定由测量标准提供的量值与相应示值之间的关系,第二步则是用此信息确定由示值获得测量结果的关系,这里测量标准提供的量值与相应示值都具有测量不确定度"。计量器具的不确定度为准确度和精密度总和。准确度为测量值与真值的差值,精密度为测量值的离散值,两者加起来就构成了不确定度。

校准结果既可给出被测量的计量器具的示值,又可确定示值的修正值。校准结果可以记录在校准证书或校准报告中。

校准范围主要指《中华人民共和国依法管理的计量器具目录》中规定的非强制检定的计量器具。校准依据应选择国家校准规范,若没有国家校准规范可根据计量检定规程、相关产品标准和使用说明书等技术文件编制校准技术条件,再经技术机构技术负责人批准后使用。校准只给出与其示值偏离数据或曲线,必要时,可提供判定设备校准结论及再校时间间隔。

校准的方式可以采用实验室自校、外校,或自校加外校相结合的方式进行。外校的话,外校单位必须具有相应的资质,校验过程必须具有可追溯性,校准报告须经计量员审核,确认能够满足预期用途。自校必须由有资质的人员按照规定的程序进行,记录符合数据完整性要求。

3.计量确认

计量确认是指为确保测量设备处于满足预期使用要求的状态所需要的一组操作。计量确认一般包括:首先是核准,必要的调整和修理,随后的再校准,以及所要求的封印和标记。

从定义可知,计量确认的前提是已经明确预期的使用要求,是根据测量设备的使用目的,在测量设备的使用要求已经明确的基础上进行的活动。通过测量确认,确定测量设备是否满足预期使用要求。

为了实现这一判断,测量确认包括校准和测量验证。检定和校准都是确认活动的基础。

校准是计量确认的一部分,是计量确认的第一阶段。使测量设备的测量值具有可追溯性。计量验证是计量确认的第二个阶段,通常包括使用校准结果与计量要求进行比较,判定该测量设备是否符合预期的使用要求。当校准结果表明测量设备的精度不符合测量要求时,应进行必要的调整或维护及随后的重新校准;而当测量设备的准确度满足设备预期的计量要求时,出具计量确认报告或文件,按照要求进行适当的标识,如进行封印和(或)贴标签。

因此,校准是计量确认的技术基础,计量确认是将校准结果与测量要求进行比较的过程。测量要求与测量设备的预期用途有关,只有将明确的测量要求与合理的校准结果进行比较,才能完成计量确认,并确定测量设备是否适合特定的应用。从这个意义上说,校准不需要确定它是否合格。尤其是对于为社会提供服务的校准机构,其客户千差万别,同样的仪器用在不同场合,计量要求就会不同,校准机构无法按照统一的要求进行合格性判断。但是,当用户明确告知使用目的,或给出了计量要求时,校准机构就可以根据已知的计量要求或相关标准判断被校测量设备合格与否。

4.周期的确定

检定周期必须严格执行《计量器具检定周期规定》,不能超过该规程所规定的最大周期;校准周期可以由医院根据风险管理原则自行确定,强调的是科学合理;确认的各个项目风险不同,则需要根据不同项目的不同风险。

(二)强制计量检定政策

根据《中华人民共和国计量法实施细则》的规定,国家计量局最早于1987年7月10日发布了《中华人民共和国依法管理的计量器具目录》,其中共收入60个项目117个品种的计量器具,与医学有直接关系、医院最常用的需强检计量器具约有40项76种。随着技术的发展,依法管理的计量器具目录不断调整。

根据国家市场监管总局发布的《关于调整实施强制管理的计量器具目录的公告》(2020年第42号)要求,凡列入《实施强制管理的计量器具目录》且监管方式为"强制检定"和"型式批准、强制检定"的工作计量器具,使用中应接受强制检定,其他工作计量器具不再实行强制检定,使用者可自行选择非强制检定或者校准的方式,保证量值准确。

2020年最新实施强制管理的计量器具中,与医院医疗器械相关的产品主要包括:体温计、称重传感器、称重显示器、血压计(表)、眼压计、听力计、焦度计、验光仪器、放射治疗用电离室剂量计、医用诊断X射线设备、医用活度计、心脑电测量仪器等。呼吸机暂不属于强制计量检定的范畴。

二、医院计量管理

计量管理与医院医疗质量息息相关,现代医疗卫生机构提高医疗质量必须要依靠准确可靠的医疗仪器,而准确、数值可靠的医疗仪器的取得又要依靠科学的计量管理来保证。在医疗仪器使用过程中,其性能指标、技术参数常随着使用的频次和工作条件发生变化或损耗,这就需要积极建立和完善计量管理体系,尽早发现性能变化,及时对不合格的仪器进行校准、维修、降级使用或报废,保证医疗仪器的准确性。

(一)医院计量管理体系

为加强医疗设备计量质控的组织管理,医院一般应设置三级管理机构。一是成立医疗设备医学计量与质控管理委员会,包括分管相关工作的院领导、医学工程部门负责人、临床管理部门负责人等,负责整体的管理组织领导和检查督导工作;二是成立医疗设备医学计量与质控管理办公室,即计量室,由具有相应资质证明的计量操作人员组成,具体负责计量质控工作的全面实施与管理;三是成立医疗设备医学计量与质控管理执行小组,具体由各科室病区指定一名计量管理人员,负责本科室的计量质控台账的管理,配合计量质控工作开展。

目前,医院计量管理制度主要分为采购环节控制和维修环节控制两个部分,计量管理体系如图 8-42 所示。

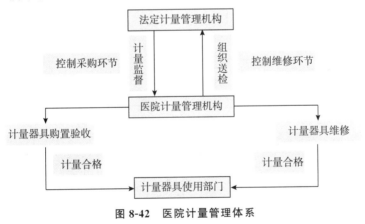

图 8-42　医院计量管理体系

1.采购环节控制

法定计量管理机构会对医院计量管理机构进行采购计量监督,在计量监督下完成计量器具的购置验收,如果器具计量合格,即可投入计量器具使用部门进行使用。

2.维修环节控制

医院计量管理机构会将待检仪器交给法定计量管理机构,检测数据验收合格即可投入计量器具使用部门直接使用。如果检测数据不合格,则将由医院计量管理机构将仪器送至相关规定处进行检修。检修后的仪器重新进行数据检测,若检测合格即可交由计量器具使用部门进行使用。

(二)计量管理的实施

计量器具的检定是依据《中华人民共和国计量法》的相关规定执行的。计量器具的检定过程执行采取强制的方式或方法,任何单位和个人不能拒绝计量监督检查。

1.明确检定机构

目前,地方医院医学计量的实施单位是各级技术监督局下的计量测试院(所),军队医院自身有三级医学计量实验室量传体系。开展计量检测的部门都必须通过国家认可的计量认证,开展计量活动有计量检定标准,计量检测人员有计量人员资质。

计量测试院(所)长期以来均是有偿服分,医院对此有存疑,近年来强制检定已改为无偿服务,但实施效率有所下降。

在国外,实施医疗设备质量检测多为医院临床工程部门或第三方机构,而非国家行政机构,检定部门技术水平可通过国际通用的 ISO 17025 实验室认可来确认。

2.设备的计量管理流程

对一台医疗设备如何进行计量管理,可参照图 8-43 所示流程进行计量检定的管理。

对列入 2020 年最新实施强制管理的计量器具目录中的设备,只有检定合格之后才能应用于临床。对于不是强制计量检定的医疗设备,要考虑其临床使用的高风险性,且结合是否具有相应的国家检定规程或校准规范,来决定是否进行计量校准,并做好医院的医疗设备计量检测工作计划。

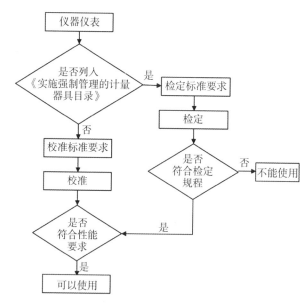

图 8-43　医疗设备计量管理流程图

3.提交检定清单

对丁医院的设备管理者,根据相关的计量器具目录确定需要检定和拟进行校准的设备清单之后,应及时地和属地相关的计量测试单位进行联系,提交强制检定计量器具委托单和校准设备的委托清单,以便计量测试单位做好检测安排。检定或校准计量器具委托单参考如图 8-44 所示,通常需要填写计量器具的名称、规格型号、制造厂家、出厂编号、附件、强检类型、计量器具用途等内容,以及明确是由检测人员现场检测还是需要送检。

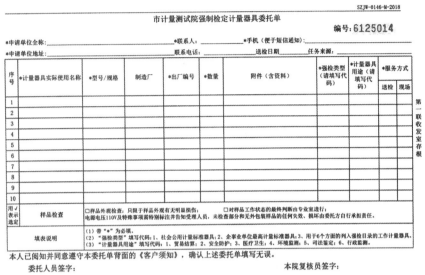

图 8-44　检定或校准计量器具委托单

(三)呼吸机计量管理

目前,国内对呼吸机没有进行强制计量检定,呼吸机物理参数检测和安全检测是质量控制的主要手段,国家市场监督管理总局在 2018 年 2 月 27 日发布了 JJF 1234-2018《呼吸机校准规范》,仅仅解决了治疗型呼吸机的计量参数校准,其他种类的呼吸机校准只能适当地借鉴前面讲述的标准中描述的校准方法进行内部校准,主要物理参数有潮气量、压力水平(吸气压力水平、呼气末正压)、吸气氧浓度、通气频率、吸呼比等。

三、呼吸机校准规范解读

《呼吸机校准规范》自 2010 年制定实施以来,全国省市计量技术机构已普遍建立了呼吸机计量标准,为规范中国的呼吸机市场、保护患者健康起到了重要的作用,并为实施呼吸机的计量校准工作、保证相关参数量值统一提供了技术依据。近些年,随着校准工作的开展,在工作中发现原规范的校准项目、计量特性、校准条件等方面存在一定问题。2018年,在旧规范 JJF1234-2010 的基础上修订发布了 JJF 1234-2018《呼吸机校准规范》。

JJF 1234-2018《呼吸机校准规范》对旧规范引用文件、术语等进行了替换、补充;对旧规范校准项目进行了调整,删去属于质量控制的非计量项目;对旧规范测量标准器及其他设备的技术指标进行了修改;对原规范附录内容进行了补充。由国家市场监督管理总局于 2018 年 2 月 27 日发布,自 2018 年 8 月 27 日起实施。下面将介绍呼吸机校准规范的主要内容及注意事项。

(一)适用范围

目前,市场上呼吸机种类有很多,其基本功能都是进行机械通气,但有的技术要求较高,有的技术要求低,无法用同一校准规范规定的校准仪器、校准方法和技术指标。所以,本校准规范只适用于有创呼吸机的校准,不适用于无创呼吸机、高频喷射呼吸机、高频振荡呼吸机和急救呼吸机,也不适用于医院中使用的仅用作增加患者通气量的设备(如CPAP 持续正压呼吸治疗仪、高流量呼吸湿化治疗仪等)。

(二)引用文件

本规范引用了下列文件:

GB/T 8982—2009《医用及航空呼吸用氧》;

GB 9706.28—2006《医用电气设备 第 2 部分:呼吸机安全专用要求 治疗呼吸机》;

YY 0600.3—2007《医用呼吸机 基本安全和主要性能专用要求 第 3 部分:急救和转运呼吸机》;

YY 0601—2009《医用电气设备 呼吸气体监护仪的基本安全和主要性能专用要求中华人民共和国药典(2015 年版)》。

凡是注日期的引用文件,仅注日期的版本适用于本规范;凡是不注日期的引用文件,其最新版本(包括所有的修改单)适用于本规范。

与旧规范相比删去 JJF 1001-1998《通用计量术语及定义》、JJF 1071-2000《国家计量校准规范编写规则》等与本规范内容无关的技术文件,增加了 GB/T 8982-2009《医用及航空呼吸用氧》、YY 0601-2009《医用电气设备 呼吸气体监护仪的基本安全和主要性能专用要求》、《中华人民共和国药典》(2015 年版)等与本规范内容相关的技术文件。

(三)术语和计量特性

1. 主要术语概念

(1)呼吸机(ventilators):为增加或供给患者的通气而设计的自动装置。

(2)通气模式(ventilation mode):通气模式是指呼吸机的机械通气治疗方法,是通气参数与触发机制的有效组合,反映了呼吸机对病人吸气的控制、辅助或支持程度。

常用的通气模式包括容量控制通气(volume control ventilation,简称 VCV)、压力控制通气(pressure control ventilation,简称 PCV)、同步间歇指令通气(synchronized intermittent mandatory ventilation,简称 SIMV)等。

(3)气体流量(gas flow):单位时间内患者吸入或呼出气体的体积,单位为升/分(L/min)。

(4)潮气量(tidal volume),简称 V_T:患者单次吸入或呼出气体的体积,对呼吸机而言,指机器每次向患者传送的混合气体的体积,单位为毫升或升(mL 或 L)。

(5)呼吸频率(frequency),简称 f:每分钟以控制、辅助或自主方式向患者送气的次数,单位为次/分。

(6)分钟通气量(minute volume),简称 MV:患者每分钟吸入或呼出的气体体积,对呼吸机而言,指仪器每分钟向患者传送的混合气体的体积,分钟通气量等于潮气量乘以呼吸频率,单位为毫升/分或升/分(mL/min 或 L/min)。

(7)吸呼比 $I:E$:吸气时间与呼气时间的比值。

(8)吸气氧浓度(inspiration flow oxygen concentration,简称 FiO_2):患者吸入的混合气体中,氧气所占的体积百分比。

(9)吸气压力水平(inspiration pressure level,简称 IPL):在压力控制或压力支持模式下,呼吸机以该设定压力为患者送气,单位为 kPa。

(10)气道峰压(airway peak pressure,简称 Ppeak):气道压力的峰值,单位为千帕(kPa)。

(11)呼气末正压 PEEP:呼气末气道压力值,单位为千帕(kPa)。

(12)模拟肺(test lung):模拟患者胸肺特性(肺顺应性和气道阻力参数为固定、分档或可调)的一种机械通气负载,包括成人型模拟肺、婴幼儿模拟肺或混合型模拟肺。

(13)肺顺应性(lung compliance,简称 C):单位压力内,肺所能够容纳的气体体积,单位为毫升/千帕(mL/kPa)。

(14)气道阻力(airway resistance,简称 R):单位流量内,气道所能产生的压力值。单位为千帕/(升·秒$^{-1}$)〔kPa/(L·s^{-1})〕。

注:1 kPa＝10 mbar＝10 cmH$_2$O＝10 hPa。

新旧规范术语和计量单位的区别:将旧规范中"通气频率"名称修改为"呼吸频率"。

2.计量特性

(1)潮气量。对于输送潮气量(V_t)＞100 mL 或者分钟通气量＞3 L/min 的呼吸机,相对示值误差不超过±15％。对于输送潮气量(V_t)≤100 mL 或分钟通气量≤3 L/min 的呼吸机,应满足使用说明书的相关要求。

(2)呼吸频率。呼吸频率(f)最大允许误差:设定值的±10％或±1 次/分,两者取绝对值大者。

(3)气道峰压。气道峰压(P_{peak})最大允许误差:±(2％FS＋4％×实际读数)。

(4)呼气末正压。呼气末正压(PEEP)最大允许误差:±(2％FS＋4％×实际读数)。

(5)吸气氧浓度。吸气氧浓度(FiO_2)体积分数在 21％～100％范围,最大允许误差为±5％(体积分数)。

新旧规范计量特性的区别如下。

将旧规范中该项计量特性要求"通气频率(f)最大输出误差与示值偏差均±10％"修改为"呼吸频率(f)最大允许误差:设定值的±10％或±1 次/分,两者取绝对值大者。"调整后增加呼吸频率最大允许误差的最小阈值,避免在实际校准呼吸机该项指标时,在较小校准点出现最大允许误差过小的问题。

删去旧规范中"吸气压力水平"项,增加"气道峰压"项。新规范中规定"气道峰压"计量特性要求与 GB9706.28-2006《医用电气设备　第 2 部分:呼吸机安全专用要求 治疗呼吸机》中"呼吸压力的测量"准确度要求为±(2％满刻度＋4％×实际读数)一致。同时删去"气体温度"项与新规范规定校准项目一致。

(四)校准条件

1.环境条件

(1)环境温度:(23±5)℃。

(2)相对湿度:≤85％。

(3)大气压力:(86~106)kPa。

(4)供电电源:(220±22)V,(50±1)Hz。

(5)周围无明显影响校准系统正常工作的机械振动和电磁干扰。

2.测量标准器及其他设备

(1)呼吸机测试仪新旧规范技术指标对比,见表 8-17。

表 8-17　呼吸机测试仪新旧规范技术指标对比

参数	新规范技术指标		旧规范技术指标	
	测量范围	最大允许误差	测量范围	最大允许误差
潮气量	(0~2 000)L/min	±3%或±10 mL	±10 L	±3%
呼吸频率	(1~80)次/分	±3%	(1~150)次/分	±3%
压力	(0~10)kPa	±0.1 kPa	(−2~12)kPa	±0.1 kPa
氧浓度	21%~100%	±2%(体积分数)	21%~100%	±3%(体积分数)
吸气压力水平	—	—	±12 kPa	±0.05 kPa
呼气末正压	—	—	±12 kPa	±0.05 kPa

注:1.气体流量测量兼容性,空气、氧气和空氧混合气体;

　　2.气体流量测量参考或补偿标准,具有环境温度、环境大气压(ATP);标准温度(0 ℃或 21 ℃)、

　　标准大气压(101.325 kPa)(STP);体温、环境大气压、饱和湿气(BTPS)等补偿能力。

(2)模拟肺。

①模拟肺容量:(0~300)mL 和(0~1 000)mL。

②肺顺应性:50 mL/kPa、100 mL/kPa,200 mL/kPa 和 500 mL/kPa,可根据需要进行选择;

③气道阻力:0.5 kPa/(L·s⁻¹),2 kPa/(L·s⁻¹)和 5kPa/(L·s⁻¹),可根据需要进行选择。

(3)校准介质。呼吸机校准用医用氧气和医用压缩空气应符合 GB/T 8982-2009《医用及航空呼吸用氧》和《中华人民共和国药典》(2015 年版)中规定的要求。

新旧规范校准介质的区别如下。

原规范中规定呼吸机校准介质医用氧气和医用压缩空气应符合 GB 8982－1998《医用氧气》和《中国药典》中规定的要求。本次修订时,涉及的技术文件 GB 8982－1998 已被 GB/T 8982－2009《医用及航空呼吸用氧》替代;《中国药典》已颁布 2015 版,故新规范中对技术文件做相应修改以保证引用最新版。

(五)校准项目与校准方法

1.外观及功能性检查

(1)被校设备应结构完整,无影响正常工作和妨碍读数的缺陷和机械损伤。

(2)被校设备的电源开关应安装可靠,通断状态明显,控制按钮标识清晰,易于操控。

(3)被校设备应具有仪器名称、生产厂家、型号、出厂编号等标识。

(4)被校设备开机应能正常工作。

2.潮气量

(1)如图 8-45 所示,正确连接被校准呼吸机、呼吸机测试仪和模拟肺,并按说明书要求对相关设备进行开机预热。

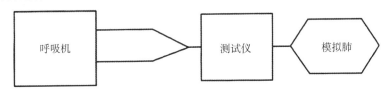

图 8-45 呼吸机校准系统连接示意图

注:使用清洁或者消毒后的呼吸管路;传染病人使用的呼吸机,校准前应采取必要的去污染措施。

根据呼吸机类型不同,分别连接模拟肺和成人或婴幼儿呼吸管路,并按表 8-18 或表 8-19 中的条件和参数对潮气量进行校准。

(2)成人型呼吸机(adult ventilator)。在 VCV 模式和 $f=20$ 次/min,$I:E=1:2$,PEEP$=0.2$ kPa 或最小非零值,FiO$_2=40\%$ 的条件下,分别对 400 mL、500 mL、600 mL、800 mL 等潮气量校准点进行校准,设定条件见表 8-18。每个校准点分别记录 3 次呼吸机潮气量监测值和测试仪潮气量测量值。

注:如果被校准呼吸机中没有上述通气模式,则选择与之类似的通气模式(如 SIMV 同步间歇指令通气)。呼吸机潮气量如果没有监测值,可记录设置值。

表 8-18 成人型呼吸机潮气量校准表

校准条件	可调参数				
	模拟肺(0～1 000) mL				
	VCV 模式,$f=20$ 次/min,$I:E=1:2$,PEEP$=0.2$ kPa,FiO$_2=40\%$				
设定值/mL	400	500	600	800	1 000
顺应性/(mL/kPa)	200	200	200	500	500
气道阻力/[kPa/(L·s)]	2	2	2	0.5	0.5

（3）婴幼儿型呼吸机（pediatric ventilator）。在 VCV 模式和 $f=30$ 次/min，$I:E=1:1.5$，PEEP$=0.2$ kPa 或最小非零值，$FiO_2=40\%$ 的条件下，分别对 50 mL、100 mL、150 mL、200 mL 和 300 mL 等潮气量校准点进行校准，设定条件见表 8-19。每个校准点分别记录 3 次呼吸机潮气量监测值和测试仪潮气量测量值。

注：如果婴儿呼吸机没有容量控制模式，可选压力控制模式，潮气量不须校准。婴幼儿型呼吸机潮气量如果没有监测值，可记录设置值。

表 8-19　婴幼儿型呼吸机潮气量校准表

校准条件	可调参数				
	模拟肺（0～1 000）mL				
	VCV 模式，$f=30$ 次/分，$I:E=1:1.5$，PEEP$=0.2$kPa，$FiO_2=40\%$				
设定值/mL	50	100	150	200	300
顺应性/（mL/kPa）	50	50	100	100	100
气道阻力[kPa/（L・s）]	5	5	2	2	2

（4）通用型呼吸机。按前文的方法进行校准。

前文潮气量相对示值误差按如下公式计算：

$$\delta = \frac{\overline{V_0} - \overline{V_m}}{\overline{V_m}} \times 100\% \tag{8-1}$$

式中：δ 为被校准呼吸机潮气量相对示值误差，%；$\overline{V_0}$ 为被校准呼吸机潮气量 3 次监测值的算术平均值，mL；$\overline{V_m}$ 为测试仪潮气量 3 次测量值的算术平均值，mL。

注：如被校准仪器不具备潮气量监测功能时，公式（8-1）中 $\overline{V_0}$ 指被校准呼吸机潮气量的设定值。

3. 呼吸频率

（1）连接好被校准呼吸机、呼吸机测试仪和模拟肺后，在 VCV 模式和 $V_T=400$ mL，$I:E=1:2$，PEEP$=0.2$ kPa，$FiO_2=40\%$ 的条件下，分别对 40 次/min、30 次/min、20 次/min、15 次/min 和 10 次/min 等呼吸频率校准点进行校准，每个校准点分别记录 3 次呼吸机呼吸频率监测值和测试仪呼吸频率测量值。

（2）呼吸频率相对示值误差按公式（8-2）计算：

$$\delta = \frac{\overline{f_0} - \overline{f_m}}{\overline{f_m}} \times 100\% \tag{8-2}$$

式中：δ 为被校准呼吸机呼吸频率相对示值误差；$\overline{f_0}$ 为被校准呼吸机呼吸频率 3 次监测值的算术平均值，次/min；$\overline{f_m}$ 为测试仪 3 次测量值的算术平均值，次/min。

注：如被校准仪器不具备呼吸频率监测功能时，公式（8-2）中 $\overline{f_0}$ 指被校准呼吸机呼吸频率的设定值。

4.气道峰压

(1)连接好被校准呼吸机、呼吸机测试仪和模拟肺后,在 PCV 模式和 $f=15$ 次/min,$I:E=1:2$,PEEP$=0$,FiO$_2$$=40\%$的条件下,分别对呼吸机 1.0 kPa、1.5 kPa、2.0 kPa、2.5 kPa 和 3.0 kPa 等气道峰压校准点进行校准,每个校准点分别记录 3 次呼吸机气道峰压监测值和测试仪气道峰压测量值。

(2)气道峰压示值误差按公式(8-3)计算:

$$\delta = \overline{p_0} - \overline{p_m} \tag{8-3}$$

式中:δ 为被校准呼吸机气道峰压示值误差,kPa;$\overline{p_0}$ 为被校准呼吸机气道峰压 3 次监测值的算术平均值,kPa;$\overline{p_m}$ 为测试仪 3 次测量值的算术平均值,kPa。

注:如被校准仪器不具备气道峰压监测功能时,公式(8-3)中$\overline{p_0}$指被校准呼吸机气道峰压的设定值。

5.呼气末正压

(1)连接好被校准呼吸机、呼吸机测试仪和模拟肺后,在 PCV 或 VCV 模式和 IPL$=$2.0 kPa 或 $V_T=400$ mL,$f=15$ 次/min,$I:E=1:2$,FiO$_2$$=40\%$的条件下,分别对呼吸机 0.2 kPa、0.5 kPa、1.0 kPa、1.5 kPa 和 2.0 kPa 等呼气末正压校准点进行校准,每个校准点分别记录 3 次呼吸机呼气末正压监测值和测试仪呼气末正压测量值。

(2)呼气末正压示值误差计算参照前文。

6.吸气氧浓度

(1)连接好被校准呼吸机、呼吸机测试仪和模拟肺后,在 VCV 模式和 $V_T=400$ mL,$f=15$ 次/min,$I:E=1:2$,PEEP$=0.2$ kPa 的条件下,分别对 21%、40%、60%、80% 和 100% 等吸气氧浓度校准点进行校准,每个校准点分别记录 3 次呼吸机吸气氧浓度监测值和测试仪吸气氧浓度测量值。

(2)吸气氧浓度示值误差按公式(8-4)计算:

$$\delta = \overline{m_0} - \overline{m_m} \tag{8-4}$$

式中:δ 为被校准呼吸机吸气氧浓度示值误差,%;$\overline{m_0}$ 为被校准呼吸机吸气氧浓度 3 次监测值的算术平均值,%;$\overline{m_m}$ 为测试仪 3 次测量值的算术平均值,%。

注:(1)如被校仪器不具备吸气氧浓度监测功能时,公式(8-4)中$\overline{m_0}$指被校准呼吸机吸气氧浓度的设定值;

(2)婴幼儿型呼吸机呼吸频率、气道峰压、呼气末正压和吸气氧浓度的校准方法与成人型呼吸机的校准方法相同,校准条件可选用婴幼儿模拟肺、潮气量设为 150 mL、吸呼比设为 1:1.5,其他条件可不变。

新旧规范校准项目的区别

删去旧规范中"报警及安全系统检查"，呼吸机作为医院常用的医疗设备，每年对其报警及安全系统进行一次检查，不足以保证其在整个校准周期内使用安全。为保障呼吸机的正常使用及患者的人身安全，该质控项目应由呼吸机的使用者在日常使用中按质控计划经常进行。

新规范中增加"外观及功能性检查"项目，主要对呼吸机外观、功能、铭牌标识等通用技术要求进行目视手感检查，是对原规范中校准项目的补充。

删去旧规范中成人型呼吸机"潮气量"校准项目中 1 000 mL 建议校准点。实际校准中使用的模拟肺容积极限一般为 1 000 mL，如果被校准呼吸机在 1 000 mL 潮气量校准点误差为正偏差，容易造成模拟肺损坏，且无法保证该校准点校准结果的准确性。

删去旧规范中"吸气温度"校准项目。该项目主要对呼吸机配件（湿化器）输出气体温度示值偏差进行校准。目前部分呼吸机使用的湿化器无温度设定值及输出气体温度监测值显示，在实际操作中该项目校准存在困难，不易操作，故新规范将该校准项目删去。

（六）校准报告确认方法

按照 JJF 1094—2002《测量仪器特性评定》的规定，对测量仪器进行合格评定时，若评定示值误差的不确定度（U_{95} 或 $k=2$ 时的 U）满足下面要求：评定示值误差的测量不确定度（U_{95} 或 $k=2$ 时的 U）与被评定测量仪器的最大允许误差的绝对值（MPEV）之比小于或等于 $1:3$，即满足 $U_{95} \leqslant 1/3$ MPEV 时，示值误差评定的测量不确定度对合格评定的影响就可忽略，即只需要通过比较被评定测量仪器的示值误差 Δ 的绝对值与被评定测量仪器的最大允许误差的绝对值（MPEV）的大小就可以判定仪器是否合格，具体的判定依据如下。

（1）合格判据：$|\Delta| \leqslant$ MPEV。

（2）不合格判据：$|\Delta| >$ MPEV。

当评定示值误差的测量不确定度（U_{95} 或 $k=2$ 时的 U）与被评定测量仪器的最大允许误差的绝对值（MPEV）之间不满足 $U_{95} \leqslant \frac{1}{3}$ MPEV 时，就必须要考虑示值误差的测量不确定度（U_{95} 或 $k=2$ 时的 U）对合格评定的影响，具体判定依据如下。

（1）合格判据：$|\Delta| \leqslant$ MPEV$-U_{95}$。

（2）不合格判据：$|\Delta| >$ MPEV$+U_{95}$。

（3）不能判定是否合格，判为待定区判据：MPEV$-U_{95} < |\Delta| \leqslant$ MPEV$+U_{95}$。

四、呼吸机校准证书格式

1. 原始记录（推荐）格式

呼吸机校准原始记录格式式如表 8-20 所示。

表 8-20　呼吸机校准原始记录（推荐）格式

证书编号：

呼吸机类型：（成人型）（婴幼儿型）（普通型）

送校单位：				型号：					编号：				
生产厂家：													
测试仪编号：			测试仪证书及有效期：						校准地点：				

潮气量/mL

呼吸机设定值	呼吸机监测值			平均值（呼吸机监测值）	测量仪测量值			平均值（校准结果）	相对示值误差	不确定度
	1	2	3		1	2	3			

呼吸频率/（次/min）

呼吸机设定值	呼吸机监测值			平均值（呼吸机监测值）	测量仪测量值			平均值（校准结果）	相对示值误差	不确定度
	1	2	3		1	2	3			

校准依据：

温度：　℃　　相对湿度：　%

续表

气道峰压/（kPa/cmH₂O/hPa）

呼吸机设定值	呼吸机监测值			平均值（呼吸机监测值）	测量仪测量值			平均值（校准结果）	示值误差	不确定度
	1	2	3		1	2	3			

呼气末正压/（kPa/cmH₂O/hPa）

呼吸机设定值	呼吸机监测值			平均值（呼吸机监测值）	测量仪测量值			平均值（校准结果）	示值误差	不确定度
	1	2	3		1	2	3			

吸气氧浓度/%

呼吸机设定值	呼吸机监测值			平均值（呼吸机监测值）	测量仪测量值			平均值（校准结果）	示值误差	不确定度
	1	2	3		1	2	3			

备注：1 kPa＝10 mbar＝10 cmH₂O＝10 hPa。

其他：

校准员：　　　　　　　　核验员：　　　　　　　　日期：　　　年　　月　　日

2.校准证书(推荐)格式

校准证书(推荐)格式如表8-21所示。

表 8-21 校准证书内页(推荐)格式

证书标号:××××－××××

校准机构授权说明				
校准所依据/参照的技术文件(代号、名称)				
校准环境条件及其地点:				
温度: % 相对湿度: %				
地点:				
其他:				
测量标准及其他设备				
名称	测量范围	不确定度/准确度等级/最大允许误差	证书编号	有效期至

第×页 共×页

校准证书第 3 页

证书编号：××××—××××

校准结果

潮气量校准结果   mL

呼吸机设定值			
呼吸机监测值平均值			
校准结果			
相对示值误差			
不确定度			

呼吸频率校准结果   次/min

呼吸机设定值			
呼吸机监测值平均值			
校准结果			
相对示值误差			
不确定度			

气道峰压校准结果 $kPa/cmH_2O/hPa$

呼吸机设定值			
呼吸机监测值平均值			
校准结果			
相对示值误差			
不确定度			

第×页 共×页

校准证书第 4 页

证书编号：××××—××××

校准结果

呼气末正压校准结果 　　　　　　　　　　　　　　　　　　　kPa/cmH₂O/hPa

呼吸机设定值			
呼吸机监测值平均值			
校准结果			
相对示值误差			
不确定度			

吸气氧浓度校准结果 　　　　　　　　　　　　　　　　　　　　　　%

呼吸机设定值			
呼吸机监测值平均值			
校准结果			
相对示值误差			
不确定度			

备注：1 kPa＝10 mbar＝10 cmH₂O＝10 hPa。

第×页　共×页

第九章 呼吸治疗技术新进展

第一节 信息技术在呼吸机管理中的应用

一、物联网与 5G 技术的深度融合

（一）物联网

1. 物联网的概念

物联网（internet of things,简称 IoT）是指通过信息传感器、射频识别技术、全球定位系统、红外感应器、激光扫描器等各种装置与技术,实时采集任何需要监控、连接、互动的物体或过程,采集其声、光、热、电、力学、化学、生物、位置等各种需要的信息,通过各类可能的网络接入,实现物与物、物与人的泛在连接,实现对物品和过程的智能化感知、识别和管理。物联网是一个基于互联网、传统电信网等的信息承载体,它让所有能够被独立寻址的普通物理对象形成互联互通的网络。

2. 物联网关键技术

制约物联网发展的关键技术主要有自动识别技术、无线传感技术和智能处理技术。

（1）自动识别技术。条码识别技术、声像识别技术和射频识别技术是物联网自动识别技术的主要技术组成部分。这种识别技术可以实现通过非键盘形式输入医疗设备数据,从而实现在没有现实接触的前提下,对目标进行有效化程度较高的识别以及精准化程度较高的操纵。

（2）无线传感技术。物联网与无线网络相结合,通过传感器将环境中的声、光、电和热等信息加以捕捉,实现信号的采集、传输,存储和处理。在医疗设备的管理中引入应用物联网,可以通过无线传感器网络感知和收集医疗设备的信息,并转换成电信号。与此同时,还能够以无线网络技术为依托,实现对于医疗设备的线上管控。

（3）智能处理技术。主要涵盖了数据挖掘技术,云计算技术和人工智能技术等。借助物联网技术,可以对大量数据进行收集、存储、处理和分析,进而为医疗设备的管理提供正确的信息指导,从而实现对医疗设备的智能化管理。

3.医疗设备物联网

物联网是互联网的延伸和扩展。通过物联网技术,实现医疗设备间的联网和互操作,其所属的大的应用领域称为医疗物联网,针对医疗设备互联的细分领域称为医疗设备物联网。

医疗设备物联网可以更加高效地获取患者以及医疗环境(设备状况、参数设置、医护操作等)数据,加速医院内信息的流通和整合,通过数据的深度分析利用为临床提供诊疗决策支持。

通过医疗设备物联网技术,可以获取设备从安装使用到报废全流程的设备运行、故障、维修等信息,并可能获得患者相关的数据(如呼吸机患者连续运行数据),这些数据对于医疗设备管理部门的设备运行管理至关重要。

(二)5G 技术

第五代移动通信技术(5-generation,5G)是由"第三代合作伙伴计划组织"(3rd generation partnership project,3GPP)负责制定的一个行业标准。5G 网络的理论下行速度为 10 Gb/s(相当于下载速度 1.25 GB/s),比 4G 网络传输的速度快数百倍。5G 可为用户带来更高的带宽速率、更低且可靠的时延和更大容量的网络连接,这将使之前许多停留在理论阶段或者因为数据传输速率和连接数限制而无法有效实施的应用场景得到迅速的推广和应用,例如 5G 远程手术与检查、基于物联网医疗大数据采集、基于增强现实(augmented reality,AR)与虚拟现实(virtual reality,VR)的远程会诊、智慧医院、医疗设备高效运行与技术管理等。

5G 技术可以满足机器通信、大规模通信和关键任务通信对网络速度、稳定性和时延的高要求。目前,满足物联网的通信需求,是 5G 技术发展的一个重点倾向。

二、物联网在呼吸机管理中的应用

目前,呼吸机管理主要依靠一线工程技术人员现场开展培训、巡查、维护和质控等工作,受限于工程技术人员配置和技术手段限制,很多工作无法全天候有效开展,对于医疗设备在临床应用的隐患无法有效进行预警和排查。此外,呼吸机使用过程中产生海量运行数据和报警信息,特别是其中的技术报警信息对于医院设备管理部门具有重要意义。通过及时处置这些早期、危害程度低的隐患,可进一步避免严重技术故障的发生和出现,减少设备使用者和操作者可能受到的伤害,保障医疗安全。

应用 5G 相关技术,采用物联网及 VR/AR 等方式让呼吸机运行与管理同 5G 进行深度跨界融合,在呼吸机使用环境及运行状态监测、开展使用培训、提升技术保障能力等方面具有广泛应用前景,在确保呼吸机临床使用安全性和有效性方面将大有可为。

(一) 呼吸机运行环境实时监测

呼吸机对于运行的环境有严格要求,一般都要求温度、湿度保持在适宜的范围。

目前,呼吸机的环境监控主要依靠开机工作期间临床操作使用人员和临床工程人员现场观察和巡查为主,存在很大的局限性,由于缺乏全天候实时的巡查和监测,温湿度失控时不能第一时间获取信息,导致设备部件损坏或者物资材料的损失。利用5G及物联网技术,在呼吸机的机房布置多个温湿度检测点,在机房环境发生异常改变时,第一时间将报警信息传输并发送给临床操作人员和分管工程师,便于在第一时间对现场进行干预和处理。

通过建立一套基于5G及物联网技术的医疗设备环境状态数据采集、传输、存储的云平台监控系统,可实现对机房运行环境进行24 h不间断的监测。不仅可通过联网的计算机直接访问指定网址查看监测数据,还可实现手机端实时数据查看和历史数据的回顾查询功能,降低临床使用人员和工程技术人员现场巡查的工作量,提高巡查效率,将呼吸机设备环境条件失控的问题消灭在萌芽状态,保障呼吸机运行环境的稳定。

(二)呼吸机使用状态和报警实时采集

等级医院评审要求:医学装备管理部门对特殊装备定期自查和监测,有记录;应用信息化技术实施医学装备可视化、全流程的管理,有医学装备配置、使用、保障情况的全程记录,信息真实、完整、准确。

目前,各级医院对于医疗设备的使用状态主要通过现场巡查、维修报修信息管理系统及微信等即时通信工具获取在用医疗设备的实时使用状态,医疗设备主管部门属于被动获取数据的状态。利用5G技术的大容量网络连接和低时延的特点,将需要监管的呼吸机统一接入物联网平台,实时采集呼吸机运行的状态参数,掌握实时运行状态,将实时监测到的严重技术报警及时地通过无线通信的方式传递给分管工程技术人员,能够第一时间发现故障,及时进行指导和干预,排除因设备故障而导致的使用风险。

通过利用5G及物联网相关技术,对呼吸机的使用情况、故障报错情况、关键部件使用寿命等信息进行实时获取和监测,掌握设备运行状态及预测关键部件的寿命,减少非预期的故障停机时间,提升保障与管理水平。

(三)在设备维修管理中的应用

但随着呼吸机集成度的不断提升,自主维修保障难度不断增大,有时候即使买了厂家的保修服务,但是厂家的工程师从接到报修到赶至现场仍然可能需要较长的时间,这一点对于偏远地区的医疗机构影响更为明显;同时,随着医疗机构规模的不断扩大,一所医院多个分院的模式已成常态,对于当前医疗设备维修保障及时性和可靠性提出了很大挑战。

利用5G技术,实时传输医疗设备维修现场图像和音频资料,邀请技术支持人员进行远程实时故障判断、故障排除的指导,类似于远程会诊,通过实时上传故障的错误代码、故障日志、故障现象影像、使用人员和现场工程技术人员的语音音频,实现故障远程诊断与指导,提升维修效率。

5G技术可以保证指导专家对现场情况进行实时动态掌控,通过5G远程完成设备故障日志提取、传输、显示和分析,可显著加快问题排查和解决速度,缩短维修时间,在最短时间内让设备恢复正常工作。

(四)在设备调拨、租赁和报废中的应用

医院在呼吸机调拨工作过程中,经常会出现有紧急情况需要调配设备的情况,却找不到空闲的呼吸机;或者有些呼吸机调出到某个科室使用后未及时还回到应急设备管理仓库;或科室中仍存放有无法修复的故障设备,却并未进行报废。

这些问题都可以通过物联网插座加以解决,首先将设备信息整合到互联网中,然后通过对相应的数据库进行管理,在需要明确设备位置或者设备使用情况时进行查询即可。物联网插座主要由电流传感器、无线网发射模块、电源转化模块等部分组成,物联网插座的利用有助于快速找到设备的具体位置,便于实现设备的周转,也可以为设备回到应急设备管理仓库提供有利条件。对于已经出现无法修复故障的设备和长期不再使用的设备,可以定期排查,将其进行强制报废或进行待报废标注。因此,物联网的应用将会为现代化呼吸机的调拨、租赁和报废工作带来极大的便利。

三、物联网信息系统架构方案

医疗设备物联网的建设应尝试整合医院内多种类型的设备数据,为不同部门、不同层次的需求提供数据资源。特别是在 ICU 场景下,可以将呼吸机、监护仪、输液泵等设备信息全面整合起来,实现对患者信息的全面监控。目前,市面上已有的技术方案也有多种,下面对部分应用方案进行介绍。

(一)基于私有协议的设备互联

针对设备接口形式多、数据通信协议不开放的问题,有些厂商通过一定渠道,获得了大部分设备的接口协议,从而能够读取设备数据(包括工作状态、运行参数、波形数据和报警信息等),构建出一套基于厂商私有协议的数据采集和通信方案,实现医疗设备联网。如北京惠泽智信科技有限公司的医疗设备物联网解决方案,就是通过自身研制的数据采集盒获取每一个医疗设备的数据,转换成其私有协议后实现设备联网,如图 9-1 所示。

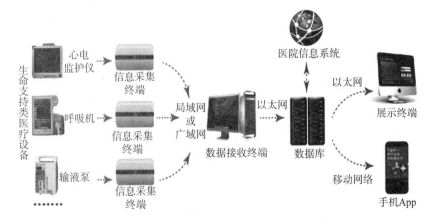

图 9-1　基于私有协议的设备互联解决方案

（二）基于 OpenICE 标准的设备互联

OpenICE 是麻省总医院"医疗设备即插即用"实验室（medical device plugand-play lab，MD PnP Lab）提出的一种医疗设备物联网解决方案，以解决医疗设备互联和互操作问题，目的是建立一种通用的医疗设备通信和互操作标准，实现医疗设备联网的"即插即用"。基本理念是不同的医疗设备厂商以及各类医疗设备，都按照统一的标准协议输出数据，在中央站/服务器端就可以按照统一格式读取设备数据，实现采集和存储。核心的标准是集成临床应用环境和数据通信标准（IEEE-11073），如图 9-2 所示。

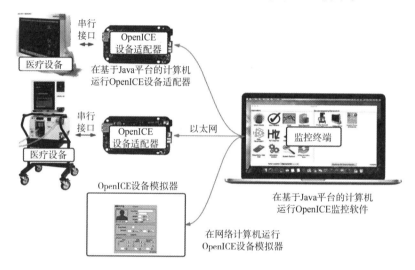

图 9-2　基于 OpenICE 的医疗设备物联网解决方案

（三）迈瑞 Benelink 模块的设备互联

迈瑞医疗为解决 ICU 内医疗设备互联和互操作问题，也提出了基于其 Benelink 模块和 eGateway 的设备物联网解决方案。其中，Benelink 模块可以连接不同厂商不同类型的医疗设备，数据通过其监护仪汇总到中央监护站，中央监护站再通过 eGateway 进一步将数据传输到后台服务器，其原理图如图 9-3 所示。

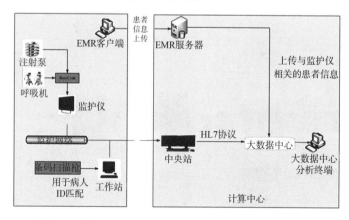

图 9-3　基于 Benelink 模块的医疗设备物联网解决方案

四、呼吸机中央站管理系统的应用

随着医院信息技术的应用,呼吸机的中央站管理系统也逐渐越来越多地应用于ICU的患者管理中。

以往呼吸机大多以单机方式运行于患者床边,没有网络接口,因而无法将数据汇总至护士中央工作台进行分析。这一方面增大了护士的工作量,护士必须每隔一段时间到呼吸机旁人工记录机器参数和状态;另一方面导致临床可能遗漏病人病情的变化,造成呼吸机相关的不良事件。

呼吸机中央站管理系统的效果主要表现在能够读取不同品牌呼吸机的波形与参数数据,通过网络传输的方式将数据发送至中央监护系统,中央监护系统对各品牌呼吸机发送过来的数据进行实时显示、数据存储和回顾分析,从而为医生提供无纸化的呼吸机数据管理功能。

(一)系统设计

呼吸机中央监护系统,要能够读取不同品牌呼吸机的波形与参数数据,通过网络传输的方式将数据发送至中央监护系统,中央监护系统对各品牌呼吸机发送过来的数据进行实时显示、数据存储和回顾分析,从而为医生提供无纸化的呼吸机数据管理功能。

解决呼吸机中央监护系统技术问题所采用的技术方案如下,呼吸机中央站监护系统的总体结构如图9-4所示。

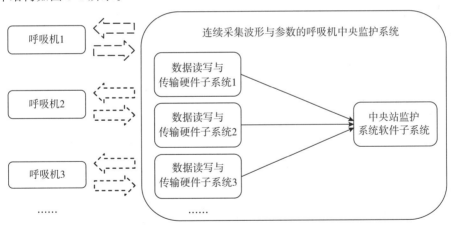

图9-4 呼吸机中央站监护系统的总体结构示意图

一般多品牌呼吸机中央监护系统,包括呼吸机数据读写与传输硬件子系统和中央站监护软件子系统;呼吸机数据读写与传输子系统包括呼吸机数据读写模块和呼吸机数据传输模块,数据读写模块以RS232串口与呼吸机相连,从呼吸机中读取数据,或将数据写入呼吸机;数据传输模块以网络连接的方式与中央站监护软件子系统相连,将数据读写模块读取的数据发送至中央站监护软件子系统,或将中央站监护软件子系统产生的指令发送至数据读写模块;中央站监护软件子系统用于实现兼容多品牌呼吸机的数据采集、参数设置和用户管理。

(二)中央站管理软件模块功能

1.数据读写与传输硬件子系统

呼吸机数据读写与传输子系统结构如图 9-5 所示,可实现数据在呼吸机与中央监护系统软件之间的双向透明传输功能。该子系统包括呼吸机数据读写模块和呼吸机数据传输模块。数据读写模块以 RS232 串口与呼吸机相连,从呼吸机中读取数据,或将数据写入呼吸机;数据传输模块以网络连接的方式与中央站监护软件子系统相连,将数据读写模块读取的数据发送至中央站监护软件子系统,或将中央站监护软件子系统产生的指令发送至数据读写模块。

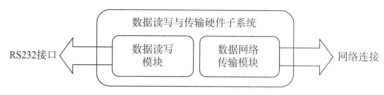

图 9-5 呼吸机数据读写与传输硬件子系统示意图

2.中央站监护软件子系统

中央站监护软件子系统结构如图 9-6 所示,通常包括用户管理模块、数据通信模块、数据解析模块、波形参数显示模块、数据管理模块和数据分析模块,用于实现病人登记,发送呼吸机数据请求指令,读取并解析呼吸机返回的波形和参数,在用户图形界面上显示波形和参数,记录与查看病人报警等事件信息和对数据进行统计分析。

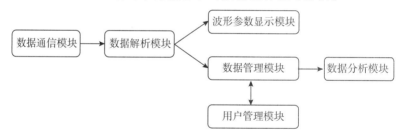

图 9-6 中央站监护软件子系统示意图

3.系统工作流程

系统中存在多个呼吸机数据读写与传输硬件子系统,其数量与呼吸机的数量一致。多个呼吸机数据读写与传输硬件子系统通过网络连接方式连接至一个中央站监护软件子系统。

系统按以下顺序工作。

(1)医护人员在用户管理模块中登记病人,并将其床位与指定编号的呼吸机绑定。中央站监护软件子系统随即开始对该病人进行监护。

(2)数据通信模块定期发送呼吸机数据请求指令至呼吸机。

(3)呼吸机返回数据后,数据解析模块依据设定的共性参数和特性参数对返回数据进行分类整理后,发送至波形参数显示模块进行显示,并由数据管理模块将数据保存至文件和数据库。

(4)数据分析模块从数据管理模块中获取数据,对参数进行统计分析,对波形进行形态分析。通过对呼吸机操作数据进行分析,可得到单个呼吸机的使用情况以及全院呼吸机使用情况,即可进行单个呼吸机使用时间占比查询、单个呼吸机使用详情查询、科室呼吸机使用时间占比查询、全院呼吸机使用时间占比查询等。

4.设备管理模块

部分呼吸机中央管理系统还可以实现对呼吸机设备的管理功能,使用单位可以根据医院管理的需要是否使用相关功能。通常包括呼吸机的维护管理和报废管理,维护管理模块可以提醒显示须维护的呼吸机,在呼吸机达到使用寿命时,可利用报废管理模块实现呼吸机的报废申请。

五、网络环境下的应用安全风险因素

随着医院信息化建设的发展和医疗设备集成化程度的不断提高,越来越多的医疗设备融入了其所在医疗机构的 IT 网络中。与传统医疗设备的所处环境相比,联网医疗设备因其所处网络环境的特殊性而相应的风险也随之产生变化。

相关医疗设备信息通常通过信息技术网络(即 IT 网络)进行通信,而 IT 网络还用于传输临床具有更普遍性质的数据。IT 网络对于临床环境正变得日益重要,需要传输的内容日益多样化,从需要立即传送和响应的患者生命体征信息,到各种检测数据、图像信息、病人诊疗信息,很多信息包含了病人的隐私数据。临床环境中医疗设备在 IT 网络中的集成则是一个较少受到监管的领域。

当联网医疗设备直接或间接地处于网络环境之中时,网络攻击除了勒索、盗取或破坏医疗数据外,还会影响医疗设备的正常运行,从而给医疗机构和病人带来安全风险。目前,国际上已经发布 ISO 80001-1 标准(自愿性标准)《集成医疗设备的 IT 网络风险管理应用第 1 部分:角色、责任与活动》。对应用 IT 网络集成医疗设备的使用风险管理进行了指南。因此,对在网络集成环境下应用的医疗设备安全风险因素的了解已经十分迫切。

网络安全风险因素主要包括以下几个方面。

1.IT 网络建设中的参与方角色和责任不清的因素

医疗设备集成到 IT 网络中的参与方包括医疗设备制造商、其他(非医疗设备)信息技术供应商、医院内部 IT 部门和医疗设备管理部门、临床使用部门。IT 网络在实现互操作性时,信息的安全性、有效性、可靠性若没有各参与方紧密的系统配合,在数据和系统的运行安全方面会对医疗工作产生影响。网络建立和运行中往往角色和责任不清,对使用 IT 网络的生命周期的风险缺乏考虑,网络构建和运行中缺乏医疗 IT 网络的风险管理责任组织,是造成一些与医疗设备在 IT 网络中的集成相关的潜在风险因素。

2.IT 网络集成中数据的安全性风险因素

医疗设备在 IT 网络集成应用后,数据的安全性风险因素除了网络中各种医疗设备本身数据安全风险以外,有关网络数据的安全风险因素还包括数据的保密性、完整性、可用性、可控性等。同时还有网络管理上的风险因素,包括隐私数据的管理 eHPI(受保护的医疗信息),操作系统的访问权限、加密、数据备份,医疗设备输出端口(USB)封闭管理,数据拷贝权限管理等。而对系统操作人员的培训不到位,如临床工作人员没有经过适当培训,也会由于错误操作而可能造成数据丢失、录入错误等风险。

3.IT 网络集成中网络运行风险因素

IT 网络集成中网络构建已经有很多方式,除了传统有线网络方式以外,各种无线通信传输方式应用发展很快,如 WIFI、蓝牙、Zigbee、5G 网络等,这些无线通信传输方式相对更容易受到其他无线信号的干扰,信号传输不稳定是造成数据丢失的主要风险因素。

物联网技术和云技术的应用,是医疗设备 IT 网络集成应用新的风险因素。物联网医疗设备常常缺乏必要的安全措施。相关研究发现,存在黑客们把恶意软件植入医疗设备中以窃取医疗信息的案例。通过这种方式,黑客们可以盗窃个人身份信息,在线获取使用药物、耗材的信息并在暗网上销售。这种攻击方式被命名为 MedJack(医疗设备劫持),由于没有影响医疗设备本身的使用,医疗机构对此很难察觉。

4.IT 网络集成中数据的可靠性风险因素

IT 网络集成中数据的可靠性风险因素包括但不限于:将医疗设备与其他设备在同一 IT 网络上结合使用可能导致运行不正确或性能下降,如不兼容或不正确的配置、医疗设备的软件、硬件升级后与原网络软件、硬件不匹配也是造成操作数据可靠性风险因素。

5.IT 网络集成中设备互联的系统构建安全性风险因素

IT 网络集成中设备互联的系统构建中风险因素包括但不限于:IT 网络集成中有医疗设备和非医疗设备一起连接使用,由于医疗设备和非医疗设备的安全标准不同造成的风险,如 CF 设备在连接非医疗设备使用时可能会造成电气安全风险;医疗设备产品在 IT 网络中的集成,如缺乏其制造商的支持;医疗设备严格变更控制的特征与快速响应网络攻击威胁的需求之间的冲突。

6.网络攻击的风险因素

医疗设备 IT 网络集成条件下数据交换将使联网医疗设备容易受到来自其所处网络或外部网络中的网络攻击,从而导致医疗设备的系统或工作站感染病毒,损害其正常运行,甚至导致系统瘫痪。更为严重的是,由于数据交换的存在,病毒感染一旦出现,将在所在网络环境快速传播,感染其他医疗设备及服务器等。

7.信息技术应用相关风险因素

医疗信息技术(HIT)的快速发展和广泛使用,为医疗机构带来了新的挑战,HIT 也存在固有的风险,医疗设备产生大量医疗数据通过 HIT 网络传输,存在新的安全风险因素。例如美国医院评审联合委员收录了从 2010 年 1 月 1 日到 2013 年 6 月 30 日的 120 例与 HIT 相关的警讯事件。120 例警讯事件风险因素的分类,将这些潜在风险因素按发生的频率排序如下:

①人机界面(33%)——人因工程学和可用性问题导致的相关错误;

②流程和交流(24%)——与信息技术的沟通支持和团队合作问题有关;

③临床决策(23%)——与临床内容或决策支持的设计或数据问题有关;

④医院的管理制度、规程和文化(6%);

⑤使用人员(6%)——培训不足及没有遵循既定流程;

⑥硬件和软件(6%)——软件设计问题及其他软硬件可靠性问题;

⑦外部因素(1%)——厂商技术支持及其他外部问题;

⑧系统检测和监控(1%)。

这些因素间的相互作用也可能会给患者带来新的安全问题。例如由于人机界面问题、交流错误、硬件或软件问题、其他因素使数据完整性遭到破坏(不匹配、错误缺失或延时)时可能危害患者安全的风险。

第二节　神经调节通气辅助

神经调节通气辅助(neurally adjusted ventilatory assist,NAVA)是机械通气的一种相对较新的模式,其原理最早于 1999 年由加拿大多伦多 St. Michael 医院的 Christer Sinderby 教授提出,经过 20 多年的研究,技术已逐渐成熟,2007 年先后通过美国 FDA、欧洲和我国相关部门批准,主要装备于 maquet 的 Servo-I/U/N 这三款呼吸机。NAVA 模式完全改变了过去的机械通气治疗的理念和方式。传统的机械通气均是通过传感器监测患者气道内压力或流速的变化感知呼吸机进而同步辅助通气治疗,因此必须依靠传感器等部件来反馈信号。NAVA 最大的优势就是它能更早地感知患者的呼吸动作,更快地对患者的呼吸努力给予相应的呼吸支持,从而在机械通气的触发阶段与患者的自主呼吸更合拍。NAVA 模式不仅保留了患者的自主呼吸节奏,而且能根据患者呼吸用力的程度,自动调节呼吸机支持的水平,既可以预防呼吸肌失用性萎缩,也可以防止呼吸肌过度疲劳所带来的肌肉损伤。目前,NAVA 已应用于成人、儿童或新生儿的有创或无创通气,但还需更多的临床应用以积累经验。

一、NAVA 模式的机制

(一)NAVA 的生理基础

严格来说,NAVA 中"神经调节"并不准确,而应该是由膈肌的电活动(electrical activity of diaphragm，EAdi)来控制呼吸机，NAVA 的基础在于 EAdi 的监测。膈肌是呼吸系统最主要的呼吸肌，其功能直接影响到呼吸系统的泵功能，并且膈肌是承接上游呼吸中枢以及下游肺通气功能的中间环节。

膈肌参与呼吸控制的生理过程：呼吸中枢发放神经冲动，神经冲动沿外周神经(膈神经)传播到达神经-膈肌接头，激活肌纤维膜上的化学门控通道，Na^+ 内流与 K^+ 外流，形成终板电位。终板电位沿肌纤维膜做短距离传播，并具有时间与空间总和的特性，总和的电位达到肌纤维收缩的阈电位后，产生动作电位，此时神经冲动转化为电信号，膈肌收缩，完成一次吸气动作。神经肌肉耦联机制如图 9-7 所示，在呼吸肌膈肌疲劳或者一些呼吸负荷增加的时候时，人体势必会增加膈肌电位 EAdi 以达到目标潮气量，这也是人体自然的代偿功能所决定的。

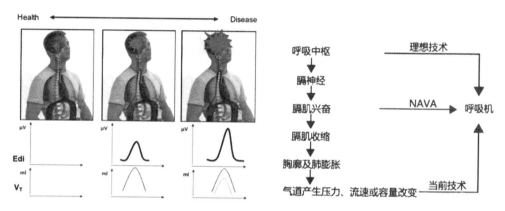

图 9-7　神经肌肉耦联机制

使用传统呼吸机辅助通气时，人体触发呼吸机送气的过程：呼吸中枢兴奋—膈神经—膈肌兴奋—兴奋-收缩耦联—膈肌收缩—胸廓和肺泡扩张—克服 PEEPi 和气道阻力—产生气道压力和流量的变化—触发呼吸机送气或调整送气。而 NAVA 时，通过膈肌电极直接监测膈肌兴奋时产生的 EAdi，就可触发呼吸机送气，不受肺部病变和气道阻力的影响，大大缩短了触发时间，有实验证实膈肌电出现的时间比压力变化早约 0.1 s，提高了人机协调性。膈肌的收缩是在呼吸中枢控制下完成的。当患者有呼吸需求时，中枢神经系统发出兴奋，通过膈神经，经神经-肌肉接头将兴奋传递给膈肌，引起膈肌的兴奋，产生 EAdi。EAdi 受发放冲动的运动神经元数目及其发放冲动的频率的影响，能够反映呼吸中枢对膈肌的驱动强度。由于 EAdi 和膈神经冲动直接相关，因此可以通过监测 EAdi 了解呼吸中枢对膈肌的呼吸驱动强度，弥补无法直接监测呼吸中枢活动的不足。

（二）NAVA 模式的工作原理

NAVA 模式工作的核心就是 EAdi 信号的测量。

1.基本工作原理

通过微创法采集 EAdi 信号，并将 EAdi 与呼吸机连通，让持续采集到的 EAdi 来控制呼吸机的工作,即让呼吸机输送的通气辅助与患者的 EAdi 信号同步并成比例。从而实现将呼吸机与呼吸中枢相连接的目标。这也就等于将呼吸机变成膈肌的一部分,来承担或减轻由疾病引起的呼吸功负荷的增加。需要注意的是,膈神经的传导通路和肌电的耦合必须是正常的,这是应用 NAVA 的必要条件。

2. EAdi 电缆

EAdi 的信号是 mV 级的,所以不能像心电图脑电图一样在体表测量。通常选择食管来记录膈肌的肌电活动,与皮肤表面电极比较,它靠膈肌近,比较敏感,不受肥胖等影响,干扰较少,不受肺容量改变的影响。测定 EAdi 的电极安装在"鼻胃管"上,放置比较方便,不额外增加患者的痛苦和不便。不同尺寸的 EAdi 管可根据患者的身高不同来选择,可用于成人或儿童,EAdi 电缆结构示意图如图 9-8 所示。

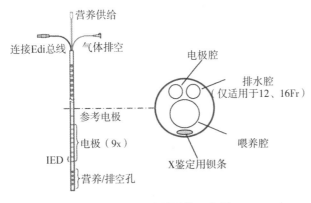

图 9-8　EAdi 电缆结构示意图

其具体实施方法:将多个(8～12 个)微电极安装在一条电缆(称 EAdi 电缆)线上,EAdi 电缆可通过一根特制的"胃管"(称 EAdi 导管)经食管插入,EAdi 电缆上的电极放置于食管内与膈肌水平,电极采集 EAdi 信号被增强,滤去心脏和食管的电子信号、高频杂波和其他干扰;通过独立的放大器、A/D 转换器,信号被转换为数字,数字信号经计算机处理,传送给呼吸机,呼吸机持续工作以维持呼吸管路内的压力与 EAdi 信号强度乘以固定的增益常数,辅助水平靠改变增益常数来获得。

EAdi 导管可以同时来作为肠内营养的胃管,可以测量经食道心电。一般使用时须配套 EAdi 模块来处理 EAdi 信号,导管插入过深或者过浅均会影响信号的检测,因此导管上具有钡线可被 X 线识别标志以方便定位和检查。

3. 系统的连接

连接方式如图 9-9 所示,可以概述为 EAdi 信号的感知、传输和反馈三个过程,即先收集 EAdi 膈肌电信号,并通过传感器将信号传送至安装有 NAVA 相应软件的呼吸机,呼吸机感知这些信号后,根据预设的触发范围和支持水平给予通气支持,当患者的 EAdi 信号强度达到预设的触发水平时则启动一次通气。于是整个呼吸周期的启动是直接完全基于患者呼吸中枢驱动,包括患者吸呼气切换。而动力大小由患者实际的通气需要决定。

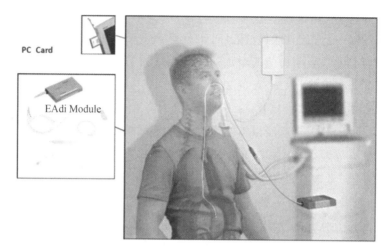

图 9-9　NAVA 模式连接示意图

NAVA 通气前,首先通过 EAdi 模块连接 EAdi 电极导管,经口或鼻置于食道下段,测量电极组跨过膈移动的路径。NAVA 通气模式下须设置 NAVA 水平(测得 EAdi 信号与提供的压力辅助之间的关系:cmH_2O/V)、PEEP、氧浓度等参数。连接好 NAVA 模式后,呼吸机系统显示的应用界面如图 9-10 所示。

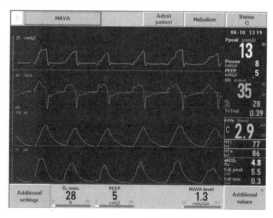

图 9-10　EAdi 波形示意图

(三)NAVA 模式与传统通气模式的区别

NAVA 模式与传统通气模式最大的不同:呼吸机的触发与切换都是由膈肌电活动信号 EAdi 来完成的,呼吸机在吸气时所施加的压力与 EAdi 大小成正比,只要患者的呼吸中枢、膈神经及神经肌肉耦联是完整的,并且呼吸驱动不受抑制,呼吸机的工作就可在病人的控制下完成,NAVA 模式让患者来决定吸气压力和呼吸时间。从而改善了人机关系,减少了不同步事件的发生。

膈肌和呼吸机的工作用的是相同的信号,在两者之间的耦合实际上是同时的。传统的机械通气模式,在吸气触发阶段以及吸呼切换阶段均是通过位于呼吸机中的流量或压力传感器来感知患者气道内压力或流速的变化,从而启动或切换呼吸机进行辅助通气。

因为传感器存在一定程度的延时,不能及时对患者的呼吸需求做出反应,会导致人机对抗、通气不足或通气过度等人机不同步现象的发生。

二、NAVA 模式在临床上的应用

应用 NAVA 的优越性主要有改善患者与呼吸机的同步性;避免通气辅助的过度或不足,有利于肺保护;改善人-机同步和协调,减少患者的不适和焦虑,同时促进自主呼吸;医生可根据 EAdi 信号,对为患者减轻呼吸负荷而提供多大的气道压或是否拔管做出决定;可用 EAdi 信号作为独特的监测工具,提供患者呼吸驱动的信息、通气容量的需求、通气设置的作用,获得应用镇静剂和撤机的适应证的相关信息;为医生解释新生儿常见的紊乱呼吸方式的背景,提供了一个有效的工具。

(一) NAVA 模式在临床上的应用优势

1. 如实反映患者需求

NAVA 通气时,整个呼吸周期的触发、限制和切换均由患者控制,实际获得的潮气量也由患者呼吸驱动的大小决定。这样,患者自主呼吸的肌电信号直接控制机械通气,从而实现人机完美结合。研究表明,当 EAdi 存在时,呼吸机如同膈肌一样接收与其相同的信号,从而使膈肌和呼吸机能够响应神经中枢发出的吸气驱动,产生压力使肺扩张,并且吸气驱动受神经中枢反馈调节。NAVA 能够通过这种自身反馈调节机制调整患者呼吸驱动的大小,从而提供的通气量与患者需要的潮气量相匹配,如实反映患者需求,真正实现了人机对话。

2. 人机协调性

NAVA 能够明显改善通气的人机同步性,更有效地实现呼吸机与神经中枢的时间同步及支持力度同步。NAVA 依赖 EAdi 触发呼吸机送气及完成吸呼气时相转换,并根据 EAdi 强度呈比例提供压力支持,理论上能有效地实现生理通气时间与呼吸机送气时间的同步(时间同步),同时做到生理吸气强度与呼吸机支持力度的匹配(支持力度同步)。

3. 减轻呼吸负荷

人机不协调时,延迟触发及误触发增多,会导致患者呼吸肌负荷增加,膈肌做功增多。EAdi、食道压力时间乘积(PTPes)都是评价患者吸气努力的经典指标,可以反映呼吸肌的负荷情况。

4. 电极信号可以帮助了解膈肌功能

ICU 机械通气患者发生的膈肌功能障碍包括由于呼吸机过度辅助所致的失用性萎缩和呼吸机辅助不足导致的高呼吸肌努力(呼吸肌疲劳)两方面。EAdi 信号强度与跨膈压和食道压之间存在强相关关系,可以在患者床边用以估计患者膈肌功能,

5. 可以计算出呼吸机和患者做功的比例

在一次机械通气过程中,患者和呼吸机分别做功多少,对指导呼吸机设置非常重要,

用食道压力和跨膈压变化来量化呼吸功,多用于科学研究,难以在临床常规开展,NAVA模式时,可以计算人机贡献指数(patient-ventilator breath contribution,PVBC),来评估患者所做呼吸功占整个呼吸做功的比例,并据此定量地评估机械通气的辅助水平,指导呼吸机设置。

6. NAVA具有肺保护作用

NAVA是一种更加接近生理状态的机械通气模式,具有肺保护作用。NAVA有效地保持了患者自主呼吸和膈肌收缩,有利于促进ARDS患者塌陷的肺泡复张。NAVA通气可更有利于实现ARDS患者肺保护性通气的目标。

(二)NAVA的临床适应证和禁忌证

1. 适应证

通常在以下情况下可以考虑使用NAVA模式:明显的呼吸肌疲劳,如神经-肌肉病变、COPD等;婴、幼儿或呼吸中枢发育尚不完善;术后及其他自主呼吸处于恢复阶段;能获得膈肌电信号监测并需要机械通气;用传统通气模式存在明显人机不同步;准备脱机或脱机困难。

2. 禁忌证

主要包括:①存在鼻胃管置入禁忌证,如严重食道静脉曲张、出血、食道梗阻、穿孔等;②呼吸驱动缺失或不充足(如延髓损伤或镇静、抑制呼吸药物应用);③高位脊髓和膈神经损伤为绝对禁忌证;④先天性肌肉疾病为NAVA的相对禁忌证。

(三)NAVA的临床应用扩展

除了在治疗呼吸机中用于患者的机械通气之外,近年来,对NAVA的应用还进行了较多的研究,探讨其在其他场景的应用价值。

1. NAVA在无创机械通气中的应用

在无创通气过程中也常产生人机不协调,NAVA无创通气可以减少呼吸机的误触发和触发延迟,并且受呼吸机管路漏气的影响较小。但是整体上NAVA无创通气方面的研究还很少。需要进一步证实NAVA无创通气的有效性及安全性。

2. NAVA在新生儿和婴幼儿机械通气中的应用

在新生儿和婴幼儿的机械通气中,由于其自身呼吸较弱,触发灵敏度的设置一般较高,但灵敏度设置过高又容易产生误触发,因此治疗上存在矛盾。相对于PSV模式,NAVA通气可以降低婴幼儿的气道峰压,增加患儿的呼吸频率。通过监测膈肌电活动有助于了解患儿的自主通气能力,防止压力的过度辅助及辅助不足,避免呼吸机相关性膈肌萎缩,减少患儿机械通气时间。

3. NAVA模式用于PEEPi的测定

机械通气患者需要测定内源性呼气末正压时,如果用标准的呼气末气道堵塞法来测定PEEPi,由于病人不能做到完全的放松,数值就不准确。但在NAVA模式时,如果同时描记膈肌肌电-时间图和气道压-时间图,假如患者有 PEEPi 存在,则当患者吸气达到 EA-di 触发阈值时,呼吸机关闭呼气阀,此时,在气道压-时间图上压力会有一个陡然的上升,达到或接近 PEEPi 值,这个数值就是 PEEPi。

4.NAVA 模式用于确立患者最佳 PEEP

过高的 PEEP 水平会损害膈肌的长度-张力关系,同样,低的 PEEP 水平也会恶化呼吸力学。EAdi 值可以作为一个指标用于最佳 PEEP 水平的确定试验,它对 PEEP 改变时的反应形式可以用来确定 PEEP。因为在最佳 PEEP 时,呼吸驱动最小。此后,无论是增加还是减少 PEEP,EAdi 值都会增大。

5.EAdi 信号可以指导脱机

在患者脱机过程中,如果在脱机试验中 EAdi 信号出现危险性的增大,提示呼吸中枢过度兴奋,它是脱机失败的一个预测因素。如果 EAdi 信号正常化,则可能预示病人能成功脱机。为临床医生提供了一个简单的床旁测定呼吸肌去负荷量的方法,也可以作为一个潜在的工具来预测病人是否已具备拔管条件。

总地来说,NAVA 是相对新型的机械通气模式,其对患者长期预后的影响还需要更多的临床研究加以验证。其应用领域未来可能会向两个方向发展,一是和其他通气模式结合,发挥它改善人机同步的优势;二是利用它所记录的 EAdi,衍生出更多的指标,来反映机械通气患者的肺功能。

第三节　一氧化氮的吸入治疗和装置

1980 年 Fuchgott 和 Zawadzki 发现内皮细胞合成释放内皮松弛因子(EDRF)参与许多生理和病理生理反应,一氧化氮(NO)兼有信使物质与神经递质功能参与许多细胞生理活动,而 NO 产生和作用不足或过盛与许多疾病病理生理有关。人体内可自己生成一氧化氮(NO),鼻旁窦是上呼吸道生成 NO 的主要场所。而在下呼吸道,主要由气道上皮细胞和气道、肺泡小血管内皮细胞所生成。

一、NO 吸入治疗的生理效果和临床应用

肺内 NO 的生理作用主要是对血管平滑肌张力的调节,是一个作用于局部的强烈血管扩张药,主要是扩张肺内阻力性小血管。此外,也参与肺内局部免疫,主要对白细胞的积聚、黏附和呼吸爆发等具有抑制作用,可能为局部免疫的调节因子。吸入低浓度 NO 气体可选择性地作用于肺血管平滑肌,引起肺血管扩张,降低肺血管阻力和肺动脉压力,同时改善氧合。

(一)NO 吸入治疗的作用机制
NO 作为一种重要的信使分子,具有维持细胞内环境稳定和保护细胞的作用,同时也

参与细胞的损伤。内源性 NO 是在血管内皮细胞中合成的。NO 从内皮细胞释放以后，弥散进入血管平滑肌细胞，从而舒张平滑肌(选择性扩张肺血管,调节气道平滑肌张力)。因为 NO 是非常不稳定的(被血红蛋白迅速灭活)，因此，它只引起内皮张力的局部调节，使局部血管扩张，而没有引起全身低血压的效应。

吸入 NO 可使血管平滑肌的张力降低，导致局部血管扩张。因为 NO 优先吸入参与气体交换的肺泡单位,因此,这些肺泡单位的毛细血管也优先扩张,从而使血流从通气不良的肺泡单位转流向通气良好的肺泡单位。因此,吸入 NO 的生理学作用是降低肺血管阻力,逆转缺氧性肺血管痉挛,从而改善氧合(见图 9-11)。

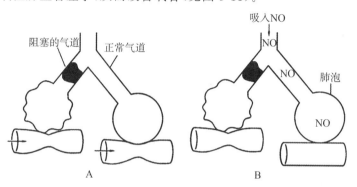

图 9-11　吸入 NO 改善氧合的示意图

注:A. 阻塞性气道和正常气道的通气/灌注关系。因为低氧性肺血管收缩,两者的灌注均减少。在
　　阻塞性气道,通气/灌注为零。在未阻塞气道,可见高通气/灌注。

　　B. 吸入 NO,选择性地扩张通气肺泡单位的肺血管,因此改善通气/灌注,氧合恢复正常。

(二)适应证

继发于各种疾病的肺高压一直是临床工作者感到棘手的问题。吸入 NO 气体具有低毒性、选择性作用于肺血管、操作简便及价格低廉的优点,为肺高压的治疗带来了生机。

NO 的适应证主要包括:原发性肺高压;新生儿持续性肺高压(PPHN);急性呼吸窘迫综合证(ARDS);继发于多种心脏病的肺高压;严重肺炎;内毒素休克;肺动脉高压患者的术中单肺通气等。

(三)不良反应和副作用

NO 吸入疗法具有见效快、高选择性及无创伤性的优点。低浓度 NO 气体(小于 80 ppm)本身毒性不强,但是,NO 对人体也具有一定的有害性,吸入体内后进入毛细血管腔,很快与血红蛋白结合,造成亚硝基血红蛋白病,同时 NO 本身可直接引起肺组织的损害。

美国职业安全和卫生管理部门的标准是,长期接触 NO 允许浓度为 25 ppm,每天不超过 8 h,NO_2 最高为 5 ppm。吸入气中的 NO_2 主要来源于将 NO 气体从气瓶中输送到病人途中的氧化。因此安全使用 NO 的关键是,建立合理的 NO 输送及监测系统,以减少 NO 氧化,同时准确监测吸入气中 NO 和 NO_2 的浓度。

1. NO 对机体的毒性

吸入 NO 治疗中的肺毒性主要来源于毒性氧化产物二氧化氮(NO_2)。NO 气体很不稳定,极易氧化成毒性较强的 NO_2。NO 和 NO_2 可以分别和水反应转变为 HNO_3 和 HNO_2,这两者均可引起炎症反应(间质性肺炎)。硝酸和亚硝酸,可对肺组织产生强烈的刺激及腐蚀作用,增加毛细血管及肺泡壁的通透性,引起肺水肿;硝酸和亚硝酸被吸收入血后形成硝酸盐和亚硝酸盐,可导致血管扩张、血压下降及高铁血红蛋白形成,引起组织缺氧、紫绀、呼吸困难及中枢神经损害。病人吸入 NO 气体,治疗期可长达几天至几周,因此控制 NO 氧化避免 NO 的毒副作用十分重要。

2. NO 对工作环境的污染

在吸入 NO 治疗中为了减少 NO 与氧接触时间和防止 NO_2 在回路中储留,大部分采用开放式回路,这样排出的呼出气可能污染工作环境。吸入 25 ppm 的 NO_2 可引起肺组织改变,在动物试验吸入 5 000 ppm 可引起肺水肿、出血和死亡。

(四)禁忌证

主要包括:

(1)对有出血倾向者,尤其是已有血小板减少或颅内出血者,应谨慎应用 NO 吸入治疗;

(2)对已存在高铁血红蛋白血症或对高铁血红蛋白血症具有遗传敏感性人群,应禁忌应用 NO 吸入治疗。

总之,正常人长期大量接触 NO 可能会有不良影响,在病人短暂吸入低浓度 NO 治疗中尚未发现明显的不良反应,但其氧化产物的毒性却不容忽视,特别是在吸入高浓度氧时。因此,监测吸入气中 NO 和 NO_2 的浓度是临床应用 NO 治疗必要的安全保障。

二、存储输送式一氧化氮治疗仪

根据 NO 的来源不同,通常可以将 NO 治疗仪分为存储输送式和即时生发式两大类,目前临床应用较多的是存储输送式,即时生发式是近年来新研发上市的治疗设备。

(一)治疗仪的分类

存储输送式的 NO 治疗仪是指使用钢瓶等装置存储 NO 气体,并使用输送装置进行传输,用于治疗。NO 气体的输送大都是通过呼吸机实现的。因此,根据一氧化氮气体输送系统的不同,可分为呼吸机联用式、呼吸机一体式及独立便携式一氧化氮治疗仪三大类。

1. 呼吸机联用式

呼吸机联用式一氧化氮治疗仪的呼吸机部分是一个独立而完整的系统,在呼吸机产生供气后,联用式治疗仪将 NO 气体输送到供气管道,两者配合使用对患者进行治疗,如芬兰 Datex-Ohmeda 公司的 INOvent NO 治疗仪、英国 SLE 公司的 SLE3600 INOSYS

NO 治疗仪及国产的 BG-95 NO 治疗仪等。其与呼吸机联用的气路框图如图 9-12 所示。

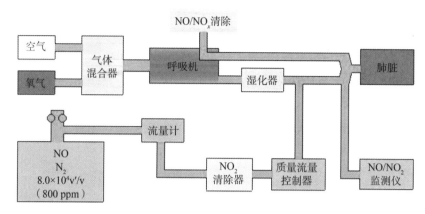

图 9-12 一氧化氮治疗仪与呼吸机联用气路框图

联用式治疗仪与其他两类治疗仪的最大不同便是采用了呼吸机后通入 NO 输送系统，即在呼吸机产生供气之后，NO 标准气体通过治疗仪的输气管道与呼吸机供气在吸气管道进行混合，形成 NO 治疗气体进入患者体内的一种输送系统。在应用此类输送系统进行治疗时，首先应设置好呼吸机的各项治疗参数，如呼吸比、呼吸机通气流量（F_V）、呼吸频率等，然后选择合适的 NO 治疗浓度（$C_{NO设}$），依据气体稀释公式（9-1）计算出 NO 的供给流量（F_{NO}）送至呼吸机的吸气管道内与呼吸机供气混合，此过程由呼吸机与治疗仪联合完成。

$$F_{NO} = \frac{C_{NO设}}{C_{NO标}} \times F_V \qquad (9-1)$$

联用式一氧化氮治疗仪将 NO 气体输送至呼吸机管道与呼吸机供气混合时，又分为两种输送方式：第一种为连续式输送 NO 气体，根据每次呼吸周期所需要的 F_{NO}，在整个呼吸周期内将 NO 标气连续地输送到吸气管道；第二种是间歇式输送 NO 气体，在呼吸机产生供气时，将一次呼吸周期所需要 F_{NO} 在吸气相内一次性地输送到吸气管道，这种方式一般是通过安装在呼吸机吸气管道上的流量传感器采集到呼吸机的供气信号以后，将其传递到控制电路，治疗仪根据预设好的 F_{NO} 控制 NO 释放调节装置来完成 NO 的释放。其两种输送方式的流量波形图如图 9-13 所示。

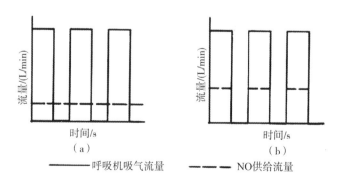

图 9-13 与呼吸机联用式 NO 流量波形

连续式 NO 气体输送无须考虑 NO 治疗仪和呼吸机周期同步的问题,技术实现相对简单,但是一定程度上也就造成了 NO 气体的浪费。相比之下,间歇性 NO 治疗仪由于只在吸气相输送 NO 气体,因而节省了 NO 气体的用量,但是此类治疗仪有可能造成呼吸机和治疗仪无法同步工作,输送到患者的 NO 气体浓度不稳定。通过整合系统软件参数,可以使 F_V 与 F_{NO} 的相位差为 0,但必须有一个前提作为保障,即呼吸机在工作时各工作参数不能频繁变化,否则便达不到完全周期同步工作的要求。

2. 呼吸机一体式

呼吸机一体式一氧化氮治疗仪,是指将呼吸机与 NO 输送系统以及监测系统等整合成一台机器,运行起来与呼吸机类似。现阶段一体式一氧化氮治疗仪采用的都是呼吸机前通入 NO 输送系统,即将 NO 气体在呼吸机的进气端引入,使 NO 与 O_2 以及空气等其他供气达到周期同步输送的系统。早期德国西门子公司生产的 Servo 300 NO-A 型呼吸机便是国外此类治疗仪的代表,此种输送系统的优点是采用单控制器操作,所以 NO 气体与其他供气很容易达到周期同步;缺点是 NO 过早地与呼吸机供气中的 O_2 接触,导致 NO_2 的生成量较大,危害了患者的身体健康,影响了治疗的效果,因此目前临床应用上已被逐步淘汰。

3. 独立便携式

独立便携式 NO 治疗仪的最大特点是输送系统不依托于与呼吸机的联用,供气由空气代替,结构简单,体积小,易操作,适应性强,因此广泛应用于野外急救和高原地带等交通不便的场合。最早的独立便携式 NO 治疗仪采用了脉冲式 NO 输送系统,其原理是压电传感器监测患者鼻导管内吸气产生的负压信号,经过放大处理后驱动电磁阀释放 NO 标气,供患者吸入以达到治疗效果。NO 气体的释放量根据患者的肺活量(直接测量或用身高、体重经公式推算)等参数经微机自动处理,此类脉冲式 NO 治疗仪的缺点是 NO 气体的输送必须依靠患者的自主呼吸进行,以患者每次吸入的潮气量为一估计值,导致吸入 NO 浓度不恒定。还有一种独立便携式 NO 治疗仪用空气压缩泵代替呼吸机供气,因而可以设定患者每次吸入的潮气量,和脉冲式 NO 治疗仪相比,输出的 NO 浓度更加稳定。

作为独立 NO 输送系统必须要求同时能够检测 NO、NO_2 的浓度,相对于前述呼吸机联用式和呼吸机一体式 NO 治疗仪来说,此系统只能提供一定流量的供气,因而具有进入患者体内的 NO 气体浓度与预先设置不一致的缺点。

(二)设备主要结构

存储输送式的一氧化氮治疗仪基本都包括 NO 输送系统、NO/NO_2 浓度监测系统、报警系统、数据传输系统、输入输出系统和电源等。一体式 NO 治疗仪与另外两者不同的是其 NO 输送系统是呼吸机输送系统的一部分,而浓度监测系统与报警系统通常设计为单独的 NO/NO_2 检测仪。便携式 NO 治疗仪的浓度监测系统与报警系统既可以设计为单独的 NO/NO_2 检测仪,也可以设置在主机之中。下面以呼吸机联用式一氧化氮治疗仪为例进行结构分析,如图 9-14 所示。

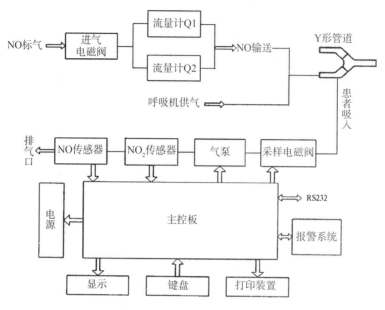

图 9-14　一氧化氮治疗仪结构原理框图

1. NO 气体储存

通常以纯氮气为底气,将高浓度(纯度大于 99.0%)NO 气体稀释至 800~1 000 ppm,储存在特制抗氧化钢瓶内,钢瓶应置放在阴凉干燥的室温环境。配气时应采取措施,如吹入纯氮气使钢瓶中氧浓度降至最低,以免 NO 在使用前被氧化。一般供气源中内含 800 ppm 的和 2 200 ppm 的氮气作为惰性平衡气体,

2. NO 气体稀释

使用 NO 前须将储存在钢瓶内的高浓度 NO 气体稀释约 10 倍。高浓度 NO 气体的稀释,对预防 NO 氧化减少毒副作用有重要意义。

(1)稀释方法。高浓度 NO 气体稀释方法一般可加用 1 或 2 个空氧混合器稀释 1~2 次。通常高浓度的 NO 气体经减压后与空氧混合器氧气接口连接,所选用的稀释气体与空气接口连接。NO 气体与氧气混合前浓度越低,两者接触时间越短,NO_2 产生越少,但所需设备越多,气路越复杂,出现故障可能性越大。

(2)稀释气体。纯氮气、空气和纯氧气等常被用于稀释高浓度 NO 气体。纯氮气稀释高浓度 NO 气体虽可预防 NO 气体的氧化,但临床使用中有降低吸入氧浓度的危险,且纯氮气属临床特种气体须临时配备。空气和氧气是临床常规气体,用空气稀释 NO 气体除经济方便外,还减小了吸入氧浓度降低的危险。使用纯氮气稀释对预防 NO 氧化效果最好,纯氧稀释效果最差,空气介于两者之间。

3. NO 气体输送

在保证供氧、通气和不影响呼吸治疗的前提下,NO 输送须满足吸入 NO 浓度稳定、

与呼吸周期同步、浓度调节方便及尽量减少 NO 氧化等要求。经呼吸机吸入 NO 的方法一般可归纳为两种，即呼吸机后和呼吸机前引入 NO。

(1)呼吸机后引入 NO。呼吸机后引入 NO 是指 NO 气体通过 T 形管直接引入呼吸环路的吸气端，该法简便易行。由于气体在呼吸环路吸气端内混合，通常只能通过控制 NO 气体流量来调节吸入气的 NO 浓度。因此，NO 气体混合不匀、NO 浓度及氧浓度不稳定、高浓度 NO 气体直接与氧接触、NO 气体引入与呼吸周期不同步且受呼吸参数改变的影响较大等为其主要缺陷。使用电磁阀可使 NO 气体在吸气期进入吸气端，从而使 NO 气体的吸入与呼吸周期同步。

(2)呼吸机前引入 NO。呼吸机前引入 NO 是指将 NO 气体经呼吸机空气或氧气入口引入。NO 气体稀释后可经呼吸机低压或高压气入口引入呼吸机，这样可减少呼吸机内部残留混合气体量，有助于减少呼吸环路中的 NO_2 浓度。稀释的 NO 气体也可经呼吸机自身空氧混合器空气入口引入，在呼吸机内与氧气二次混合后进入呼吸环路。呼吸机前引入 NO 气体具有混合均匀、浓度稳定、NO 和氧气浓度调节方便、不受呼吸参数改变影响且性能可靠等优点。其缺点是 NO 气体与氧气接触时间较长，不利于预防 NO 的氧化，且使用纯氮气稀释高浓度 NO 气体时，有使吸入氧浓度降为零的潜在危险，所需设备也较多。

4. 吸入 NO 气体治疗中的监测

NO 治疗中持续监测吸入气体 O_2、NO 和 NO_2 的浓度非常必要。监测系统就是主要用来测量混合后进入患者体内前的 NO/NO_2 的浓度，并将信号传递给主控板。

监测系统通常包括采样电磁阀、气泵、NO/NO_2 传感器等。治疗仪控制监测线的电磁阀打开，同时启动气泵，吸入少量混合后的治疗气体至监测线。治疗气体依次通过 NO_2 传感器与 NO 传感器再通过排气口排至净化装置，NO_2 传感器与 NO 传感器将测得的信号反馈给治疗仪，信号经过转换后在显示屏显示出测得的 NO/NO_2 的浓度。

监测系统的核心是 NO/NO_2 传感器，其性能直接影响着监测系统的能力。通常在吸气管道的近患者端有检测管路将少量混合好的治疗气体输送到治疗仪的传感器。选择监测此处的 NO/NO_2 浓度，一是为了让 NO 标气与供气充分混合，二是此时的 NO/NO_2 浓度接近进入患者体内的浓度，更具准确性。因此监测气体浓度的采样点应尽可能靠近病人即靠近'Y'形接头处，以测定病人吸入气体的确切浓度。如果经吸气端直接引入高浓度 NO，监测采样点应距引入点至少 20～40 cm。

NO/NO_2 的监测按工作原理分主要有荧光探针法、化学发光法、电化学法及光学法等，其中，电化学法应用最广泛。电化学法具有快速、准确、灵敏度高、仪器简便和成本较低等优点，检测限可达 nmol，符合 NO 监测系统的要求。

此外，还应注意监测高铁血红蛋白浓度。当高铁血红蛋白浓度高于 5% 时，应停止 NO 的吸入。

5.净化系统

在 NO 治疗气体进入患者体内之后仍有一部分 NO 和 NO_2 气体被患者呼出,此外,通过检测线回到治疗仪的被检测气体也会通过排出口排出治疗仪,如果这部分氮氧化物不经过处理直接排到环境当中,不仅会对环境造成影响,更会对医护人员的身体健康造成威胁。因此必须由与治疗仪配套的净化装置来处理这部分氮氧化物,其净化材料可以采用碱石灰、含有催化剂的活性炭等。为了保证净化装置的有效性,还须定期(一般 1 个月左右)对净化材料进行更换。

6.报警系统

报警系统通常包括报警蜂鸣器、报警 LED 及相应的报警驱动电路。如果出现测得 NO/NO_2 浓度超出了事先设定的报警阈值、电量不足、系统故障、传感器需要校准及需要更换传感器等情况时,报警系统激活,主控板传递信号至相应报警驱动电路发出声光报警。如果 NO/NO_2 浓度超出了事先设定的范围,能起警示作用,提高系统的安全性。

(三)主要产品

存储输送式一氧化氮治疗仪面世的时间较长,但产品并不多,应用得较多的主要有英国 SLE 公司的 SLE3600 INOSYS 一氧化氮治疗仪以及佛山分析仪有限公司的 BG-95 一氧化氮治疗仪等。

1.BG-95 一氧化氮治疗仪

BG-9 一氧化氮治疗仪是佛山分析仪有限公司与原广州军区广州总医院经长期实验研发的产品。是我国开发的具有自主知识产权的产品。其包括与呼吸机联用型和列车型两种,其样式如图 9-15 所示。

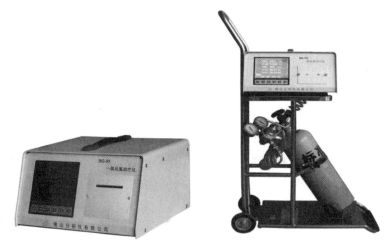

(a)与呼吸机联用型　　　　　　　　　　(b)列车型

图 9-15　BG-95 一氧化氮治疗仪外观图

(1)主要功能。

①气体配制。自动控制系统依据参数设定值给质量流量控制器以相应的控制信号,

控制 NO 标气输出流量,NO 标气与呼吸机治疗气混合后组成含一定浓度 NO 的治疗气给患者治疗。

②气体监测。监测部分对混合气体部分取样,用电化学传感器监测取样气体中的 NO 和 NO_2 浓度,并将监测到的浓度值在液晶屏上显示。

③安全性能。治疗仪根据参数设置值控制 NO 标气的输出流量,且实时监测 NO 标气输出流量的大小。NO 标气与呼吸机治疗气混合后得到含一定浓度 NO 的治疗气,从混合后的治疗气中取样一部分监测其 NO 和 NO_2 浓度,保证治疗气在安全使用范围内。如果 NO_2 超出安全范围,则治疗仪立即报警并关闭质量流量控制器,停止输送 NO 标气。但并不影响呼吸机的工作,患者可继续使用呼吸机进行通气。

(2)主要参数。

①治疗气中一氧化氮浓度控制:与对应呼吸机参数值和 NO 标气浓度相关,最大可以配出的 NO 浓度为 80 ppm。

②NO 标气输出流量控制:0~950 mL/min 连续可调。

③监测范围:NO 为 0~100 ppm;NO_2 为 0~10 ppm。

④监测准确度:±5%F. S.

⑤监测报警点:NO 为 80 ppm,NO_2 为 5 ppm。

⑥显示分辨率:浓度监测 0.1 ppm。

2.SLE3600 INOSYS 一氧化氮治疗仪

SLE3600 INOSYS 一氧化氮治疗监护系统由英国 SLE 公司研发和生产。

其与呼吸机联用时的连接图 9-16 所示。

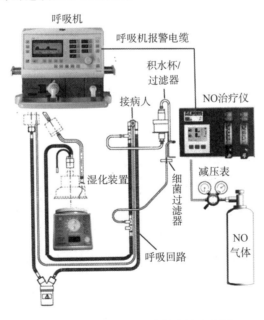

图 9-16　一氧化氮治疗仪连接示意图

主要功能包括:适用于 SLE 呼吸机及其他品牌的呼吸机;简易定标,校准;最新超长寿命的氧电极;内置后备电池;监测 NO 和 NO_2;流量减低的高压报警;环境 NO_2 监测带报警;打印选择等。

三、即时生发式一氧化氮治疗仪

存储式的 NO 治疗仪,以钢瓶作为气体存储装置,通常体积较为庞大,同时存在着运输和存储风险,也使得综合使用成本更高。2019 年,开始有一些便携式的一体化 NO 治疗仪上市,它可以利用物理或化学技术及时地产生所需的 NO 气体,使得生产和运输成本更低,使用也更加方便。

医疗级生发吸入 NO 需要攻克的技术难点包括原料安全易获、反应条件可控、气液分离高效、高纯度输送 NO 等,涉及化学、生物学、材料学、工程学等多领域的研发攻坚。

(一)即时生发 NO 的技术比较

目前可以用来产生 NO 气体的原理主要有电化学催化法、N_2O_4 裂解法、空气高压电击法等。其原理和技术对比如图 9-17 所示。应用这些新型技术,目前市面上主要的即时生发 NO 治疗仪包括美国的 LungFit PH 和 Vero Biotech,以及我国自主诺令生物科技有限公司研发的 INOwill N200。

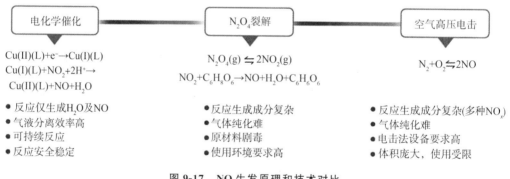

图 9-17　NO 生发原理和技术对比

(二)LungFit PH

美国专注于开发吸入式一氧化氮(NO)以治疗呼吸系统疾病(包括严重的肺部感染和肺动脉高压)的医疗器械公司 Beyond Air,研发的 LungFit © PH2019 年被美国食品和药物管理局(FDA)批准用于治疗患有缺氧性呼吸衰竭的病人。

LungFit PH 是 LungFit 治疗平台中最初的一氧化氮发生器设备,它采用了专利 Ionizer© 技术。LungFit PH 是第一个一氧化氮发生器和输送系统,该系统使用环境空气按需提供一氧化氮,消除了医院环境中对传统一氧化氮罐的依赖,减轻负担。该设备的样式如图 9-18 所示。

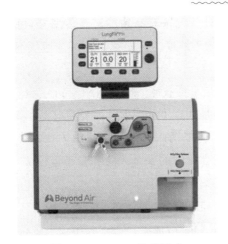

图 9-18　LungFit 治疗平台

LungFit PH 使用 Ionizer 技术从环境空气中按需生成无限量的一氧化氮,并将其输送到呼吸机回路中。该设备使用压缩机驱动室内空气通过等离子体室,在等离子体室中,两个电极之间产生放电脉冲。LungFit PH 系统使用相当于 60 W 灯泡的功率来电离氮和氧分子,形成一氧化氮,并产生低水平的二氧化氮作为副产品。然后气体通过智能过滤器,从内部气路中去除有毒的二氧化氮。对于 PPHN 的治疗,新型 LungFit PH 系统旨在向肺部输送一定剂量的一氧化氮,该剂量与目前输送 20 ppm NO 的护理标准一致,范围为 0.5～80 ppm(低浓度 NO)。每个智能过滤器可以持续使用 12 h,而更换过滤器只需几秒钟。

(三)INOwill N200

由我国诺令生物科技有限公司自主研发的一氧化氮吸入治疗仪 INOwill N200 获批国家药品监察管理局三类医疗器械注册证,正式进入临床商业应用。这是国内首个获批的医疗级 NO 气体治疗设备,兼具即时发生、实时监测及按需输送智能一体化高端医疗器械功能,也是国际上首款获批的以电化学催化法奠基的即时发生 NO 治疗设备,实现了国产原创从零到一的重大突破。该设备的样式如图 9-19 所示。

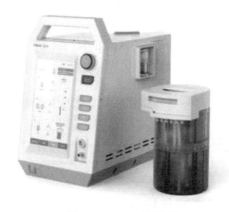

图 9-19　INOwill N200

INOwill N200 采用电化学催化法产生即时生发 NO,通过一体化气体传输系统直接供给患者,无需储气钢瓶。设备配备有高精度流量传感器,每秒采样 250 次,通过实时监控流量变化,智能调节 NO 输入浓度。即便在高频振荡通气下,也能保证吸入一氧化氮浓度的精确控制。

INOwill 专利的相变稳定采样技术,能够对 NO、NO_2 和 O_2 进行高精度、高抗扰度的实时监测,并配有警报功能,最大程度满足临床治疗需求。

原创的微释控反应体以传统钢瓶五十分之一的体积,稳定提供四倍于钢瓶的气体容量,由此告别高压气瓶运输、存储时的安全风险和高昂运作成本。

其主要技术参数包括以下几种。

①产品组成:主机、微释控反应体、附件包。

②患者类型:可靠新生儿,儿童,成人。

③NO 输出浓度:0～200 ppm,步长为 1 ppm。

④监测参数:

NO 监测浓度范围为 0～200 ppm,误差不超过读数的±4％或±1 ppm(取其大者);

NO_2 监测浓度范围为 0～50 ppm,误差不超过读数的±4％或±1ppm(取其大者);

O_2 监测浓度范围为 18％～100％,分辨率为 1％,误差不超过±3％。

⑤机器预备时间:正常模式 3～5 min;紧急模式:1 min。

⑥微释控反应体更换时间:约 100 h(20 ppm 输出浓度,具体以临床实际为准)。

⑦电源要求:输入 220 V 50 Hz 2 A Max;输出 24 V DC 5 A。

(四)Vero Biotech

美国 FDA 在 2019 年批准了一款 NO 气体即时发生治疗产品 Vero Genosyl。美国的 Vero Biotech 公司研发出品,其利用的是裂解还原的技术路径,催化四氧化二氮(N_2O_4)转变成 NO_2 并进一步生成 NO 气体。其明显的缺陷主要是原料 N_2O_4 为剧毒物质,且通过裂解还原方式得到的 NO 中含有相当量的有毒的 NO_2 气体,存在较大的安全隐患。目前该产品尚未在国内上市。

第四节　高流量湿化氧疗技术

呼吸衰竭是 ICU 高发的疾病,临床治疗本病,迅速改善通气和心功能是治疗的关键,在通气方面,则以气道管理为首要环节,高流量呼吸湿化治疗仪是一种能代替、控制或改变人的正常生理呼吸,增加肺通气量,改善呼吸功能,减轻呼吸功消耗,节约心脏储备能力的装置系统。

一、高流量湿化氧疗技术的作用机制

低氧血症、呼吸衰竭是呼吸科患者常见的症状与体征,而氧疗是其重要的治疗方式。

氧疗是指通过给氧的方式提高 PaO_2 和 SaO_2，增加动脉血氧含量，改善由各种原因所致的缺氧状态，从而促进组织新陈代谢，维持机体生命活动。

(一) 氧疗的方式

近年来，随着氧疗技术的不断改进与发展，其理念也在逐渐更新与完善。临床上常采用氧疗的方式改善呼吸衰竭患者的缺氧状态。通气时，当吸入气体温湿度不足时，呼吸道内的分泌物易黏稠干燥、排出不畅，纤毛活动减弱及气管炎性反应、黏膜充血等，易致细支气管阻塞、肺小叶不张，肺顺应性及功能残气量降低，肺泡萎缩，引起呼吸困难，通气不足，间接影响氧合，肺部感染率也会随之升高，进一步恶化病情甚至发生窒息，危及患者生命。

1. 普通吸氧

临床上传统的气泡式湿化瓶给氧和湿化装置（如面罩吸氧、鼻导管吸氧等）氧流量通常＜15 L/min，给氧浓度约为 21%～50%，使用的灭菌室温蒸馏水气体温度为 20 ℃ 左右，加温、湿化效果差，往往引起口鼻腔干燥、眼部不适等，降低了患者的舒适感和依从性；提供的低流量氧气中夹带了大量 CO_2，使实际吸氧浓度不足且不精确，不利于改善呼吸衰竭患者的氧合，影响治疗效果。

2. 无创机械通气

无创机械通气具有增加吸气潮气量、保持足够的肺泡通气等优点，可一定程度改善氧合，减少呼吸做功，缓解呼吸肌疲劳，保护肺组织，从而降低患者的有创通气率和死亡率、缩短住院时间。对于慢性阻塞性肺疾病急性加重的患者，无创机械通气已成为此类患者呼吸支持的重要氧疗方式，虽然疗效显著但患者舒适度差，如存在漏气、患者饮水进食不便及拘束闭塞等缺点，胃肠胀气、误吸、鼻面部皮肤损伤等合并证，增加了使用风险。此外，以上给氧方式均存在加温、加湿不足的缺点。

3. 高流量呼吸湿化治疗

21 世纪初，一种新型的氧疗方式倍受关注，即采用高流量呼吸湿化治疗仪给予患者湿化氧疗（high-flow nasal cannula oxygen therapy，HFNC）。HFNC 作为一种新型通气模式在临床应用中崭露头角并得到迅速普及推广，其可输送高达 80 L/min 的气体流量，氧浓度在 21%～100% 范围内，加温、加湿为 31～37 ℃，44 mgH_2O/L（100% 相对湿度），通过提供高流量、精确氧浓度、加温湿化的气体，改善患者的换气和部分通气功能，较传统氧疗方法疗效显著且更加舒适，已经逐渐成为部分替代无创通气或传统氧疗的治疗措施。国外调查表明，美国 77% 的医院在使用 HFNC，澳大利亚和新西兰应用 HFNC 的医疗单位高达 63%。

HFNC 较普通面罩更能冲刷死腔通气，降低 $PaCO_2$，有效改善患者氧合状态，较其他两种氧疗方式使患者具有更好的舒适感和耐受性。

HFNC 在普通氧疗与机械通气治疗间为患者提供了更多的选择。目前，国内关于 HFNC 与普通面罩、无创呼吸机对比的临床研究数据仍缺乏。

(二)高流量湿化氧疗的生理效应及临床应用

经鼻高流量湿化氧疗作为一种呼吸支持方式,在治疗许多由不同原因导致的呼吸衰竭均有效。现已被广泛应用于急性呼吸功能不全、慢性呼吸衰竭、急性心力衰竭、呼吸道感染及一些呼吸道有创操作等,但它的临床应用经验仍须进一步研究。

1. HFNC 的生理学机制

HFNC 对疾病诊治的主要作用机制包括以下几个方面的作用。

(1)改善氧合状态:输送流量高于自发吸气需求,可防止二次室内空气进入,且输送流量与患者吸气流量之间的差异较小。

(2)波动的低水平呼气末正压:鼻导管在咽部产生最高达 8 cmH$_2$O 的持续正压,随着气体流量的增加,口腔闭合时的平均上气道压力高于口腔张开。

(3)降低无效腔通气:持续高流量气流可冲洗解剖无效腔,降低 PaCO$_2$,增加肺泡通气与分钟通气比。

(4)减少呼吸做功(WOB):节省患者主动加温加湿消耗的能量;HFNC 机械支撑气道,提供符合患者吸气流量的流速,减弱与鼻咽相关的吸气阻力,减少 WOB。

(5)改善黏液、纤毛功能,促进分泌物的清除。

(6)增加了患者的舒适感和依从性,鼻腔创伤较小,易于应用临床且方便操作(只须设置 FiO$_2$ 和流量)。

(7)减少吸气相下腔静脉的塌陷:HFNC 通过增加肺容积、维持气道内正压,部分减小了呼吸对于下腔静脉变形的影响。

2. HFNC 的临床应用

目前,高流量湿化氧疗技术逐渐应用于急性呼吸衰竭(ARF)、COPD、拔管前后氧疗、慢性气道疾病,以及一些呼吸道有创操作等疾病,均获得了不错的疗效,积累了临床经验。HFNC 也应用于心胸 ICU 和急诊室轻、中度低氧性 RF 患者,并被视为轻、中度低氧血症 ARF 患者的一线治疗,HFNC 能明显改善患者临床症状和氧合。

HFNC 适应证主要指标:轻-中度低氧血症(100 mmHg≤PaO$_2$/FiO$_2$<300 mmHg);轻度呼吸窘迫(呼吸频率≥24 次/min);轻度通气功能障碍(pH≥7.3);相对传统氧疗或无创正压通气不耐受或有禁忌证者。具体包括以下几种。急性呼吸功能不全;慢性呼吸衰竭;呼吸道感染患者;急性心力衰竭;肌萎缩侧索硬化(ALS);围产期 HFNC 或 NCPAP 等。

3. HFNC 的不利影响

尽管患者可得益于 HFNC 治疗,但显然其不适当使用可能会对患者健康造成潜在的不利影响。由于 HFNC 比 NIV 更适合患者、耐受性高,因此使用时间不合适或忽略插管需求就更有可能发生不利影响,比如与 HFNC 治疗相关的严重漏气。

4. HFNC 的禁忌证

(1)相对禁忌证:①重度Ⅰ型呼吸衰竭($PaO_2/FiO_2 < 100$ mmHg);②通气功能障碍(pH<7.30);③矛盾呼吸;④气道保护能力差,有误吸高危风险;⑤血流动力学不稳定,需要应用血管活性药物;⑥面部或上呼吸道手术不能佩戴 HFNC 者;⑦鼻腔严重堵塞;⑧HFNC不耐受。

(2)绝对禁忌证:①心跳呼吸骤停,须紧急气管插管有创机械通气;②自主呼吸微弱、昏迷;③极重度Ⅰ型呼吸衰竭($PaO_2/FiO_2 < 60$ mmHg);④通气功能障碍(pH<7.25)。

尽管仍存在许多问题尚未解决,如明确的适用范围及禁忌证等,但诸多的研究结果表明 HFNC 作为一种新的呼吸支持技术在临床逐渐得到应用,将具有广阔的临床应用前景。

二、高流量呼吸湿化治疗仪

(一)设备概况

1. 产品的主要结构

最早生产并在国内广泛使用的高流量治疗仪由美国费雪派克公司研发,以 AIRVO 2 型高流量呼吸湿化治疗仪为例,高流量呼吸湿化治疗仪通常由主机、加温呼吸管路套装(螺纹加热管路、弯管接头和自动加湿水盒)、患者界面、电源线、氧气连接管组成,系统组成如图 9-20 所示。部分设备还配置有浮标式流量计氧气连接管、过滤棉和血氧模块等。

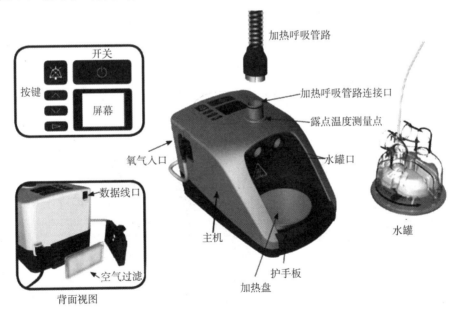

图 9-20　AIRVO 2 型高流量呼吸湿化治疗仪组成部分

设备的基本原理:涡轮将空气和氧气抽进管道,通过氧气浓度传感器和流量传感器测量后,经过单向阀送入自动加湿水盒中,气体在水盒中被加温湿化后,进入加温呼吸管路中进行温度保持。高流量呼吸湿化治疗仪通过氧气浓度传感器、流量传感器、温度传感器获知通气气流状态,调整对涡轮、氧气调节阀、加热板及加温呼吸管路的控制。系统组成结构如图 9-21 所示。

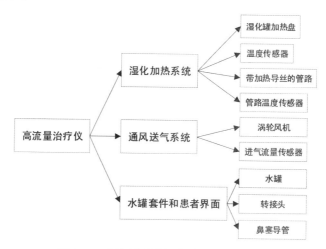

图 9-21　高流量呼吸湿化治疗仪结构原理

(1)湿化加热系统。湿化加热系统包括加热盘、温度传感器和带加热导丝的管路与管路温度传感器。加热盘的作用在于将高速进入水罐的空、氧混合气流加热至适合人体的温度,在设备中加热盘标记为红色。

呼吸管路中含有加热导丝,连接仪器与病人的同时,加热导丝可以有效减少管路内部冷凝水的产生。管路在与病人连接的一端内置的温度、流量传感器实时监测病人吸入气体的温度及流量,保证患者治疗的安全性。

(2)通风送气系统。通风送气系统主要部件包括涡轮风机和风机进气流量传感器。该部分的主要功能为将空气和氧气吸入并混合,通过涡轮风机加速后成为高速的空氧混合气流,如图 9-22 所示。该过程中气流的温度、流量和氧气均有相应的传感器进行监测。

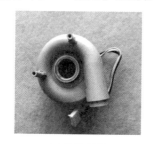
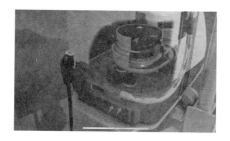

(a)涡轮结构　　　　　(b)气流方向(空气和氧气被吸入治疗仪)

图 9-22

(3)水罐套件。水罐套件主要包括水罐、转接头、鼻塞导管。水罐的主要作用在于调节空、氧混合气体的温度和湿度。使用时,水罐内的水位线应在合适的高度。混合后的高速气流被输送至储水罐内。

(4)患者连接部分。根据病人的使用方式不同可分为鼻塞导管、面罩转接头和气管切管接头,如图 9-23 所示。

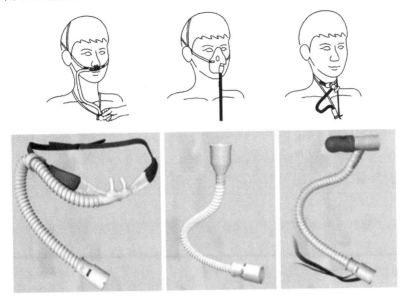

图 9-23 鼻塞导管、面罩转接头和气管切管接头示意图

完成连接后,开始使用治疗仪,整个高流量治疗仪的结构连接如图 9-24 所示。

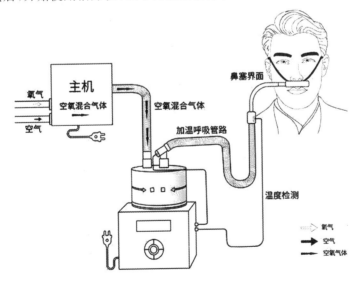

图 9-24 高流量治疗仪的连接

2.常见报警和故障

高流量湿化治疗仪相对呼吸机来说结构较为简单,常见的报警和故障情况主要包括以下几种。

(1)氧浓度过高。表现为机器测得的氧气浓度超出了预设的限值。一般地,机器氧浓度的预设上限为 95%,但部分机器为了保证患者治疗安全,即便氧浓度的限值设置为

100％,实际氧浓度超过 95％后机器仍会报警。

(2)漏气报警。常见于湿化罐没有安装到位、加热管路损坏或未与病人界面正确连接,此外,错误尺寸的空气过滤棉也会导致漏气的发生。

(3)阻塞报警。可检查湿化罐及加热管路或者鼻塞导管是否出现阻塞;检查进气罩或过滤棉是否有阻塞;检查单向阀的硅胶片是否完好;检查湿化罐内的水位是否超过了最高水位线;检查空气过滤棉是否需要更换。

(4)涡轮故障。故障现象表现为治疗仪自检时,涡轮无动作,没有明显的吸气声。在此类故障下,治疗仪的涡轮未正常启动,大概率为涡轮进水或使用年限较久导致涡轮生锈卡死;此外,涡轮驱动电路出现故障也可导致涡轮无法正常工作。

(二)性能参数

1.一般技术参数

(1)温度。设置范围:29～37 ℃(高流量模式),34 ℃(低流量模式)。步进:1 ℃。温度精度:误差在±2 ℃以内。湿度补偿设置范围:-4～+4 档,共九档。设置步进:1 档。

(2)流量。流量模式如表 9-1 所示。

表 9-1　流量模式

	低流量模式	高流量模式
流量范围	(2～25)L/min	(10～80)L/min
设置步进	1 L/min	10～25 L/min:1 L/min 25～80 L/min:5 L/min
流量精度	误差在±2 L/min 以内	10～25 L/min:误差在±2 L/min 以内 25～80 L/min:误差在±5 L/min 以内

(3)氧气浓度。

浓度范围:21％～100％。步进:1％。浓度精度:浓度≤95％时,误差在±2.5％以内。浓度＞95％时,误差在±5％以内。

(4)监测界面。能够实时监测和显示:氧浓度、温度、流量、氧源压力、血氧(SPO2)、脉率(PR)、ROX 指数;可选配实时血氧(SpO2)、脉率(PR)监测。

(5)功能设置。包括可以预设治疗时间、显示和查看治疗时间;背光设置;夜间模式设置;延时关机功能设置;转运功能设置;网络功能设置;趋势回顾功能等。

2.主要产品技术参数对比

高流量湿化治疗仪进入市场初期,几乎被国外垄断,同时关键监测技术遭遇封锁,导致进口产品价格居高。近几年来,国产上市的相关产品逐渐增多,也使得进口机器的价格大幅下降,推动了高流量湿化治疗仪在临床的普及应用。但是,国内对湿化仪的研究目前仍不完善,产品相关质量相对仍有待提高,特别是在故障诊断方面研究距离进口产品还有一定差距。

当前湿化仪市场占有量最多的品牌当属费雪派克,其他品牌治疗仪的产品设计语言以及耗材设计大多与费雪派克相似,尤其是多数国产治疗仪的耗材兼容费雪派克的耗材。此外,国产治疗仪在仪器消毒方面的设计仍有缺陷,如治疗仪本身不支持消毒或消毒过程需借助第三方品牌的设备,增加了时间成本、人力成本及消毒过程中二次感染的可能性。市场常见高流量湿化治疗仪性能参数对比如表 9-2 所示。

表 9-2　高流量湿化治疗仪性能参数

品牌	费雪派克 AIRVO 2	迈思	BMC HF 系列	比扬 HiFRes HF8
外观				
流量/(L/min)	2～60	2～80	2～80	2～80
氧浓度调节方式	手动调节外置氧流量阀	手动调节外置氧流量阀	自动精确调节	自动精确调节
氧浓度调节范围	21%～100%	21%～100%	21%～100%	21%～100%
氧浓度是否自动调节	是	否	是	是
温度输出范围	31～37 ℃	31～37 ℃	29～37 ℃	31～37 ℃
温度调节挡位	3 档可调	3 档可调	9 档可调	7 档可调
主机是否需要消毒	需要每次消毒	需要每次消毒	特殊设计,无须消毒	特殊设计,无须消毒
触摸屏	无	无	无	有
屏幕尺寸	2 英寸	3.5 英寸	3.5 英寸	5 英寸
SD 卡	无	无	无	8G SD 卡
血氧	无	无	无	可配血氧
治疗回顾功能	无	无	1、3、7 天回顾	1、3、7、30 天回顾
实时监测参数	流量、氧浓度、温度	流量、氧浓度、温度	流量、氧浓度、温度	流量、氧浓度、温度、治疗时间、血氧、脉率
预热功能	有	无	有	有
预设治疗时间	无	无	有	有
自动加水水盒	有	有	有	有

三、总结与展望

HFNC 作为一种新的呼吸支持技术在临床得到广泛应用,对轻中度呼吸衰竭患者具有积极的治疗效果,较普通面罩氧疗、无创机械通气方法更加舒适、安全有效,可在临床应用中发挥巨大作用。

在临床应用中如何规范合理使用 HFNC,明确其适应范围,尚须进一步的临床研究。另外,HFNC 设备还有待于进一步提高和完善,是否有必要将其技术整合到有创和无创呼吸机中尚需要进一步论证和认可。目前已经出现了带有高流量湿化治疗功能的有创呼吸机,但其有效性和安全性仍待进一步的论证。

参考文献

[1] 姚泰,赵志奇,朱大年,等.人体生理学.第4版[M].北京:人民卫生出版社,2015.

[2] 孙震.呼吸机的基本结构与维护保养[J].设备管理与维修,2022(12):10-12.

[3] 王庭槐.生理学.第9版[M].北京:人民卫生出版社,2018.

[4] 朱蕾.机械通气.第4版[M].上海:上海科学技术出版社,2017.

[5] 王义辉,唐伟,郝平,等.呼吸机的基本原理、技术参数和选购[J].医疗设备信息, 2006,21(2):35-37.

[6] 黄玲,秦英智.呼吸机的发展应用现状[J].医疗装备,2005,1:20-22.

[7] 汪洪伟,尚长浩.呼吸机临床应用现状与对策[J].中国医学装备,2010,7(10):41-42.

[8] 倪小虹.呼吸机分类与发展[J].中国医疗设备,2001,16(009):23-25.

[9] 黄毅林.医用电动仪器原理、构造与维修[M].北京:中国医科技出版社,2003.

[10] 姜远海,彭明辰.临床医学工程技术[M].北京:科学出版社,2002.

[11] 李杰,张庆勇,乔金新.浅析呼吸机中的流量触发方式的优点[J].医疗设备信息 2004,(3):34.

[12] 熊艳.战场急救呼吸机电动气源装置的性能影响机理研究[D].湖南大学,2015.

[13] 李娟,张金龙,丁广湘.有创呼吸机使用中维护流程的建立及应用[J].广东医科大学 学报,2022,40(05):581-583.

[14] 蔡东江,吴平凤.PB-840呼吸机结构与功能浅析[J].医疗装备,2010,23(11):5-8.

[15] 胡玉叶.呼吸机关键技术的研究[D].山东大学,2006.

[16] 范明利,胡伟标.Drager Evita 4呼吸机气路结构及故障维修3例[J].医疗卫生装备. 2014,35(07):154,156.

[17] 杨东,刘妙芳,董俊斌.不同类型空氧混合器在呼吸机中的作用及研究分析[J].医疗 卫生装备.2015,36(01):112,115-119.

[18] 刘妙芳,杨东,黄平坚.呼吸机分类新论及关键气路组件综合技术分析[J].医疗卫生 装备.2008(03):35-38.

[19] 黄骥,申开州.呼吸机的空氧混合[J].医疗装备.2017,30(07):69-71.

[20] 张腾,郭惟.德尔格Evita 4呼吸机气路分析及应用[J].中国医学装备.2012,9(11): 32-34.

[21] 王义辉,何金环.呼吸机流量传感器的原理和应用[J].医疗卫生装备.2010,31(06)：98-99,102.

[22] 陈晓斌.西门子Servoi呼吸机工作原理浅析[J].医疗装备.2013,26(02)：18-20.

[23] 尤天志.Draeger呼吸机设计原理[J].中国医疗器械信息.2020,26(13)：49-51,58.

[24] 王海洋.无创式麻醉机控制系统的分析与设计[J].天津大学.2009.

[25] 马洁.呼吸机的气路图分析与故障维修[J].科技与创新,2022,(01)：17-19,23.

[26] 周赟.呼吸机的原理、结构和维护保养方法[J].医疗装备,2017,30(12)：70-71.

[27] 李维秀.呼吸机结构原理及临床应用参数研讨[J].医疗装备,2012,25(12)：13-15.

[28] 郑骏,王吉鸣.美国PB840呼吸机气路原理及故障分析[J].医疗装备.2007,(07)：53-54.

[29] 陈学斌,刘利荣.三种呼吸机气动系统的比较与分析[J].中国医学装备.2014,11(02)：33-3.

[30] 钱雷鸣,查敏.现代传感器技术在Maquet SERVO-s呼吸机中的应用[J].中国医疗设备.2015,30(02)：72-74.

[31] 余巧生,胡梅芬,李世录.医用集中供氧技术的对比分析[J].医疗装备.2009,22(10)：43-44.

[32] 赖莉芬,曹阳,刘方.医用压缩空气系统对呼吸机使用的影响及对策[J].海军总医院学报.2008(02)：45-47.

[33] 崔吉平,种银保,赵玛丽.医用中心供氧系统的配置应用及质量管理控制[J].医疗卫生装备.2009,30(03)：107-108.

[34] 冯庆革.医院三种氧源的使用与比较分析[J].医用气体工程.2017,2(01)：30-32.

[35] 裘超,许丹,侯月娇,等.医院主流供氧模式的风险评估与合规性探析[J].医用气体工程.2018,3(04)：26-28,31.

[36] 于亮,刘艳,关珊珊.PB840呼吸机空压机原理及维修[J].中国医疗设备.2018,33(05)：110-112.

[37] 魏昊业,柳青,宗会迁.VELA呼吸机潜在故障分析与维修[J].中国医疗设备,2022,37(03)：170-173.

[38] 薛昊轩,陈正龙,李宪龙,等.呼吸机闭环控制技术研究进展及应用[J].生物医学工程与临床,2022,26(01)：123-128.

[39] 王新茹,胡永新,王丽,等.美国FDA MAUDE数据库呼吸机不良事件监测分析[J].中国医疗器械信息,2021,27(17)：9-11＋38.

[40] 朱子孚,马胜才,牛航舵,等.呼吸机的研制进展[J].中国医疗器械杂志,2021,45(04)：406-409＋468.

[41] 孙超.呼吸机管路固定的研究进展[J].中国医疗器械信息,2021,27(14)：31-32

+157.

[42] 王天鹰,顾伟.不同品牌有创呼吸机的使用效率差异比较分析[J].中国医学装备,2021,18(06):198-200.

[43] 王惟,周航旭,惠敏,等.医疗设备报废的分类评估管理体系构建与应用[J].中国医学装备,2021,18(05):171-174.

[44] 国产医疗设备应用示范创新售后服务体系研究课题组,刘锦初,冯靖祎,等.医疗设备质控检测与预防性维护专家共识[J].中国医疗设备,2021,36(02):1-3.

[45] 刘凯,龙达,何明才,等.医院呼吸机管理平台设计与实现[J].中国医疗设备,2020,35(02):102-105.

[46] 杨策源,康季槐.ICU医疗设备物联网解决方案研究[J].中国医疗设备,2020,35(02):115-119.

[47] 李进.呼吸机管理中冷凝水的管理措施分析[J].中国医疗器械信息,2019,25(20):177-178.

[48] 胡春海,施志毅,陈观涛.呼吸机呼气阀的技术进展及其在通气模式中的应用[J].中国医学装备,2019,16(07):175-180.

[49] 刘文通.医院医疗设备招标采购中的典型问题分析与对策[J].设备管理与维修,2019(11):8-9.

[50] 朱秀丽,任晓敏.基于呼吸机性能的采购流程优化实践探讨[J].外科研究与新技术,2018,7(04):276-278.

[51] 王业辉.139例呼吸机不良事件分析[J].中国卫生标准管理,2018,9(10):196-198.

[52] 谢卫华,黄二亮.浅谈MAQUET呼吸机NAVA新技术进展[J].临床医学工程,2017,24(09):1329-1330.

[53] 李雪源,卢娟,葛雅静.医疗设备采购工作中招标参数的重要性分析及其制定要素探讨[J].医疗卫生装备,2017,38(09):126-128.

[54] 张原原.德尔格Savina呼吸机的气路分析与维修[J].医疗装备,2017,30(15):78-80.

[55] 赵永勇.浅谈医疗设备招标文件的编制[J].现代医院,2017,17(07):991-994.

[56] 孙珵璩,胡兆燕,陈正龙,等.一氧化氮治疗仪及其应用进展[J].北京生物医学工程,2015,34(06):649-656.

[57] 杨东,刘妙芳,董俊斌.不同类型空氧混合器在呼吸机中的作用及研究分析[J].医疗卫生装备,2015,36(01):112-115+119.

[58] 郑骏,楼理纲,毛彬,等.医院呼吸机统分管理模式的探讨及实践[J].中国医疗设备,2014,29(09):76-78.

[59] 谢俊祥,张琳.呼吸机现状及发展趋势[J].中国医疗器械信息,2014,20(02):10-20.

[60] 陈晓斌.西门子 Servoi 呼吸机工作原理浅析[J].医疗装备,2013,26(02):18-20.

[61] 蒋浪平.呼吸机流量传感器种类、特点及未来发展[J].医疗装备,2010,23(06):22-23.

[62] 王义辉,何金环.呼吸机流量传感器的原理和应用[J].医疗卫生装备,2010,31(06):98-99+102.

[63] 温国坚,郑峰,刘曼芳.纽邦 E360 呼吸机的工作原理及临床应用[J].医疗卫生装备,2009,30(10):108-109.

[64] 张志臣,张秀銮,张元媛,等.呼吸机管路系统管理与呼吸机相关性肺炎[J].中华医院感染学杂志,2007(04):422-423.

[65] 江苏省市场监督管理局.治疗呼吸机临床使用安全管理规范:DB32/T 3799-2020[S].江苏省市场监督管理局.2020-05-25.

[66] 中华人民共和国国家质量监督检验检疫总局,中国国家标准化管理委员会.医用电气设备第 2 部分呼吸机安全专用要求治疗呼吸机:GB9706.28-2006[S].2006-07-25.

[67] 国家质量监督检验检疫总局.呼吸机校准规范:JJF 1234-2010[S].2010-01-05.

[68] 国家质量监督检验检疫总局.呼吸机校准规范:JJF 1234-2018[S].2018-02-27.

[69] 中华人民共和国国家卫生健康委员会.呼吸机安全管理:WS/T 655-2019[S].2019-10-19.

[70] 中华人民共和国卫生部.呼吸机临床应用:WS-392-2012[S].2012-09-04.

[71] 王传秀,党玉连,刘勇.呼吸机使用手册[M].武汉:湖北科学技术出版社,2011.

[72] 李庆华,肖建军.呼吸机临床应用问答[M].北京:人民军医出版社,2005.

[73] 张辰舜.呼吸机应用与维修[M].昆明:云南科技出版社,2011.

[74] 陈晓梅,王可富.呼吸机临床应用指南[M].济南:山东大学出版社,2005.

[75] 吴尚洁,陈平.临床呼吸机应用手册[M].长沙:湖南科技出版社,2003.

[76] 王保国,周建新.实用呼吸机治疗学 第二版[M].北京:人民卫生出版社,2005.

[77] 贾建革,张秋实,于树滨.呼吸机、麻醉机质量控制检测技术[M].北京:中国计量出版社,2010.

[78] 中华医学会呼吸病学分会呼吸危重症医学学组,中国医师协会呼吸医师分会危重症医学工作委员会:成人经鼻高流量湿化氧疗临床规范应用专家共识[J].中华结核和呼吸杂志,2019,42(2):83-91.

[79] 谢松城,郑焜.医疗设备使用安全风险管理[M].北京:化学工业出版社,2019.

[80] 金东,许峰,刘松峰.中国医疗器械行业数据报告(2022)[M].北京:社会科学文献出版社,2022.

[81] 美国福禄克公司.临床工程指引:医疗仪器设备临床应用分析评估[M].北京:中国

计量出版社,2009.

[82] 刘凯,徐恒,王贤卿,等.德尔格 Savina 呼吸机工作原理与日常维护[J].湖北科技学院学报,2020,40(01):123-126.

[83] 邹瞿超,金锦江,黄天海,等.Evita4 呼吸机原理简介及故障维修 3 例[J].医疗装备,2019,32(01):139-140.

[84] 杨思路.MAQUET Servo-s 呼吸机的常见故障维修与日常维护[J].医疗装备,2020,33(13):113-114.

[85] 杨强.纽邦 E360 呼吸机的气路系统介绍及常见故障分析[J].医疗装备,2014,27(04):130-132.

[86] 郭丹.BiPAP Harmony S/T 无创呼吸机原理及维修[J].中国医疗设备,2013,28(12):138-139+152.

[87] 温国坚,郑峰,刘曼芳.纽邦 E360 呼吸机的工作原理及临床应用[J].医疗卫生装备,2009,30(10):108-109.

[88] 郑丹.泰科.PB840 呼吸机的结构及常见故障检修[J].医疗装备,2022,35(08):118-119.

[89] 李宏鹏.医疗设备使用和预防性维护管理的探讨[J].中国医学装备,2012,9(3):3.

[90] 蔡义兵,眭为众,王旭文.预防性维护在医院医疗设备管理中的意义[J].医疗卫生装备,2014,35(8):2.

[91] 施巍,葛燕萍,顾晔,等.医院在用呼吸机质量管理体系研究[J].中国医学装备,2022(003):019.

[92] 李威,倪萍,马继民.呼吸机质量控制检测常见问题分析[J].中国医疗设备,2014,29(5):3.

[93] 刘建新,苏磊,冯璐琼,等.呼吸机质量安全控制探讨[J].中国医学装备,2012,9(3):3.

[94] 段磊.探究呼吸机本机在计量检定及校准中的非常态报警分析及排除[J].中国标准化,2017(3X):1.

[95] 王浩宇.呼吸机日常维护及管理[J].中国医疗器械信息,2018,24(22):2.

[96] 孙劼,张璞,曹德森,等.JJF1234-2018《呼吸机校准规范》解读[J].中国计量,2018(11):3.

[97] 于华军,张健,翁伟静.呼吸机校准技术探讨[J].中国医疗设备,2012,27(5):2.

[98] 秦霄雯,任宏伟,崔涛.关于呼吸机校准方法的研究[J].计量技术,2008(9):3.